トラウマ研究——1

# トラウマを生きる

田中雅一
松嶋　健
編

京都大学人文科学研究所共同研究報告

# はじめに

日本における「トラウマ元年」は、一九九五年一月の阪神・淡路大震災である。同じ年にボランティアという言葉も広がったため、同年は「ボランティア元年」でもある。これを契機に、多くのボランティアが被災地に入り、ときに週末に、ときに住み込んで支援に携わった。著名人の中では作家で後に長野県知事となった田中康夫の活動が注目された。また阪神地区を中心に人文社会系の学部にボランティアに関係する学科や講座、講義が開設された。このような傾向は、一六年後の二〇一一年三月に生じた東日本大震災でさらに強まっている。トラウマ概念の歴史は、一〇〇年以上前にさかのぼるが、日本においてトラウマという言葉が一般社会に定着するのは一九九五年以後のことである。それは、戦争や大事故ではなく、未曾有の天災がきっかけであった。

一方、児童虐待や女性への性的被害、さらに学校を舞台とする犯罪などの生徒への影響についても注目されてきた。これらは、災害や戦争とは異なるが、トラウマの原因として指摘されている。

このような社会的背景のもと、京都大学人文科学研究所共同研究班「トラウマ経験と記憶の組織化をめぐる領域横断的研究」(二〇一〇–二〇一四年度)が組織された。この研究会ではトラウマ(心的外傷)を、精神医学的あるいは心理学的な問題に還元することを避け、トラウマという概念がどのような歴史的経緯を経て成立したのか、また、それが文化、社会的にどのように理解され、表現されてきたのか。さらに、トラウマを典型とする社会的苦悩が宗教や文化的実践においてどのように克服されてきたのかを、文化人類学をはじめとする人文・社会科学的な視点から、多角的かつ総合的に考察することを目指した。共同研究の成果は、『トラウマ研究』二分冊、すなわち『トラウマを生きる』と『トラウマを共有する』からなる。

本書のもとになった共同研究会は二〇一〇年度から五年間にわたって実施された。最終年度にあたる五年目は主として原稿執筆とそのレビューに当てられたため、実質最初の四年間で計四六回の研究会が開催され、延べ七八人の発表がなされた。また関連企画として、「沖縄戦〈後〉の社会とトラウマ」(二〇一三年七月六日)や国際シンポ「ひきこもりの現在・過去・未来」(同年七月一三日)、国際シンポ「戦争・トラウマ・アート」(同年一一月一〇日)、「トラウマと反復—精神分析の臨床から」(二〇一四年一月二五日)などのシンポジウムを開催した。

『トラウマ研究』全2巻は、トラウマ経験、そしてより一般には現代社会における社会的苦悩を扱うことで、その実態を、社会・文化的文脈で理解することを目指すとともに、その解決についても実践的な視点から論じている。本研究成果が、現代社会の理解に役立つことを切に願う次第である。

本書『トラウマを生きる』の刊行にあたっては二〇一七年度の京都大学人文科学研究所の助成の交付を受けたことを付記しておく。

編者　田中雅一・松嶋　健

# 目次

## 第Ⅱ部　性と家族、共同体

## 第Ⅲ部　他者／死者とともに生きる

# 序章　いま、トラウマを考える

田中雅一

## *1* はじめに

本書には、序章を除く一九の論文と一本のコラムが収められている。執筆者は全部で二〇人であるが、その専門的背景は、文化人類学、宗教学、心理学、精神分析、精神医学、脳科学、公衆衛生学、思想史、美術史、文学と多彩である。まず、本書編集の指針となった主要な問題提起を列挙しておきたい。本書では、何よりもトラウマという概念がどのような歴史的経緯を経て成立したのか、また、それが文化、社会的にどのように理解され、表現されてきたのか、さらに、トラウマを典型とする社会的苦悩が、政治(和解)、宗教(治癒)、芸術活動、それ以外の文化的実践を通じてどのように克服されてきたのかを、文化人類学をはじめとする人文・社会科学的な視点から、多角的かつ総合的に考察することを目指している。その際、トラウマを精神医学的あるいは心理学的な問題に還元することを避け、より領域横断的な視点から考察するように試みた。中心的な関心となっているのは、トラウマによる苦悩を克服する方途として、国家の正当化に組みしない、むしろ対抗するような繋がりの可能性の探求である。より根本的かつ理論的な問題として、なぜ現在私たちにトラウマは欠かせない概念となってしまったのか、その背後にある社会の変化とは何かという問題提起がなされている。さらに、当事者が過去の出来事を語る状況を生み出す過程も、本書の重要なテーマである。

もちろんすべての論文がこれらの問いに応えているわけではない。しかし、そこに共通に認められるのは、何よりも苦悩する人びとに寄り添い、話しを聴くという現場から始まる気づきである。彼・彼女の生の転換についての語りに耳を澄ます。それは、人びとの個別の生のあり方と密接に関わっているにもかかわらず、私たちに希望を与える普遍的な可能性を強く示している。

日本における「トラウマ元年」は、一九九五年一月に起こった阪神・淡路大震災と言われている。同じ年にボランティアという言葉も広がったため、同年は「ボランティア元年」でもあり、阪神地区を中心に人文・社会科学系の学部にボランティアに関係する学科や講座、講義が開設された。このような傾向は、二〇一一年三月の東日本大震災でさらに強まっている(1)。

トラウマとボランティアという、一見結びつかない二つの外来語がともに同じ災害を契機に日本社会に広まり、受け入れられたという点は注目に値する。心的外傷(こころの傷)と訳されるトラウマ、そして自発的、無報酬の社会参加、支援活動に携わる人を意味するボランティア。市民社会がある程度成熟していないとボランティアは社会現象として生まれなかったであろうし、同じく社会の心理学化が進んでいないとトラウマという概念もこれほど人口に膾炙しなかったであろう。

「こころのケア」という言葉もこの年から盛んに使われるようになった。同年六月には兵庫県精神保健協会(中井久夫会長）が阪神・淡路大震災復興基金から支援を受けて、「兵庫県立こころのケアセンター」を設置、発足させている（詳しくは本書上尾論文を参照）。会長の中井は精神科医で、トラウマについて多くの著書や訳書がある。ちなみにこのセンターの英語名はHyogo Institute for Traumatic Stressで、直訳すると「トラウマ的ストレスを扱う兵庫研究所」になる。こころのケアがトラウマ的ストレス、すなわち、やはりストレスという言葉が入り「心的外傷後ストレス障害」と訳される、ＰＴＳＤ（Post Traumatic Stress Disorder）の治療を強く示唆していることが理解されよう。(2)

阪神・淡路大震災はまた、既存の宗教批判が噴き出したきっかけでもあった。本来、こころのケアも社会的な支援も得意のはずの宗教団体が、震災においてほとんど見るべき活動をしなかったと批判されたのである。こころの問題は世俗化・医療化したのである。これに対し、阪神・淡路大震災では自衛隊の災害救助支援活動が話題となり、それまで違憲、人殺し集団、社会の脱落者とみなされていた自衛隊のイメージを大きく変えた。人間を殺傷するために日々の過酷な訓練に参加してきた自衛隊の評価が高まり、精神の救済を日頃から説いてきた宗教の評価が落ちるというのは、皮肉な結果だと言うしかない。震災から二ヶ月後、オウム真理教によるサリン事件が生じたことも、日本人の宗教不信をさらに強めることになった。葬式仏教と揶揄されてきた仏教だけではなく、日本の宗教界全体への不信が最高度に達し、宗教離れという動きが急速に高まった。この意味で、一九九五年は宗教界にとっても「トラウマ元年」だったのである。宗教への信頼を宗教界が得るためには、皮肉にもおよそ一六年後に東北地方を襲った３・11を待たねばならなかった。

このように、日本においてトラウマ概念が一般社会に定着するのは一九九五年以後のことである。それは、戦争や大事故ではなく、未曾有の天災がきっかけであった。一方、一九九〇年代になると日本では、児童虐待や女性への性的被害、さらに学校を舞台とする犯罪などの生徒への影響についても注目されてきた。その代表的な例は、二〇〇一年六月に大阪の池田市で起きた「付属池田小・児童殺傷事件」である。これは、当時三七歳だった男が刃物を持って侵入し、小学生八人を殺害、教師を含む一五人が重軽傷を負わせた事件である。この事件においても、遺族、同校の小学生やその保護者、さらに教師へのこころのケアが提案されている。

本書は、このような社会的背景のもとにトラウマについての領域横断的研究を行うために組織された共同研究班の成果二分冊の第一巻である。

## 2 トラウマとPTSD

トラウマ概念の歴史的生成について詳しくは、本書第一部所収の諸論文を参考にしてほしい。ここではより一般的な紹介をしておきたい。トラウマとはその訳語、「心的外傷」が示しているように「こころの傷」を指す。したがって、その傷をできるだけ最小限に留めたり、治療したりする対処の方法が「こころのケア」と呼ばれても不思議ではない。トラウマは、命に関わるような事故や事件、戦争、大事故、震災など大量死の現場に巻きこまれたりした体験がきっかけとなって生まれるとされる。また、幼少期の近親者による虐待、とくに性的虐待もまたトラウマとなりうる。これらの出来事は「トラウマ的出来事」ないしは「外傷的出来事」と名づけられているが、それらもトラウマと呼ばれる傾向がある。前者は、Ⅰ型トラウマ（単一性外傷の打撃）とか惨事トラウマ［森二〇〇五：一三］と呼ばれるもので、被害内容や時期が明確で、加害者の責任主体がはっきりしている単回のものである。(3) これに対し、後者はⅡ型トラウマと呼ばれ、長期反復性でとくに子どもの時に長期にわたって被害を受けると発達に影響を及ぼす。否認、心的麻痺、自己催眠、解離、極度の受身性と憤怒爆発との交替の症状が認められる。(4) これらに加えて、マイノリティ集団がマジョリティ集団によって継続的に受ける差別や暴力による被害を想定することが可能である。これは長期にわたって集合的に受ける被害であるが、Ⅱ型と異なり集合的である。これらは主として第二巻で扱う。

トラウマが引き起こす症状を一般にPTSDと言う。きっかけとなった出来事から一〜三ヶ月ほど経てから生じる症状を指す。アメリカで編集された『DSM-5　精神疾患の分析と診断の手引　第五版』[5]では、いくつかの症状を列挙しているので、同書に基づいてまとめてみたい。

PTSDは、死にそうになったり重症を負ったり、性的暴力を受けたりするというトラウマ体験によって生じる。しかし、それは直接的でなく、間接的な場合（そのような出来事を目にする、耳にするなど）すなわち二次的なトラウマ体験によっても生じる。それは偶発的な場合もあれば、遺体を収容する緊急対応要員など、職業に関係して繰り返し生じる場合もある[6]。

具体的には、トラウマとなった出来事が「反復的、不随意的、および侵入的で苦痛」となる記憶や夢に悩まされる。また、フラッシュバックを体験して現実感覚を喪う。このため、当事者はこうした出来事が再度生じないように、トラウマを引き起こすようなことがら、場所、あるいは人などを回避しようとする。

さらに、トラウマとなった出来事についての記憶喪失、否定的な自己評価や他者への非難、恐怖感や孤立感、罪悪感、やる気のなさ、幸福感や愛情を感じることができないなどの症状が生じる。（1）人や物に対する言語ならびに肉体的な攻撃性や怒り、（2）自己破壊的な行動、（3）過度の警戒心、（4）過剰な驚愕反応、（5）集中することの困難、（6）睡眠障害のうち二つ以上の症状が認められた場合、PTSDと判断される。

二〇〇二年に出版された第四版と比べると、第五版においては性的暴力という言葉が明示されていること、間接的な影響に配慮していることなどの違いがある。宮地［二〇一三：一五］によると、第五版での症例は、A過覚醒（覚醒亢進）、

B再体験（侵入）、C回避、D否定的認知・気分としてまとめることができる。

このようにPTSDと判断される障害は多岐にわたるが、とくに特徴的なのは、再体験（直写性、literality）［カルース二〇〇〇 a：一六］（ただし本書直野論文参照）による不安や恐怖、外傷的出来事を想起するような場所、言動、人物を回避する、警戒心が強くなり、すこしのことで驚き戸惑う過覚醒と呼ばれる状態が生じるといった症状である。こうした影響は、抑鬱状態を生み、そこに無力感、罪悪感が伴い、情緒不安定を引き起こすのである。さらに、不眠、動悸、食欲不振・減退、原因不明の痛感、発熱、手足のふるえが認められる。当然のことながら、学業や仕事、個人的な交流などに大きな影響が生じる。性暴力被害の場合とくに、人に相談できない、公言できないといった理由からこれまでの人間関係が大きく変化する。加害者が親しい場合、これまでの交流関係を維持することが不可能になることもある。(7)

## 3 トラウマ概念の歴史

歴史上、PTSDと類似の症状が認められたのは、一八四二年にフランスで起こった鉄道事故である。(8) 鉄道は、世界ではじめて英国で一八二五年に開通しているが、その一七年後にパリ－ヴェルサイユ線で事故が生じ、死者数が五三名にのぼった。これについて英国人医師ジョン・E・エリクセンが一八六六年に『神経系の鉄道事故および他の原因による障害について（*On Railway and other Injuries of the Nervous System*）』という書物をまとめ、「鉄道脊椎症（railway spine）」という言葉を生み出した。それが、一八八〇年代後半に生まれたトラウマ神経症（traumatic neurosis）という考えにつながっている。

第一次世界大戦では、砲撃の恐怖から多くの兵士がＰＴＳＤの症状を示すことになる。かれらについて、一九一五年にチャールズ・Ｓ・マイヤーズが「シェル・ショック研究への貢献（A Cotribution to the Study of Shell Shock）」という論文を医学雑誌『ランセット（*The Lancet*）』（二月一三日）に、また一九一七年に人類学者としても著名なＷ・Ｈ・Ｒ・リヴァーズが「戦争体験の抑圧（The Repression of War Experience）」という論文を『ランセット』（二月二日）に投稿している［森二〇〇五：九四–九六］(9)。

第二次世界大戦については、ユダヤ人の大量虐殺（ホロコースト）の生存者、その後ベトナム戦争での帰還兵がＰＴＳＤの症例を示した。このベトナム帰還兵の事例が直接の原因となって、一九八〇年に公刊されたＤＳＭ–Ⅲ–ＴＲすなわち『精神障害の診断と統計マニュアル第三版』で、はじめて正式な医学用語としてＰＴＳＤが取り上げられた。これらは主として惨事トラウマの事例であった。また、治療だけでなく補償問題が重要であったことにも注目したい。

こうした動きに応じて、日本においても最近になって第二次世界大戦に従事した兵士たちの「戦争神経症」［中村二〇一七］や高齢になって発症する晩発性ＰＴＳＤなどの事例［蟻塚二〇一四］が注目されている。

Ⅱ型のトラウマは、精神分析家による臨床例などで報告されたが、フロイトはこれを患者の幻想として退けている(10)。状況は、一九九二年に幼児期の性的虐待を扱ったジュディス・ハーマンの『心的外傷と回復』が出版されることで大きく変わった(11)。繰り返すが、これらに加え第三のタイプとして植民地支配、先住民問題、少数民族差別、性的マイノリティ差別との関係でもトラウマが取り上げられることになる(12)。

本書では、惨事トラウマに分類されるのが、災害（金谷、花田、岩川論文）や印パ分離（田辺論文）、玉砕（西村論文）である。がん告知（澤野論文）ならびにプールでの溺死事故（石井論文）はより個人的性格が強い。他方、長期反復性のトラウマは、木下、田中、高垣、大村が扱っている育児、身内、家庭などに関わる事例である。第三のタイプに属する同性愛差別（ディステファノ論文）も長期反復型であるが、エイズ／ＨＩＶの告知は短期的なものと言える。分析視角によっては、同じ出来事が惨事型にも、長期反復的にも見えるという点を強調しておきたい。

## 4　トラウマの人文学的課題

トラウマを引き起こした出来事の記憶は、当事者に突然襲いかかる。彼・彼女はその直写性に恐れおののき、そのような想起が生じることのないように細心の注意を払う。直接的であれ間接的であれ、ある出来事（惨事）や虐待を経験することなくＰＴＳＤに苦しむことはないとされている。この意味でＰＴＳＤは過去の出来事についての記憶によって引き起こされる症状である。しかし、この出来事は厳密には記憶とならない。というのも、トラウマ的（外傷性）記憶（traumatic memory）は想起を拒否するからである。人は、トラウマの原因となった体験を思い出すというより再体験する。最初に感じたのと同じ苦しみを繰り返し感じるのである。

トラウマは、簡単に物語化できない体験と言えよう。想起されうる体験とは、その時点でなんらかの物語あるいは表象となっている体験だからである。トラウマ的記憶は物語の形式をとる物語記憶（narrative memory）[13]や表象を拒否するのである。トラウマ体験が、虐待や性暴力、戦時下や独裁政権での拉致・拷問、その他の暴力など犯罪に関わる場合、裁判において賠償額や罪の大きさを決めるには加害者の同定や暴力の性質についての証言が重要であるが、その証言を当事者から得られることは困難となる。[14]

トラウマによって、主体の統合性は時間的に破壊される。本来なら過去と現在が途切れることなく連続しているはずの自己意識が撹乱されることになる。過去の断絶だけではない。トラウマ体験は、いつ再び起こるのかわからない。このため、通常ならなんでもないような言動や場所に恐怖を覚え、それらを回避する必要が生じる。しかし、いくら細心の注意を払っても不安を払拭することはできないし、「それ」は突然やってくる。過去だけでなく未来もまた予測不可能性によって断絶されるのである。

こうした状況で無視できないのは、トラウマ体験の物語化・表象化であろう。物語の力を借りてトラウマ的記憶を物語記憶に変化させ、それによって前者を想起可能な通常の記憶へと変換できるのである。トラウマ体験を物語化することで、当事者はその出来事から距離を取り、パースペクティヴを獲得し、自己の統合を得ることになる［カルース二〇〇〇b：二二九–二三〇：久松二〇〇三参照］。この物語化は、多くの場合自伝的な語りの創作［森二〇一三］や、専門家、近しい人といった他者との相互作用を通じて可能となる（本書松嶋論文）。

言葉だけではない。行為も無視するわけにはいかない。この点で注目したいのは、精神分析における行動化（acting out）と徹底操作（反芻処理、working through）という概念である［フロイト二〇一〇a］。前者は、患者が無意識で抱える衝動や欲望を、しばしば非合理な行動に移すことを意味する。後者は、分析家による解釈を患者に繰り返し、抑圧からくる抵抗をすこしずつ克服していく過程である。トラウマは体験のまま処理されず、人びとはPTSDに苦しむ。これを克服するためには、過去の体験を再現しつつ（行動化）、これを統御する（徹底操作）必要がある［ラカプラ一九九六、一九九七］。前者は「身体的顕現、実際の生き直し」［ラカプラ一九九七：二二七、二二九］、後者は喪として語られる。そして、これらの関係についてラカプラはつぎのように述べる。

フロイトの議論では、過去を強迫的に生き直すことでそれを行動化してしまうというおそらく不可避な傾向に対しては、可能な範囲で過去を記憶に変換し、過去に関しても、現今の生活要請に関しても責任を果たしうるように行動を制御する手段を与えるような徹底操作の努力で対抗しなければならないのである。たとえば、メランコリーや抑鬱の孤独や絶望は、強迫的に反復されるトラウマの再現と密接な関係があるが、それに対しては、実生活へ再復帰する喪の作業を引き入れることで、あるていど対抗できる場合がある。喪は過去について批判的な距離をとることができ、失われた他者はもはや無媒介な同一化の対象ではないからである［ラカプラ一九九七：二三四；cf. Mucci 2013: 226］。

ここでラカプラは、フロイトに倣い、メランコリーという症状に対して喪の作業を対比させたうえで、それが徹底操作であり、ＰＴＳＤの克服への可能性を示す[15]。

トラウマを対象とする本書の目的の一つが、精神医学の領域にとらわれないで、人文学の文脈から考えてみよう、ということであった。トラウマが自己の統合性を撹乱し、物語化や喪の作業が回復に重要であるとしたら、それについて考察することはきわめて人文学的な問題と言えるのではないだろうか。物語化も喪の作業も個人的なものであるとしても、その実施に当たって、言語を含む、文化・歴史的な表現形式を無視することはできないはずだからである［Brown 2008］。さらに松嶋論文が指摘するように語りや物語化を阻むのは当事者の置かれた歴史・文化的環境でもある。このように考えていくと、トラウマを狭い意味での心理学や診療室内の問題に還元すべきではないのである。

こうしたトラウマ体験の集合性とその物語化について、ジェフリー・アレクサンダーは「文化的トラウマ（cultural trauma）」という概念を提案し、トラウマ体験が社会に受容され定着していく過程（trauma process）の分析意義を指摘している［Alexander 2012: 15–28］[16]。その際、重要となるのはメディアや知識人による出来事の意味付けであり、そこに認められるポリティクスである。

トラウマ体験が個人の問題に収まらず、民族や国家に及ぶ場合、その定型化が進み、また公的な支援によって記念碑や資料館、博物館などが建てられることになる。そこで代表性をめぐる問題が生じるが、これは当事者となる人びとのアイデンティティ・ポリティクスでもある。政治化された追悼や喪の作業は、集合性を強調することで、結局のところ死者をさらなる沈黙へと追いやる――こう言ってよければ「死者を殺す」――ことにならないだろうか（本書第Ⅲ部の諸論文を参照）。物語化だけが解決ではないし（田辺論文、金谷論文）、また物語化や集合的な喪の作業は当事者を疎外する（金谷論文、石井論文）。

最後に、本書が、いま・この時点で、すなわち現代日本社会において、あらためてトラウマについて語ろうとしている理由には、よりメタレベルの問題意識も含まれていることを指摘しておく必要がある。それは、現代社会におけるトラウマ概念の「脱専門化」に関わる問題である。トラウマやＰＴＳＤなどの医療用語が、日常的に使われるようになって久しい。心理学や精神医学用語が普及していった理由は、私たちの世界が脱神学（宗教）化し、心理学化・医療化してきたことを意味している［ヤング二〇〇一］[17]。そのような状況でトラウマについてあえて考察することは、現代日本社会の分析にも貢献することになるし、トラウマを典型とする医学・心理学用語の普及（脱専門化）の意味をも問うことになる（上尾論文、花田論文）。

トラウマをめぐる事象は、個人を核とする「症状―診断―治療」の医療過程に収まらない問題を含む。それは、想起と忘却、過去と現在の交差、あるいは現在への過去の侵入、こころと身体の区別の融解、解離や二次的トラウマ化に見る自己と他者の境界の崩壊、死と生の近接、個人と集団の一体化と疎外、など、一見対立し、距離を保っていた項目が集約的にもつれている状況である。このもつれは、人文・社会科学がこれまで当然のこととして依拠してきた自己の統合性や自他などの二元論を否定する。このもつれを解いて「正常化」するのではなく、その全体を理解することこそ、人文・社会科学にとって重要な営みである。トラウマや苦悩からの回復を扱ういくつかの論文が共同性に注目している（河西論文、石井論文）。この点も人文・社会科学的な学知が求められることになることがらである。

他方で、トラウマを扱うことで、人文・社会科学を支配してきた二元論的世界観から決別するだけではない。新しい人文・社会科学のヴィジョンを提示する可能性もそこには認められる。[18]

以下では、本書の構成を紹介することで、さらなる問題意識の共有を計りたい。

## 5 構成

本書は、第Ⅰ部「概念の歴史」、第Ⅱ部「性と家族、共同体」、第Ⅲ部「他者／死者とともに生きる」の三部からなる。第Ⅰ部は、トラウマという概念がどのようにして生まれ、定着してきたかを考察している。第Ⅱ部は、それぞれトラウマの原因とみなされてきた性、家族に関わる論文を収めている。同時に、それらの論文は、医学的治療に限定されない、より広義の回復についても言及している。第Ⅲ部は、トラウマ経験を他人との断絶の印とみなしたり、忘却しようとしたりするのではなく、その出来事の犠牲となった人びとやかけがえのない存在を喪った遺族とともに生きることの可能性を扱っている。

## （1）概念の歴史

第Ⅰ部に収められた五本の論文はともに精神分析を念頭にトラウマを論じている。

巻頭におかれているのは、精神分析の専門家である立木康介「トラウマと精神分析――フロイトにみる「外傷」概念の分裂」である。これは、同時にトラウマ概念の詳細な歴史的な紹介の役割をも果たしている。彼によると、心的外傷の概念史は精神療法の歴史の関数である。たんに身体の損傷やモノの損壊を表していたギリシャ語が、一九世紀末に「心的外傷」を意味するようになる。それは、それまで一般に脳の障害、すなわち身体的（器質的）障害とみなされてきた心的症状の一部が、精神活動のうちに原因をもつ疾患であり苦悩の表現であるととらえられるようになった変化と対応している。

今日進行しているのは、それとは逆の変化であると立木は指摘する。現代の精神医学や精神療法において、一部のタイプの「トラウマ」のみが享受している特権的な地位は、二〇世紀後半以降生物学と精神薬理学を通して精神医学が被ってきた身体医学化と、そのように身体医学化した精神医学への精神療法の回収の結果にほかならない。心的外傷はいま、事実上物理的・身体的領域に回帰しつつあるのである。

これに対し、催眠療法の系譜を引く精神療法家たちが「精神神経症」の症状形成の一部として取り出したのは、患者がそれについて話すことではじめて「外傷」と突き止められる記憶、何らかのしかたで意識の外部に取り残された記憶だった。立木は、主にフロイトにおけるトラウマ論の変遷を辿りつつ、この後者の系譜によって捉えられた心的外傷の心理学的本質を明らかにする。フロイトにおいて、トラウマの概念はかならずしも今日のＰＴＳＤが前提とするものとは同じではない。そこにこそ、今日の精神医学や精神療法による支配的なＰＴＳＤ観とは異なる可能性が認められると立木は主張する。

続く、上尾真道「プレ・トラウマティク・オーダー――現代の一般化したトラウマをめぐる試論」は、立木の問題提起を継承する形で、トラウマという概念は、人間が出来事といかに関わるのかという問いを考えるにあたり欠かせないものとなっていると述べる。それはたんに、トラウマとなる出来事が被害を表し、それからの回復や補償を考えることが重要であるからばかりではない。こうした出来事との関係性が構築される社会的条件そのものを考えることが、私たちの時代の特徴を教えてくれるからであり、また他方で、こうした関係性に潜む主体的側面を、個々の人間の特異的な生の経験として考えることが、倫理的な示唆を与えてくれるはずだからである。しかし、今日、トラウマを客観的で一般的な現在として記述し、つねに起こりうる潜在的なリスクとして予見するという考えが支配的である。上尾は、トラウマの先取りをめぐって構築される秩序を「プレ・トラウマティク・オーダー」と呼ぶことを提案し、その特徴を明らかにすることを目指す。具体的に上尾が検討しているのは、トラウマ言説を特徴づける三つの概念、すなわちショック、リスク、レジリエンスである。

社会学者で、被爆体験者について精力的に研究してきた直野章子は、「出来事とトラウマの在り処――トラウマ論が示す歴史の方法論をめぐって」において、まずトラウマ理論を二つの潮流に整理する。一つは、トラウマ体験をもたらした出来事を具体的な経験的事象として認識し、出来事の性質そのものにトラウマの原因を求める立場である。その典型は、すでに繰り返し指摘されてきたＰＴＳＤの診断方法である。もう一つは、事後性や幻想の働きを重視する精神分析的なトラウマ論であり、トラウマは主に心的な要因によって引き起こされるものであり、現実の出来事がかならずしも引き起こしたわけではないと考える。これら二つの潮流は、現代のトラウマ論がその出発点とするフロイト理論の中に見られるものである。ここで直野は、後者の事例としてカルースによるトラウマ研究を取り上げ批判的に検討する。

樫村愛子の「トラウマと日本社会」は、日本社会におけるトラウマ概念の受容を論じる。日本社会におけるトラウマについては、いまだ戦争がトラウマの中核にある。本章は、現代的な文脈において、精神分析理論に依拠しつつトラウマと新たな局面を迎えつつある戦争との関係に注目するとともに、日本社会におけるトラウマの問題を、戦争を核として考察する。そして、日本社会におけるトラウマの構造を、（1）沈黙と他者忌避、（2）現実の分裂と「ＳＴＭ言説」（科学／技術／商業言説）、（3）トラウマティズムの不在の三点において考察する。樫村の研究は、上記の三章と異なり、現代日本社会の分析である。しかし、樫村が認めている現代日本社会の変化は、これらの章が批判するトラウマの身体医学化と重なる。

花田里欧子「東日本大震災のトラウマの外と後で ―― 「こころのケア」を超えて」は身体医学化と並行して進行している現代日本社会の「心理学化」を扱っている。すなわち、その関心は、日本語として定着している「こころのケア」をめぐる問題を考察している。彼女は、災禍にともない訪問者が届けたい「こころのケア」はしばしば被災者に届かないと指摘する。そのうえで、「こころのケア」は当事者を無視していないかと問う。まず、災禍にともなうトラウマが熱狂と沈静の二つの段階を辿ることを示し、東日本大震災においてどのような状況が生じたのかを具体的に詳述する。「こころのケア」に対比させる形で、中長期にわたる体系的、組織的な支援実践について分析し、それが避難所、仮設住宅、在宅避難者、電話相談、行政職員（石巻市役所職員・職業的災害救助者）、学校職員等に包括的に関わっている様子を描いている。

## (2) 性と家族、共同体

第Ⅱ部は、戦争や紛争、虐殺、震災や事故にならんで、トラウマのもう一つの要因とみなされてきた幼児虐待や性的マイノリティである同性愛、トランスジェンダーに関わる差別を扱っている。

第Ⅱ部は大村敬一「社会性の条件としてのトラウマ――イヌイトの子どもへのからかいを通した他者からの呼びかけ」から始まる。本章で大村は、イヌイトの子育ての考察を通じて、トラウマ概念の限界を指摘する。エマニュエル・レヴィナスによると、人間主体の誕生とは、あらゆる認識と思考と実践が始まる手前、すなわち自己が意識を持つに先だって、他者からの呼びかけに否応もなく受動的に他者に応答し、その結果他者への「責め」を負わされてしまうことである。さらに、意識主体として生き続けることとは、他者に応答することでますます大きくなる責めを負わされ続けることである。この他者からの呼びかけこそトラウマなのである。この意味で、「人間」が意識主体として生まれて生き続けるということは、トラウマとしての他者からの呼びかけに応答して他者に対する責めをすでに負わされた社会的主体ということにほかならない。

こうしたレヴィナスの省察は、二つの問いを新たに喚起すると大村は述べる。一つは、他者からの呼びかけというトラウマは、「人類」の社会性に普遍的に必要な条件だろうかという問いである。レヴィナスの省察がヨーロッパ哲学の伝統を深く掘り下げて到達した卓越した洞察であるとしても、近代ヨーロッパという局地的な文脈に基づいており、あくまでヨーロッパの在来知における「人間」についてのものにすぎない。そして、もう一つは、そのようなトラウマを前提条件にする社会性からどのような社会集団がどのようなメカニズムで生成・維持されるのかという問いである。大村は本章で、カナダ極北圏の先住民であるイヌイト社会において拡大家族集団が生成・維持される過程を検討することを通して、この二つの問いに取り組もうとしている。

そのために本章ではまず、イヌイトの理想的なパーソナリティを紹介し、その日常的な社会生活の基礎単位である拡大家族集団が生成・維持されるための装置の一つであるライフサイクルについて検討する。そして、甘やかしとからかいの過程で子どもにトラウマが植え込まれるという世代横断的な過程を通して拡大家族集団が生成・維持されていることを明らかにする。大村の論文は、トラウマの継承の問題を、家庭や育児というより普遍的な視座から論じていると言えよう。

「アダルト・チルドレン（ＡＣ）」は、近親者による虐待で、子ども時代に家庭の中での安全や安心感が得られず、大人になっても親との関係で生じた困難や生きづらさを抱えている人びとを指す言葉である。「アダルト・チルドレンの苦悩と回復」で、木下直子は、ＡＣが日本でどのように可視化され、痛みに対処する形式として理解されてきたのかという点について、各種言説を手がかりに主に社会学的見地から分析している。ＡＣ当事者の手記からは、自助グループに参加することで痛みが仲間に受け止められ、回復の機会を得ている様子が読み取れる。まずはＡＣという自認を持つことで、回復をみずからの手に掴んでいる。ＡＣを表明しない書き手も、やはりＡＣの人びとともに自助グループで癒され、自分語りをすることで苦悩を乗り越えていく様子をみせている。一九九〇年代になると、専門家の言葉でなく虐待される当事者が告発の言葉を発するようになる。木下は、ＡＣというカテゴリーで自身の苦しみが理解可能なものとして意味付けされる安堵感や、カウンセリングや自助グループなど痛みに対処する形式が作られてきた様相や、子どもに対し抑圧的ではない家族の可能性について検討している。

ＡＣが受けた虐待の中には、しばしば近親男性による性暴力が認められる。田中雅一の「女性への暴力、虐待、性暴力」は、しばしば厳密に区別されないで使用される女性への暴力を腑分けし、さらにそのような暴力からの回復の過程について考察している。女性への暴力とは文字通り女性を対象に（主として男性によって行使される）暴力であり、家父長的な社会制度と密接に関係する。虐待は、とくに子ども時代における長期にわたる暴力である。性暴力は、虐待と同じく男女の区別は本質的ではないが（とはいえ、被害者は女性が圧倒的に多い）、長期かどうか、子どものときかどうかに関係なく、強姦など暴力的な性行為や合意に基づかない性的なふるまい（例えば盗撮）を指す。田中はまず、女性への暴力を四つに分けることを提唱する。そして、それらが強制結婚を核とする伝統的な家父長制度の維持に関わっていて、被害者自身女性への暴力に意味を認めている。ところが、女性への暴力の一部としての性暴力を除く性暴力や虐待を支配しているのは、被害者にとって意味の不在という特徴である。なぜ虐待を受けたのか、なぜ性暴力の被害にあったのかという問いに対する答えは、せいぜい加害者の性衝動（そして、被害者側の落ち度）に求められるだけである。本章後半で田中は、虐待の事例を紹介し考察し回復の可能性を論じている。

「トラウマ化された病い――韓国社会におけるがん・乳がんをめぐる事例から」で、執筆者の澤野美智子は、韓国におけるがん患者を取り上げる。ドラマや映画などに見られるように、がんという病気には紋切り型の恐ろしいイメージが付与されている。がんの恐ろしいイメージが人びとの頭の中に定着することで、実際にトラウマに関係する症状が生じるのである。がん（告知）は、なぜトラウマ化しているのか。どのようにがんの「恐ろしさ」が生み出され、生活の中に浸透しているのか。本章は、韓国社会の事例を通して、がん、とくに乳がんが、いかにトラウマとなって人びとに影響を与えているのか活写している。

「トランスジェンダーとトラウマ」で脳医学者の高垣雅緒は、過去五年間に報告された関連文献や、外来受診者からトランスジェンダーの語りを分析し、トランスジェンダーが繰り返し再現される終わることのないトラウマを生きていることを明らかにしている。かれらの自殺企図率は非常に高く、うつ状態が主な原因と考えられることからかれらを臨床的にＰＴＳＤと同じ視点から論じることができるという。高垣自身が集めた一次的な臨床データは、トランジェンダーを含むＬＧＢＴ（同性愛、バイセクシュアル、トランスジェンダー）のケアにつながるものとしてきわめて価値が高い。

アンソニー・ディステファノの「日本の都市部におけるＨＩＶ――シンデミクス理論を用いた人類学的分析」も性に関わるが、より社会的な文脈からの考察である。一九八〇年代後半より、貧困地区における薬物注射、ＨＩＶ、殺人、そして公衆衛生の全般の悪化と伝染病について密接な関係が指摘されることになった。こうした指摘を継承する形で、衛生面で格差が生じる社会状況下において健康問題と社会問題との間に認められる相互補完的な関係を表す言葉が「シンデミクス」である。この章でディステファノは、日本の都市部におけるＨＩＶ伝染病に関する民族誌データを使用し、ＨＩＶがどのように他の社会的そして健康上の問題と複雑に関連しているのかということ、両者にシンデミクスに該当する関係はあるかどうかということについて考察している。収集したデータは、ＨＩＶが精神衛生の劣化や薬物使用、暴力と交錯していることを示している。精神衛生、薬物使用、そして暴力それぞれとＨＩＶとのつながりに加えて、三者すべてがお互いに密接につながっているのである。ＨＩＶシンデミクスの困難に効果的に対処するためには、おそらくもっとも早急に必要なことは、日本におけるＨＩＶ、メンタルヘルスの問題とケア、同性愛、トランスジェンダー・アイデンティティ、そして移民グループに対するスティグマを積極的に減らすことであると、ディステファノは提唱する。現状では、当事者たちは長期にわたって差別を受け、トラウマを経験することになる。本章は、性的マイノリティが直面する問題が複合的であることを実証的に明らかにすることに成功している。

岩川ありさ「クィアな記憶の継承――森井良「ミックスルーム」論」では、森井良の小説「ミックスルーム」を対象として、「震災後文学」とクィア批評を接続する試みを行う。「ミックスルーム」は、心臓の病気のために東京から故郷に帰った主人公の弓生が、久しぶりに訪れた東京で、「部屋」と呼んでいる有料発展場を訪れる場面からはじまる。

この小説には、弓生をクィアな欲望の媒介としながらも、異性愛的な主体としての足場を残したまま、「家」を持っている男たちが登場する。帰る場所があり、「嫁」や子どもがいる男たちは、借入れによって購入した家や子どもの成長について語り、これからも生きることが約束されたようにしてふるまう。一方で、ままならない身体を持った弓生は、自分は「語るべき記憶を持っていない」と感じ、挿入行為を待ちわびている男たちとの関係性だけが存在意義になっていく。そこで生まれるのは、既婚のカップルが生殖や生産に寄与する、異性愛的な「祝福されたセクシュアリティ」と非生産的な「呪われたセクシュアリティ」の対比であり、前者に足場を置きながら、周縁化された弓生と性的関係を結ぶ男たちとの非対称な関係である。この小説における、繰り返される時刻の提示は、東日本大震災が起こった直後の記憶と結びつく。土方の男は地震で足場を組めずに仕事にならないと言い、弓生の家族は「大変なこと」をテレビで見つめる。震災の記憶をいかにして読みとることができるのか。岩川は、ジュディス・バトラーを参照しながら、「大変なこと」が起きた時、誰の生が「嘆かれるに値する生」とされ、誰の生が「嘆かれるに値しない生」とされるのか、その枠組みがつくられる際に生じている不均衡について論じている。文学というかたちでの記憶の紡がれ方はまた、書くという行為がトラウマとともに生きていく重要な方法であると言えよう。

河西瑛里子の「スピリチュアリティのもたらす癒し――「トラウマ」からの回復と人と人とのつながり」は、現代社会におけるトラウマ体験と宗教的な癒しを論じている。トラウマを典型とする精神的な痛みは、いわゆる近代医学のみによって解消が目指されているわけではなく、むしろ伝統的にはシャーマニズムなど、宗教的な実践が活躍してきた領域である。本章で考察されるのは、スピリチュアリティという新しい形での宗教的実践に携わる人びとの癒しである。本章では、こうした宗教実践の一つである英国グラストンベリーにおける女神運動を取り上げている。三つの事例をもとに河西は、癒しが人間関係の創出を伴うことを指摘する。グラストンベリーは、自己変容を求めたい人びとをひきつけており、同じ目的をもつ人びとが出会う可能性が高い。共同体の存在とそれを支える場所が、癒しの実現を可能にしているのである。本章は、衝撃的な出来事を扱っているわけではない。その対象はより個人的な苦悩で苦しむ人びとである。しかし、そこに認められる、繋りを模索する癒しの実践は、他の章で論じられている「トラウマと生きる」方法に通じるものである。癒しが、集合的な絆を通じて実現する。この過程は、しばしば国家のナショナルな語りに回収されることになる。河西の分析は、本書の主題でもある、もう一つの癒し、治療、回復の回路を雄弁に語っていると言えよう。

第Ⅱ部の最後には常田夕美子のコラム「女性のトラウマ経験と文学――インド・パキスタン分離独立時の記憶と創作」が収められている。これは一九四七年時の印パ分離時における女性への暴力が主題である。そこで名誉を核とする男性の世界に、女性の痛みは伝わらないことが、文学作品の紹介を通じて論じられている。これは第Ⅲ部に収められた田辺論文とも密接に関係する。

## (3) 他者／死者とともに生きる

トラウマに直面する多くの人間は、まさにその出来事によって生を断たれてしまう。真にトラウマ的惨事を経験した存在は、死者となってもはや語ることはできない。残された者も、その経験を忘れようとする。しかし、トラウマ的記憶のつねとして、突然その記憶は蘇り、残された者を繰り返し苦しめる。第Ⅲ部「他者／死者とともに生きる」に含まれる六つの論文は、何らかの形で他者、死や死者との対話をテーマにしている。

松嶋健「トラウマと時間性――死者とともにある〈いま〉」は、時間性の問題を通してトラウマについて考察する。トラウマを考える際、トラウマ的（外傷性）記憶という、通常の記憶とは大きく違うとされている特異な記憶について検討することが不可欠だからである。本章ではまず、アメリカ精神医学会がつくり出したＰＴＳＤという診断概念に焦点を当て、その概念自体に根本的な問題があることが指摘される。ＰＴＳＤはトラウマ的な体験を診断基準の必須項目としており、体験から症状へという一方向的な因果性を前提としているが、記憶の症状形成力に注目するとこの因果関係は崩れてしまうのである。一九世紀末に身体医学と心理学の交差から生まれたトラウマ的（外傷性）記憶という概念には最初から矛盾が内包されており、過去のトラウマ的体験の焦点化と、現在における想起の重視という相反する方向性は、そのままトラウマ的記憶における身体と精神、過去と現在の関係の攪乱として現れている。

さらに松嶋は、ピエール・ジャネの「現在化」という概念を参照しつつ、トラウマ治療においてトラウマ的記憶を物語記憶に書き換えるという通常の解釈とは異なり、そもそも記憶とは呼べないものを記憶にするという文脈で「語る」ことが位置づけられていると指摘する。〈今ここ〉で相手に語ることを自らが聴くことで、ある出来事を過去（過ぎ去ったもの）とし、未来（未だ来らぬ）という時間性を生み出すことができるのである。それは深い洞察に満ちた治療論であるとともに時間論にもなっている。第三部との関係でこの洞察を展開するなら、過去をなかったものとし、死者を文字通り「亡き者＝無き者」にしようとする忘却の政治に抗して、記憶することで忘却し、忘却することで記憶するための別のやり方を示唆していることになろう。

「生きのびて在ることの了解不能性から、他者とのつながりの再構築へ――インド・パキスタン分離独立時の暴力の記憶と日常生活」で、執筆者の田辺明生はトラウマをめぐる諸問題について、インド・パキスタンの分離独立時の暴力とその記憶を主な題材として論じる。一九四七年八月一四、一五日の分離独立の前後に一二〇〇万人が居住地から移動したが、その際の混乱の中で大暴動が発生した。死者数は一〇〇万人ほどと言われており、少なくとも七万五〇〇〇人の女性が誘拐・強姦された。分離独立時の暴力は、国家による組織的行為ではなく、人びとの間の自然発生的な行為である。つまり責任主体を人びとそのものに求めざるを得ない。そのためにこの出来事は、第二次世界大戦中に起きたユダヤ人の大量虐殺（ホロコースト）よりもさらに歴史化・言語化を拒む記憶となっている。分離独立時の暴力の記憶を語り得ない中で、人びとはいかに生きられる世界を再構築したのか。この問題を探ることはトラウマを乗り越える方法について私たちに再考を迫ることになるはずだ。ここでトラウマの本質は、死や暴力に直面したことであるよりも、その経験について了解不能なままに、それを生き延びてしまったことにあると、田辺は主張する。

トラウマ体験を言語化できない中で、人びとはどのように日常の生きられる世界を再構築しているのだろうか。それは、歴史という大きな物語に解消されない痛みの記憶が存在することを認め、その経験の了解不能性を受け入れることによってである。暴力の経験は、当事者にとって「傷」というより「毒」としてあるのであり、その毒を安易に外に漏らさず、自らの一部として共に生きることが模索されなければならない。毒を内面にためたまま、それでも生を肯定すること、他者とつながりなおそうとすること。そこにトラウマとともに生きていく希望はある。言葉にならない「死や暴力との出会い」の痛み、「自分が生きて在ること」の不思議を、他者と分かち合いながら生きること。他者とのつながりの中で、痛みと苦しみの経験をより深く想起することを通じてこそ、私たちの生への希望と祈りは生まれるのである。

私たちは、災害のような特別な出来事が生じた場合、その時と場所を刻みつけ後世に残すような行為を行ってきた。「出来事の発生した時間」を特別なものとして扱っている例として追悼式のようなイベントがあり、特別な場所を刻む方法としては、メモリアルやモニュメントといった建造物が建てられることが挙げられる。このように、震災後つくられたモニュメントが防災を目的としていた一方で、それらモニュメントは、本来多様であるはずの、ときには相対立するような記憶を「防災」という目的に回収していたり、あるいはマジョリティの記録として少数者の経験を捨象するようなかたちで建設されていたりすることが批判的に論じられてきた。個々人の苦悩や死が個人の手を離れナショナルな語りに回収されることを批判的に論じる必要がある。

このような議論を踏まえて、金谷美和は「大きな物語に抗する——災害の経験と記憶」において、インドで二〇〇一年に発生したインド西部地震後、二つの相対立する動きを考慮している。モニュメントを建造し、大きな物語に包摂しようとする傾向と、それに対する人びとの冷ややかな、あるいは距離をもった関わりの二つである。しかし、公的なモニュメントに対抗するような、小さな物語をすくいあげるモニュメントの建造がなされているわけではない。そこで金谷は、二つのモノに注目する。それらには災害の経験が刻印されていると考えられるからだ。一つはムスリムが死装束として用いる白い布である。もう一つは、刺繍職人による作品で「二〇〇一年一月二六日」と題されたものである。いずれも、マイノリティであるムスリム被災者の震災体験の語りと結びついている。二つの事例はいずれも布であるが、これは偶然ではない。布には身体への親密性や密着性、手による仕事の跡がたどれるという性質がある。そのような布の持つ特性が、大きな物語に回収されない個人の記憶が埋め込まれる媒体としての可能性を持つと金谷は主張する。

宗教学者、西村明の「トラウマから架橋へ——玉砕戦生還者の記憶がひらく新たな回路」は、元兵士たちによる戦死者の遺骨収集や慰霊を取り上げる。アジア太平洋戦争の過酷な戦争経験から生還した日本兵たちの多くが、戦後、遺骨収集や慰霊のためにふたたび戦地を訪れている。本章では、元兵士の戦中戦後のライフヒストリーを踏まえ、戦争経験・戦地慰霊のドキュメント化（文章化・映像化・モニュメント建立）におけるトラウマ経験と記憶の組織化、物語（自伝）化の働きと、他者との間に新たな回路を開く試みの両面について論じている。これらもまた、死者とともに生きることのあり方と言えよう。

「痛みを抱えたものが死ぬ場所 ── 訪問看護ステーションひなたの看取りの経験」の執筆者、西真如によると、釜ヶ崎は日雇労働者の斡旋が行われる寄せ場として知られてきたが、現在の釜ヶ崎はむしろ、引退した日雇労働者をはじめさまざまな人生を持つ単身高齢者が生活する場となっている。かれらの生を支え、最期を看取ることは、地域の支援者にとって差し迫った課題である。高齢者たちが受け入れるのを拒否するのは、困難な人生の中で自らが否定されてきたもの、喪失したものを顧みられることなく、一見安らかな死を迎えさせられてしまうことである。看取りは、看護師として患者の身体的な苦痛を取り除く努力をしながら、同時に安らかな死を押しつけず、看取られる者の渾身の抵抗を受け入れることなのである。こうした死に対する考え方は、田辺が指摘しているような死の理想化の拒否や、金谷が取り上げる公的な物語化への抵抗と重なる。

本書の最後に収められているのは、石井美保「喪われた声を聴きなおす ── 追悼―記念の限界と死者との共在」である。ここで石井は、死者を追悼―記念することと、死者とともに立ちすくむこととという、死と弔いをめぐる二つの態度の緊張関係について、共同性という側面から考察していく。死の追悼と記念碑化を通して生み出され、再生産される共同性は、ナショナルなものについて多く語られているように、公的であり規範的な性格を持つ。一方、身近な者の死によって還るべき日常を失い、生死のあいだに留まるほかない者の剥き出しの痛みを、他者が共有することは容易ではない。だがこのとき、死者とともに立ちすくみ、剥き出しの痛みの中に留まり続けている者を日常の領域に連れ戻そうとするのではなく、逆に、死者が「まだここにいる」という引き延ばされた喪の時空間に他者が滑り込み、死をめぐる「なぜ」という問いを共有することで、剥き出しの痛みが何らかの共同性へと開かれていく回路が見いだせるのではないか。

本章では、小学校で起きた溺水事故によるひとりの少女の死を基軸として、考察が深められていく。学校で催された故人を偲ぶための儀礼は、亡くなった少女の存在を積極的に追悼―記念しつつ、日常の外へと移し入れることで、共同体が喪失の経験を乗り越えて元通りの秩序を回復し、滞りなく未来へ進んでいくことを促すものであった。これに対して、「我が子の最後の声を聴きとどける」ことを希求する遺族の願いと試みは、故人の行動を他者との関係の網の目の中に位置づけなおし、その中で理解しようとする。この理解を通して、我が子の死を招いた日常的な関係性と秩序のあり方そのものを問い直そうとするのである。死の意味を繰り返し問いかけ、徹底的な調査や抜本的な変革の必要性を訴え続けることで遺族が目指しているのは、死をめぐる「なぜ」という重層的な問いが互いに反響し合い、亡き者の声が日常の秩序を揺るがせ、従来の秩序や共同性のあり方そのものを変えていく力となることであると、石井は指摘する。

トラウマを認めることは過去と向き合い続けることではない。むしろ新しい共同的な未来を、当事者／死者／他者とともに生み出すことを意味する。石井の主張は、第Ⅲ部に流れる通奏低音をより身近な経験に寄りそう形で明確にしている。この通奏低音とは、トラウマがどのような要因によって引き起こされたにせよ、それによる喪失をナショナルな動きに回収されることを拒否し、当事者の苦しみに寄り添って生きることの意義である。本書で取り上げたさまざまな苦悩の事例が、私たちのすぐ身近に存在すること。そして、それが簡単には克服できるものではないこと、むしろともに生きることを学ぶ必要があることを教えている。

本書は、人文学を中心とする領域横断的視点から、トラウマという概念や外傷的出来事、そして当事者の苦悩と回復の過程に、独自の資料をもとに論じた論文からなる。本書全体を通して見えてくるのは、現代社会が直面している深闇である。しかし、同時に本書を通して読者は、闇を照らす光にも触れることができるはずである。それがたとえかすかで一時的なものであっても、その光は多くのことを語っている。執筆者たちは、研究の過程でこの光に触れ、それを伝えることの意義を確信した。当事者と会い、あるいは当事者の語りや書いたものに出会うことで、執筆者たちは証人・証言者となったのである。本書の最大の価値は、なによりもこの変貌にある。そして、この変貌が読者に「感染」することが私たちのささやかな願いである。

注

（1）トラウマについての文献も、翻訳を含め一九九五年以後急増している［加藤編二〇〇六：下河辺二〇〇三、二〇〇六：中井二〇〇四：マス一九九六：宮地二〇〇五、二〇〇七：森二〇〇五：森編二〇〇三］。

（2）この点については、［森二〇〇五：一四］を参照。ただし、traumatic stress という概念にはもっと一般的な意味があるようだ。宮地［二〇一三：五］によると、これは医学・生理学からトラウマにアプローチする際に使用する言葉だという。

（3）最近では、被災者を扱った［宮地二〇一一］や戦争の犠牲者を扱った［Martz ed. 2010］を参照。

（4）IとIIの区別については、［宮地二〇〇五：七八–七九］を参照。これは、［テア一九九五］に依拠している。

（5）以下の引用は、二〇一三年に出版されたAmerican Psychiatric Association *Diagnostic and Statistical Manual of Mental Disorders* の第五版の翻訳［日本精神神経学会二〇一四］に依拠している。なお、版ごとの変化については、［森二〇〇五：一七六–一七八］を参照。

（6）ただし、写真や映像による場合は適用されない。本書松嶋論文が指摘するように、トラウマ的出来事についての記憶や夢もまた原因となる。

（7）宮地［二〇〇五：八］や森［二〇〇五：九–一二］を参照。

（8）歴史については［森二〇〇五］に依る。

（9）戦争によるＰＴＳＤについては、［カーディナー二〇〇四］がある。

（10）詳しくは、本書第I部の立木、直野の論文を参照。ほかに［細澤二〇一〇］が詳しい。

（11）ただし、性暴力とトラウマとの関係については一九七〇年代に注目される。ジェンダーに関わる事例研究として、［宮地二〇一三：一一三–一六四］、南アジアの事例が中心であるが、例えば［Chatterjee, Desai and Roy eds. 2009］がある。また文化人類学者たちの研究として［Das et al eds. 2000, 2001; Kleinman et al. eds. 1997］がある。

(12) ［宮地二〇一三：一六七―一七九：Del Vecchio Good et al. eds. 2008; Kleber et al. eds. 1995］を参照。

(13) これらはともにフロイトの同時代人である、ピエール・ジャネ（Pierre Janet, 1859–1947）に由来するとされている［ヴァン・デア・コーク＆ヴァン・デア・ハート二〇〇〇：Leys 2010: 105］。

(14) 診療室での告白は精神分析において重要な問題であったが［森二〇一三］、より大きな問題を引き起こしたのがホロコーストの生存者による証言の不可能性であった。これについては［アガンベン二〇〇一：Friedlauner ed. 1992］などを参照。

(15) フロイトの主張については、［フロイト二〇一〇ｂ］を参照。

(16) トラウマが直接人びとに影響を与えるというより、想像力や想起などを通じて影響を与えるという意味で、トラウマ的な出来事（traumatic events）より影響（traumatic affects）という言葉を提案している［Eyerman 2001: 3］なども参照。ドイツの事例として［Assmann 2016］があるが、日本においては、こうした動きの成果として［大阪外国語大学グローバル・ダイアログ研究会・松野編二〇〇七］を挙げることができる。

(17) トラウマの構築性については、他に［Fassin and Rechtman 2009］を参照。

(18) こうした理由からトラウマが多くの人文・社会科学の研究者によって注目されてきた［Antze and Lambek 1996; Kleber et al eds. 1995; Luckhurst 2008; Saltzman and Rosenberg eds. 2006］。

## 参考文献


アガンベン、ジョルジョ　二〇〇一『アウシュヴィッツの残りのもの――アルシーヴと証人』上村忠男・広石正和訳、月曜社。

蟻塚亮二　二〇一四『沖縄戦と心の傷――トラウマ診療の現場から』大月書店。

ヴァン・デア・コーク、ベッセル・A＆オノ・ヴァン・デア・ハート　二〇〇〇「侵入する過去――記憶の柔軟性とトラウマの刻印」キャシー・カルース編『トラウマへの探求――証言の不可能性と可能性』下河辺美知子監訳、作品社、二三七―二七〇ページ。

大阪外国語大学グローバル・ダイアログ研究会・松野明久編　二〇〇七『トラウマ的記憶の社会史――抑圧の歴史を生きた民衆の物語』明石書店。

カーディナー、エイブラム　二〇〇四『戦争ストレスと神経症』中井久夫・加藤寛訳、みすず書房。

加藤進昌編　二〇〇六『こころの科学』一二九（特別企画　ＰＴＳＤストレスとこころ）日本評論社。

カルース、キャシー　二〇〇〇ａ「トラウマと経験――第一部への序文」下河辺美知子監訳、キャシー・カルース編『トラウマへの探求――証言の不可能性と可能性』一二―一八ページ、作品社。

――　二〇〇〇ｂ「過去の入手可能性と不可能性――第二部への序文」下河辺美知子監訳、キャシー・カルース編『トラウマへの探求――証言の不可能性と可能性』二二六―二三六ページ、作品社。

―― 二〇〇五『トラウマ・歴史・物語 ―― 持ち主なき出来事』下河辺美知子訳、みすず書房。

下河辺美知子　二〇〇三『歴史とトラウマ ―― 記憶と忘却のメカニズム』作品社。

―― 二〇〇六『トラウマの声を聞く ―― 共同体の記憶と歴史に未来』みすず書房。

テア、レノア　一九九五『記憶を消す子供たち』吉田利子訳、草思社。

中井久夫　二〇〇四『徴候・記憶・外傷』みすず書房。

中村江里　二〇一七『戦争とトラウマ ―― 不可視化された日本兵の戦争神経症』吉川弘文館。

日本精神神経学会（監修）二〇一四『DSM-5　精神疾患の分類と診断の手引』高橋三郎・大野裕他訳、医学書院。

ハーマン、ジュディス・L　一九九九『心的外傷と回復〈増補版〉』中井久夫訳、みすず書房。

久松睦典　二〇〇三「物語とトラウマ」森茂起編『トラウマの表象と主体』一三九―一六三ページ、新曜社。

フロイト、ジークムント　二〇一〇a「想起、反復、反芻処理」道籏泰三訳、新宮一成他編『フロイト全集　13』岩波書店、二九五―三〇六ページ。

―― 二〇一〇b「喪とメランコリー」伊藤正博訳、新宮一成他編『フロイト全集　14』二七三―二九五ページ、岩波書店。

細澤仁　二〇一〇『心的外傷の治療技法』みすず書房。

マス、デイビッド　一九九六『トラウマ ―― 「心の後遺症」を治す』村山寿美子訳、講談社。

宮地尚子　二〇〇五『トラウマの医療人類学』みすず書房。

―― 二〇〇七『環状島＝トラウマの地政学』みすず書房。

―― 二〇一一『震災トラウマと復興ストレス』（岩波ブックレット№ 815）岩波書店。

―― 二〇一三『トラウマ』（岩波新書）岩波書店。

久松睦典　二〇〇三「物語とトラウマ」森茂起編『トラウマの表象と主体』一三九―一六三ページ、新曜社。

森茂起　二〇〇五『トラウマの発見』講談社選書メチエ。

―― 二〇一三「自伝的記憶の整理としての心理療法 ―― トラウマ的記憶の扱いをめぐって」森茂起編『自伝的記憶と心理療法』一一―四一ページ、平凡社。

―― 二〇〇三『トラウマの表象と主体』新曜社。

―― 二〇〇五『埋葬と亡霊 ―― トラウマ概念の再考』人文書院。

ヤング、アラン 二〇〇一『PTSDの医療人類学』中井久夫他訳、みすず書房。

ラカプラ、ドミニク　一九九六「歴史・理論・トラウマ ―― 行動化と徹底操作」小沢弘明訳、『現代思想』二四（一二）：八六―一〇一。

―― 一九九七「「ランズマンの『ショアー』 ―― 「ここになぜはない」」高橋明史訳、『現代思想』二五（一〇）：二二二―二六〇。

Alexander, Jeffrey C. 2012. *Trauma: A Social Theory*, Cambridge: Polity Press.

Antze, Paul and Michael Lambek. 1996. *Tense Past: Cultural Essays in Trauma and Memory*. London: Routledge.

Assmann, Hleida. 2016. *Shadows of Trauma: Memory and the Politics of Postwar Identity*. Tr. By Sarah Clift, New York: Fordham University Press.

Brown, Laura S. 2008. *Cultural Competence in Trauma Therapy: Beyond the Flashback*. Washington D.C.: American Psychological Association.

Chatterjee, Piya, Manali Desai and Parama Roy eds. 2009. *Stages of Trauma: Gender and Violence in South Asia*. New Delhi: Zubaan.

Das, Veena, Arthur Kleinman, Namphela Ramphele and Pamela Reynolds eds. 2000. *Violence and Subjectivity*. Berkeley: University of California Press.

Das, Veena, Arthur Kleinman, Margaret Lock, Namphela Ramphele and Pamela Reynolds eds. 2001. *Remaking a World: Violence, Social Suffering, and Recovery*. Berkeley: University of California Press.

Del Vecchio Good, Mary-Jo, Sandra Teresa Hyde, Sarah Pinto, and Byron J. Good, eds. 2008. *Postcolonial Disorders*. Berkeley Los Angeles and London: University of California Press.

Eyerman, Ren. 2001. *Cultural Trauma: Slavery and the Formation of African Identity.* Cambridge: Cambridge University Press.

Fassin, Didier, and Richard Rechtman. 2009. *The Empire of Trauma: An Inquiry into the Condition of Victimhood*. Tr. by Rachel Gomme, Princeton: Princeton University Press.

Friedlauner, Saul ed. 1992. *Probing the Limits of Representation: Nazism and the "Final Solutions"*. Cambridge, MA: Harvard University Press.

Kleber, Rolf J., Charles R. Figley and Berthold P. R. Gersons eds. 1995. *Beyond Trauma: Cultural and Social Dynamics*. New York and London: Plenum Press.

Kleinman, Arthur, Veena Das and Margaret Lock, 1997. *Social Suffering*. Berkeley: University of California Press.

Leys, Ruth. 2010. *Trauma: A Genealogy*. Chicago: Chicago University Press.

Luchhurst, Roger. 2008. *The Trauma Question*. London: Routledge.

Martz, Erin ed. 2010. *Trauma Rehabilitation after War and Conflict: Community and Individual Perspectives*. New York: Springer.

Mucci, Clara. 2013. *Beyond Individual and Collective Trauma: Intergenerational Transmission, Psychoanalytic Treatment, and the Dynamics of Forgiveness*. London: Karnac.

Saltzman, Lisa, and Eric Rosenberg eds. 2006. *Trauma and Visuality in Modernity*. Hanover and New Hampshire: Dartmouth College Press.

# 第Ⅰ部

# 概念の歴史

# 第1章　トラウマと精神分析
## ――フロイトにみる「外傷」概念の分裂

立木康介

## *1* はじめに

「心的外傷」の概念史は、紛れもなく、「精神療法」の歴史の関数であるといえる。

古来、たんに「傷（疵）」を、つまり身体の損傷やモノの損壊を表していたギリシャ語の *τραῦμα* が、一九世紀末に「心的外傷」を意味するようになったことは、それまで一般に脳の障害、すなわち身体的（器質的）障害とみなされてきた心的症状（の一部）が、精神活動のうちに原因をもつ疾患であり、患者が抱える苦悩の表現であると捉えられるようになったのとパラレルな変化だった。

他方で、今日――これはいま述べたことほど自明ではないかもしれないが――精神医学や精神療法の臨床的言説において、一部のタイプの「トラウマ」のみが診断学的に、あるいは治療上、特権的な地位を享受しているように見えるのは、二〇世紀後半以降、生物学と精神薬理学を通して精神医学が被ってきた明白な身体医学化と、そのように身体医学化した精神医学への精神療法の回収、さらには、医学化に同調しない精神療法の実質的な退潮というべき流れと、おそらく連動している。というのも、歴史的にみて、一九世紀末以来「心の傷」を指すようになったトラウマ「(trauma)」はけっして一義的なタームではないからだ。つまり、いかなる理論的パースペクティヴに立つかによって、このタームには意味や概念的価値のズレが必然的に生じるのであり、そうした多義性がたとえば「心的外傷後ストレス障害(PTSD)」の診断基準に適う「心的外傷」に還元されることはありえないのである。

本稿は、主に精神分析の立場から、今日の「心的外傷」論におけるPTSDのヘゲモニーに抗いつつ、臨床的概念としての「トラウマ」の歴史をいま一度ふりかえり、この概念の射程を見つめ直す試みである。といっても、PTSDの診断学的価値に異を唱えるのではない。そうではなく、PTSDを特権化する一部の言論によってともすると忘れられたり、その背後に隠れてしまったりする種類の「心的外傷」に、あらためて光を当てることが重要なのだ。というのも、精神分析家が最も頻繁にかかわる外傷、精神分析の日常風景といってもよい外傷とは、しばしば、じかに触れられない外傷、本人によって体験されてすらいない外傷だからだ。PTSDにおける外傷のように、患者の心的システムを破壊する圧倒的な威力をもつ外傷もあれば、そのような突破力はもたないものの、家族の言説のなかにタブーとして存在し続け、間接的に、主体にたいして持続的な影響を及ぼすような外傷もある。本稿は、いうまでもなく、どちらかといえば後者の外傷に親和的である。

## 2 「外傷性神経症」の誕生

「トラウマ」という語の近代的用法の起源は、一般に、ベルリンの神経科医ヘルマン・オッペンハイム（Hermann Oppenheim, 1858–1919）が提唱した「外傷性神経症」に遡るとされる。一八八九年に出版され、その後も版を重ねた『シャリテ神経科医院における最近五年間の全観察にもとづく外傷性神経症』［Oppenheim 1889］において、オッペンハイムは、鉄道や工場の事故のような身体的ショックに引き続いて生じる精神的失調を「外傷性神経症（traumatische Neurose）」と名づけ、現実の外傷体験が引き起こす神経中枢の物理的変性（もしくは、この変性につながる辺縁神経経路の変性）による精神症状と定義づけた。

気をつけなければならないのは、この時点では、「トラウマ」がまだ今日的な意味での「心的」外傷ではなかったことだ。それどころか、それは二重の意味で「心的」とされるのを拒んでいる。つまり、オッペンハイムによれば、「外傷性神経症」をもたらすのは精神的ショックではなく、身体的ショック、つまり身体が被った衝撃であり、他方、その症状は、この衝撃により神経中枢もしくは辺縁神経経路に生じた変性にほかならない。いいかえれば、オッペンハイムにおいて、「外傷」は身体的器質的損傷を指すのであって、その結果である「神経症」も神経系の物理化学的変質に由来する。ようするに、「外傷性神経症」とは、徹頭徹尾、器質的な障害なのだ。

のちにシャーンドル・フェレンツィが指摘するとおり［Ferenczi 1919］、オッペンハイムの記述は大雑把にすぎるだけでなく、神経支配連鎖の「解放」や、「閉鎖された」回路、「分断された接続」といった比喩的表現に満ちており、現実的な根拠に乏しい。「外傷」によって脳内に引き起こされる構造的変性も、鉄が磁力を帯びる過程に平然と準えられている。にもかかわらず、オッペンハイムによる「外傷性神経症」の発見が無に帰さないのは、「外傷」と明白な因果関係をもつ精神的疾患をひとつの臨床単位として取り出すことに成功したからだ。オッペンハイムがその病因を徹底して身体的過程に限定したことや、それを裏づけるオッペンハイムの記述が科学的根拠に乏しいことは、「外傷性神経症」とオッペンハイムがみなす一群の精神症状の存在を否定することにはけっして繋がらない。疾患の特定と、その病因論的解明とはまったく別のことだからだ。だからこそ、オッペンハイムの病因論がもはや時代遅れであることがかえって浮き彫りになった第一次大戦後においてすら、フロイトは彼の「外傷性神経症」が精神分析にとって頭痛の種であることを認めざるをえなかったのである。この点には、追って立ちかえる。

## 3 ヒステリーにおける「外傷」――フロイトの先人、同時代人たち

「トラウマ」の今日的用法の起源はもうひとつある。世紀末のパリで「科学界のナポレオン」の異名をとり、サルペトリエール病院に一大学派を築いた神経科医、ジャン゠マルタン・シャルコー（Jean-Martin Charcot, 1825–1893）と、その流れを汲む人々だ。

もともと「病理解剖学者」として、器質性の神経疾患の分類と記述に務めてきたシャルコーは、一八八〇年代になると、当時の医学的知が持てあましていた疾患、ヒステリーの研究に力を注ぐようになる。催眠状態に置いたヒステリー患者の症状を思うがままに操り、国内外から聴衆を集めたことで有名なシャルコーの臨床講義は、こうした研究の一環だった。シャルコーによれば、ヒステリー患者が示す身体症状は「器官」ではなく「機能」の障害であり、何らかの「情

動」の表出と解されなくてはならない。その情動の、患者本人にも気づかれぬ原因とみなされるのが「外傷」だった。オッペンハイムの場合と異なり、ここでは「外傷」は心的なものと考えてよい。とはいえ、シャルコーにとって、「外傷」はあくまで病的な情動を誘発する「機会因」にすぎなかった。ヒステリーの根本的な原因はただひとつ、遺伝であるというのがシャルコーの見方だったのだ。シャルコーにおいて、ヒステリーはそれゆえ「心因性」の病になり損ね、その心理学的探究はとば口で中座したといえる。

一八九三年にシャルコーが没すると、サルペトリエール学派のヒステリー研究は一気に消沈した。シャルコーが最も信頼した弟子、ジョゼフ・バビンスキーは、ヒステリーにいっさいの器質的根拠がないことを明確にすると同時に、その症状がすべて「暗示」の効果によるものと決めつけ、「ヒステリー」に代わって「暗示症（pithiatisme）」という名をこの疾患に与えた。心理学的なものに関心を寄せなかったバビンスキーが、これらの暗示効果の心理的由来を探求するという発想を抱くはずもなく、ヒステリーはこの時点でフランス神経学のメインストリームから退場させられることになる。これにたいして、シャルコーのヒステリー研究に芽生えた心理学的探求の可能性を引き継いだのは、フランス医学の心理学的伝統（フランスにおいて、心理学は事実上、第二次大戦後に至るまで、医学の一分野だった）を背負い、のちにコレージュ・ド・フランスの「実験及び比較心理学」講座教授となるピエール・ジャネ（Pierre Janet, 1859–1947）だった。フロイトの「無意識」と似て非なる概念である「下意識（le subconscient）」――この語には、どんなに潜在的であろうと、意識の関与が文字どおり「無」である精神活動を認めることはできない、という含みがある――を創発したことで知られるジャネは、重症のヒステリー患者が示す記憶喪失や発作、あるいは憑依現象の根底に、下意識状態の「固定観念（idée fixe）」が存在することを突きとめる。それは多くの場合、外傷的な経験の記憶、あるいは、それに結びついた観念やイメージだった。このことは、ジャネにとって、ヒステリーが純粋な心理的疾患であることを意味した。ジャネは、催眠によって患者にこの経験（外傷的経験）を再現させ、暗示を用いてその内容をいわば書き換えることで、患者の症状を変化させ、最終的には取り除く方法を編みだし、それを「心理分析（analyse psychologique）」と名づけた。「精神分析」と瓜二つのこの呼び名にも表れたとおり、ジャネの方法は、フロイトが精神分析の直接の先駆とみなすブロイアーの「カタルシス療法」（下記を参照）によく似ている。ジャネは、シャルコーのようにヒステリーの根本原因を遺伝に求めることはなかった（ただし、遺伝的素因を完全に排除することもなかった）。にもかかわらず、「外傷」をやはり一種の「機会因」とみなすことをためらわなかった。ジャネにとって、外傷とは「固定観念」という一次的な病因の形成にかかわる偶発的な事象であり、その意味で二次的な原因にすぎなかったのである。

もうひとり、フロイトの先輩格で、一時期にはよき協力者でもあったウィーンの医師、ヨーゼフ・ブロイアー（Joseph Breuer, 1842–1925）の名を挙げておかねばならない。ブロイアーもまたヒステリーの治療に取り組み、独自の治療法を見出した人だった。それは、催眠状態に置いた患者に記憶を辿らせ、症状の根底にある外傷体験を想起させることで、この体験にまつわる情動もろとも、症状を消失させるという方法だ。ブロイアーはこれを「カタルシス法」と名づけた。ジャネの「心理分析」との類似は明白であり、両者のあいだにいわゆる「優先権」問題が発生したのも驚くに当たらない。ただし、この問題に敏感だったのは、ブロイアー本人よりもむしろ、「カタルシス法」に精神分析固有の技法のアイデアを負うていたフロイトのほうだった。そのフロイトによれば、ブロイアーは「ヒステリーの症状は〔中略〕外傷的に働く何らかの体験によって決定されるのであり、その体験の想起象徴として、症状は患者の心的生活のなかで再現される」［Freud 1952（1896）: 427］ことを発見した。ここから取り出されるのは、ヒステリーの「症状」は〔意識の外部に留まらざるをえなくされた〕「外傷」的記憶の「象徴」である、という考え方だ。「外傷」の病因的役割は、ジャネの場合より一段大きくなった、とおそらくいってよい。ただしブロイアーは、ひとつの体験が「外傷」となるのは、それが生じたときに患者が「類催眠状態」、すなわちある種の解離状態にある場合である、という条件をつけた。この解離状態のために、当の体験は他の意識的経験から切り離され、それらとの連関を失って、想起不能になるのである。フロイトは「抑圧」という力動的メカニズムを導入することで、この「類催眠状態」の仮説を無用にすることができたが、そうなると、今度はこの「抑圧」が「外傷」に並ぶ主要な病因とみなされることになる。ヒステリーの病因論に「外傷」を導入する思想的系譜は、このように、「外傷」を症状の一次的・直接的原因とみなすことにつねにブレーキをかけてきたのだといえる。だが、さしあたってまず強調しておきたいのは次のことだ。ジャネとブロイアーにおいて、「外傷」概念は身体的・器質的領域から心的領域へと真に移動された。フロイトの「外傷」論はやはりこの流れのなかに登場するのである。

## 4　初期フロイトにおける「外傷」理論

以上のように見てくると、「外傷」の心理学化は催眠療法の系譜によってもたらされたことが分かる。もしかすると、これは一九世紀末の催眠療法が果たした現代への最も大きな貢献だったといえるかもしれない。

だが、「外傷」の概念がいったん心的領域に移されると、それを維持するのに催眠はもはや必要なくなる。催眠によって引き起こされる効果は、じつは催眠を用いなくても生み出すことができるからだ。催眠状態において絶大な効果を発揮する「暗示」の本質がじつは催眠そのもののうちにはないこと、その本質はむしろ治療者と患者の「個人的な関係」、すなわち「転移」のうちにあることを見抜いたフロイトは、やがて催眠療法の技法と訣別し、もっぱら言語のみを用いる技法、すなわち「自由連想」法を確立して、「精神分析（Psychoanalyse）」を名乗るようになる。一八九七年ごろのことだ。

ここでは、この過渡期にフロイトが執筆したテクストを取り上げ、そのなかで「外傷」がいかに概念化されていたのかを確認しておこう。精神分析が今日も依拠する「外傷」の基本構造とも呼ぶべきものが、これらのテクストにはすでに描き出されている。まず、ブロイアーとの共著『ヒステリー研究』（一八九五）に記された症例ミス・ルーシー・Rに注目したい。催眠にかからない（催眠によって夢遊状態にならない）ため、額を圧迫して集中させるという方法をフロイトがとった三〇歳の女性患者だ。ウィーンで住み込みの家庭教師をしているイギリス人で、不機嫌、疲労感、主観的な（彼女にしか感じられない）匂い、全身の痛覚喪失（ただし触覚は正常）が主な症状だった。フロイトは「主観的な匂い」について彼女に尋ねる。彼女につきまとうこの「焦げたプディングの匂い」は、彼女が面倒を見ている子どもたちがプディングを焼いたときに、実際に彼女自身が嗅いだものだった。それが印象に残ったのは、そのとき子どもたちが彼女にとても優しくしてくれたからだという。ちょうど国の母親から手紙をもらったばかりで、彼女が国に帰ろうか否かと迷っている最中に、このエピソードは起きたのだった（第一の場面）。フロイトは、彼女のこの反応の背後に、子どもたちの父親（すなわち彼女の雇い主）にたいする彼女の――抑圧された――愛情を見出し、彼女もそれに同意する（子どもたちの母親はすでに亡くなっていた）。すると、プディングの匂いを感じることは稀になったが、代わりに「葉巻の煙のような匂い」が彼女を悩ませるようになる。そこで思い出されるのは、子どもたちに別れのキスをしようとした職場の部下に、父親（彼は社長だった）が激怒したことだった。そのとき、男たちは葉巻を吸っていたのだった（第二の場面）。フロイトは、その場に居合わせた彼女が「胸を刺される」ように感じたこの一件が、彼女にとって外傷として作用したと指摘する。だが、なぜそれが外傷になったのか。やがて彼女が思い出したのは、この事件の数か月前、ある女性の客人がやはり別れ際に子どもたちにキスしようとしたせいで、彼女（ルーシー）が父親から手ひどく叱責されたことだった。愛する男からのこの冷酷な仕打ちは、彼女を失望させた。フロイトによれば、この一件こそが彼女にとっての真の外傷であり、第二の場面のときに、彼女がこの外傷的な体験を想起したことは明らかだった。とすれば、第二の場面は発症のきっかけ、つまり機会因にすぎず、この場面そのものに外傷的な力はなかったと考えてよい。

外傷と症状の関係の、これに類似した構造をもつ症例は、同じ『ヒステリー研究』のカタリーナにも見られる。ホーエン・タウエルンの山小屋で働く一八歳の娘で、フロイトは登山客として訪れたその山小屋で、彼女の相談を受けた。その不機嫌さから一見して神経症とわかるカタリーナは、不安発作に悩まされていた。そのきっかけは、二年前に、伯父が従姉のフランツィスカと性交しているのを目撃したことだった。その瞬間、カタリーナは呼吸困難に陥り、その三日後から三日間嘔吐し続けたという。だが、カタリーナはやがて、さらに二、三年前の記憶を語りはじめる。ようやく一四歳になったばかりのころ、伯父と二人でピクニックに出かけた晩、ベッドに潜り込んできた伯父の「身体を感じた」のだった。ここでも、真の外傷はあとから思い出された記憶のほうだ。フロイトはこう指摘する――

性的外傷に基礎をもついかなるヒステリーを分析しても気づかれるとおり、性に目覚める以前の時期に発する印象は、子供にたいしては効き目のない状態に留まっているが、やがて処女もしくは人妻として性生活を理解するようになった暁には、記憶として外傷的な威力をもつようになるのである［Freud 1952（1895）: 194］。

ただし、フロイトは、ルーシー・R の場合とは異なり、カタリーナにおける発症のきっかけ、すなわち伯父とフランツィスカの性交の目撃は、それ自体が外傷的なインパクトをもったと指摘してもいる。だが、四年前の一件、つまり自分の身が伯父の悪意に晒された体験がなければ、この二年前の事件が発症に繋がるほどの衝撃を与えたかどうか定かではない。フロイトは、両者のあいだに横たわる「潜伏期間」が、ヒステリーの発症にとって重要であることを指摘するのをためらわない。フロイトによれば、この「潜伏期間」にはシャルコーも目を留め、それを「心的加工の時間」と呼んでいたという。

この「潜伏期間」を端的に示す症例がもうひとつ、この時期のフロイトにはある。『ヒステリー研究』と同じ時期に書かれたものの、フロイト自身がお蔵入りにし、その死後に出版された「一心理学草稿（Entwurf einer Psychologie）」（一八九五／一九五〇）に登場するエマである。年齢の正確な記載がないものの、一四、五歳と思われる少女エマの症状は、「ひとりでお店に入れない」というものだった。フロイトが「ヒステリー性強迫」と見立てるこの症状がはじまったのは、エマによれば、一二歳のときだ。エマはある商店にひとりで買い物に行き、二人の男性の店員が笑っているのを見たとたん、強い恐怖感に襲われ、その場から逃げ去ったのだった。そのとき、「笑われたのは自分の着ている服のせいだ」という考えと、「片方の店員が好みのタイプだ」という印象が心に浮かんだという（第一の事件）。一見すると、発症を促すほどのインパクトがあるようには見えないエピソードだ。そこでフロイトは、さらに遠くまでエマに連想を辿らせる。すると、八歳のころの記憶が蘇ってくる。彼女がやはりひとりで食料品店に入ったところ、店主がにやにや笑いながら、服の上から彼女の身体に触ってきたのだった（第二の事件）。しかも、エマはそのあともう一度同じ店に入った。「外傷」と呼ぶべきはこの八歳のときの一件であることは明らかだ。二つの記憶に含まれる共通の要素（店員の「笑い」、着ている「服」）により両者が連想関係をもち、第一の事件の際に第二の事件が想起された、いや、たんに想起されたのではなく、まだ幼かった八歳のエマには理解できなかった第二の事件の性的な意味が、思春期を迎えた一二歳のエマに、第一の事件を介して、はじめて到来したのである。フロイトはこう述べる——「ある記憶が抑圧され、ただ事後的に外傷になった〔中略〕。こうした事情の原因は、個人のその他の発達と比べて思春期が遅れてやってくるということである」［Freud 1987（1895）: 448］。これは、ジャック・ラカンによってフロイトの根本的な概念のひとつに位置づけられることになる「事後性（Nachträglichkeit）」が、この上なく明確に示された名高い一節だ。八歳から一二歳までエマのうちに無意味なまま「潜伏」していた記憶が、第二の事件を通じて「事後的」にエマを捉え、そのときにはじめて、あたかも時限装置によって時間差をもたされたかのように、外傷となったのである。この事後的な外傷にたいして、エマは性的興奮の抑圧と不安発作によって応じたのだった。以上から、この時期のフロイトにおける「外傷」の基本特徴を、次のように整理することができる――

1／発症の間接的な原因となる（発症のきっかけ＝機会因とは異なる）。
2／経験された当初は無意味のまま留まり、一定の潜伏期間を経て、それと連想関係をもつひとつの体験により事後的に外傷になる。
3／直接的な経験としてではなく、記憶として外傷的作用をもつ。

「ヒステリーが新たに獲得されなくてはならない場合、そのためにはひとつの心的な条件が不可欠である」［Freud 1952（1895）: 174］とフロイトが述べるとき、彼の念頭に措かれているのは「外傷」のこのような性格であると考えてよい。

「事後性」の概念の重要性を際立たせるため、いまひとつフロイトから引用しておこう。一九一四年に執筆されたものの、ヨーロッパを覆った戦火のために一八年になってようやく発表された症例「狼男」において、フロイトは執拗にひとつの記憶の現実性を追いかけている。ロシアの没落貴族で、自堕落な生活を送るセルゲイ・パンケイエフなる若者が五歳のときに患った神経症の原因を探るうち、フロイトは、この患者が生後一年半（もしくは半年！）に「原光景」、すなわち両親の性交の場面を目撃したと仮定せざるをえなくなる。一歳半（もしくは〇歳半）の体験がほんとうに記憶に残るのかと自問しつつ――この揺れは、以下に見るように、『ヒステリー研究』に続く時期に、外傷として記憶された体験の現実性をフロイトが問いに付すようになったあとだけに、なおさら大きな意味をもつ――、フロイトはやはりそこに何らかの「現実性」（たとえそれが、実際には両親の性交ではなく、動物の性交を目撃したにすぎないというような、部分的なものであっても）を認めることをあきらめない。ただし、そこにはやはり「事後性」という「条件」が付されるのである。曰く、「この子供は一歳半のときにひとつの印象を受けとったが、それにたいしてしかるべく反応することができなかった。四歳のときにこの印象が甦ってきて、彼ははじめてそれを理解し、それに心を奪われるが、そのさいに自分のなかで起こっていたことを意識的な思考過程を通じて把握することができるようになるのは、さらに二〇年後、分析の最中においてだったのである」［Freud 1940 (1918): 72］。フロイトにとって、外傷ははじめから外傷として経験されるのではない。あるいは、はじめから外傷として経験されるとはかぎらない。多くの場合、それは、遅れてやってくる他の経験によって事後的に外傷になる、のである。

## 5　誘惑理論の放棄――外傷から空想へ

催眠療法と訣別したフロイトに起きた次なる大きな変化は、いわゆる「誘惑理論」の放棄だった。

上にみたカタリーナやエマのケースがその典型だが、フロイトは当時、大人の男性、とりわけ父親から受けた性的誘惑が外傷体験として報告されるヒステリーの症例を数多く診ていた（カタリーナのケースでは誘惑者が「伯父」と表記されているが、実際にはそれが父親であったことは透けて見える）。それゆえ、一八九六年四月、ウィーン医学会において、フロイトは「ヒステリーを引き起こす外傷体験は大人からの性的な誘惑である」とする学説を、満を持して発表する。当初は、一九世紀セクソロジーの第一人者で、同学会の重鎮だったリヒャルト・フォン・クラフト＝エービングから「お伽噺だ」と皮肉られても、意に介さぬほどだった。

だが、早くも翌年の秋、フロイトはこの学説を放棄する。この時期のフロイトに大きな影響を与えた親友で、文通相手だったベルリンの耳鼻咽喉科医、ヴィルヘルム・フリースに告げられた「ぼくはもう自分の neurotica〔神経症理論〕を信じてはいません」［Freud 1999: 283］という告白は、今日あまりにも有名だ。だが、これを有名にしたのは、フロイト本人ではなく、一九八〇年代にフリース宛書簡全篇を英訳して出版したジェフリー・M・マッソンだった。誘惑理論を放棄し、ヒステリー患者が実際に受けていた性的虐待の現実性を否定することは、性的虐待の犠牲者を見殺しにすることにほかならないとして、マッソンは、フロイトと、フロイトに追随した精神分析家たちを糾弾したのである。議論は今日も閉じられていない。だが、精神分析家たちはおおむね、自らの臨床経験から、フロイトの「転回」を支持している。フロイトがフリースに説明したように、この転回には四つの理由があった。

1／患者の分析を「真の完結」（＝外傷となった誘惑体験の想起）にまで押し進めようとして、繰りかえされる失望。それは自らの理論に誤りがあるためとしか考えられない。
2／父親が誘惑者とされるケースがあまりにも多く、また、誘惑という決定因が見出されるヒステリーの割合があまりにも高すぎること。
3／無意識にはいかなる「現実指標」（刺激の現実性にかんして知覚からもたらされる情報）もない、という確信。すなわち「真実と、情動を充填されたフィクションとをたがいに区別することは不可能である」。

4／重度の精神病の場合には、無意識の記憶がけっして意識化されず、子供時代の事件の秘密が開示されない。

では、フロイトはここからどこへ向かったのだろうか。「誘惑理論」の放棄は、フロイトにとって、けっしてたんなる理論的な後退ではなかった。反対に、それは「無意識的空想」の発見という新たな一歩につながる。すなわち、抑圧された状態で、場合によっては一度も意識化されることなく、発展し、維持される空想である。フロイトはこの空想に「心的現実」を認め、それを「外的（物質的）現実」と等しい価値をもつものとして扱うようになる。この「転回」から二〇年を経た『精神分析入門講義』（一九一六～一七）にはこうある――「空想と現実〔Wirklichkeit〕を等しいものとして扱い、明らかにすべき幼児期体験がそのどちらであるかについてはさしあたって気にかけないようにと〔患者に〕提案しても、それがわずかにでも理解されるまでには長い時間がかかる。ところが、それこそがどうやらこれらの心的産物にたいする唯一の正しい態度なのである。これらの心的産物もまたある種の現実性〔実在性、Realität〕を有している。患者がそのような空想を創り出したということは、ひとつの事実であることに変わりなく、この事実が彼の神経症にとってもつ意義は、彼がこれらの空想の内容を実際に体験した場合に劣らぬほど大きい。これらの空想は、物質的現実性とは反対に心的現実性を有しており、われわれは次第にこう了解することを学ぶのである。すなわち、神経症の世界では心的現実性が決定的なものである、と」［Freud 1942（1900）: 383］。ただし、フロイトはけっして「いかなる外傷的幼児期記憶（誘惑場面の記憶）も現実の出来事の記憶ではない」と断定したわけではない。そうではなく、「外傷的幼児期記憶が空想の産物である場合もありうる」と述べたにすぎない。先に「狼男」症例についてみたように、フロイトは患者が語らない空想、つまり分析によって「構築」されただけの空想についてさえ、「物的現実性」を追求することもあった。

「誘惑理論」の放棄と「心的現実」の発見によってフロイトが辿り着いたのは、ようするに、私たちはイマジネールによって傷つくことがある、という認識だったのである。

しかし、これらの新機軸によって、外傷と症状を繋ぐ病因論的図式に変更が加えられたこともたしかだ。上にみたエマのケースでは、症状形成の経路は次のように単純化して表すことができる――

事件Ⅱ（外傷、八歳の事件）＋事件Ⅰ（一二歳の事件）→症状（不安反応）

これを、『精神分析入門講義』にフロイト自身が記した左のような図式と比べてみれば、違いは一目瞭然だ――

神経症の生成＝リビード固着による素因＋偶発体験（外傷的）

性的体質
幼児体験（現実もしくは空想）

外傷の潜伏（出来事の事後的な外傷化）を伴う二重の出来事から成る病因論に代えて、フロイトが新たに提示するのは、「リビドー固着による素因」と「（外傷的）偶発体験」から成るそれである。「リビドー」とは、フロイトが仮定した性欲動のエネルギーを指し、その「固着」とは、リビドーが特定の身体器官（たとえば口唇領域）とそれに対応する対象（口唇にたいする乳房）に固定されてしまうこと意味する。それが神経症の「素因」を構成するが、この図式にあるように、この素因は、それぞれの主体が持って生まれた「性的体質」（ある器官への固着を促す、持って生まれた身体的素質）と、「幼児期体験」、すなわちリビドー発達（性的発達）に影響を及ぼす乳幼児期の諸体験という二つのファクターから成る。フロイトが注意するとおり、この「幼児期体験」のうちには、現実の体験のみならず、空想されただけのそれも含まれる。

つまり、この「体験」の現実性は物的現実性の場合もあれば、心的現実の場合もある。性的素因を形成する上で、これらの現実性は完全に等しい役割を果たしうるのである。一方、「素因」のこのような位置づけに対応して、「外傷」の役割はかつての図式と比べて小さく見積もられていることが分かる。「外傷」はここで「機会因」の位置にいわば格下げされたのであり、この認識は、全体としてみれば、シャルコーやジャネのそれにむしろ近づいたといえる。

だが、そもそも、この新たな病因論が、かつての――「誘惑理論」の放棄以前の――病因論に完全に取って代わったとみなす必要はない。外傷の潜伏を伴う神経症形成は、「無意識的空想」と「心的現実」の発見以後、フロイトにとってもはや主流ではなくなったかもしれないが、まったく観察されなくなったわけではない。少なくとも、上に引用した「狼男」症例の一節（これはエマ型の病因論にむしろ親和的だった）を、フロイトは『入門講義』のこの新たな病因論図式を確立したのちに公表することをためらわなかった。それゆえ、どちらか一方の図式のみがフロイトの病因論全体を代表すると考えるのは、フロイトが性的虐待の犠牲者を見放したとするマッソンの批判同様、おそらく誤りなのだ。

## 6　戦争神経症と精神分析

いずれにせよ、精神分析における「外傷」の扱いや理論が分析家自身によって問いに付されることは、ここまではなかった。そこに微妙な変化が生じるのは、第一次大戦における「戦争神経症」がかつての「外傷神経症」の亡霊を蘇らせてからのことだ。

終戦を間近に控えた一九一八年九月、ブダペストにて、第五回国際精神分析会議が催された。戦時とあって、連合軍に属する英国や米国の分析家がオーストリア゠ハンガリー二重帝国の都に足を運ぶはずもなく、二重帝国とドイツ、そしてオランダから四二名ほどが集まっただけの、こぢんまりした大会だったが、そこにはドイツ、オーストリア、ハンガリー各国政府の公式な代表者が顔を揃えた。これらの政府関係者が参加した背景には、軍事計画に占める「戦争神経症」の扱いの増大があった。同年初めに刊行されたエルンスト・ジンメルの著書『戦争神経症と「心的外傷」』や、軍医として戦陣を経験したフロイトの高弟たち、カール・アブラハム、マックス・アイティンゴン、シャーンドル・フェレンツィらの実践が、一部の医師たちの強い関心を惹き、戦争神経症治療のための医療センターとして精神分析クリニックを設立するというアイデアが議論されていた。最初のクリニックはブダペストに設立される予定だった（しかし、この計画が実行に移される前に大戦が終結し、計画は立ち消えとなった）。

このように、戦争神経症は精神分析への新たな関心を呼び起こした。だが、戦闘の経験から心理的な障害を被った兵士たちの疾患は、一見すると（とりわけ、これまで述べてきた精神分析固有の外傷論を知る者の目には）、幼児期に起源をもつ転移神経症（ヒステリー、強迫神経症、恐怖症に代表される、精神分析治療で扱うことのできる神経症）とは異なる疾患、いいかえれば、精神分析的な神経症病因論の適用外の疾患であるようにみえる。実際、フロイトの性的病因論が戦争神経症によって否定されたと見る神経学者の数は少なくなかった。これにたいして、フロイトの神経症理解を――戦闘的に――擁護したのは、フロイト本人よりもむしろ彼の弟子たちだった。彼らは、戦争神経症は精神分析の性的病因論を完璧に証明するがゆえに、精神分析で治療可能である、と主張することをためらわなかった。とりわけ、ブダペストの会議で発言したフェレンツィとアブラハムの見解は、その点で、フロイト以上にフロイト的だったといっても過言ではない。

フェレンツィはこう述べている――

戦争が戦争神経症を大量に産み出し、それを説明し治療することが求められたが、これまで通用していた器質論的・機械論的な説明はまったく役に立たなかった。戦争という集団的経験はまた、その何倍もの数の重篤な神経症をも発生させたが、そこでも何らかの機械的な作用を語る余地はなかった。それゆえ、神経学者たちも同様に、自分たちの計算のなかに心的なものが抜け落ちていたと認識することを余儀なくされたのである。〔中略〕数々の神経疾患の心的決定論にかかわるブロイアーとフロイトの革新的な業績をかくも長いあいだ蔑ろにしてきたという非難を、神経学者たちは免れることができない［Ferenczi 1940（1919）: 10］。

フェレンツィが指摘しているのは、戦争神経症の研究によって、神経医学のなかに器質論から心因論への転回が起きたということだ。これはまさに、一九世紀末に催眠療法の系譜がもたらしたのと同じ変化であることはいうまでもない。催眠療法は、ドイツ語圏よりもフランスにおいて盛んだった。そのためか、主にドイツ語圏の神経医学の動向を俯瞰するフェレンツィは、戦争神経症によって引き起こされたこの転回を「反復」とは捉えていない。それだけになおさら、フェレンツィにとって、この転回は精神分析が自らの学説を広める千載一遇のチャンスだった。精神分析の性的病因論が戦争神経症の理解にいかに有効であるかを、フェレンツィは次のように力説している——

精神分析によれば、戦争神経症は、その発展がたんに、通常のヒステリーの場合のように、性器的セクシュアリティを介入させるだけでなく、早発性痴呆やパラノイアの場合のように、セクシュアリティのそれ以前の段階、すなわち、「ナルシシズム」と呼ばれている段階をも介入させるタイプの神経症に属している。〔中略〕もっとも、こうした〔つまり「ナルシシズム」といった〕考え方に馴染みのない人たちを納得させてくれるのは、ナルシシズム神経症ではなく、いわゆる転移神経症、すなわち、通常のヒステリーや強迫神経症のほうである。そこから出発すれば、戦争神経症の性的背景はおのずから解き明かされるだろう[Ferenczi 1919: 25–26]。

「ナルシシズム神経症」とは、パラノイアや統合失調症、さらにはメランコリーといった、通常「精神病」と呼ばれる疾患を指すのにフロイトが用いた呼び名だ。フロイトによれば、リビドーはもともと自我を満たしているが、性欲動の発達にしたがって、やがて外部の対象や他者に備給（充当）されるようになる。しかし、これらの疾患においては、患者のリビドーが現実の対象から自我に撤退し、自我の内部で妄想形成や自責感の強化を引き起こす。リビドーが自我を満たしているこれらの状態は、ナルシシズムへの回帰にほかならない。フェレンツィはフロイトのこうした考えを踏まえた上で、一見したところ性的要因の明白な関与がない戦争神経症においても、ナルシシズムへの回帰という形でのリビドーのかかわりが見られ、その意味では、リビドーが対象愛の領域で退行するヒステリーや強迫神経症と変わりはない、と述べているのである。

アブラハムの見解も大筋ではフェレンツィのそれと一致する。なぜある兵士は戦争神経症に陥り、他の兵士は陥らないのかという問い（これはようするに、戦争神経症の「素因」についての問いだ）にたいして、アブラハムはこう答える――「［戦争神経症に罹患した］人々を深く分析してゆくと、戦争神経症に罹りやすいのは頼りない〔*labile*〕男たち、とりわけセクシュアリティにかんして頼りない男たちであることがわかってきた。つまり、性的な務めを果たすことに向いていないか、務めを果たせるとしても、積極的にそうできない男たちだったのである。女性にたいする彼らの態度は、発達のナルシシズム段階へのリビドーの部分的固着によって多かれ少なかれ障害を被っていた」[Abraham 1919: 33]。やはりフロイトの「ナルシシズム神経症」の概念を踏まえながら、アブラハムが「セクシュアリティの頼りなさ」と呼んでいるのは、リビドーを対象にふり向ける際の頼りなさ、すなわち対象愛の頼りなさのことだ。そうした主体が心的負荷のかかる状態（戦闘状態はその最たるものだ）に陥ると、リビドーを自我に撤退させる。だが、このようにリビドーが関与するかぎり、ナルシシズムの病が性的要因をもたないとはいえない。アブラハムにとっても、戦争神経症の病因論にセクシュアリティは不可欠なのである。曰く、「戦争神経症は、セクシュアリティを考慮に入れないかぎり理解不能である。こうした把握は、戦争中に観察された精神障害によって確証された。これらの精神障害は、通常の精神障害と同じく、神経症よりもはっきりとその潜在内容を顕在化させるのである。戦場で現れる精神障害は、めったに妄想を伴わない。だが、妄想がある場合には、明白な性的内容が認められる」[Abraham 1919: 38]、と。

ところが、興味深いのは、これらの論考に他の二篇を加えて翌年（一九一九年）出版された『戦争神経症の精神分析にむけて』という論集に付された緒言において、フロイトがこれらの弟子たちに比べて明らかに控えめな、それどころか、彼らを言外に批判する一節さえ含んだ、見解を述べていることだ。フロイトによれば、戦争神経症におけるセクシュアリティの役割は証明されていない――

> 精神分析学説のうちで、戦争神経症の研究によって触れられていない部分とは、症状形成において表現されるに至るのは性的な欲動力であり、神経症は自我と自我から追放された性欲動の葛藤から生じる、という点にかかわる。〔中略〕理論のこの部分は、戦争神経症においてこれまでのところ立証されていない。これを立証しうるような仕事はまだ成されていない。ひょっとすると、戦争神経症はそうした証明にそもそも適さない素材なのだろう。だが、精神分析の反対者たちは、論理よりもセクシュアリティにたいする嫌悪のほうを強く示し、精神分析理論のこの部分が戦争神経症の研究によって決定的に論破されたと性急に宣告してしまった。そうすることで、彼らはひとつのささやかな取り違えを犯した咎を免れえない。戦争神経症の――まだほとんど進んでいない――研究が、神経症の性理論の正しいことを認識させないとしても、それは、そ

の研究がこの理論の正しくないことを認識させるというのとは、まったく別のことである［Freud 1940（1919）: 322–323］。この一節の後半でこそ自らの性理論を擁護しているものの、戦争神経症を通常の神経症（転移神経症）と同一平面に措くことにたいするフロイトの懐疑は明らかだ。その懐疑がどこから生じるのかを、フロイトは隠していない――

戦争神経症は、その独特な特性によって平和時のありふれた神経症と区別されるかぎりでは、ひとつの自我葛藤によって可能にされた外傷性神経症として把握しうる。〔中略〕自我葛藤は、兵士の古い平和時の自我と新しい戦争時の自我とのあいだで生じ、新たに形成された寄生的分身の向こう見ずな行動によって自分がいかに生命の危険に晒されるかを、平和時の自我が目の当たりにするやいなや、焦眉のものとなる。古い自我は、生命の危険にたいして外傷性神経症へ逃げ込むことによって我が身を守ろうとするのだともいえるし、同様に、この自我は、自らの生命を脅かすものと認識された新しい自我から身を守るのだともいえる。それゆえ、国民軍は戦争神経症の条件となり培地となってもおかしくない。傭兵部隊に所属する職業軍人たちの場合には、戦争神経症の出る幕はなかろう」［Freud 1940（1919）: 323］。

この一節から読みとられるのは、外傷性神経症を転移神経症と等しく扱うことはできない、というフロイトの洞察だ。実際、フロイトは、自らの神経症理論（性的病因論）が外傷性神経症には通用しないことを認めている。曰く、

性的病因学説、いや、われわれの好みではむしろ、神経症のリビドー理論は、もともと、もっぱら平和時の生活の転移神経症のために組み立てられたのであって、これらの神経症においては、分析的技法を適用すれば容易に立証しうる。ところが、のちにわれわれがナルシシズム神経症のグループとしてまとめたあの他の疾患群にこの技法を適用すると、早くも諸々

> の困難に突き当たる。〔中略〕この観点において最も見込み薄なのは、いつも（平和時の）外傷性神経症だったから、戦争神経症の出現は、目下の状況に何ら新たな契機をもたらすことができたわけではないのである［Freud 1940（1919）: 323］

と。この発言は重大な意味をもつ。本稿のはじめにも述べたことだが、オッペンハイムが確立した「外傷性神経症」は、オッペンハイム自身の学説の貧困さにもかかわらず、臨床的な妥当性を欠いてはいなかった。しかしこの概念は、フロイトの理論にとってある種の異物であり —— フロイトが示唆しているように、これまでにもつねに異物だった ——、精神分析はいまだにこれを持てあますことしかできない。外傷性神経症は、事実上、精神分析の技法と理論の適用外なのだ。フロイトがここで表明している違和感は、おそらく、彼がヒステリー研究に没頭していたころから、彼のうちに芽生えていたにちがいない。戦争神経症を通じて「外傷性神経症」にいわば出会い直したことで、フロイトはこの違和感をもはや無視できなくなった。そして、私の見るところ、少なくともこの時点では、弟子であるアブラハムやフェレンツィらよりもそのことを率直に受け止め、そこから何かを学んだのである（この時点では、という但し書きが必要なのは、フェレンツィもやがて外傷性神経症を転移神経症と切り離す方向に進み、ある意味ではフロイトを追い越しさえするからだ）。同じテクストには、このフロイトの理論に生じる変化がすでに兆している。フロイトはこう述べている ——

> 外傷性神経症および戦争神経症において、人間の自我は、外部から迫り来る危険、あるいは自我形成そのものによって具体化される危険から身を守る。平和時の転移神経症の場合には、自我は自らのリビドーそのものを敵とみなし、リビドーの要求に自分が脅かされるように感じる。いずれの場合にも、自我は自らが蒙る損害を怖れているのである —— 後者においてはリビドーによって、前者においては外的な暴力によって。いっそこう言ってもよいかもしれない。戦争神経症において

は、怖れられているのはひとつの内部の敵であり、その意味では、純粋な外傷性神経症よりもむしろ転移神経症に近い、と。このような統一的把握を妨げる理論的困難は、克服不能ではないように思われる。いずれにせよ、いっさいの神経症の根底にある抑圧というものを、ひとつの外傷への反応として、基本的な外傷性神経症として、正当にも特徴づけることができるのである［Freud 1940（1919）: 324］。

ここに読みとられるのは、外傷性神経症がもたらす困難を踏まえながらも、外傷性神経症と転移神経症のあいだに共通の基盤を見出し、両者を統合する理論を構築できるのではないか、という意図だ。このモチーフは、一九二〇年代以降のフロイトのテクストに繰りかえし姿を現すだろう。

## 7 「外傷」概念の分裂――『快原理の彼岸』以降

その一九二〇年代は、『快原理の彼岸』［Freud 1940（1920）］とともに幕を開ける。『快原理の彼岸』は、フロイトのあらゆる著作のなかで、おそらく最も無理解と誤解に晒されている一書だ。誤解の最たるものは、「外傷性神経症（災害神経症）＝反復強迫＝死の欲動」と書き表すことができるような等式の（勝手な）想定にほかならない。これはフロイトの議論の完全な誤読である。どういうことか。

フロイトの出発点は、従来、心的装置の最も基本的な傾向性と彼が仮定してきた「快原理」（心的装置に流入する刺激を放出し、心的装置内の刺激の物理的量を最小限に保とうとする傾向性）を越え出るいっそう根源的な傾向性の存在に、彼が気づいたことだ。この傾向性をフロイトは「反復強迫」と名づける。それは、最初に経験されたときも満足ではありえなかったし、その後も抑圧された欲動興奮ですらありえなかった（つまり快をもたらす可能性がいっさい想定できない）過去の経験の再現である。その例としてフロイトが引き合いに出すのは、転移神経症における反復、運命における反復、災害神経症者の夢、子供の遊び（とりわけ、乳児が糸巻きを放り投げては引き寄せ、それに合わせてオー〔Fort〕／ダー〔Da〕と声を出す、フロイトが自らの孫の行いとして観察した遊び）であり、そこでは、反復強迫は快原理を凌いで、いっそう根源的、元素的、欲動的であるように見える。

ここからただちに推測されるのは、快原理がけっして万能の法則ではないということだ。そのことを教えてくれるのが「外傷」である。フロイトによれば、心的外傷とはまさに快原理の失効した状態にほかならない。同時代の生物学の所与に依拠しつつ、フロイトはこの状態を次のように説明する。有機体には、本来、外部の刺激からそれを守る皮膜、もしくは、そのような皮膜の機能を果たすメカニズムが備わっている。だが、強烈なエネルギーをもった刺激がこの保護膜を突き破り、内部のシステムを壊乱させることがある。それが外傷をもたらす。つまり外傷とは、ふだん刺激の阻止が十分に機能しているところへ、外部からそれを突破する過剰な刺激がやってくることに起因するのである。こうした刺激にたいして、有機体はあらゆる防衛手段を動員して対処しようとするだろう。だが、刺激保護を突破した大量の刺激量が内部に流れ込んだことで、快原理は失効状態に陥る。快原理が機能するためには、内部の機構がこの刺激をいったん制圧すること（つまり心的に「拘束」すること）が欠かせない。いいかえれば、この制圧を実現することが、刺激保護の崩壊という非常時に心的装置に要求される最大の課題なのだ。

それでは、心的装置はこの課題をいかに実現するのだろうか。それを範例的に示してくれるのが、災害神経症者の夢にほかならない（『快原理の彼岸』においては、「災害神経症」というタームが「外傷性神経症」とほぼ同じ意味で用いられる一方、戦争神経症は自我葛藤によって発生しやすくなった外傷性神経症であるという立場がとられている）。快原理が心的装置を十分に支配できている場合（つまり正常な場合）には、夢は「幼児期に由来する無意識の願望の幻覚的充足」という本来の機能を果たす。これにたいして、患者を規則的に災害の場面に連れ戻す夢では、この機能が働いていないことは言うまでもない。それが示しているのは、快原理の支配が確立される以前に解決されていなければならない別の課題（願望充足とは別の課題）が存在しており、災害神経症者の夢はその課題の遂行に役立っている、ということだ。これらの夢は、不安を掻き立てることで、かつて行われなかった刺激制圧を事後的にやり直そうとしているのである。このように、快原理に矛盾はしないが、しかし快原理から独立しており、快の獲得や不快の回避という目的以上に根源的な機能が、心的装置には備わっている。「反復強迫」とは、この機能の顕現にほかならない。

ところで、先に述べた『快原理の彼岸』についての一般的な誤解がはじまるのは、まさにここからだ。刺激を受容する皮質層の働きを有機体に仮定できるのは、外部から来る刺激にたいしてであり、内的刺激（内的興奮）にたいしてはこのかぎりではない。身体内部に発する刺激にたいしては、そもそも、保護膜が存在しないのである。その内的刺激をうまく処理できないと、外的刺激が保護膜を突破することに起因する外傷性神経症にも比せられうる、顕著な経済的障害（過剰な刺激量によって生じる混乱＝神経症症状）が生じる危険がある。それでは、この「内的興奮」は何に由来するのだろうか。その最大の源泉は「欲動」にほかならない。すなわち、「身体の内側からやってきて心的装置へと転移されるすべての能動的力」の代表である。フロイトは、このような意味での「欲動」をあらためて吟味し、その「守旧的」な本性に注目する。そしてそこから、かつての状態を取り戻そうとする二種類の欲動、すなわち「生の欲動」と「死の欲動」の対立を発見するのである。この対立は、それまでの「性欲動」と「自己保存欲動」（生理的欲求）の対立に取って代わり、フロイト理論に新たなパースペクティヴを拓くものだった。だが、件の「誤解」をとく上で銘記されねばならないのは、「生の欲動／死の欲動」の対立ではなく、それに思い至る以前の段階でフロイトが明確に措定した「外的刺激（外部から来る刺激）／内的刺激（内部に発する刺激）」の対立にほかならない。災害神経症者の夢が例証するのは、死の欲動の存在ではさらさらなく、外的刺激が保護膜を突破したために引き起こされる障害、いや、より正確には、その障害を取り除くための心的努力である反復強迫だった。もちろん、欲動もまた、生の欲動であろうと死の欲動であろうと、反復強迫を生じさせる（たとえば、「死の欲動」系の反復強迫といってよい「負の治療反応」、すなわち、症状が改善される兆しが見えた途端にそれを悪化させるといった、治療中に繰りかえされる反応がそれだ）。だが、それらはあくまで内的刺激への反応である以上、災害神経症者の夢とは明確に異なる範域に書き込まれなくてはならない。図式化するならば、ここでフロイトが描こうとしているのは、次のような二つの系列なのだ。すなわち、一方には、外的刺激による外傷→災害神経症（外傷性神経症）という系列。他方には、欲動刺激（生の欲動／死の欲動）→転移神経症という系列である。先に記したとおり、通俗的なフロイト読解が繰りかえして憚らぬ「外傷性神経症（災害神経症）＝反復強迫＝死の欲動」という図式は、したがって、明らかな誤りであるというほかない。いいかえれば、「自分が被災した場面を繰りかえし夢に見るのは、死の欲動にとりつかれたからだ」といった連想は、少なくともフロイトのテクストに照らしてみるかぎり、まったく根拠がないのである。

だが、本章のテーマにとって本質的なのは、いま述べた二つの系列の区別である。戦争神経症をめぐるフロイトの思考のうちにすでに現れていた亀裂、すなわち、外傷性神経症と転移神経症を分断する亀裂が、ここでもフロイトの語らいの前景を占めている。この亀裂にたいするフロイトの態度は両義的だ。一方で、フロイトは、戦争神経症についてのテクストに素描されたように、両者に架橋できる統合的観点を模索することを忘れてはいない。外傷性神経症は外部からの衝撃によって引き起こされるのにたいし、転移神経症は欲動という内部の刺激によって生じるとする区別は、つまるところ、刺激の源泉さえ問わなければ、どちらの神経症も過剰な刺激にたいする怖れ（不安）という共通の図式に還元できるという展望に帰着しうる。先に述べたとおり、このモチーフは一九二〇年代以降のフロイトのテクストに散見する（とりわけ一九二六年の『制止、症状、不安』と一九三三年の『続・精神分析入門講義』）。しかし、他方で、フロイトのうちには、これら二種類の「神経症」は互いにきわめて異なる性質を有しており、やはり同一平面上には並べられないという懐疑も根強く残っている。文字どおりの絶筆となった最晩年のテクスト、「精神分析概説」（一九三八）には次のような一節がある――

〔一般の精神神経症（転移神経症、ナルシシズム神経症）は幼児期に基礎をもつが〕ひょっとするといわゆる外傷性神経症（列車の激突や、土砂の下敷きになることなど、極度の恐怖、激しい身体的ショックによる）はひとつの例外だろう。幼児期の条件にたいする外傷性神経症の関係には、これまで研究が及んでいない［Freud 1940（1938）: 111］。

フロイトのなかのこの揺れは、おそらく最後まで解決されることがなかった。それは理由のないことではない。第一次大戦後（終戦時、フロイトはすでに六二歳だった）、フロイトが主に分析に受け入れたのは、オーストリア国内のみならず、米国や英国からウィーンを訪れ、「訓練分析」を申し込む分析家候補生たちだった（大戦で窮乏したオーストリアにあって、彼らの分析はフロイトにドルやポンドで稼ぐ絶好の機会を提供した）。一方で、一九二三年には顎の癌が見つかり、手術を重ねるようになったフロイトには、これら特権的な分析家候補生にだけ許された訓練分析の他に、一般の患者を診る時間はほとんどなかったにちがいない。それゆえ、フロイトには、事実上、外傷性神経症を臨床的に観察する機会がなかったと考えてよい。そもそも、外傷性神経症問題の発端となった戦争神経症についても、フロイト自身は直接観察したことがなかった。フロイトが手にした情報は、すべて戦争神経症を扱ったことがある自らの弟子たちや、その他の情報源からの伝聞にすぎなかった。そして、フロイト自身が述べているとおり、戦争終結と同時に、戦争神経症の問題は、少なくともヨーロッパにおいては、話題に上らなくなった。フロイトはこうして、外傷性神経症（戦争神経症も含む）に接する機会を失い、その後もそれに向き合うチャンスが訪れないままだったのである。

　フロイトによって未解決のまま残されたこの問題は、フロイト以後の精神分析家たちに引き継がれ、今日に至っている。ＰＴＳＤを外傷の範例とすべきかどうかについて、彼らの見方が分かれる理由もそこにある。フロイトの考察から取り出される観点のひとつは、外部からの衝撃によって引き起こされる外傷性神経症（今日のＰＴＳＤ）の場合、外傷と症状のあいだに疑う余地のない直接的な因果関係が見出されるのにたいして（このような因果関係――病因と症状のあいだの明白な因果関係――は、ＰＴＳＤの概念を導入した米国精神医学の診断マニュアルＤＳＭでは、厳密に、ＰＴＳＤ以外の疾患には見出されない特徴だ）、内部からの刺激（欲動興奮）を十分に処理できないことに起因する転移神経症においては、刺激はそのまま外傷になるのではなく、その処理不全のために主体が現実世界で（あるいは他者との関係のなかで）経験することを余儀なくされる挫折や不首尾によって、いわば外在化されてはじめて外傷になるので、外傷と症状の因果関係は外傷性神経症の場合に比べてはるかに不透明になる、ということだ。フロイトが『精神分析入門講義』に示した病因論図式において、外傷に「機会因」の役割が与え直される理由も、じつはここにあると見ることができる。外傷性神経症やＰＴＳＤとちがって、転移神経症においては、外傷にはこの不透明さがつきまとうのである。にもかかわらず、こうした外傷（内部の刺激に起因する間接的な外傷）の存在は、転移神経症の分析からけっして締め出すことはできない。いいかえれば、転移神経症のいかなる分析においても、このような不透明さを含んだ外傷のいくつかに必ず出くわすだろう。

こうして、精神分析家たちのあいだで「外傷」イメージの分裂が生じる。もちろん、どちらのタイプの外傷が本質的なのか、あるいは「メジャー」なのかを議論することが重要なのではない。どちらを選んだところで、それは結局のところ、それぞれの臨床家がどちらのタイプの外傷とより多くつきあっているかを証言するだけだからだ。ようするに、臨床的にはどちらのタイプも等しく重要なのだ。とすれば、一方を他方に還元することは、けっして治療の助けにはならない。それぞれに適切な治療の方法と方向性があり、ＰＴＳＤを精神分析の古典的な方法で扱ったり、転移神経症にＰＴＳＤケアのメソッドを当てはめたりしても、おそらく効果は上がらない。加えて、臨床場面では、このどちらとも截然と決められない（あるいは、一歩踏み込んで、両者の「ハイブリッド」と呼んで差し支えない）ケース、すなわち、一見ＰＴＳＤのようにみえるが、少し調べてみると、欲動や幼児期記憶の関与が完全には排除できないと分かるケースももちろん見出される。そして精神分析にかんしていえば、このことは結局のところ、ひとつひとつのケースはそれぞれに固有のロジックをたどらなくてはならないという根本原則の延長上にある。この原則に立ちかえるなら、そもそも、本稿が浮き彫りにした「外傷」概念の分裂は、臨床的には二次的な意義しかもたないはずだ。フロイトが希求していた、二つの外傷に架橋する視点もまた、究極的には、そこに見出されるにちがいない。

## 参照文献


Abraham, Karl. 1919. Erstes Korreferat. In: *Zur Psychoanalyse der Kriegsneurosen*. Leipzig und Wien: Internationaler psychoanalytischer Verlag. S. 31–41.

Ferenczi, Sándor. 1919. Die Psychoanalyse der Kriegsneurosen. In: *Zur Psychoanalyse der Kriegsneurosen*. Leipzig und Wien: Internationaler psychoanalytischer Verlag. S. 9–30.

Freud, Sigmund. 1940 (1918). Aus der Geschichte einer infantilen Neurose. In: *Gesammelte Werke*, Bd. XII. London/Frankfurt am Main: Imago/Fischer, S. 27–157.

— 1940（1919）. Einleitung zur Psychoanalyse der Kriegsneurosen. In: *Gesammelte Werke*, Bd. XII. London/Frankfurt am Main: Imago/Fischer S. 321–324.

— 1940（1920）. *Jenseits des Lustprinzips*. In: *Gesammelte Werke*, Bd. XIII. London/Frankfurt am Main: Imago/Fischer (1940), S. 1–69.

— 1941（1999）. Abriß der Psychoanalyse. In: *Gesammelte Werke*, Bd. XVII. London/Frankfurt am Main: Imago/Fischer (1941), S. 63–138.

— 1942（1900）. *Die Traumdeutung*. In: *Gesammelte Werke*, Bd. II/III. London/Frankfurt am Main: Imago/Fischer .

— 1987（1895）. Entwurf einer Psychologie. In: *Gesammelte Werke*, Nachtragsband. Frankfurt am Main: Fischer , S. 375–486.

— 1952（1896）. Zur Ätiologie der Hysterie. In: *Gesammelte Werke*, Bd. I. London/Frankfurt am Main: Imago/Fischer S. 423–459.

— 1952（1895）. *Studien über Hysterie*. In: *Gesammelte Werke*, Bd. I. London/Frankfurt am Main: Imago/Fischer, S. 75–312.

— 1999. *Briefe an Wilhelm Fließ*. Frankfurt am Main: Fischer, 2. Auflage.

Oppenheim, Hermann. 1889. *Die traumatischen Neurosen nach den in der Nervenklinik der Charité in den letzten 5 Jahren gesammelten Beobachtungen*. Berlin: Hirschwald.

# 第2章　プレ・トラウマティク・オーダー
## ——現代の一般化したトラウマについての試論

上尾真道

### *1*　はじめに

人間の生にはときに根本的な裂け目が生じることがあり、そのときひとは、前代未聞の出来事を前にして、自らの寄る辺なさ、無力さをその骨身に刻み付けられる。事故、自然災害、戦争、個人による暴力——そのような出来事が、ひとに無制約に降りかかるとき、それまで確実と思われた〈人間〉の輪郭を消し去るようにして、圧倒的な強制がひとを翻弄する。さながら木の葉のごとくに、むき出しの我々をさらっていくそうした出来事の波乱は、いつからか、いまや凡庸となった「運命」という言葉で鎮めることはできなくなった。再出発を期そうとすれば、そうした出来事自体をひとつの「傷」として受け止め、取り扱わねばならない。トラウマ——一九世紀末に精神医学の領域を中心に登場したこの概念は、二〇世紀を通じて、我々と出来事との関係をとらえるために不可欠な言葉となっている。

こうした出来事との関係をめぐるものとして見るとき、トラウマを論ずることにはきわめて複雑な言説の層があることをはじめに確認したい。第一のきわめて一般的なレベルにおいて、問題の出来事がもたらす効果は、ある種の負量として論じられる。すなわち日常や健康に対して加わった損害であり負債である。したがってそこでは、復興、治療による回復、権利回復要求がひとつの目的として設定されるのであり、科学や政策をめぐる言説もまたここに動員される。だが、こうした直接的支援とかかわりの深い見方から敢えて一歩引きさがってみるならば、そこに見えてくるのは、出来事と我々とのかかわりそのものをいかにとらえるか、という問題設定であろう。そこで第二のレベルとして、社会構成的と呼べるような水準での語りが現れる。すなわち、ある出来事がトラウマとして刺し止められるためには、いかなる社会的・生活的条件、あるいは認識論的条件が働くのか。暴力的圧倒の経験が主体の無力の暗き刻印となるのは、いかなる言説的条件のもとでなのか。こうした語り方はひいては、トラウマという概念を保存し、展開してきた現代世界のあり方を問う、という課題へと発展するものである。しかしさらに、こうした批判的社会‐歴史学的語りの反対の極で、まさに同じ主題を問うことができるだろう。すなわち第三のミクロなレベルとして、出来事を個々の人間が引き受ける際に働く主体化をめぐる倫理的問題がある。トラウマとの関係を、いかに自らの生のなかに再び組み込むことができるかを問う視点である。トラウマはこのような三つの見方の複雑な絡み合いのなかで語られることで、ひとの個別的生と集団的生とを同時に組織している。

本稿は、そうしたトラウマをめぐる言説状況を念頭に置きつつ、この絡み合いの組織化を貫く時間性という問題に着目してみることとしたい。トラウマとはひとつの出来事との関係を指すものであるが、それはまず何より、過去と現在のあいだに横たわる因果性の問いとして提示される。トラウマとは時間的には過去のものであり、それゆえ、客観的であれ、主観的であれ、記憶と歴史の連なりのなかに位置づけられる。トラウマの最初の問題化とはそもそも過去を志向する「傷跡」の問題化であったのだ。さらに、このことは同時に、「傷」そのものの謎めいた性格をも示している。トラウマ神経症の最初の提唱者であるヘルマン・オッペンハイムにとっては、まさしく目の前にいる神経障害患者たちが、一体どのような傷を追ったのかこそが問題であった。というのも、脳や神経に可視的損傷が見つからない以上、彼らが経験した鉄道事故などの出来事の、傷としての本性を探らねばならないからだ。いわば出来事の真理についてはまだ何も知られていないのである。さらにこうした問いの設定は、ジークムント・フロイトの精神分析によりヒステリー一般へと拡大された。そこではまさしく、トラウマは、目の前にある症状に対して認識の外側から作用因として介入し続けるものとしての、一種の絶対的過去性を引き受けることとなったのである。(1)

しかし、そうした過去の原因への遡行とは反対に、トラウマは今日、別の時間性をめぐる問題を我々に提示しているように思われる。(2) 本章のタイトルとした「プレ・トラウマティック・オーダー」とは、まさにそうした問題を考える手掛りとして提示するものである。周知のように一九八〇年に発表されたDSM-Ⅲ（『精神疾患のための診断統計マニュアル第三版』）において、トラウマはPTSD（ポスト・トラウマティック・ストレス・ディスオーダー）という期を画す概念として提示された。精神分析的語りと一線を画す仕方でまとめられたこの概念においては、なにより「ポスト」という時間性の指標が、過去と現在の因果性を一切の不確かさ抜きで提示している。しかし、このように過去が現在性の明るみに係留されたものとして概念化され流布することからは、別の帰結が生まれないだろうか。つまり、過去の謎であったトラウマは、いまや曖昧な記憶の底にうずくまるどころではなく、我々の認識の平面へと予め引きずりだされることとなる。出来事との真なる関係は医学的な明証性とともに記述される。いわばトラウマは、一般的な現在のなかに置かれるのだ。すると今度は我々は、トラウマを先取りしつつ、これから起こりうるあらゆる出来事の背後にこれを見つけるようになるのではないか。そのとき我々はトラウマをめぐって、歴史の中にそれを位置づけるのとはまったく異なる語り方を作り出すだろう。トラウマを先取りしながら作り出されるそうした秩序について考えること、それが本稿の目的である。

そのためにここではまず、我々にとってもいまだ記憶に新しい東日本大震災におけるトラウマをめぐる言説から出発してみよう。そこにおいて我々は、現代的トラウマ概念における集団的側面を確認することとなる。次いで、こうした予期されたトラウマという問題とかかわりが深いと思われる三つの付帯的概念について検討し、プレ・トラウマティク・オーダーと呼びうるものの特徴を検討する。最後に、そうしたなかで出来事との主体的関係がどのように構築されているかを、メディアを通じたトラウマの共有という点から、精神分析の知見に依拠しつつ考えたい。

## 2　災害トラウマの問題化——現代日本における震災の経験から

現在(二〇一五年九月)の我々にとり決定的転機となった二〇一一年三月一一日の東日本大震災を取り上げよう。その際、我々にとり印象的であったことのひとつは、この破局が物理的被害に関わるのみならず、「こころ」に傷をもたらす可能性と、その次元での援助を必要とするものだとの認識がほとんどその初めから示されたことであった。さらに、それは単にメディアにおいての語られ方である以前に、実践的な動きのなかで顕現したものであった。事実、震災発生からおよそ三日後には、厚生労働省による「こころのケアチーム派遣」の統括のもとで、各都道府県へと向けて支援の要請がなされており、各都道府県もそれに迅速に対応している［加藤・最相二〇一一：一九-二〇］。

具体的な動きに関する記述の一例として、ここで大阪府の「こころのケア」チームに関する報告を引用しておきたい。

今震災後、三月一五日に岩手県知事名で「東北地方太平洋沖地震に係わる医師等の派遣について」の依頼文が地域医療推進担当から発出され、こころのケアを含めた保険医療活動の応援を全国都道府県知事に求めた。そのため、大阪府では地方独立行政法人大阪府立病院機構の五病院で医師、看護士、薬剤師などからなるチームを編成し、精神科医も随時加わる方向で準備していた。ところが、三月一八日に岩手県知事名で大阪府知事宛に、精神保健福祉専門家の派遣依頼が発出され、急遽、こころのケアチームを編成することになった。

どのような経緯でメンタルヘルスケア単独の支援となったのかは不明である［野田二〇一一：一一］。

さて、この報告は、確かに支援体制の整備の迅速さを示すものではあるが、同時に興味深い事実を記録してもいる。すなわち、このときに要求され、実際にも動員されたものは、純粋な医学的援助そのものではなかった、ということだ。問題は「こころのケア」ないしメンタルヘルスケアである。しかしこの「こころのケア」とはどのようなものであろうか。二〇一四年年三月七日にまとめられた「東日本大震災こころのケア活動に係る意見交換会報告」では、「こころのケア」概念についての共通認識が以下のように、まとめられている。すなわち〈生活の支え〉、〈広く医療・公衆衛生を含むもの〉、〈支援者への支援を含むもの〉、〈精神病患者を地域社会につなぎ止める役割〉。「こころ」と冠していても必ずしも精神医学的援助を指すのではなく、実際は、災害時に必要とされるあらゆる種類の福祉的援助を指していることが伺える。実際、まさしくその活動がメンタルヘルスに限られるものではないとの認識から、「こころのケア」なる呼称への疑義が唱えられたことも、報告には記録されている(3)。それはしばしば精神や心理をめぐる学問的言説からもはみ出さざるをえない、広い射程を持つ活動である。直後に震災支援に関わった臨床心理士の大澤智子も書いていたとおり、災害後の極限状況においては、「あらゆることが「こころのケア」となりうる」［大澤二〇一一］。ここで我々は、災害直後のような極限状況においていっそう明らかになるような、「こころ」をめぐる言説の柔軟性に気付くことができるだろう。だがしかしそれは同時に、「心理」や「精神」の科学的言説が、今日、あらゆる領域における援助を覆い尽くす兆候をも示しているように思われる。

ここで我々は、こうした布置の先駆けとなった先例を振り返って確認しておかねばならない。周知のように、「こころのケア」と呼ばれるその活動が登場する直接のきっかけとは、一九九五年の阪神・淡路大震災であった。このとき、震災後の混乱のなか、精神科をはじめとする医師たちが自発的に取り組み始めた活動こそ、「こころのケア」の由来である。都市直下型としては未曾有の災害のもとで、都市部の病院や診療所がその機能を停止する最中、保健所を活動の拠点として精神科救護所が設置され、動ける医師たちがその活動に加わっていった。より柔軟な活動を必要とするなかで、当時で言うところの「精神保健相談員」に大いに助けられながら、精神科医が地域で活動を重ねたという［中井二〇一一a：四一-四九：中井二〇一一b］。九五年の六月には、復興基金の使途の一貫として「こころのケアセンター」が発足し、こうした活動を引き継ぐ。その後も、この活動は二〇〇〇年まで継続されている［加藤・最相二〇一一：一一一-一一四］。

このときの震災支援に大きく関わった精神科医の中井久夫は、「こころのケア」概念の成立と普及を振り返りつつ、この活動の特徴についていくつか述べているが、ここですでに、これが「多面的活動であって、単一の専門家が行なえるものではない」との認識が示されている［中井二〇一一c：六二］。こうしたかたちで開始した「こころのケア」の導入と流布は、日本の医療史にあって、明らかにひとつの画期をなしていたと思われる。つまり、病院を中心に組織されてきた医学中心的な精神医療モデルとは、別のパラダイムを広げるための主導的な役割を担った、ということだ。それは「こころ」の問題を、まさしく地域における福祉モデルと結びつけて対処しようとする先駆けである。そのことは「こころのケア」活動における「精神保健相談員」の役割の重要性という点からも伺えるものであるが、さらにはひとつの制度的変化とあわせて検討する必要があるだろう。すなわち、一九九五年の七月、精神保健および精神障害者福祉法の成立である。精神障害者の社会参加の理念を取り入れたこの法律は、それ以前の「精神保健法」と比べても、文字通り「福祉」の観点を追加したものとして知られている。震災と同法律制定とのあいだに直接的な関連を言うことは難しいが、いずれにせよひとつの同時代的カーブを描くものとしてこの両者は位置づけられる。言うなれば九五年以来、「こころのケア」とはこうした精神医療の保健福祉化の流れを象徴する概念であったのだ。さらには先に見たとおり、その語の許容する限りで、そこには全人的、全生活的な支援までもが盛り込まれている。

まさしく、そうした制度的布置と同時に、トラウマへの関心は広がってきた。現代における「トラウマ」概念の身分は、こうした「こころのケア」の拡大そのものと切り離すことはできない。それは、神戸の震災が日本にＰＴＳＤという言葉を広める直接の機会になったからばかりではない。たしかに一方で、震災が、専門家の言説の水準で精神医学的概念としてのトラウマを広く日本に知らしめることとなったのは事実である。しかし他方で重要だと思われるのは、まさしくそれ以来、トラウマと我々との関係は、閉じた医療環境で治療のために捧げられるものであるばかりではなく、むしろ生活の全般において、その疾患化の予防と、さらなる破局を防ぐための補填的対処を必要とするものとして輪郭づけされたということである。もはや異変への事後的対応だけが問題なのではない。結果から遡及的にトラウマに対処することだけが問題なのではない。むしろ出来事それ自体が傷でありうるという可能性から出発して、監督とケアによるセーフティーネットワークを準備しておくことが重要となるのである。さらにそのことは、人間の生活のあり方、さらには共同体のあり方を問いなおすことへと拡大するだろう。震災後に多くのＰＴＳＤの治療実践に関わった安克昌の展望は、その意味で少しも大げさではない。「大げさだが、心のケアを最大限に拡張すれば、それは住民が尊重される社会を作ることになるのではないか」［安 二〇一一：六九］。

ただしここで加えて述べておけば、もちろんこの安の提言も具体的な形としてすぐさま実現可能なものではないし、また個々人のメンタルヘルスという観点から見ても、具体的に構築すべきことを一般化して述べることは難しい。トラウマは、いわば「こころのケア」体制の機械のなかでは上手く扱えない異物であることも思い出すべきであろう。それはまず、個人的なものと集団的なものの断絶を突きつけるものでもある。阪神・淡路大震災を振り返って加藤寛医師が述べているが、聞き取りを通じてＰＴＳＤを思わせることに触れることは少ない、なぜなら、医師もむしろそれを掘り出して聞こうとはせず、おそらくは被災者たちも震災の体験を「回避」するからだ［加藤・最相 二〇一一：一一六－一一七］。個人的体験としてのトラウマへと接近することができるかどうかについては、ケアの体制の一般的整備とは別の次元、親密性の次元での問題が含まれているだろう。さらにそのときにはまた、そもそも災害の支援として「こころのケア」の介入が常に正しいかどうかという問い立てさえなされうることを付け加えておこう［大野 二〇〇〇］[4]。

それでもなお確かなことは、とくに災害などを中心的な参照として、我々が出来事に対応しようとする局面が「こころ」の「ケア」の対象となってきたという事実である。そのことは我々をもはや傷跡との関係にではなく、脆い皮膚に降りかかる生傷との関係のもとに置くであろう。生傷の隣に生きる我々のあり方が問われるようになったのである。

## 3 トラウマの時代

こうしたことすべてに付随する歴史的な日付について考えて見なくてはならない。日本においては上記のとおり、九五年の震災をひとつの機会として、現代的トラウマ言説の発展について考えることができた。ここでトラウマの医学的言説のより広範な背景として、日本が常に大きな影響を受けているアメリカへ目を向けておこう。先ほど述べたとおり、とりわけベトナム戦争以後の退役軍人の補償問題との関連から疾病として定式化されたＰＴＳＤの経緯は、Ａ・ヤングによる研究により知られている［ヤング 二〇〇一］。ここでは、それとは別にアメリカの災害精神医学の文脈を確認しておきたい。その前置きとして二つのトラウマをめぐる議論の場を対比してみよう。ひとつは一九六七年に精神分析研究発展基金から出版された論集『心的トラウマ』である。ここではアメリカの古典的な精神分析・精神医学の文脈のもとで、精神障害の原因としての幼年期トラウマが論じられているが、災害トラウマはひとつも事例として取り上げられていない［Furst 1967］。しかし一九七七年には事態は変化している。この年の国際精神分析協会の第三〇回年次大会では「トラウマ」をめぐるコロックが組織されているのだが、そこでは相変わらず幼年期トラウマについての議論がなされているのに加えて、災害トラウマもまた視野に収められている［Geerts and Rechardt 1978］。さしあたり二つの事例の比較に過ぎないが、この一〇年に何らかの変化があったことを示唆している。

災害などによる直接的かつ集団的経験としてのトラウマをめぐる議論が七〇年代に浮上してくるという見込みについて、ひとつのヒントを与えてくれる文献がある。「集団トラウマ」という考えを最初期に提出したもののひとつでもあるが、これは一九七二年二月二六日にアメリカ・ウエストバージニア州で起こったバッファロークリークダム決壊災害に関する現地調査に基づくもので、七六年にカイ・Ｔ・エリクソンの手により出版された。(5)『行く手にあるものすべて everything in its path』と題されたこの仕事において、エリクソンは、まさしく「集団トラウマ」としてこの災害を論じ、さらにこれを「コミュニティの喪失」という事態と関連付けている［Erikson 1976: 186］。すなわちエリクソンによれば、この災害は、単にコミュニティを文字通りに崩壊させただけではない。災害により、人間関係や共同体を支えていたシステムそのものの崩壊、たとえば「安全性の感覚の喪失」が引き起こされたのだ。これはまさしく、日本における震災後の「こころのケア」の課題が、共同体の復興だけではなく、共同体のあり方の再考を促す契機になっていく、という見方を先取りするものである。

さらに興味深い点としては、七〇年代に書かれたこの著作が、トラウマを、こうしたコミュナリティの喪失を傾向として孕む後期二〇世紀のシンボルとして取り上げている、ということだ。今ではもうありきたりな主題になったとも見えるが、エリクソンは、来るべき時代を少しだけ先取りする形で、新たな時代におけるストレスの特徴を挙げている。第一に、新たな時代は、或る決まった道徳や正当性に従うだけではすまない相対主義の時代である。第二に、新たな時代は共同体内部の他者から、直接的な承認を受け取ることのできない不能の時代である。第三に、吸収すべき情報が膨れ上がる感覚負荷の時代である。最後に、他者や自然への信頼がもはや成り立たない、漠然とした恐怖の時代である。今日に至っていっそう一般化しつつあると思われるこのような時代傾向を、エリクソンはトラウマと関連付ける。

わたしが示唆したのは、さしかかる時代への人間の反応は、文化的混乱、無力感、鈍いアパシー、そして、世界の条件についての一般化した恐怖を含みそうだということである。これらはもちろん、トラウマの古典的な症状のなかにあるものだ。将来の歴史家はこの時代を振り返って、トラウマ神経症がその真の臨床的署名であると結論することになるだろう。これらのジレンマと多義性は、もちろん、それにさらされるひとびとにさまざまなストレスをかける。どの時代でもそうであるように、このひとびとのうちどのようなひとが、もっとも脆弱だと判明するかが問われるだろう［Erikson 1976: 258］。

これを踏まえるならば、災害トラウマの問題化こそ、ひとつの時代の症候であると見なければならない。破局の経験をもはや吸収することのできない、崩壊したコミュナリティという問いとの関連でこそ、トラウマは今日、その議論の後ろ盾を得ているのだ。トラウマとはいまや、我々が失いつつある共生のあり方と無関係ではない。そしてそこには同時に、この共生の喪失とクロスフェードするかのごとくに登場してきた、新たな社会秩序の諸特徴も反映されているはずである。それをどのように理解することができるだろうか、次節で検討を続けよう。

## 4 ショック、リスク、レジリエンス

ここで、トラウマ概念のサブパラダイムと呼べるような、三つの補助的概念を検討することによって、トラウマの現代的特徴をもう少し描いてみることができるだろう。第一にショック、第二にリスク、第三にレジリエンスである。

(1) 第一に、トラウマの社会的な形相という面で見過ごせない概念として「ショック」を取り上げる。この概念は、トラウマ概念の成立とも関わりが深い。そもそもトラウマが心的なものとして論じられるきっかけとは、一九世紀末の精神科医ら(とくにジャン゠マルタン・シャルコーやピエール・ジャネ)が、出来事にともなう「情動ショック(あるいはエモーション)」に注目したことに由来する。つまり感情の激しい揺さぶりである。ちなみにフロイトの精神分析は、このような揺さぶりを、現在形での直接経験としてではなく、事後性の回路を通じて歴史的に賦活されるものと考えた点で、前者の医師たちとは一線を画すのだが、ただし第一次大戦後には、再び「刺激保護の破綻」という見方のもとで、この直接的ショックのパラダイムの考察を再開してもいる[Freud 1946: 29–34]。生体の刺激経済の安定性の破綻としてトラウマ経験を見る見方は、その後、第二次大戦の頃には生理学的に記述されるようになっている。アメリカ人精神分

析家エイブラム・カーディナーの次の定義は、今日におけるトラウマ概念の重要な参照のひとつであろう。「生体が適応できないような条件を発生させる事態を〝外傷的〟といい、適応が挫折する点を破断点という」[カーディナー二〇〇四：一三七]。

さて、こうした破断との関係におけるトラウマは、そこにひとつの政治的介入の介在する余地を生じさせる、という点が重要である。医学史的に見れば、ショックとしてのトラウマへの注目の最大の意義は、そこにおいて催眠・暗示の理論が展開することが可能となった、という点であろう。すなわちショックによって生み出される夢遊状態ないし催眠様状態は、単なる破断であるだけではない。症状にせよ、その回復にせよ、新たな命令や暗示が書き込まれにやってくるタブララサ（白紙状態）とみなされるのである。したがってそこから、ショックは刷新を伴い、また刷新にはショックを与えることが伴うとする見方が広がる。第一次大戦時には、かくして戦争神経症の治療のために、電気ショックなどの暴力的措置が暗示とならんで利用される。[6] と同時に、戦争による破壊が次なる時代の開始と結び付けられる。ヴァルター・ベンヤミンは、そうした期待を隠すことのなかった思想家のひとりであろう。彼がボードレールにことよせて提示した「ショック」の理論は、まさしくこのような新たな時代そのものが、ショックという知覚経験から成り立つものであることを論じている[ベンヤミン 一九九五]。

そのような意味でのショックは、現代におけるトラウマ概念を取り囲む、ひとつの問題を浮き彫りにするだろう。ナオミ・クラインは、まさしく破壊と刷新が一体化した政治的介入をショック・ドクトリンと名づけて論じている。そこではその基本モデルが、CIAによる暗示的措置をつうじて提示されている。

あるCIAのマニュアルは、ごく簡潔にこう説明する。「ほんのわずかな間にせよ、心理的ショックまたは麻痺状態とも言える仮死状態に陥る瞬間が来る。これはトラウマ的体験、またはそれに準ずる体験によって生じたもので、言うなれば当事者の慣れ親しんだ世界、およびその世界に属している自己イメージが崩壊したことを示している。ベテランの尋問者はこの症状が現れたときを見逃さず、この瞬間に情報源はショックを受ける前よりもはるかに暗示にかかりやすく、命令に従いやすいことを承知している［クライン二〇一一：二一］。

こうしてクラインは、アメリカ合衆国が、災害や戦争を利用して、ひとびとに急激な政治経済的改変を押し付けていく様を追跡している。トラウマとは剥き身の傷である。しかし、それは再開・刷新・再適応の思惑と技巧を招き寄せる真空と見なされるのだ。

（2）こうしたショック概念との関係のもとでは、トラウマは、記憶の果てにある謎ではなく、目の前に生じる真空地帯である。この真空は、では、コミュナリティの崩壊が指摘される後期近代において、どのように制御されることになるのだろうか。

ここで「リスク」という見方から、トラウマの現代的制御について考えられるだろう。そもそもは七〇年代の経済理論、とくに信用取引の損失マネジメントをめぐる理論の中から登場してきたリスク概念は、八〇年代には、広く今日の社会を特徴付ける概念として注目されてきた。ここでは二人の代表的論者を挙げておく。

八一年の『リスク管理』において、フランスの社会学者ロベール・カステル［Castel 2011］は、とくに病院精神医学から地域精神保健への移行という精神医療の同時代的変化を主題としながら、リスクについて論じている。彼がそこで問題にするのは、治安的関心から監禁の対象とされるべき「危険」に対置されるものとしての、「リスク」である。すなわち、いまや精神の異変を危険として遠ざける、ないし排除することが問題なのではなく、プロファイルを作成し、予防の観点から管理することへと社会の焦点が移る、とするのだ。

もうひとりの論者、ドイツの社会学者ウルリヒ・ベックもまた、一九八六年に『リクス社会』を出版している。チェルノブイリ事故を背景とすることがしばしば指摘されるこの著作のなかで、彼はとくに、自然の驚異を科学技術により制御するというモデルがもはや立ち行かないこと、むしろ科学技術の発展からこそ新たな脅威が生まれており、いまや自然もまた産業システムの内部にその所在が見出されることを論じている。「危険は、通常消費の密航者となる。風や水と一緒に移動し、あちこちにもぐりこみ、生活の必需に降りかかる」[Beck 1986: 10]。

この二人の論者の注目する点は、かたや予防精神保健福祉の発展とその管理社会化、かたや公害を内在する産業発展とそれに基づくポスト階級社会と、それぞれに異なってはいるが、提示しているモデルについてはきわめて重要な相似が見られる。すなわち、およそ二〇世紀前半までに支配的であった技術論とは、何らかの外的脅威を排除ないし退けるために発展する合理性を問題にしていた。しかし、後期近代に重要となるのは、すでに脅威を内部化したものと見なすこと、潜在的なものとして、計算可能性の中で先取りしつつ対応することである。そうした観点のもとでは、我々の日常を断絶するような純粋な自然災害はなく、予想と対策を縦横に張り巡らせた人工的建築物の一要素としての災害があるばかりである。もちろんここには、はっきりした移行が認められるわけではなく、現実においては災害の外在性と内在性は複雑に絡み合うのだとしても。

いずれにせよ問題は、災害を先取りする合理性のシステムを配備することである。そうしたテクノロジーのひとつに、カステルも強調するような、保険システムが挙げられる。つまり未来の破局もあるいは死さえも、蓋然的にではあれ計量化され計算されて、現在の生の設計に参加することになる。かくして安心、安全の装置が展開されるのである。[7] こうしたなかで、彼岸の出来事としてのトラウマは、日常的な飼い慣らしのプロセスへと組み込まれる。と同時に、それまでは日常とみなされてきた喪や挫折といった出来事と、トラウマそのものとの境界は薄れていくであろう。さまざまなほかのリスクファクターとの関係のもとで、トラウマ的出来事もまた、補償と予防の網目のうちにとらえられるのである[8]。

（3）最後に、こうした予防テクノロジーに、今日、ひとつの指針を与えているかもしれない概念に着目しておきたい。すなわち近年における「レジリエンス」概念の台頭である。この語はそもそも弾力性、あるいはしなやかに回復する特性を指す言葉であり、児童精神医学の領域に由来している［加藤・八木二〇〇九；加藤二〇一二］。トラウマ的体験を受けたにもかかわらず、その後の成長過程のなかで健康を取り戻していく児童の様子の観察から引き出されたこの概念は、アメリカやフランスで一般的な精神医学領域に敷衍されたが、日本でも二〇〇八年を境に紹介が盛んになっている。またトラウマ研究の文脈においては、ＰＴＳＤと対比される形のもと、ポスト・トラウマティック・グロウス（外傷後成長）の鍵として語られもする。現在、つまり３・11以後の日本で、この概念に関して注目すべきは、これが個人の臨床の観点から注目されるのみならず、組織論へもまた応用されているという事実であろう[9]。

多くの豊かさを含みうるこの概念の細かな検討は措くとして、ここではその概念的影響の一面について検討しておきたい。つまり、この概念がすでに、トラウマをめぐる議論に、予め「復興」や「発展的回復」の方向性を導入してしまうことを、どのように考えるか、ということだ。第一に、我々は直ちにこの概念が、それまでにトラウマをめぐって主張されていた「脆弱性」の素因論的伝統と裏腹の関係にあるのではないか、と問うことができる。つまり、あるひとにとっては同じ出来事がトラウマ的に働くが、別のひとにとってはトラウマ的には働かない、というときに、これまでは弱い素因に着目してきたのだが、いまや反対の側面に注目が集まるようになった、ということである。だが、それは単なる反転ではなく、いくらかの捻りも加わっている。つまり、脆弱性をめぐっては、否定的なもの・異常なものの排除が問題になるのに対して、レジリエンスにおいては言わば、恒常的な包摂の圧力が問題となるのだ。そのため第二点として、この圧力が我々の社会に作り出すであろう緊迫についても考えておく必要がある。これとの関連で北中［二〇一三：七七‐七八］は、アラン・ヤングが紹介するアメリカの軍隊におけるレジリエンス・トレーニングを引き合いに出しながら、レジリエンスと結びつく新たな倫理観のもとでの生き辛さを示唆している。たしかにレジリエンス概念は、健康へと向かう主体的な治癒＝変容についての理解を促すかもしれない。一方で、そこにおいて先取りされた回復、再適応、成長の社会的圧力のもとでは、主体の変容を動機付ける意志それ自体が、新自由主義的な制度装置の燃料として搾取される危険も生まれよう。このときトラウマという名の危機は、我々をその防衛行動へと急き立てるための脅しに姿を変えることもありうる。

以上の三つの概念を、それぞれプレ・トラウマティク・オーダーにおけるトラウマの三様相ととらえることができるだろう。現前する破局として、先取りされ一般化される潜在性として、成長の圧力としてのトラウマである。問題は、こうしたトラウマ概念のもとで、破局的出来事――事故、災害、いずれは戦争や暴力も――は、失調をこそその燃料とする文明機械の不可欠な装置となっていくことである。常態化する非常、このようなものとして今日のトラウマ言説は組織化されはじめてはいないだろうか。それは我々に安全と安心の秩序を与え、そうして失われたコミュナリティを補填しようとするのかもしれない。だが、まさしくそこで、トラウマのもうひとつの側面、つまり個人的で特異的な経験としての側面は見失われることになるだろう。こうした軋みを次節ではメディア論を通じてさらに検討してみたい。

## 5 我々はトラウマをどのように共有するのか

われわれはどのようにして、トラウマをこのように予め共有するようになるのだろうか。トラウマの先取りを可能にしている地平とはどのようなものだろうか。ここで我々は、メディアのスペクタクル的機能に目を向けておきたい。こうしたメディアによるトラウマの共有は、なにより災害時には、支援の手掛りとなりうるものである。中井久夫によれば、「阪神大震災は、日本最初の「テレヴァイズド・カタストロフ」である。全国的規模において多量の救援物資と多数のボランティアとを動員させたパワーは、テレビ画面であった。首相官邸でさえ、大幅にテレビに依存していたという」[中井二〇一一 a：三六]。さらには、メディアがこうして取り上げるトラウマの現前こそが、その後の「こころのケア」の広がりを支えたと見ることすらできるかもしれない。他方で、宮地尚子が指摘するように、これはトラウマ的出来事の広汎な共有である限りにおいて、その負の側面も同時にもたらす。「メディア被災」と「目撃トラウマ」、すなわち災害の場面を何度も目にすることで、地理的には遠くにいるひとびともまたこの出来事をトラウマとして受け取るという事態である[宮地二〇一一：四〇-四二]。アメリカでの9・11同時多発テロ以降にも話題となったテーマであるが、ここではトラウマを中心に組織されるコミュニティの新たな連帯のあり方が問われている。

映像スクリーンによって作り出される人工的で抽象的なコミュナリティとは、どのようなものか。この点についてギイ・ドゥボールが提唱した概念としての「スペクタクル」に依拠し、検討していく。ドゥボールによれば、スペクタクルとは「外観の肯定」であるが、それ以上になにより「生の否定」である[ドゥボール一九九三：一八]。ドゥボールはここでマルクスのいう「フェティシズム」を下敷きにしている。すなわち『資本論』で問題化されたような、生産力の具現としての商品と、市場において商品同士が作り出す交換秩序とのあいだの亀裂の問題であり、マルクスはそこに「感覚的にして超感覚的な」二重性を見て取っていた。ドゥボールにとってスペクタクルとは、これを推し進めたものである。表象がある種の亡霊のように自律し、それ自身の秩序を持つようになるときに、生そのものがそこでは置き去りにされるさまを言おうとするのだ。

こうしたスペクタクル性がトラウマと持つ関係について考えるために、ここでアメリカの9・11について論じた哲学者サミュエル・ウェーバーの議論を参照してみよう。9・11は、そのテレビ放映による拡散を通じナショナルトラウマを生み出したとして、しばしば議論の的となる出来事であったが、このときに生じた葛藤についてウェーバーはこう述べている。

ドゥボールが強調したのは、スペクタクルは商品社会において諸個人を分離し孤立させるが、同時にその孤立を隠蔽し、克服しようとすることである。私になじみのある国々において、夜のニュースで伝達されるテレビ特有の世界観は、ドゥボールが記述してはいるものの、はっきりとは名づけていない両価性を強める。この両価性が生ずるのは、脆く傷つきやすく、究極的には死すべきものであるという身体的（そして社会的）存在の諸限界に関連したもろもろの不安が、あるイメージを通じて一時的に抑制されるときである。このイメージは、見る者の位置を、傷つくことがなくあらゆるものを見通し生き延びる者、すなわち、少なくとも合衆国において夜のニュースの大半を占めるあらゆる惨事を生き延びる者と定めるのである。この見る者の状況は、ラカンによって鏡像段階として記述された子どもの状況、すなわち全体のイメージとの想像的同一化と特徴付けられたそれと似通っている。そうした同一化の孕む内的な矛盾とは、それが同時に二つの場所を、すなわち欲望の対象である全体の場所と恐怖の対象である不統一の場所を占める限りで統一のイメージを作り出すということである［ウェーバー二〇〇五：三一］。

この記述からトラウマの共有という主題について考えてみたい。そこでは二重の現実性の生起が問題である、と述べることができるだろう。すなわち一方（スクリーンの向こうで）では、潜在性の水準において裂け目が、開いた傷として現れる。他方（スクリーンのこちら）では、常にそれは、安全なイメージ性によって覆い隠される。単純な「見る者」は、こうした二重性の一方、イメージの手前の側に位置づけられ、そこで何も起こらなかった現実に身を置く。まさしく、出来事を自らの向こう側へと投射することによって。「スペクタクルは、あるいは少なくとも主流の報道メディアによって演出されたそれは、あらゆる種類の不安が投影され、表面的に包み込まれ、そしてとりわけ封じ込められるような、もろもろのイメージを提供することによって、それらの不安を同時に軽減したり激化したりしようとする」［ウェーバー二〇〇五：三七］。

このとき映像スクリーンは、トラウマを遠くまで運ぶものとしては二重の役割を果たすであろう。一方で、その破局の潜在性が、社会全体に不安として隠れた姿で広がる。他方で、そうした破局は常に経験それ自体から切り離され、悪魔祓いされたイメージとして提示されることになり、そこではむしろ安全性の空間が保証される（そのことは殆どトラウマ経験における離人症の全般化とも見なされるかもしれない）。ウェーバーの議論は、まさしく我々の安全性の感覚が、潜在的な破局に接することによって常に裏打ちされていることを示唆している。スペクタクルとは、いわばトラウマをショックであると同時に、その飼い慣らしとして行き渡らせるのだ。こうしてひとは、いかなる出来事にも、近づくと同時に遠ざけられることになるのである。

# 6　おわりに

トラウマがひとつのスペクタクル的状況のなかで受容されていくこのような二重化こそ、プレ・トラウマティク・オーダーの敷設にとり本質的であろう。そのときトラウマは、現前と不在の二重性のもとに差し出されている。トラウマのメディア的共有は、現代の「世界観」の本質的構成だとも言えるであろう。一寸先の暴力との絶えざる緊張関係のもと、安全と安心を確保するための解離の投射膜がそこには張られるのだ。これは一方で社会的構成であると同時に、それが個々の人間に強いる主体性の枠組みでもある。分断を生きさせられる、ということなのだ。

個人と集団をこのように媒介するトラウマスペクタクルについては、さらに今日、不安をあおるテロル政治との共犯関係が懸念されもする。そしてそもそもこのスペクタクルは、一般化され形式化されたトラウマ経験を循環させている表象的秩序と、個人の経験の次元において汲みつくしえない特異性としてとらえられた出来事とのあいだの裂け目を、無理に閉じようとする縫合の試みでもあるだろう。それは痛みや喪失の脱個人化の傾向でもあるのだ。

そのことは反対に、今日、他者の痛みを自らの連帯の原理として引き受け、また自らの痛みを他者との連帯のなかで扱っていくための原理をスペクタクルとは別の仕方で深め洗練させていくことの重要性を示唆している。トラウマが安堵を得るような親密性の空間を作りなおすこと、またその空間が同時に共同的なものであること。そうした可能性について考え直すことを通じて、我々はこのプレ・トラウマティク・オーダーの時代に、もう一度、現代的な仕方で「運命」を捉え返す思素をつむぎ出すことができるだろう。

注

（1）フロイトと精神分析におけるトラウマの意義については、前章、立木論文を参照せよ。

（2）トラウマにおける時間性の問題については、次章で直野が精神分析の理論枠組を参考にしつつ、文学批評と臨床の立場の差異にも注意を払いながら議論を深めている。

（3）以下のサイトで閲覧が可能である。災害時こころの情報支援センター「東日本大震災こころのケア活動に係る意見交換会報告」四–五頁（http://saigai-kokoro.ncnp.go.jp/activity/pdf/activity04_01.pdf）（二〇一五年一〇月一五日閲覧）

（4）このことは「こころのケア」が、一般的な制度化と異なる水準で、何らかの臨床的な徳に支えられていなければならないことを示唆しよう。この点については、東日本大震災での臨床活動をめぐる第五章花田論文を参照せよ。

（5）ちなみにK・T・エリクソンは、アイデンティティやライフサイクル論で知られるエリック・エリクソンの実子である。

（6）ジャネとフロイトにおけるトラウマ概念の差異については上尾［二〇一三］を、また第一次大戦時の戦争神経症とトラウマをめぐる議論について上尾［二〇一四］を参照いただきたい。

（7）現代のリスク論と医学の関係に関するより詳細な考察については美馬［二〇一二］を参照せよ。

（8）保険テクノロジーとトラウマの関連については、二〇世紀の歴史を振り返っていくつかのエピソードを挙げるすることができる。第一次大戦時の年金神経症の問題について上尾［二〇一四］を参照。またＰＴＳＤ概念の成立とベトナム戦争帰還兵の補償との関連の問題についてヤング［二〇〇一：一五三–一五八］を参照せよ。

（9）一例として京大・ＮＴＴリジリエンス共同研究グループ［二〇一二］がある。また周知のように、このような意味でのレジリエンスは、二〇一五年一〇月一五日現在、政府の政策課題のひとつとして強調されている。http://www.cas.go.jp/jp/seisaku/kokudo_kyoujinka/（二〇一五年一〇月一五日閲覧）

参照文献

ウェーバー、サミュエル　二〇〇五『破壊と拡散』野内聡訳、月曜社。
上尾真道　二〇一三「心理的窮乏 ── Janet の精神療法の射程をめぐって ──」『精神医学史研究』一七（二）：一六–二一。
──　二〇一四「こころの動員 ── 包摂装置としての戦争精神医学」山室信一・岡田暁生・小関隆・藤原辰史編『現代の起点　第一次世界大戦』第二巻、一八五–二〇九ページ、岩波書店。

大澤智子　二〇一一「あらゆることが「こころのケア」となりうる」『現代思想9月臨時増刊号』三九（一二）：四八-五五。

大野光彦　二〇〇〇「阪神淡路大震災／PTSD／心のケア」　日本社会臨床学会編『カウンセリング・幻想と現実』下巻、一二一-一五〇ページ、現代書館。

カーディナー、アブラム　二〇〇四『戦争ストレスと神経症』中井久夫訳、みすず書房。

加藤敏編　二〇一二『レジリアンス・文化・創造』、金原出版。

――・最相葉月　二〇一一『心のケア―阪神・淡路大震災から東北へ』講談社現代新書。

――・八木剛平　二〇〇九『レジリアンス』、金原出版。

北中淳子　二〇一三「労働の病、レジリエンス、健康への意志」『現代思想』四一（七）：七二-八〇。

京大・NTTリジリエンス共同研究グループ　二〇一二『しなやかな社会への試練』日経BPコンサルティング。

クライン、ナオミ　二〇一一『ショック・ドクトリン』上巻　幾島幸子・村上由見子訳、岩波書店。

ドゥボール、ギー　一九九三『スペクタクルの社会』木下誠訳、筑摩書房。

中井久夫　二〇一一a『災害がほんとうに襲った時』みすず書房。

――　二〇一一b『復興の道のなかばで』みすず書房。

――　二〇一一c「「こころのケア」とは何か」『現代思想9月臨時増刊号』三九（一二）：五六-六六。

野田哲郎　二〇一一「大震災とメンタルヘルスケア――阪神・淡路、東日本大震災の経験より――」『トラウマティックストレス』九（二）：八-一七。

ベンヤミン、ワルター　一九九五「ボードレールにおけるいくつかのモチーフについて」久保哲司訳『ベンヤミン・コレクション1』ちくま学芸文庫。

美馬達哉　二〇一二『リスク化される身体』青土社。

宮地尚子　二〇一一『震災トラウマと復興ストレス』岩波ブックレット。

安克昌　二〇一一『心の傷を癒すということ』作品社。

ヤング、アラン　二〇〇一『PTSDの医療人類学』中井久夫他訳、みすず書房。

Beck, Ulrich. 1986. *Risikogesellschaft: Auf dem Weg in eine andere Moderne*. Frankfurt am Main: Suhrkamp／一九九八『危険社会』東廉・伊藤美登里、法政大学出版局。
Castel, Robert. 2011(1981). *Les gestions des risques*. Paris: Les éditions de minuit.
Erikson, Kai T. 1976. *Everything in its path*. New York: A Touchstone Books.
Freud, Sigmund. 1946. Jenseits des Lustprinzips. *Gesammelte Werke XIII*. Frankfurt am Main: Fischer.
Furst, Sidney S. 1967. *Psychic Trauma*. New York/London: Basic Books.

Geerts, A. E. and Rechardt, Eero. 1978. Colloquium on 'Trauma. *The International Journal of Psychoanalysis.* 59: 365–75.

# 第3章　出来事とトラウマの在り処
## ――トラウマ論が示す歴史の方法論をめぐって

直野章子

### 1　はじめに

「トラウマ」という言葉は、この二〇年ですっかり馴染みとなった。日常会話で耳にすることの多い「あれがトラウマになっちゃって」は、過去に行った場所や見たもの、食べたものなどが、後に忌避の対象となったという言明を伴う。「トラウマ」は、否定的な感情や行動を引き起こした過去の具体的な出来事を指す言葉として使われるのである。同時に、出来事が「トラウマ＝心の傷」を生じさせるという意味も含まれる。つまり、原因としての「トラウマ（的出来事）」と結果としての「トラウマ（反応）」とが表現されているのである。いずれの場合も、出来事とその結果という直線的な因果関係の図式が前提とされているが、トラウマにかかわる学術的な議論においても、この図式が散見される。他方、「トラウマ」の症状は空想によって生じていると――往々にして、被害を否認するという政治的意図を持って――主張されることも少なくない。「トラウマ」は出来事に起因するのだろうか、それとも空想によるのだろうか。

トラウマという概念の歴史については本書序章を参照されたいが、本章では、何らかの形でフロイトの精神分析理論に言及しているトラウマ論を考察の対象とする。とりわけ人文社会科学におけるトラウマ研究に大きな影響を与えたキャシー・カルースの理論について、出来事と主体の論じられ方に着目しながら検討する。カルースのトラウマ論における精神分析理論の援用の仕方と実証性の欠如とを踏まえたうえで、歴史を記述するにあたって「トラウマ」という概念が示しうる可能性について論じてみたい。とくに、社会学という経験科学に連なる分野に身を置く者として、人文社会科学の経験的研究において「トラウマ」という概念を使用することの意味を考えたいと思う。

## *2* トラウマ理論と出来事の位置

### （1） PTSD診断基準

ＰＴＳＤ概念の基盤となったのは、一九四〇年代に兵士たちの「戦争神経症」について治療・研究を進めたエイブラム・カーディナーによる膨大な記録である。しかし、第二次世界大戦後、心因性の「トラウマ」は、欧米の精神医学界でもあまり注目されなかった。それが変化するのは、七〇年代のアメリカ合衆国においてであった。ベトナム帰還兵たちが患うパニック障害や鬱などの症状は、戦争体験による精神疾患であることを認めて補償の対象にするようにと、精神科医らが帰還兵たちに協力しながら運動を展開した。運動を背景として、ＰＴＳＤは八〇年に初めてＤＳＭ-Ⅲ（『精神障害の診断と統計マニュアルⅢ』）に記載されて公式診断名となった。[1]

DSM-Ⅲによると、（A）「ほとんどすべての人に、苦痛による顕著な症状を引き起こすような出来事」を経験しており、（B）再体験、回避・麻痺、過覚醒の三つの症状が見られる場合にPTSDと診断される。PTSDは不安障害の下部カテゴリーとして位置づけられたが、鬱病や不安障害などとは対照的に、病因を特定するところに特徴がある。診断基準の「カテゴリーA」と呼ばれる因子であるが、その定義の方法をめぐって論争が起こり、現在使用されているDSM-5（二〇一三年）まで毎回修正が施されている。[2] PTSDの診断においては「実際の出来事」との遭遇が必要とされているが、「カテゴリーA」が何度も修正されていることから、どのような出来事ならばトラウマを引き起こす要因となりうるか、その定義づけが困難であることがわかる。

## （2）フロイトの「トラウマ」

ジークムント・フロイトによるトラウマ論の詳細については本書第一章の立木論文を参照されたいが、本項では、出来事と症状の関係に関して、その理論的特徴を概観する。

フロイトがトラウマを本格的に論じたのは『ヒステリー研究』（一八九五年）に始まる。「誘惑理論」と呼ばれる見解が示され、実際に起こった外傷的出来事（主に性的体験）がトラウマ症状（神経症）の直接的な要因として位置づけられている［ブロイアー&フロイト二〇〇四：一一–一三］。ただし、何が「外傷的出来事」に該当するのかについては、出来事の性質そのものというよりも、主体の心的な条件が重視されている［ブロイアー&フロイト二〇〇四：一五、二三–二四］。いくつかの事例研究の後に、ある出来事（もしくは一連の出来事）との遭遇（「トラウマ的瞬間」）が症状を引き起こすのは、別の出来事（「補助的瞬間」）が生じて「トラウマ的瞬間」が起こったときの情動が想起されることによるとフロイトは指摘する［ブロイアー&フロイト二〇〇四：二一六–二二一、二八七–二八八］。患者は「主に回想に病んでいる」のであって、記憶内容の衝撃性によって症状が引き起こされているわけではないというわけだ。『ヒステリー研究』において、出来事が直線的に症状へと繋がるのではない別の回路が示されているといえるのである。

「誘惑理論の放棄」（一八九七年）を経て、フロイトのトラウマ論は、外的な出来事を症状の決定要因とするのではなく、出来事との遭遇によって作られた幻想という心的現実に重きを置くようになる。しかし、外傷的出来事が起こらなかったとその実在性を否定するようになったわけではなく、ジェフリー・マッソンやジュディス・ハーマンによる批判はフロイトの誤読であるといえる［Masson 1984; ハーマン一九九九：八–二四］。出来事が病因としての決定的な地位を占めなくなったことは確かであるが、症状の原因が幻想だけにあると考えたわけではなく、何らかの経験的出来事が関与することはフロイトも認めていたからである。

現代のトラウマ論で最も頻繁に参照される論考が「快原則の彼岸」（一九二〇年）であるが、ここでは二つのトラウマ論が展開されている。一つは、列車事故などの外傷的な出来事と遭遇することで精神の防壁が破壊され、「災害神経症の夢」などの症状が生じるという経済論である。もう一つは、外傷的な出来事と遭遇した後、何事もなかったかのようにその場を立ち去り、後に遅れて症状が現れるという時間論である。経済論に比べて時間論は、このフロイトの論考において重要な位置を占めてはいないが、カルースのトラウマ論は「快原則の彼岸」を主に検討の対象としながらも、時間論を中心に展開されている。

### （3）「事後性」のベクトル

フロイトのトラウマ論は、症状と出来事との関係を二通りに解釈してきたといえる。『ヒステリー研究』においても、症状の原因が実際に起こった外傷的出来事にあるのか、それとも心的作業によるものなのかについて、多くのトラウマ論者の解釈とは裏腹に、明確にされているとはいえない。「誘惑理論の放棄」以降、心的要因に重きを置くようになるものの、外傷的出来事の実在性を否定したわけではなく、このフロイト理論における揺れは、後に展開されるトラウマ論にも反映されることになる。出来事と症状の因果関係について、「誘惑理論」こそがフロイト理論から救い出されるべきトラウマ論であると考えるのか、それとも、実際の出来事が症状の決定要因ではないとした「誘惑理論の放棄」以降をフロイトのトラウマ論と解するのか、その解釈如何によってトラウマ論は二つの方向に分岐したといえる。この二つの立場の違いについては次項で検討するが、そのまえに、フロイト理論における出来事と症状の関係について「事後性」という概念から考察したジャン・ラプランシュの議論をみておきたい。

『ヒステリー研究』など、初期の論考では、幼児期の性的体験が症状の直接的な原因として捉えられている感が確かにある。同時に、出来事が直線的にヒステリーの病因として作用するというよりも、出来事の記憶とそれによって引き起こされた情動との結びつきが病因として論じられている。記憶の遡及的側面を示唆しながらトラウマを論じたところに、後述する「エマの症例」[「心理学草稿」(一八九五年)] で示される「事後性」概念との繋がりがみられる。

「事後性」を論じるフロイトのテクストには、二つの時間性が示唆されているとラプランシュは指摘する。ひとつは「誘惑理論」のなかで展開したような、出来事から症状へと向かう直線的な時間性を示す「遅延」(deferred action) としての「事後性」である。ラプランシュが「時限爆弾」に例えているように、それは過去から現在へ向かうベクトルを持つ。もう一つは、「出来事の後」(after the event) としての「事後性」であり、遡及的に過去の出来事が解釈された際に症状が表出すると考え、現在から過去へのベクトルを持つ [Laplanche 1999: 261]。ドイツ語の Nachträglichkeit は deferred acti-on と英訳されることが多いが、それでは第二の意味が伝わらないために、ラプランシュは afterwardness という独自の用語を提案する [Laplanche 1999: 263]。

実際のフロイトのテクストでは「遅延」を意味する際に「事後性」という言葉を使っていることが多く、「出来事の後」という意味で使われるときも、過去から現在へという時間のベクトルにこだわりを見せているとラプランシュは指摘する [Laplanche 1999: 261–262]。症状の要因となる場面は単なる空想の産物ではなく、実際に体験された場面の記憶だと考えたからである(3)。しかし、事後的に解釈されることで過去の出来事が病因として働くとフロイトは考えたのであって、過去の出来事そのものが病因となるわけではないことからも、「出来事の後」という意味の「事後性」は、フロイトのトラウマ論において重要な位置を占めているといえる。そこで鍵となるのが「第二の契機」である。

「エマの症例」でフロイトは、性的な「誘惑」といわれる第一の外傷的場面の記憶が、第二の場面からくる刺激(「第二の契機」)により事後的に病因として働くと説明する(4)。第二の場面によって呼び起された第一の場面の記憶と記憶によって喚起された情動が抑圧されて症状が生じたのであって、第一の場面だけではトラウマとはならない。ラプランシュが強調するように、フロイト理論においては、ある出来事がトラウマとなるには「第二の契機」が必要とされるのである。

「エマの症例」では、第一の場面が実在の出来事として論じられているが、それが実際に起こったかどうかは決定的な意味を持たなくなってくる。第二の場面に遭遇することによって第一の場面が想起されるのであって、第一の場面に直接アクセスすることは原理的に不可能だからである。この点は、カルースのトラウマ論において強調される「トラウマの表象不可能性」の議論に通じるが、フロイト――少なくともラプランシュを経由したフロイト――とカルースとの間には、見過ごすことのできない差異があることは後述する。

「第二の契機」を経ることで、過去の出来事は記憶として加工される。しかし、過去は単なる事実でも幻想でもない。フロイトは、トラウマの症状は外部からの刺激だけに起因するのではなく、「外部と内部の複雑な相互作用」によってもたらされると考えたのである［Laplanche in Caruth 2002: 103–109］。

## （4）分岐するトラウマ論

フロイトの理論はトラウマを主体の外（出来事）に位置づけるのか、それとも内（幻想）に位置づけるのかをめぐって揺れているが、この揺れは現代のトラウマ論においても繰り返されている。本項では、近年のトラウマ理論の特徴を検討した英語圏の論考をみることにする。

歴史学者のドミニク・ラカプラは、出来事の捉え方によって、トラウマ論を「歴史的トラウマ」論と「構造的トラウマ」論とに分類する。前者は個別具体的な歴史的現実――実際に起こった出来事――としてトラウマを捉えており、出来事と遭遇した特定の人びとをトラウマを被った被害者とみなす。それに対して後者は「始源の欠如」や「言語への参入」といった、主体形成にかかわる超歴史的・普遍的な心的出来事としてトラウマを捉え、誰もが「構造的トラウマ」にさらされていると考える［LaCapra 2001: 76–85］。

ポスト構造主義と呼ばれる理論群をラカプラは「構造的トラウマ」論と結びつけているが、精神分析の知見を用いたトラウマ論も「構造的トラウマ」論の一形態とみなしている。ラカプラは精神分析を歴史学に取り入れてきた主導者の一人でもあり、トラウマの心的構造を軽視するわけではない。しかし、実証研究に携わる歴史学者でもあるためか、「構造的トラウマ」論がトラウマを主体の普遍的条件として非歴史化する傾向について批判的である。

ラカプラと同様に、他の人文学分野の研究者たちもトラウマ論を二つの潮流に分類するが、何が分岐点となるかについて合意があるわけではない。つぎに、映画研究を専門とするスザンナ・ラドストンの論考をみてみよう。近年の記憶論の流行に言及しながら、ラドストンは、フロイトの「事後性」概念が等閑視されることが多いと指摘する。とりわけ歴史学の記憶論において、その傾向が顕著であるという。前項でみたように、フロイトは、トラウマ記憶は後に起きた出来事によって形成（もしくは修正）されると論じた。フロイトの（トラウマ）記憶論では、現在が過去に影響を与えていると解されており、歴史学が前提とする過去の結果としての現在という因果関係の図式とは相容れない。さらに、フロイトの理論は幻想と記憶の分かち難さを示唆することから、過去の出来事や体験の実在性を否定することにもつながる。そのために、歴史学には受け入れがたいのである［Radstone 2000:83-87］。

「精神分析のトラウマ記憶論」は、トラウマ記憶を心的現実として捉え、出来事そのものではなく「第二の契機」とそれが活性化する幻想がトラウマ記憶を形成すると考える。それに対して、歴史学、そして回復記憶運動（recovered memory movement）のような記憶の政治学において用いられる「トラウマ理論（trauma theory）[5]」は、出来事が単線的にトラウマとして登録されると考え、出来事の衝撃性にトラウマの原因を求める。ラドストンにいわせると、「トラウマ理論」は「非フロイト的」もしくは「反フロイト的」なのである［Radstone 2000: 87］。

精神分析の知見が採り入れられているか否かという基準で、ラドストンがトラウマ（記憶）にかかわる言論を分類するのに対して、文学者のルース・リースは、出来事の位置をめぐるフロイトの揺れのなかに現代のトラウマ論が分岐する契機を見いだす。主体と出来事との関係をどのように捉えるかによってリースは「模倣的（mimetic）」モデルと「反模倣的（anti-mimetic）」モデルとにトラウマ論を分類する。「模倣的モデル」では、トラウマを被った主体は解離もしくは自己不在の状態にあるがゆえに、加害行為を模倣したりトラウマ的な場面を反復したりすると考える。主体の認知能力が破壊された状態に置かれているために、主体がトラウマの場面を想起したり理解したりすることはできないのである［Leys 2000: 8–9］。他方、「反模倣的モデル」では、主体が外部からトラウマに襲われて、その自律性や統一性は傷つけられるが、主体の同一性が解体されるわけではないと考える。ここでは、外的出来事の影響を論じた「誘惑理論」が参照されることになる。

「模倣的モデル」はフロイト以前の催眠療法に起源をもつが、精神分析により忠実なモデルであり、「反模倣モデル」は精神分析理論とは立場が異なる。統一的で自律的な自己という近代的主体概念に挑戦した精神分析の系譜に連なる「模倣的モデル」においては、被害者と加害者の境界は曖昧であり、被害者の証言の信ぴょう性が疑われる。それに対して、現代の「被害者文化」（victim culture）において主流となった「反模倣的モデル」では、トラウマを被った主体は、まったき被害者とみなされ、出来事の証人として尊重されるのである。

ラカプラ、ラドストン、リースによるトラウマ論の分類は、それぞれ強調点が違うが、精神分析的知見がどう扱われているかという基準によってトラウマ論を二分するという点は共通する。三者の見解をまとめると、出来事と主体の捉え方をめぐって、トラウマ理論は二つの方向に分岐しているといえる。一つは、ＰＴＳＤの診断方法がその典型であるが、トラウマとは、外部からの強烈な衝撃にさらされて、主体の心的機能が対応しきれずに精神的な麻痺状態や解離状態に陥ったり、驚愕や苦痛に繰り返し襲われたりする状態のことであると考える。ここでは、主体は受動的である。加えて、主体にトラウマ体験をもたらしたのは具体的な経験的出来事であり、特定することができるという前提がそこにはある。戦闘やレイプ、大災害などがトラウマ体験の事例として挙げられることが多いが、それは、出来事の性質そのものにトラウマの原因を求めるからである。[6] もう一つは、事後性や幻想の働きを重視する精神分析的なトラウマ論であり、トラウマ体験は主に心的な要因によって引き起こされる、もしくは外的および心的な出来事が複雑に絡み合って生じるものであり、現実の出来事が主たる原因ではないと考える。ここでは、主体のトラウマへの関与が示唆されており、「第二の契機」によって喚起された出来事の記憶がトラウマとして主体に迫ってくるのであって、衝撃的な出来事それ自体がトラウマをもたらすとは限らないと考えるのである。[7] ただし、トラウマを直接引き起こしてはいないとしても、何らかの形で現実の出来事がトラウマの発生に関与していると、フロイト自身も精神分析的なトラウマ論の多くも認めていることは、強調されるべきであろう。

## 3 カルースのトラウマ理論

### (1) トラウマ体験の時間的構造

近年の人文社会科学分野におけるトラウマ研究に最も大きな影響を与えてきたのは、米国の文学者であるカルースが展開するトラウマ論であるといえよう。では、カルースは、出来事と主体とトラウマとの関係を、どのように捉えているのだろうか。

トラウマ体験の源が「心の内にあるのか外にあるのか」を議論するばかりでは、トラウマの性質にかかわるフロイトの洞察を見逃すことになるとカルースは主張する。フロイトの慧眼は「トラウマ的出来事の衝撃は、遅滞の中にあって、その在り処を簡単には特定できぬということ、そして、トラウマ的出来事は、一つの場所、一つの時間という枠を超えて、しつこく繰り返し出現してくる」［カルース二〇〇〇ａ：一二二］とした点にあると、カルースは考えるのである。

カルースが指摘するように、いずれの立場をとるにしても、トラウマとなる出来事が起こっている最中にはそれを十分に認識することはできず、事後的にトラウマとして迫ってくるという解釈は共通している。トラウマの出来事を体験するのは、いつも出来事の「後」という「遅れた時間」のなかであり、トラウマの在り処に辿りつくのは容易ではないのである。

> トラウマを出来事やその出来事の徴候を示す反応と見て扱うのか、過去のトラウマの数々が現在のトラウマ症状を引き起こすのに相関的に関与していると考えるのか。見方はこの二つに分かれているのである。しかし、いずれの見解をとるにしても、トラウマに対する見解が二つに分かれていることは、フロイトの定義のなかでは、トラウマ的なものの出現の特徴となっている直写的[8]な体験をどう見るのかの見方が分かれているにすぎないであろう。出来事がどのようなものであれ、そこへ直接近づくことができないということを証言することこそが、あらゆるトラウマの体験が示す攪乱の基本的条件なのである［カルース二〇〇〇ａ：一二三］。

このように、カルースは二つの見解における共通点を抽出するが、トラウマの統合理論を展開するわけではなく、出来事にトラウマの原因を求めるべきではないという自身の立場を明示する。出来事に「直接近づくことができない」という特徴は、出来事の性質によるものではなく、トラウマ体験の時間的な構造に起因すると考えるのである［カルース二〇〇〇a：一二三]。トラウマ的出来事は、それが起こっているときには体験されず、時間の経過の後に繰り返し夢やフラッシュバックなどの形で体験される。トラウマ体験の「遅延」という構造をこのように論じるカルースは、一見、精神分析の立場からトラウマを捉えているようにみえる。しかし、必ずしもそうではないのである。

### (2) トラウマの「理解不可能性」

トラウマの「遅延の構造」を、カルースは「精神の時間的経験に生じた亀裂」として捉える[カルース二〇〇五：八九]。それは「時間、自我、世界に対する心的体験の中に生じた亀裂であり、あまりに早く、あまりに突然に体験してしまったので、何が起こったかを十分に認識することができず、それゆえに、意識に上ってこないもの」[カルース二〇〇五：六]である。

カルースはフロイトが「快感原則の彼岸」で展開した経済論を否定しながら、時間論を基盤としてトラウマを論じる。

> 精神にできた亀裂 —— 生命への威嚇を意識するときそれは生じる —— は刺激の量が過度であることによって引き起こされるのではない。〈中略〉死の威嚇に対して精神が取り結ぶ関係が衝撃となるのは、その威嚇を直接体験したためではなく、その体験をリアルタイムで体験できずに逃してしまい、知識の中にきちんと登録できないという事実のためである[カルース二〇〇五：八九-九〇]。

「遅延の構造」からトラウマを捉えるカルースの理論の核心には、トラウマ体験の表象不可能性と、それに起因する理解不可能性がある。

> トラウマ的夢やフラッシュバックが、驚くべき直写性（literality）をそなえており、そこには何の象徴性も見られないこと、そして、その直写性が残っているかぎり治癒にはいたらないこと〈中略〉トラウマを構成し、その謎にみちた核をなしているものは、この直写性とその反復的な回帰という点なのである。そこにあるのは、そのままの形で出来事が繰り返し立ち戻ってくるとき、その圧倒的出来事はそのままの形で保存されていて、それについて充分には知り得ず、しっかり見据えることさえできずに認識に遅れが生じるという状況である［カルース二〇〇〇a：一六］。

このように「直写的」な体験の反復という形式こそが、トラウマの核心であるとカルースは考えるのである。「直写的」な体験が「反復的な回帰」として姿を現わすという現象は、トラウマの方が体験者に「勝手に取り憑いてきてしまう」［カルース二〇〇〇a：一七］ということであり、トラウマ体験を理解することが不可能であることを意味する。主体は出来事を対象として掴むのではなく、むしろ主体こそが出来事に襲われる対象であるために、主体が出来事との遭遇（体験）を認識したり、そこに意味を与えることはできない。つまり、体験者が自ら体験した出来事に関する知の所有者であるとはいえないのであり、トラウマ的出来事に関する体験者の証言をめぐって、方法論上および倫理上の困難な問いを突き付けることになる。体験者でさえも把握できない出来事を、誰がどのように記述してその真実性を確立することができるのだろうか。トラウマの症状に苦しむ体験者の証言の信ぴょう性が疑われ、出来事はなかったことにされはしないだろうか。

## （3）「直写性」（literality）の理論

こうした困難な問いに応えるために、カルースは「直写性」という概念を提起する。トラウマの症状として現れる夢やフラッシュバックは、それに取り憑かれた当人にとって「まったく直写的な形（absolutely literal）で押し寄せてくるので、意味のつながりの中に同化することが出来ない」［カルース二〇〇〇：一七a］とカルースはいう。「純粋にその出来事が文字通りのかたちで立ち戻って」くることを「直写的」とカルースは表現するが［カルース二〇〇五：八六］、象徴化を経ずに出来事が立ち現れるとはどういう事態なのだろうか。

カルースは、フロイトが「快原則の彼岸」のなかで外傷性神経症患者の夢や帰還兵のフラッシュバックを論じているところを取り上げながら、トラウマは「抑圧や無意識の願望などによって変形されることはない」［カルース二〇〇〇b：二二七］、「なんの仲介物も通さずに外界が内部に侵入してしまう」［カルース二〇〇五：八六］事態であると主張する。「文字通りのかたちで過去が回帰する」ことを特徴とする体験の「直写性」こそが、フロイトの「反復強迫のモデル」でありトラウマの核心であると、繰り返し主張するのである［カルース二〇〇五：八六］。

確かに、トラウマ体験に関する証言は細部にわたって生々しいことが多く、外傷性記憶は時間の経過と関係なく鮮明であり、変化することなく文脈性もないという特徴を持つ［中井二〇〇四：六三–六四］。しかし、「何の媒介もないそのままの形」で現れているわけではない。フロイトも外傷的場面が夢で反復されるという現象に言及してはいるが、「繰り返して事故の状況に立ち戻っている」［フロイト一九九九：一二三］「規則的に災害の場面に連れ戻される」［フロイト一九九九：一五三］と論じているのであって、全く同じ場面が反復され続けると主張しているわけではない。

「直写性」を論じるときにカルースが依拠するのは、フロイトの理論というよりは、精神医学者であるベッセル・ヴァン・デア・コークやオノ・ヴァン・デア・ハートによる研究である。ヴァン・デア・コークらは、フロイトの抑圧理論を否定し、ピエール・ジャネの解離論こそがトラウマを理解するうえで鍵であると論じながら、脳神経学的見地から、外傷夢においては外傷的状況が心的に加工されることなく再現されていると主張する［ヴァン・デア・コーク＆ヴァン・デア・ハート二〇〇〇：二五〇―二五九］。しかし、ジャネが症例を通して示したのは、外傷的な過去が心的加工を経ずしてそのまま再現されるということではない。患者が反復していたのは、あくまでも暗示や催眠という治療を通して想起された外傷的場面なのである。

トラウマ的想起に対する脳神経反応の実験結果と解離論を組み合わせることで、ヴァン・デア・コークらの研究は、トラウマ記憶の不変性を論証しようとする。それをカルースは援用するのだが、フロイトの論考を支柱として自らのトラウマ論を展開するという理論的方向性と、解離論と実証研究に依拠するヴァン・デア・コークらの論考を持論の根拠とすることとの間に、どう整合性をつけるのかについての言及はない[9]。

トラウマ記憶は文字通り脳に刻み込まれていると主張するヴァン・デア・コークらとは違い、精神分析の臨床家は、フラッシュバックは象徴的な媒介を経ているし、外傷夢においても夢の作業は行われていると指摘する［Laplanche in Caruth 2002: 112］。トラウマ記憶の特徴とされる「反復強迫」も、単に過去の場面を繰り返し体験することではなく、「不安を形成しながら刺激を克服することを目指している」とフロイトも論じた［フロイト一九九六：一五三］[10]。さらに、ヴァン・デア・コークらが外傷的状況の細部にわたる再現こそがトラウマ記憶の特徴であると主張するのに対して、細部にわたる事実の想起は「隠蔽記憶」に該当すると指摘する分析家もいる［Oliner 1996］。それは、トラウマ的な状況下で精神が生き延びるために取られた手段――例えば、加害者と同一化したり、自分を全能な存在として空想すること――

を隠蔽する心的作業として解釈すべきだというのである［Oliner 1996］。つまり、出来事の痕跡としてではなく、出来事を消し去ろうとする心的作業の結果として、トラウマ記憶の「直写性」を読み解くべきなのかもしれないのである。

カルースと臨床家たちの見解の違いの背景には、精神分析の概念を理論として応用しながら文化的テクストを解釈する文学研究者と、臨床に携わる精神分析家としての対象への迫り方の違いがある。(11) ラプランシュとの対談のなかで、カルースがフラッシュバックや外傷夢という「反復」現象について「文字通りでないとしても、通常の意味での象徴ではない」という点にこだわるのに対して、ラプランシュは外傷夢には解釈を拒む何かがあると認めながらも、解釈不能であるという見解には疑問を呈す。反復はいつも必ず同じだとは限らず、そこにある微細な違いに分析家は注意を払わなければならないとラプランシュは説くのである［Laplanche in Caruth 2002: 112–113］。カルースは「表象不可能」とされる出来事を証言する方法論として「直写性」理論を提起する。しかし、自らの理論の妥当性を確保するために、カルースは、時に性急な一般化や先入観を通してトラウマの「証言」を聴いてしまう。「表象不可能性」を強調するという理論的態度によって、カルースのトラウマ論は、トラウマに苦しむ者が実際に発する言葉を、かき消してしまうことになるかもしれないのである［LaCapra 2001: 92–94］。

### （4）トラウマの一般理論と出来事への迫り方 —— ヒロシマを事例として

カルースがトラウマを論じる際には、歴史的な出来事を扱っている時でさえも、歴史学や社会学において積み重ねられてきた実証的な研究成果を参照することはない。ラカプラが指摘するように、カルースのトラウマ論からは、歴史学の方法論に比べて（文学）理論が優位にあるという認識が見え隠れする［LaCapra 2001: 183–185］。精神分析や脱構築理論、文学作品や映画などのテクストを分析対象とする文学者であるために、「理論主義(theoreticism)」に陥りがちなのは致し方ないところもあるが、ラカプラが危惧するように、歴史論としては問題が多いと言わざるを得ない。

たとえば、カルースは出来事の理解不可能性を示すテクストとして映画「ヒロシマ・モナムール」を取り上げる。フランス人女性が「再建後の広島」(日本語訳では「ヒロシマ」と表記)で出会った日本人男性に自らの過去を語るなかで映画は展開する。女性は第二次大戦中、敵国であるドイツの兵士と恋に落ちた。二人でフランスを発つはずだったある日——その日はフランス解放の日となった——約束の場所に行くと、恋人は撃たれて瀕死の状態にあった。倒れている恋人の身体の傍らにしばらく横たわっていたが、恋人がいつ死んだのか彼女は知らないという。そうした過去を、広島で出会った行きずりの恋人にフランス人の女性は語る。映画は「ヒロシマ」についての物語ではないのである。しかし、「ヒロシマという場で起こるフィクション」を通して「ヒロシマ」という「歴史的出来事の特異性を伝達」しているとカルースは主張する［カルース二〇〇五：三九］。アラン・ルネ監督はヒロシマにかかわる資料を収集した後にドキュメンタリー映画を撮ることを断念したというが、既に「夜と霧」を製作していた監督にとって、ドキュメンタリーという手法では、たとえ対象が違ったとしても「たいして違うものはできない」［カルース二〇〇五：三九に引用］と考えたからだという。「直接的資料があるために、ヒロシマという出来事の特異性を保持することができない」と監督が判断したのだと、カルースは解説している［カルース二〇〇五：三九］。

たしかに、ドキュメンタリーや歴史学の方法論を採用したならば、出来事を歴史として叙述する際に、歴史のプロットを適用して物語化したり、他の出来事との類似性を示唆したりすることは避けがたく、出来事の詳細を描写しながらも、結果として出来事を一般化する回路をひらいてしまう。だからといって、カルースの方法が出来事の特異性を表現しえているかというと、そうではない。「大破壊という出来事」［カルース二〇〇五：四二］や「大破壊の現場」［カルース二〇〇五：四九］という言葉でヒロシマを表現することからもわかるように、カルースはヒロシマを「理解不可能性」というトラウマ的出来事の普遍的特質のなかに解消してしまうのである。

フランス人女性の「トラウマ」は、恋人の死を生き延びたという個人史にかかわるもの――たとえそれが第二次世界大戦という歴史的出来事のなかで起こったとしても――として言及されている。それに対して日本人男性の場合、原爆で家族を失ったことが示唆されてはいるが、彼自身が原爆投下時に広島にいたわけではなく、ヒロシマを「自らの過去」として位置づけるには、少し無理がある。それにもかかわらず、恋人の死を目撃することができなかったフランス人女性とヒロシマを目撃しなかった日本人男性との間に「自分たちのトラウマ的過去について十分に知らない」［カルース二〇〇五：八一］という共通点を見出し、それを表現することによって「大破壊の時代において、文化と文化とを結ぶ可能性を提示」［カルース二〇〇五：八二］することができるとカルースはみるのである。「文化」という言葉の使い方にみられるように、カルースは「日本」や「日本人」という集合体をヒロシマという出来事の主体として論じている。それは正確さに欠く歴史認識であるだけでなく、トラウマの「理解不可能性」を示すために出来事の個別性を等閑視するという理論主義的な態度であり、知の植民地主義に加担する歴史観であると評価せざるを得ない(12)。

カルースが理論的考察を通してトラウマ的出来事の「表象不可能性」や「理解不可能性」を強調するのに対して、個別性に注視する研究は、異なった見解を示している。たとえば、精神科医のロバート・J・リフトンは、広島で一九六〇年代初めに行った原爆生存者へのインタビューを通して、極限状態において精神が麻痺してもなお状況を認識する能力は保持されると論じている［リフトン一九七一：四六三-四六四］。リフトンの見解は、筆者が行った原爆体験記の分析や聴き取り調査によっても支持される。

リフトンがいう通り、原爆の生き残りの証言には、精神的な麻痺状態に陥りながらも「地獄」で展開していた状況を認識する能力は保たれていたと思わせるものが少なくない。一方で「無感動」に陥っていく心理描写がありながらも、周辺の状況、とりわけ、直接目にした負傷者や死者についての詳細な描写が多いのである［直野二〇一五：二九–三〇、一八一–一九二］。ただし、状況を把握する際に参照するのは、それまで機能していた認識の枠組みであり、歴史上前例のない核兵器の攻撃によって現出した〈セカイ〉を理解する助けとはならなかった。リフトンは、ヒロシマの生存者は「状況を理解するために必要な先行するイメージを持たないか、ほとんど持っていない」ために、体験を自分のものにすることができないと指摘するが［リフトン二〇〇〇c：二〇六］、だからこそ、原爆を生き延びた者は「地獄」「この世の終わり」といった言葉に依拠して、それまで現存したことのない指示対象を表現しようとするのである［直野二〇〇四］。

カルースは、トラウマの一般理論を通して、体験者でさえも把握しかねるような破滅的出来事を歴史のうえに登録する方法論を提起しようとする。一方で、その理論主義的アプローチは、歴史認識を誤った方向に導きかねない。同時に、トラウマ的出来事を生き延びた者の〈その後〉を考えるうえで示唆に富むところもある。だからこそ、フロイト理論の解釈に問題がある、折衷主義であるなどと批判されているにもかかわらず［Leys 2000; Radstone 2007b］、破滅的出来事の叙述において、カルースのトラウマ論は大きな影響力を持ってきたのであろう。

ヒロシマに関していうならば、実証的な手続きを通して出来事――「被爆の実相」と呼ばれることが多い――を描こうとする試みは、歴史学、社会学や政治学といった学術研究に限らず、ジャーナリストや市民らによっても蓄積されてきた。その一方で、原爆を生き延びたことにかかわるトラウマは、文学と芸術の分野を除いて、あまり注目されてこなかった。生き残りたちの〈原爆後〉を考察するにあたって、トラウマ論が示す可能性は小さくないのである［直野二〇〇四、二〇一五：一七五–二一五］。

原爆投下直後の〈セカイ〉から日常世界に舞い戻った者は、過ぎ去る時間のなかに身をおくなかで、少しずつその痕跡が薄れていくのを感じることになる。しかし、忘却する幸せを手にすることはかなわない。予期せぬ形で「地獄」の時空間に連れ戻されるからである。カルースはトラウマの本質を「死に直面したこと」ではなく「われ知らずのうちにその危機を生き延びてしまったことにある」［カルース二〇〇五：九三］と喝破した。カルースがいうように、極限的な出来事から日常世界に生還したからこそ「日常」と「地獄」という二つの世界の臨界領域に生きることになり、トラウマを体験することになるといえるのである［直野二〇一五：一九三－二〇〇］。

トラウマは、過ぎ去った出来事が残した「心の傷」というよりは、出来事が過ぎ去った後にも繰り返し味わう衝撃の方にあるといえる。終わったことになっている過去の出来事が、それを生き延びた者にとっては今も継続している。そうした現実を伝える概念として「トラウマ」を提示することで、カルースは、トラウマ体験の苦しみに言葉を与えようとした。この点は高く評価されるべきである。

## 4 トラウマの在り処

### (1) トラウマの歴史と「表象の危機」

トラウマという概念が、社会的、学術的な意義を認められるようになるにあたっては、第二節でみた要因の他に、ホロコースト生存者による証言が突き付けた倫理的、認識論的な問いが、欧米を中心として真摯に受け止められたという背景がある。[13]

ポストモダンと呼ばれる知的潮流において顕在化した「表象の危機」という認識論的問題は、指示対象としての現実世界に対する懐疑をもたらした。この問題は、人文社会科学全体に影響を与えたが、とりわけ歴史学に対して大きな挑戦となったことは周知のとおりである。歴史的出来事、なかでも「ホロコースト」を表象する方法や可能性が論争の的となったのである。さらに、ホロコーストという出来事を、人類が経験してきた多くの野蛮な出来事の一つとして解消し、その特異性や甚大さを無効化したり、その実在性にまで疑義を挟む歴史修正主義が台頭した。日本でも「従軍「慰安婦」問題」をめぐって同様の構図がみられるが、修正主義者たちは、「表象の危機」を論じる人文学の理論を悪用しながら過去の実在性を否定したり、問題の大きさを矮小化したりする。人文社会科学に携わる者たち――とりわけ歴史学者たち――は、暴力的な出来事の表象に関する倫理的問題だけでなく、歴史叙述における「言語論的転回」と歴史修正主義に対して同時に応答する必要に迫られることになったのである。

こうした知的、政治的な文脈において、一九八〇年代から九〇年代にかけて、歴史記述や歴史的な「真実」にかかわる認識論と倫理について、欧米の言論界で論争が巻き起こった。*Probing the Limits of Representation: Nazism and the "Final Solution"*[14] や *Testimony: Crises of Witnessing in Literature, Psychoanalysis, and History* といった論集が組まれ、歴史学者だけでなく、文学者、精神科医、哲学者たちが応答を試みたが、*Probing* に収められた複数の論考も *Testimony* も、精神分析を手がかりとしてホロコースト生存者の証言を読み解き、その体験の真実性を確保しようとした。カルースの論考も、こうした応答の一つとして位置づけることができる。

ＰＴＳＤ診断基準に代表されるトラウマ論とは違い、フロイトを参照するカルースは、出来事そのものからトラウマを特定することはできないという立場をとる。歴史学が代表するような方法論では出来事の本質をつかみ損ねるとカルースは考えて、経験主義的な認識論を否定するのである。

> 経験的出来事そのものを知ることは不可能であるという事態をトラウマは運んでくる。トラウマはわれわれの前に、その不可能性に対する新しい耳の傾け方、新しい目撃の仕方を模索する道を開けといってわれわれに挑戦してくるのである［カルース二〇〇〇a：一二五、一部改訳］。

カルースが試みたように、精神分析的知見を通して生存者の証言を読み解くことによって、現在まで続くトラウマの衝撃の一端を知ることはできる。*Testimony* に論考を寄せた精神科医のドリ・ローブは、アウシュビッツでの蜂起について語った生存者の証言を「事実に反する」と否定的に評価した歴史学者に対して、生き延びたという事実の心的な意味、つまり、生存者にとっての「体験の真実」を読み取ろうとする［Laub 1992］。また、同じく *Testimony* に論考を寄せた文学者のショシャナ・フェルマンは、出来事の「真実」を証言するためには「証言者が真実を所有したり把握したりしている必要はない」ということを「文化史上初めて」認めた学知として精神分析を高く評価する［Felman 1992］。カルース、ローブ、フェルマンが論じるように、精神分析はトラウマ体験を証言する者が体験に関する知をあまねく保有しているわけではないこと、そして、知の欠落こそがトラウマ体験の核心にあることを教えてくれるのである。

実証主義的な手続きではなく、精神分析理論を介して生存者の証言を聴くからこそ「語りえない過去」を表現する手がかりを得ることができるかもしれない。カルースらが提唱するトラウマ論は、トラウマを歴史に登録する方法を示したといえるのである。ただし、ラカプラが指摘するように、「トラウマを書く」(writing trauma) もしくは「トラウマを上演する」方法を示したのであって、「トラウマについて書く」(writing about trauma) という歴史学の営みとは区別されるものである［LaCapra 2001: 186–187］。

たしかに、経験主義からトラウマの本質を知ることは難しいかもしれない。しかし、トラウマの本質が出来事の内容や性質にあるわけではなかったとしても、経験主義的な見地からトラウマ的出来事を検討する必要がないわけではない。トラウマを論じる際にカルースが取り上げる事例（ホロコースト、ヒロシマ、親友が銃で撃ち殺される現場に居合わせた子ども）は、歴史学やジャーナリズム、司法などの実証主義的な手続きを通して、その存在論的地位が既に確立されている出来事である。実在性が確保された出来事であるからこそ、精神分析理論を介してそのトラウマ的本質を論じることができるともいえるのではないだろうか[15]。

## （2）トラウマ論と精神分析理論の間

精神分析は、出来事の存在論的地位を確立することを自らの使命とするわけではないために、出来事をなかったことにしようとする修正主義者たちの攻撃に対して、時に無力である。そこで、カルースは、独自の精神分析理論を展開することになったのである。

トラウマという現象は、外に向けて叫び声を発する場（the story of a wound that cries out）であり、それ以外の方法では伝えることのできない現象や真実をわれわれに語ろうとする試みそのものであると言えよう。そして、その真実とは、遅延して現れ、後になって語りかけてくるもので、すでに知っていることにそれをつなげて考えるのではなく、われわれの行動や言語によっては認識されえないことに関係させて考えるべきなのである［カルース二〇〇五：七］。

カルースは、フロイトの論考における時間論を基にトラウマを論じるが、出来事の実在性を確保するために、「直写性」理論を前面に押し出す。象徴化することのできない出来事が「直写的」に主体を襲うという主張は、ラカンの「現実界」の議論になぞらえることもできよう。しかし、ラカン理論の代表的論者であるスラヴォイ・ジジェクとは違い、出来事が実際に起こったということにカルースはこだわりをみせる。(16) だからこそ、幻想の働きを等閑視しながら、他方で、出来事が指示対象を欠落させているという「不在」の印を刻んで、トラウマの在り処を示そうとするのである。

出来事が幻想であれば、それは象徴化という過程を経ていることになるが、象徴化を経ていない（「直写的である」）とすれば、トラウマ記憶は幻想ではないということになる［Ball 2007: xxxiv］。カリン・ボールが指摘するように、「直写性」概念は「トラウマ記憶の実在性」（materiality of a traumatic memory）を肯定しようとする試みであるといえるのである［Ball 2007: xxxiv］。

精神分析の洞察を応用しながらも、その鍵概念である「幻想」や「欲望」を自身のトラウマ論に組み込まないことによって、カルースは「表象の危機」が提起する歴史記述の方法論上の難問に応えようとした。従来の歴史叙述の方法論では存在を否定されかねない歴史上の出来事が、確かに起こったということを示そうとする倫理的なトラウマ論を示したといえるであろう。「ポスト脱構築論」という文学理論の流れにおける「倫理的転回」の代表と評されるゆえんであろう［Eaglestone 2014: 12］。しかし、こうした倫理的態度が理論的にも倫理的にも問題を含みうることも指摘しておくべきであろう。

「ヒロシマ・モナムール」の分析にみられるように、自らが遭遇した出来事を目撃したり理解したりすることができないという点がトラウマの本質であると、カルースは繰り返し主張する。同時に、出来事がなかったことにされないために「直写性」理論を展開して、トラウマを被った者を擁護しようとする。ここに、カルースの倫理的な態度が見られると同時に、その問題性も見え隠れする。リースは、カルースのトラウマ論が理論的な厳密性に欠いた折衷主義であると厳しく批判しているが、トラウマ体験者という「被害者」の側に立とうとしたために、理論的矛盾を抱えてしまうことになったといえる。

体験者が自らの体験にアクセスできないと、その表象不可能性や理解不可能性を主張するときには、精神分析的な「模倣的モデル」に立って非自律的な主体観をとるかにみえる。しかし、トラウマ体験の主体を被害者として位置づけることからもわかるように、実際には「反模倣的モデル」が前提とする自律的な主体観に立っているといえる。ラドストンが指摘するように、抑圧論ではなく解離論（ただし、脳神経科学的な変種）によりながら、主体が自らの体験を知らない（忘却した）のは、主体が自己から解離したことによるのではなく、記憶が主体から解離したことによるという立場をカルースはとるのである［Radstone 2007b: 14–20］。つまり、トラウマに遭遇した主体の同一性は無傷のままであり、だからこそ「被害者」という同一性を確保することができるのである。自らの体験を知らない主体という、一見すると非自律的な主体観を提示しているようにみえながらも、カルースの理論は、無意識の働きによって主体は自らの支配者とはなりえないという、精神分析の主体観からは距離があるのである。

さらに、「反フロイト的」な精神分析理論の援用は、理論上だけでなく倫理上の問題を孕んでいる。ラドストンが指摘するように、カルースに代表される「トラウマ理論」は「善良で受け身で潔白な被害者と邪悪で能動的で罪深い加害者」というマニ教的世界観に立って、「正義」の側に自らを位置づける傾向が強い［Radstone 2000: 89］。リースが「反模倣的モデル」として分類した「被害者学」としてのトラウマ論である。「反模倣的モデル」が精神分析の中心的洞察を等閑視するように、カルースを初めとする「トラウマ理論」の論者たちは、一方で精神分析理論を援用しながらも、精神分析が人間のなかに発見した心的攻撃性に目を閉ざして、まったき被害者としての他者に同一化しがちであるとラドストンは批判する［Radstone 2000, 2007a］[17]。たしかにトラウマ論は、被害者に寄り添っているようでありながらも、他者の苦しみに過剰ともいえる関心を寄せている。それは、「純粋で善良である」という自己陶酔に伴う「喜び」だけでなく、他者の苦痛を覗き見するという享楽が得られるからだとラドストンは見抜いた。被害者への注視の背後には、無意識の攻撃性が見え隠れしており、トラウマ論は加害者の視点から被害者を眼差すという暴力に加担しているというのである［Radstone 2007a: 192–196］。だからこそ、トラウマ論の多くが ── たとえ、言及はあったとしても ── 精神分析の知見に背を向けるのかもしれない。

## 5　おわりに ── 精神分析と歴史

言語論的転回を経た今、過去の出来事をありのまま記述することができるというナイーヴさは許されない。「記憶」という概念の興隆は、言語論的転回後の歴史記述のあり方を象徴しているが、それが示すのは、歴史記述（解釈）における現在主義である。現在主義という点では、経験的研究としての歴史学や社会学の「記憶」の捉え方と精神分析によるそれとの間に大きな違いはない。しかし、出来事と主体の捉え方に関しては距離があるといわざるを得ない。

社会的な記憶であれ、個人的な記憶であれ、社会学や歴史学は、過去の解釈にかかわる社会行為として記憶を捉え、欲望や幻想の働きを考慮しない。それに対して精神分析における記憶は無意識的なものを指し、必ずしも歴史的な基盤を持たない。（ただし、出来事や事実と全く関係ないわけではない。）だから、精神分析の洞察は「回想の病」としてのトラウマに言葉を与えることができる反面、その事実性を否認するために悪用されることもあるのである[18]。

カルースのトラウマ論は精神分析的知見を取り入れて、経験主義によって接近することが困難なトラウマ体験の特質を描き出した。さらに、トラウマの本質が生き延びたということ自体にあると指摘することで、生存者が生きる〈出来事の後〉を言語化し、トラウマ体験の理解困難性を理論化することができた。

カルースのトラウマ論はトラウマに苦しむ者に対する倫理的な応答である。だからこそ、トラウマは体験者の所有物ではなく「直写的に」体験者を襲うものであると強調して、体験者を被害者と見做すのである。そこに、被害者が加害者と心的に同一化するといった幻想の機制は場所を持たない。しかし、トラウマ記憶――特に、幼児虐待や性的被害の記憶――に苦しむ者のなかに、加害者と同一化しながら生き延びた者は少なくない［棚瀬二〇〇五］。そして、DVや幼児虐待のような反復的にトラウマに暴露されるケース――レノア・テアが「タイプⅡ」に分類する「反復性トラウマ」――の場合、カルースがトラウマの核として取り上げる「直写性とその反復的な回帰」をみることは少なく、記憶の喪失や抑圧が頻繁にみられるのである［Terr 1991］。つまり、トラウマ体験の性質によっては、カルースの「直写性」理論よりも、無意識の働きを注視する精神分析の方が体験の本質をつかむのに適切なのかもしれないのである。さらに、カルースのトラウマ論は被害者に寄り添うようにみえながらも、その主体性を否定しているともいえる。トラウマという圧倒的に受動的な体験においても、意識的ではないにせよ、主体的関与の余地があることを精神分析は示唆している。しかし、カルースのトラウマ論は、脳神経学者が提唱する解離概念の新たな系譜に連なることで、精神分析が切り開いてきた主体性の場を切り詰めてしまう結果を招くのである。

一人しか証人がいない出来事や加害者と被害者以外に目撃者がいない出来事、生存者でさえも把握することのできない出来事は、どのように歴史に書き込むことができるのだろうか。実証の手続きを取ることによって否認されかねない出来事が、実際に起こった可能性があるということを、精神分析は「症状」が発する声に耳を傾けることで明らかにする。心的機制に目を向けるからこそ、精神分析は、実証することが極めて困難な出来事を――少なくとも、それが起こった可能性を――「症状」から逆照射することができるのである。だとすれば、精神分析をその系譜に含む「トラウマ」という概念を介してこそ、そうした出来事が歴史に登録される道を拓くことができるのかもしれない。経験的研究において、「痛み」や「傷」ではなく「トラウマ」という言葉をあえて用いること、それは、経験主義的方法論を通して接近を試みながらも、それでは迫り得ない歴史の在り処に目を凝らすという方法論的、そして倫理的な一歩を意味するのだと思う。

注

（1）ＰＴＳＤという診断名が成立した背景として、ベトナム帰還兵らの運動と同じ時期に、フェミニズム運動の広がりのなかで、レイプやＤＶなど女性に対する暴力への社会認識が変化していったということも指摘しておきたい。被害者ではなく加害者に責任があることが認識されるようになり、被害者支援のセラピーの中で、精神的な後遺症に注目が集まったのである。ＰＴＳＤという診断名が確立されることで、女性たちが患う後遺症が帰還兵症候群と「本質的に同一」であり、ＰＴＳＤに該当することが明らかとなった［ハーマン一九九九：三七–四五］。ただし、「限局性外傷的事件」を想定して作られたＰＴＳＤ基準では、ＤＶなどの「長期反復性外傷」による症候群を的確に診断することができないとハーマンは強調している［ハーマン一九九九：一八六–一九〇］。

（2）ＤＳＭ–Ⅲ–Ｒ（1987）では、カテゴリーＡが（1）人が通常経験する範囲を越え、なおかつ（2）ほとんどすべての人に顕著な苦痛を生じるような出来事を体験した、と定義しなおされたが、（1）に対しては、フェミニストたちが、レイプやＤＶ、幼児虐待などの暴力は多くの女性が経験しており「通常経験する範囲」を越えてはいないと異議を唱えた。ＤＳＭ–Ⅳ（1994）では、「人が通常経験する範囲を越え」という部分と「ほとんどすべての人に」という語句が削除され、日常的な出来事でもＰＴＳＤを引き起こすことがあると認めた。ＤＳＭ–5では、「実際に、または危うく死ぬ、または重症を負う、もしくは性的暴力にさらされるような出来事」を直接体験したり、目撃したりする、または近親者が体験したと耳にするなどが「カテゴリーＡ」として挙げられている。「カテゴリーＡ問題」については、飛鳥井［二〇〇五］、その政治性については、ヤング［二〇〇一］を参照されたい。

（3）たとえば「狼男」の症例分析が示すように、遡及的幻想に関するユングの主張との違いを明確にするという意味においても、出来事の実在性へのこだわりをみせていた［Laplanche 1999: 262］。ただし、「狼男」の症例における「原光景」が示すように、過去において何らかの出来事 ── 動物の性交だったかもしれない ── があったことは間違いないが、それが両親の性交として事後的に解釈されたわけであって、出来事の記憶が実際に起こった出来事と合致すると論じられているわけではない。

（4）本書第一章の立木論文が「エマの症例」における病因論を詳しく検討しているので参照されたい。性的な事柄が事後性の事例として適切なのは、人間の性的発達は「時間的なずれを伴うものである」からだとラプランシュとポンタリスは指摘する［ラプランシュ&ポンタリス一九七七：一八七］。

（5）ラドストンは、学術界だけでなく米国社会で流通する言論を批判する意味を込めて「トラウマ理論」という言葉を使っている。

（6）たしかにPTSDの診断基準においても、衝撃に対する主体の反応が考慮されてはいる。しかし、出来事の性質に衝撃の原因を求める傾向にあり、特に「被害者学」（victimology）では出来事に重きを置くことになる。「こころの傷がどうなるかを決める、もっとも強力な決定因子は外傷的事件のあり方それ自体である。圧倒的な事態を前にしては個々人の性格の差など物の数ではない」と言い切るハーマンは、その代表例である［ハーマン一九九九：八四］。

（7）多くの人にとっては取るに足らないと思われるような些細な出来事であったとしても、トラウマ反応を引き起こすことがあると精神分析的トラウマ論は考える。

（8）「直写」という概念については後述する。下河辺美知子が「直写」と訳す際の原文は主に"literal"であるが、ここでは"immediate"となっている。

（9）ヴァン・デア・コークらの主張は「科学的根拠に欠ける」ものであり「低レベルである」とリースは批判している［Leys 2000: 237; 305］。

（10）カルースも新著［Caruth 2013］のなかでは、トラウマの回帰を、生存者が無意識的に自分に起こった出来事を把握しようという試みや生への本能として捉えている。ただし、直写性理論は保持している。

（11）哲学者のカトリーヌ・マラブーのトラウマ論にも、対象の迫り方においてカルースと同様の傾向がみられる。脳の損傷という共通の要因をたてて、「新たなる傷つきし者」という名のもとに、アルツハイマー病患者もテロの被害者も性的虐待被害者も同列視するのである［マラブー二〇〇七］。フロイトのテクストを丁寧に読み解きながらも、個別性を尊重する精神分析とは相いれないアプローチだといえよう。

（12）原爆被爆を体験した者の五〜一〇%は朝鮮半島出身者である。また、少数であるとはいえ、中国人、ロシア人、米国人やオランダ人なども原爆被爆者に含まれている。原爆体験を「日本人の体験」として語ることは、日本の植民地暴力や戦時暴力をこうむった人びとを忘却し、歴史から消し去るという認識上の暴力に加担することにつながるのである。

（13）だからこそ、ホロコーストがトラウマの特権的で絶対的な事例として扱われる傾向にあり、トラウマ論はホロコースト中心主義（西欧中心主義）に陥りがちである［Cvetkovich 2006］。

（14）収録された論文のいくつかが『アウシュビッツと表象の限界』（未来社、一九九四年）として翻訳されている。

(15) 経験主義を否定しながらも、トラウマの表象不可能性という主張を補強するために、ヴァン・デア・コークらの脳神経学を根拠にするのは、認識論的に矛盾がある。
(16) ラカプラが「構造的トラウマ」論者の代表として挙げるジジェクは、外傷的出来事が「「実際に起きたのか」どうか ── は問題ではない」と断言し［ジジュク二〇〇一：二四七］、それは、「究極的には、象徴的構造における空無を埋める幻想的構築物にすぎず、したがってその構造の遡及的効果である」と主張している［ジジェク二〇〇一：二五七］。
(17) ホロコースト研究において、こうした傾向が顕著である［Ball 2009］。
(18) 米国の「偽りの記憶症候群論争」にみられるように、フロイトが論じたトラウマ記憶の不確かさを（意図的に）誤読して、幼少時虐待に関する記憶を、セラピストらによって植えつけられた「偽りの記憶」として否定する動きもある。

## 参照文献


飛鳥井望　二〇〇五「ＰＴＳＤ概念がもたらすもの」『精神科』六（三）：二三三―二三七。
ヴァン・デア・コーク、ベッセル・Ａ＆オノ・ヴァン・デア・ハート　二〇〇〇（一九九五）「侵入する過去 ── 記憶の柔軟性とトラウマの刻印」キャシー・カルース編『トラウマへの探究 ── 証言の不可能性と可能性』下河辺美知子監訳、二三七―二七〇ページ、作品社。
カルース、キャシー　二〇〇〇ａ（一九九五）「トラウマと経験 ── 第一部への序章」キャシー・カルース編『トラウマへの探究 ── 証言の不可能性と可能性』下河辺美知子監訳、一二―二八ページ、作品社。
── 二〇〇〇ｂ（一九九五）「過去の入手不可能性と可能性 ── 第二部への序文」キャシー・カルース編『トラウマへの探究 ── 証言の不可能性と可能性』下河辺美知子監訳、二二六―二三六ページ、作品社。
── 二〇〇〇ｃ（一九九五）「ロバート・ジェイ・リフトンとの対話」キャシー・カルース編『トラウマへの探究 ── 証言の不可能性と可能性』下河辺美知子監訳、一九六―二二三ページ、作品社。
── 二〇〇五（一九九六）『トラウマ・歴史・物語 ── 持ち主なき出来事』下河辺美知子訳、みすず書房。
ジジェク、スラヴォイ　二〇〇一（一九八九）『イデオロギーの崇高な対象』鈴木晶訳、河出書房新社。
直野章子　二〇〇四『「原爆の絵」と出会う ── 込められた想いに耳を澄まして』岩波ブックレット。
── 二〇一五『原爆体験と戦後日本 ── 記憶の形成と継承』岩波書店。
中井久夫　二〇〇四『徴候・記憶・外傷』みすず書房。
ハーマン、ジュディス　一九九九（一九九七）『心的外傷と回復』中井久夫訳、みすず書房。

ブロイアー、ヨーゼフ&ジークムント・フロイト　二〇〇四（一八九五）『ヒステリー研究』（上、下）金関猛訳、ちくま学芸文庫。

フロイト、ジークムント　一九九六（一九二〇）「快感原則の彼岸」『自我論集』中山元訳、一一三-二〇〇ページ、ちくま学芸文庫。

――二〇一〇（一九一八）「ある幼児期神経症の病歴より〔狼男〕」須藤訓任訳『フロイト全集　一四』、一-一三〇ページ、岩波書店。

――「心理学草稿」二〇一〇（一八九五）『フロイト全集　三』総田純次訳、一-一〇五ページ、岩波書店。

マラブー、カトリーヌ　二〇一六（二〇〇七）『新たなる傷つきし者――フロイトから神経学へ、現代の心的外傷を考える』平野徹訳、河出書房新社。

棚瀬一代　二〇〇五「児童虐待によるトラウマと世代間連鎖」森茂起編『埋葬と亡霊――トラウマ概念の再吟味』八二-一〇七ページ、人文書院。

ヤング、アラン　二〇〇一（一九九五）『ＰＴＳＤの医療人類学』中井久夫他訳、みすず書房。

ラプランシュ、Ｊ&Ｊ-Ｂ・ポンタリス　一九七七（一九六七）『精神分析用語辞典』村上仁監訳、みすず書房。

リフトン、ロバート・Ｊ　一九七一（一九六八）『死の内の生命――ヒロシマの生存者』桝井迪夫他訳、朝日新聞社。

Ball, Karyn. 2007. Introduction: Traumatizing Psychoanalysis. In K. Ball ed. *Traumatizing Theory: The Cultural Politics of Affect in and Beyond Psychoanalysis*. New York: Other Press, pp. xvii–li.
——. 2009. *Disciplining the Holocaust*. Albany, NY: State University of New York Press.
Caruth, Cathy. 2002. An Interview with Jean Laplanche. In Linda Belau and Petar Ramadanovic eds. *Topologies of Trauma: Essays on the Limi of Knowledge and Mem-ory*. New York: Other Press, pp. 101–125.
——. 2013. *Literature in the Ashes of History*. Baltimore: Johns Hopkins University Press.
Cvetkovich, Ann. 2006. *An Archive of Feelings*. Durham, NC: Duke University Press.
Eaglestone, Robert. 2014. Knowledge, 'Afterwardsness' and the Future of Trauma Theory. In Gert Buelens, Sam Durrant, and Robert Eaglestone eds. *The Future of Trauma Theory: Contemporary Lite-rary and Cultural Criticism*. London; New York: Routledge, pp. 11–21.
Felman, Shoshana. 1992. Education and Crisis, or the Vicissitudes of Teaching. In Shoshana Felman and Dori Laub eds. *Testimony: Crises of Witnessing in Literature, Psychoanalysis, and History*. New York: Routledge, pp. 1–56.
Friedländer, Saul. 1992. *Probing the Limits of Representation: Nazism and the "Final Solution"*. Cambridge: Harvard University Press.
LaCapra, Dominick. 2001. *Writing History, Writing Trauma*. Baltimore: Johns Hopkins University Press.
Laplanche, Jean. 1999. *Essays on Otherness*. New York: Routledge.
Laub, Dori. 1992. Bearing Witness or the Vicissitudes of Listening. In Shoshana Felman and Dori Laub eds. *Testimony: Crises of Witness in Literature, Psychoanalysis, and History*. New York: Routledge, pp. 57–74.
Leys, Ruth. 2000. *Trauma: a Genealogy*. Chicago: University of Chicago Press.

Masson, Jeffrey M. 1984. *The Assault on Truth: Freud's Suppression of the Seduction Theory*. New York: Farrar, Straus and Giroux.

Oliner, Marion. M. 1996. External Reality: the Elusive Dimension of Psychoanalysis. *Psychoanalytic Quarterly*. 65: 267–300.

Terr, Lenore C. 1991. Childhood Traumas: an Outline and Overview. *The American Journal of Psychiatry*. 148–1, 10–20.

Radstone, Susannah. 2000. Screening Trauma: Forrest Gump, Film and Memory. In Susannah Radstone ed. *Memory and Methodology*. Oxford: New York; Berg, pp. 79–107.

—— . 2007a. Theory and Affect: Undivided Worlds. In Perri 6 et.al. eds. *Public Emotions*. Basingstoke, United Kingdom: Palgrave Macmillan, pp. 181–201.

—— . 2007b. Trauma Theory: Contexts, Politics, Ethics. *Paragraph*. 30–1: 9–29.

# 第4章　トラウマと日本社会

樫村愛子

## 1　はじめに

本論は、ラカン派精神分析（ミレール派）の観点からトラウマと日本社会について考察する。

日本社会におけるトラウマについては、3・12の原発事故がアジア太平洋戦争での原爆と重なって人々にイメージされ言及されたように、また二〇一五年の夏以降、反安保法案の運動において「戦争体験」の記憶が大きな効果をもったように、また、日本のサブカルチャーにおいて常に戦争がその核を占めてきたように［樫村二〇一二］、戦後七〇年を経た日本社会において、いまだ戦争はトラウマの中核にある。日本社会におけるトラウマを考えるとき、戦争を抜きにその考察はできないだろう。

また、戦争は、象徴界（思想や文化）が機能不全（「亜文化／ポスト文化」［Lipovetsky et Serroy 2008］）である現在の「ふつうの精神病」（ミレール）の社会において、ネオリベラリズムにおける「生き残り」イデオロギー-惨事便乗型資本主義（ショック・ドクトリン）、「資本主義の新たな精神」の枯渇の危機［樫村二〇一五 a］を乗り切る、最も貧しく最悪の戦略として、日本においてさえ浮上している。

また世界においても、戦争は、国家対国家の様相を脱してグローバル化し、テロリズムを含め内外の境界線が曖昧になりつつあり、またドローンの出現によって、戦争は、「ゼロ死」戦争という、（攻撃する側にとっては）「理想」的状態となり［Wajcman 2015］[1]、ネオリベ化-民営化している。このような状況で、戦争の持っていた象徴性や自我理想は喪失し、戦争のリソースである死の欲動や享楽は、病理化した倒錯的な形態で顕れ始めている。

本論は、こうした現代の文脈のもとで、精神分析理論によって戦争を考察するとともに、日本社会におけるトラウマの問題を、戦争を核として考察する。また、３・11後の日本社会の反応において、日本の「トラウマティズム」（トラウマの表象）について分析する。

## 2　精神分析による戦争とトラウマ

### （1）　享楽と戦争、自我の分裂

戦争と精神分析は、「戦争神経症」の存在によって精神分析が着目されたことに見られるように、切っても切れない関係にある。そして、ジークムント・フロイトにおいては、戦争（神経症）は、「快原理の彼岸」である「死の欲動」の発見の契機でもあった。フロイトは、アインシュタインとの書簡において、第一次世界大戦に大きなショックを受けたことを語っているが、それは、ウィルソン流の戦争への楽観的な解決策に対する、精神分析からのアンチテーゼでもあった［Ratier 2015: 134］。戦争において死の欲動に直面した精神分析にとって、戦争とは、人間が避けておくべき「享楽」（不快も快として享受するような、人間だけに存在する、「快楽」とは異なるもの。享楽は存在を支えるものでありながら、直接享楽と接触することは人間を困難に陥らせる）や死の欲動を全開させるものであり、それはヒューマニズムや国際連合の法の理念のみで安易に否定しコントロールできるほど生易しいものではなかった。

第一次世界大戦から百年を記念して編まれたラカン派の論集『戦争に耐えうる精神分析』において、ローラ・ソコロウスキは、戦争神経症とは、理想がヒロイズムや勇気、使命といった「サンブラン（semblant 見せかけ。ここでは理想を表象する文化的装置）」をまとうことができなくなってしまった状態、「容赦ない享楽」への防衛の失敗であると述べる［Sokolowsky 2015］。

ソコロウスキは、戦争においては、通常の自我と自我理想の間でコンフリクトが生じることを指摘する［Sokolowsky 2015］。例えば軍国少年や軍国少女が次々生産されるように、非日常的な主体の形成、自我拡大が起こる。このような自我の分裂はメランコリーにおいても起こることである。メランコリーでは、自我の分裂は、失われた対象への同一化によって起きる。この時主体は対象を喪失し自己をも喪う。

戦争においては、対象はより象徴的なものとなる。兵士は、戦争の理想に関わる象徴的な対象に同一化している（ex.「軍国少年」）。しかしいざ砲弾が飛んできたとき、自我は、「アルターエゴ（分裂したもう一つの自我）」によって殺されてしまうということに気づくとフロイト［Freud & Jones 1998］は述べる。戦争時、アルターエゴである自我理想と通常の自我の分裂は甚だしくなる。それゆえ、アルターエゴが失墜したとき、戦争神経症が生じるのである。

メランコリーでは、対象の影は、自我に崩れかかる。戦争神経症においては、アルターエゴは、内的危険を構成している理想の諸印のもとに現れる。これは、戦争において、敵は外にのみあるのではなく、内にもあることを示している。主体を犠牲へと駆り出すのは「大他者」(「小文字の他者」が通常の他者であるのに対し、象徴界を支える他者)だからである。こうして、戦争における衝撃‐外傷は、兵士に、理想が覆い隠していた、自身の死の欲動に直面させるのである。

戦争が、戦争神経症なしに兵士に攻撃を可能にさせうるのは、理想のシンボルによるものであるゆえ、戦争とはまさしく「主人の言説」(ラカンが示した「四つの言説」のうちの一つで、社会を支配する審級「主人」の発する言説を中心に社会が構成されている類型)にかかわるものである。「戦争とは文明である」とマリー＝エレーヌ・ブルース[Brousse 2015]は語る。それは自然/本能から離脱してしまった人間の宿命でもある。実際、戦争は、幸福や正義や進歩の要求の名においてこそ行われてきた。

しかし現在ではおよそ社会から理想が失墜してしまっており、またSNSで繋がった情報化社会において情報統制が困難であり、戦争への動員は容易ではなく倒錯的様相を帯びることとなる。過酷な管理/監視、広告的戦略による情動の動員(アテンション・エコノミー)、嘘や情報操作などによってなされることとなる。理想による動員でなく、生き残りを呼びかける恐怖と脅威の戦略(ex. 北朝鮮の脅威をあおる等)、そして過去の戦争のトラウマへの情動的言及や主体の倒錯的な再構築への呼びかけ(安倍の戦略)が、日本においても使用されようとしている。

フェティ・ベンスラマは、イスラムのテロにおける現代の病理性を指摘している[Benslama 2013]。イスラムのテロに見られるのは、イスラム教が、制度化された宗教の根本的機能である、幻想的な保護を与えていない事態、宗教制度が崩壊している事態であり、今日イスラムは、不安や怒り、困難や恐怖に仕えているという。

もちろんイスラムのテロには、貧困や社会の不正義への反感といった倫理的契機も存在する。しかしその応答は超自我の言語によっている。「お前がここにいるのは、お前が間違ったからである。」――超自我の言語による応答は、主観的には危機を悪化させてしまう。超自我を前にした不安から解放されようと彼らは自罰に向かうからである。彼らを取り巻く社会的な袋小路（差別、失業等）も当然ここには作用しているが、自罰はむしろ抑鬱や潜在的な精神病を解決する手段となってしまう。

そして、病理化した宗教としてのイスラムが命じるテロは、超自我の脅威によって彼らの自罰として行われるにもかかわらず、正当な暴力とされれば、犯罪的・攻撃的欲動を偽る可能性となるとベンスラマは述べる。こうして宗教の政治的利用ではなく、「犯罪的使用」が行われる。

このような、理想よりも恐怖によって動員する超自我の戦略とは、現代社会において、科学によって現実界を排除し現実界のヴェールである文化も排除する様相、さらには、現実界に晒されやすくすべてがリスク社会となる恐怖症‐過剰防衛社会の様相と呼応している。

それゆえ次に、現代社会において文化や社会が機能せず人々がトラウマに晒されやすくなりながらも（「剥き出しの生」アガンベン、「ハビトゥスなきハビトゥス」ヴィルノ）、トラウマを排除しつつある（トラウマティズムが不在で象徴化されていない）様相について見ていこう。そしてむしろ精神分析は、トラウマは主体の核にありトラウマを消去することは不可能であることを指摘していることを見よう。

## （2）主体と共同体の核としての「トラウマ的享楽」

フロイトにとってのトラウマは性的なものであったが、ラカンにとってトラウマは「性関係はない」こと、「シニフィアンとシニフィエの間に関係はない」こと、「言葉と世界の間に関係はない」ことである。このように、トラウマは主体の存在の構造に関わる問題である［La Sagna 2014］。

ラカンは、トラウマは反復として現れるように、その出会いが失敗である限りにおいて、現実界との出会いを指し示すものであることを指摘した。また現実界であるトラウマには、直接アクセスはできない。トラウマに直接アクセスできないということは、トラウマは幻想を介して現れるものであることを示している。

主体とセクシュアリティの現実の間には、セクシュアリティの現実界への参入の痕跡を保護する幕がある。現実の出来事を出自とするトラウマの向こうには、つねに、より把握不可能な、別のリアリティである性的現実がある。それゆえ、原光景において表現されるように、セクシュアリティとの出会いはトラウマとなるのである。ラカンは原光景を、非意味的でありトラウマ的なシニフィアンとの主体の出会いとして記述した[2]。

こうして、存在の根幹に構造的に埋め込まれているトラウマは、語る存在であり、言語が性別化を決定する、人間にしかない。トラウマは、単に存在における穴や欠如なのではなく、価値や存在や時間の意味の構成にとっての脅威となる。真のトラウマは、主体の真実の可能性、象徴界全体を脅かし、存在の否定の感情を持たせるものとなる。

しかしトラウマは、一方で新しい主体を構成する契機となる可能性も持つ。この点において、精神分析は、主体を「トラウマティズム」（トラウマの表象）に、さらには「現実的なもの」（「現実界」。象徴化不能な危機の対象）へと向かわせるものである。外からやってきたトラウマは、温和な自我と攻撃的な自我のコンフリクトや、主体の自己破壊傾向を目覚めさせる[3]。

トラウマと「症状」は異なる。「症状」は解読によって消えるものであるからである。このときトラウマの痕跡は、暗号―現実的なものの刻印を与えることができる。しかしトラウマが「症状」の核になれば（「symptraumatisme」［Lacan

2005: 162])、トラウマと「症状」の差異は消えるだろう[La Sagna 2014]。

また、現代の状況を参照しつつ、ベネディクト・ジュリアンは、究極的に共同体を形成するのは「トラウマ的な享楽」であると語っている[Jullien 2014]。これまでのような「想像的な共同体」ではなく、むしろ「享楽の共同体」であるとするのである。現実界への防衛は、これまで想像的な同一化や集団化によって行われてきたが、現在ではむしろ他者と共有するのは、享楽の対象への執着ではないかとジュリアンは述べる。

## 3 トラウマと日本社会

### (1) 沈黙と他者忌避

ジャック・ポールは、社会における災害は、文化の破壊と心の支えの破壊に繋がるため、社会のディスクールや応答が重要であることを指摘している[Paul 2001]。エリック・ロランは、トラウマとは、不可能についての社会での共通の諸表象を指すものであるが、トラウマに対する反応は社会によって異なった形態をとると指摘する[Laurent 2002](4)。

ロランはトラウマの文化的反応の差異について以下のように例を挙げる。スペインでは、テロの後、「喪」は、人々が路上に出てきて外に向かって表現された。それは共同体的なスタイルであった。ニューヨークでは、9・11の後、人々は、犠牲者の名前のリストや証言をせっせと作りあげた。それは個人主義的なスタイルであった。そして二〇一五年、シャルリー・エブド襲撃事件後のフランスでは、やはり人々は路上に出て声をあげた(5)。

それでは、日本におけるトラウマへの反応はどうだろう。日本では、3・11後、世界中で報道されたように、「静けさと沈黙」が日本に特異的な反応として現れた。しかし、神秘的・オリエンタリズム的な視線のもとで驚異的だとされた「我慢強く自己統制された」沈黙の裏には抑圧があったことは、日本人にしかわかりづらいことであった。3・12（原発事故）には、人為的な事故の側面があり、[6] 関谷ほかの調査［二〇一二］では、事故直後の首都圏で五五・七％の人々が政府と東電の行動に対し怒りを示しており、四九・八％の人々が「政府は情報を隠している」と考えていた。であるにもかかわらず、これらの感情は表現されることなく、人々は沈黙の中に留まっていた。直後に東電前で抗議行動を始めた園［二〇一二］は、活動家たちでさえ、事故直後、情報開示とアカウンタビリティを求めるよりも、国として一つになって自衛隊の活動に対して祈るべきだと主張していたと批判する。そして、停電によって東京が麻痺し、多くの人が徒歩で自宅に帰ろうとしたこの日、みんな押し黙って、考えることなく現実を許容し、街がただ静けさの中にあったこと、日本人は、こんな危機的な状況でも、声をかけ合ったり、起こったことについて話し合ったり、食べ物をシェアしたりすることがないのだとショックを受けたと語っている。[7]

それは、丸山［一九六二］のいう「既成事実への従属」であり、新しい現実がやってきたとき、日本人は新しい現実に主体的に向き合いそれを象徴化するのではなく、いつの間にかお上からの通達ですり替わる現実をただ反省もなく受け入れるとする様式である。そこには時間や歴史、過去の引き受けや主体性はなく、常に外から塗り替えられた現在だけが永遠にある。天皇制に基づいた政治形式――「国体」は、戦後も心理的には日本を支配し、天皇は政治的にも倫理的にも（公も私も）日本の主体を統括するが、天皇自身は何も決定できず、過去と未来の天皇に従うという「無責任の体系」である。日本においては社会の外に主体の場所はない。「想像的」でたった一つの（社会の複数性を認めない）社会から排除されることは、（社会的のみならず心理的）死を意味する。[8]

このような社会空間を基礎とし、戦後の象徴界の欠落――空白と七〇年代以降の政治文化の長い不在において、若者における「他者忌避」（それと表裏一体のコミュニケーションが支配する文化）は進行していた。3・11の外傷は、若者たちを、現実に向き合わせたり、それと繋がった社会運動や社会活動に動機づけるよりは、内向させひきこもらせた。目の前の「想像的な」社会に同化している若者にとって、3・11の事態は彼らの心的基礎を大きく揺るがしたが、同時に、他者の外傷に敏感な若者たちは他者の苦しみにもまるまる同化し、何もできない自分に苦しみ、現実との距離を取り損ね、新しい現実を表現する象徴性を獲得できずにいた。それゆえ、政府が押し付けた「想像的な」言説――貧しい偽善的な「AC広告」（「挨拶の魔法」）は、彼らにとって、それ自体外傷となった。常に「やさしさの作法」のもとで十分疲れている彼らは、このような大きな危機のもとで、彼らの日常的な洗練されたコミュニケーションの作法からいえば、あまりにナイーヴで偽善的な「挨拶の魔法」は受け入れ難いものであった。この時ばかりは、日頃の抑圧が解けて彼らの無意識も開かれ、真実をある意味欲しただけに、あまりに無力な「想像的なもの」に同化することはできなかった。しかし一方、新たに人々と社会的紐帯を築こうとすることは、彼らの常なる「他者忌避」のために叶わなかった。

ポールは、心的トラウマは現実の客観的な出来事に結びついたものであるが、この出来事への言葉の不在と応答の不在は、出来事よりトラウマ的であると指摘している［Paul 2001］。

### （2）現実の分裂と「STM言説」（「科学的・技術的・商業的言説」）

3・11以降の日本社会はまさにその応答の不在を示しているが、一方それは現実の分裂も生み出すこととなった。複数の言語や意見の存在が可能であるためには、それを許容する社会空間がなければならないが、「天皇制」日本社会では、異なる意見を交流させることは不可能である。この事態によって不安を鎮めることのできない政府の言説は、意味も享楽もない言説として空虚に空回りした。が一方、それへの異議申し立ても、社会に議論する空間がないため、メディアや人々によって排除・周辺化され、分裂した現実を構成した。マスメディアが政府に同調する中、唯一抑圧された社会の声の表現空間となったインターネット空間においても、原発事故後、「危険厨」と「安全厨」の対立という、分裂した現実が見られた。(9)

また、原子力村や政府、御用学者は、現実に対しては無力であり、この無策をかわす防衛的ふるまいとして、「STM(scientifique, technique et marchand)言説」(「科学」的・技術的・商業的言説[Roth 2012])を使用することで、現実を否認し、応答を実質的に拒否した。ロスは、現在「STM言説」が倫理に代わってその場所を占めに来ているとする[Roth 2012]。「STM言説」は、自分たちの知識を、社会的諸影響とは関係を持たない、分離された強力な「サンブラン(semblant 見せかけ)」のポジションに位置づける。ロスは、これはすべての関係を貫く強制の言説であることをカムフラージュする「サンブラン」であり、通常のサンブランの持つような社会的機能を持たない、「偽のサンブラン(見せかけ)」であると批判する。

### (3)「トラウマティズム」の不在

日本は、天皇制によって「トラウマティズム(トラウマの表象)」が宙づりになっているが、この状態は、象徴の意味を失いつつあるネオリベラリズム社会においても世界的に起こりつつあることをクリスティアーヌ・アルベルティとマリー・エレーヌ・ブルースは指摘し警鐘を鳴らす(「問題は、我々がトラウマティズムなしに、トラウマティズム後の社会や世界をどう生きるのかということである」）[Alberti et Brousse 2013]。

日本のような、トラウマティズムの不在の国では、トラウマは犠牲者に投射され、最もケアされるべき犠牲者が「棄民」される[10]（満州、沖縄、広島、福島等）。トラウマはこうして社会的排除として二重化される。トラウマを受けた者は、むしろトラウマの印（スティグマ）を隠し、誰によってもトラウマは引き受けられず、過去は象徴化されたり責任を取られたりすることはない。アラン・ヤング［一九九七］は、トラウマ記憶を思い出させないようにするものを「病原性秘密」と呼び、共同体全体の「病原性秘密」を「集団的秘密」として考察した。「集団的秘密」は、「外傷的行為の故意の無視」であり、「外傷後の苦悩の否認」である。患者はこの意味で「冷淡無関心な社会の犠牲」としてのセカンド・トラウマを蒙ることとなる。日本のトラウマは、この意味で、多くが「集団的秘密」となっているのである[11]。

日本のトラウマティズムの不在を、さらに、3・11後の日本社会について見ていこう。斎藤［二〇一二］はドゥルーズの概念を参照してフクシマの「潜在的脅威」について論じている。フクシマの「潜在的脅威」とは、象徴的なピン止めの困難により、フクシマのトラウマが物語化されず無限に物語を産出する現象を指している。そして斎藤は、安易な隠喩化による神話化（「天罰」等）を忌避して、むしろ無限の意味のすべりとしての「換喩戦略」を評価し提唱した。しかし、例えば斎藤が評価するパロディ自体、単なる換喩にとどまらず隠喩的意味をもたらすものである。むしろ現実を分節する新しい意味を次々と生み出すことで、神話的な社会の「想像界」を打ち破っていくことが可能となるだろう[12]。

また、天皇制と通じる、日本の象徴界の不全（「トラウマティズム」の不在）の背景には、福島［二〇一三］が指摘する日本文化の「敗者の美学」があるだろう。日本の文化の起源は、勝者が滅ぼした弱者を鎮める行為にあり、しかも生き残った勝者がアーティストに敗者の声を聞かせる構造であったから、敗者自身が自発的に一人称的に語りだす契機は存在しなかった。敗者は常に他者であり、無念で亡くなった者の恨みや怒りを鎮めるものとして文化はあり、（幽）霊などの信仰と繋がっていた。日本の文化はこの意味で悲しみに満ち、共感と隠れた恐怖に裏打ちされてきた。「ゴジラの怒り」に見られるように、その様式はいまもサブカルチャーに受け継がれている。日本の運動にある、ある種の静けさと、正当性を大他者ではなくこの敗者-犠牲者に依拠する傾向は、この文化傾向と繋がっているだろう。(13)

## (4) 戦争と日本社会

最後に、日本社会のトラウマの中核となる戦争と日本社会について考察しておこう。

戦争(のトラウマ)を巡る語りや言及と社会的現象・運動については、占領期GHQによる戦後の軍国主義言説の排除、戦後の複数の体験者間での体験の真正性(独占)を巡る闘争とコンフリクト、朝鮮戦争や六〇年安保におけるトラウマの回帰と反戦運動、六八年の運動やベトナム戦争における若い世代による戦争当事者への批判と加害者性の意識化や追及、昭和天皇の死による昭和と戦争への反省、九〇年代からの「日本会議」の草の根の右派運動とそれに先行および対抗した「九条の会」の運動、3・12における原爆-原発および日米関係批判、反安保法案運動といった様々な歴史的経緯があった。戦争体験者とそのあとに続く人々の年齢、世代、当時の政治的文脈等々の中で、天皇制、九条、戦争責任、冷戦(朝鮮戦争、ベトナム戦争)、日米安保等のトラウマに関わる社会現象や制度と関連しながら、戦争体験とそれについての言及は社会学的に見ても複雑な様相を呈してきた。

実際、日本において戦後、戦争についての語りが限定/抑圧されていたことは、アメリカにおいて戦友会組織が政治的なイデオロギーをもって社会の中で活動していたことと比べるとき、日本の戦友会が政治を最初から排除し、一方では外で制限されていた自由な語りとコミュニケーションの空間として機能していたことからもわかる[戦友会研究会編二〇一二]。また、遺族や友人など生き残った者たちにとって、彼らのトラウマは十分な処理が可能ではなかった。「生き残った者の罪悪感」のみならず、戦後の軍国主義の否定のもとで戦死者の死の意味づけが宙づりであったため、戦後の豊かな社会のためには、一方では死者たちは忘却したい存在となり、「彼らの犠牲の上に今の豊かな社会がある」というスタンダードで曖昧な位置づけが今も続いている[一ノ瀬二〇〇五]。現在大和ミュージアムが人気であるが、当時の軍事技術の象徴である「戦艦大和」(ないしは零戦)と戦後の日本の産業技術を結びつける言説も、この非連続的な連続のうちにある。

この意味では、修正主義や日本会議の主体的立ち上がりは、精神分析的な意味での「症状」としては十分理解可能なもの(非連続の紡ぎ直し。しかし後に見るように、戦時言説の否認の反復でしかない)であり、当時の主体を取り戻そうとする「症状」である。しかし、これらの現象に見られる倒錯的な解決ではなく、[14] 徹底した分析をする以外に、この曖昧な歴史の非連続的連続を本来的に紡ぎ直すことは困難である。

とりわけ、社会と象徴界の機能不全を、より貧しい仕方で統合しようとする主張だけでなく、日本の「敗者の美学」――マゾヒズムと結合したイデオロギー、例えば日本浪漫主義の、あえて負ける戦争を滅びの美学として遂行するといった、享楽と死の欲動の戦略に対する徹底した内省的作業が必要だろう。[15] 死の欲動と親和的なマゾヒズム(死を否認する日本浪漫派文化)については、遠藤[二〇一二]が指摘するように、例えば、「切腹」も死を否認する儀式―行為であるから、それはむしろ死の欲動を否認する防衛機制―症状でもある。しかし、否認が可能でありながらも死に近いものとして、刀や桜等の日本的フェティッシュは今も世界の若者に愛好されている。またサブカルチャーのファルス的な武器・兵器(零戦、大和)はマゾヒズムの文脈において連なっている。これまで排除してきたがゆえに抑圧されてきた感情は甦るのであり、否認の症状ゆえ、日本的フェティッシュは、新たに日本人を魅惑する可能性をもっている。現実界としての死に出会った人々（戦争体験者たち）は、そんなものはもうこりごりだと感じるのであるが、しかしそれが単なる排除（トラウマティズムの不在）であれば、それはまた忍び寄ってくる。血塗られた日本の伝統に向き合って徹底分析し、対象化して分節し、表象することが今求められているだろう。

## 4　おわりに

トラウマは、（さまざまなレベルで）「トラウマティズム」の主体を構成する。キリアコは、「精神分析は、犠牲者学とは、正反対の位置に立つものである」と主張する。患者たちの中には、「犠牲者」のままで居続けようとする人たちがいる。しかし、彼らが苦しみから自由になる唯一の道は、彼ら自身の責任に取り組むことであると述べている［Chiriaco 2012: 172-173］。日本人は、「忘れる」こと、今の豊かさを既成事実として生きることで、「犠牲者学」をある意味逃れてきたが、それは真に自らの「現実的なもの」に向き合っているわけではないので、「現実的なもの」が別の形で回帰してくるとき、どのような暴力的な享楽への反応をとるのか、危険である。安倍の兆候はそれを表しているだろう。

注

（1）ジェラール・ヴァジュマンは、ドローンはオバマ大統領の政治の象徴であり、「ゼロ死」戦争と同時に、戦争政策が「グアンタナモ」から「プレデター」の様相へと変化したことを指摘する［Wajcman 2015］。ヴァジュマンは、映像による監視と視覚に関するテクノロジーの爆発的な向上を指摘し、それが意味することは、フーコー的な「監視と処罰」から「監視と予測」へ、さらにはドローンによって「監視と殺戮」（ビンラディン殺害に見られたテロ対策）へと移行していることを物語るという。

（2）ファルスは、性的意味が十全であると同時に、意味の限界、意味の脱落を示すものとして、このシニフィアンをよく体現しているとする。

（3）トラウマに出会った時、無意識が開かれ、同時にこの無意識はすぐ閉じるとされるのは、この状況を指している。無意識の開閉については、フロイトの狼男の夢等参照。

（4）ロランは、「恐怖」も臨床的な意味でトラウマの産物／表象（＝トラウマティズム）であることを指摘している。ロランは、DSM-5の新しいPTSD概念が、生物学的で普遍的（ポスト文化的）であるとして批判している。

なお、ティエリ・ボカノウスキは、「トラウマ」と「トラウマティズム」を区別し、その違いを指摘している［Bokanowski 2010］。前者は行為であり、「トラウマティズム」の負の側面を指すのに対し、後者は、表象されたり、幻想のように象徴化されたものの効果を意味しているとする。

（5）フランス社会の重々しい抑鬱を打開するように、一月一一日の歴史的行進は、四〇〇万の市民を集めた。ディスクールも言葉もなく、皆沈黙しており、唯一のスローガンは「シャルリー」という、貧しい象徴的記号しかなかったが、ロラン［Laurent 2015］は、それでも「原初的不安の前での応答としての幻想の上で築かれた社会的絆」であるとしてこれを評価し、「世界においてもはや場をもたない獰猛な大他者に対して、主体がなした叫び、純粋な発話、主体が喪失の中で自らを掴む場所である」とした［詳しくは樫村二〇一五b］。

（6）国会事故調［二〇一二］が明確に指摘している。

（7）だからこそ、沈黙を破った反原発運動は、彼らにとって緊張を解放する契機となった。園は、「自粛モード」によってあらゆる音楽が消えた中で、清志郎の『サマータイム・ブルース』に救われたことを、小熊［二〇一三］は、抑圧されていた感情が、デモの中で聞いた音楽によって爆発したことを指摘している。

（8）なお日本における、戦争中の多くの外傷性の戦争神経症患者の存在は無視されており、ほとんど専門的な治療はなされなかった。明治期の「神経衰弱」や戦後の「ノイローゼ」のような認知を獲得できなかった理由として、菊池［二〇一三］、佐藤［二〇〇九］は、①医療保険制度を悪用する「詐病」行為とみなされたこと、②医療経済学的要因で、金融恐慌などの影響で公的扶助財源が逼迫し、補償は抑制の方向に向いていたこと、③日本社会におけるスティグマ性などを挙げている。とりわけ③が重要であり、日本はアジア太平洋戦争で、確信犯的に、物量の困難を精神戦において勝ち抜こうとし、家庭や郷土をイデオロギー的にも巻き込んでいたゆえに［樫村二〇一八］、精神医療的観点が考慮されることはなかった。米海軍対日技術調査団が日本の精神科医らをインタビューした報告書［日本の戦争責任資料センター研究事務局編二〇〇三］では、尋問された日本軍人は「神経症の問題は軍隊ではほとんどなかった」と主張していた。「戦闘中の神経疲労と恐怖は理解ある軍医の治療ではなく、兵科将校の厳しい叱責によって処理されてきた」のであり（同）、「報国の集団心理によって死の不安は解消する」とされていたのである［野田一九九八］。

（9）一方、この対立軸をメタの立場で示すことで自らは中立の地点を確保していると見せかけた2ちゃんねるの人々は、あとで見る「STM言説」を産出していた。すなわちそれは、社会と超絶した「科学性」を主張する、倒錯的な言説であった。これは、反戦争法案をめぐっても、あくまで知識や情報と軍事の絶対的正しさを求めようとして、現実の行動から退避する姿勢において見られる。なお、この傾向は、2ちゃんねるのコミュニケーション弱者の症状としてだけでなく、他者忌避傾向の中で主体形成を行ってきた、若い知識人や若い学者たちの言説においても見られる。

(10) 北山修［一九九三］の「鶴の恩返し」分析による「見るなの禁止」理論は、この機制をよく説明している。「見るなの禁止」という契約を破った主体の罪は免除されて、見られ傷ついた者が辱められて去っていく。主体は現実界とは出会いながらもそれを否認し、罪悪感を持ちえない。樫村［Kashimura 2016］では「半ばのトラウマティズム」として論じた。

(11) ラカン派の議論としては、セルジュ・ティスロン［一九九二、二〇〇五］参照。

(12) ジャン－ピエール・デュピュイ［二〇〇五］は、「賢明な破局論」として、リスクのすべてを科学的にコントロールする近代的破局論よりも、コントロールの不能を包含し「運命」のレトリックを使用することで現実から距離をもった想像力を可能とする戦略（近代的破局論を超える戦略）を評価している。そこでは、事故を自然災害のように捉える日本のあり方も評価される。おそらく、フクシマは、そのような近代を超える「想像的なもの」抜きには語りきれない破局となっている。

しかしこれに対し斎藤は、すべてを「無常」と捉えがちな日本の運命論においては、「賢明な破局論」は「賢明」とはならず、デュピュイの意図に反して危険を持つと批判する。

メアリー・ダグラスが指摘してきたようなアルカイックな心的防衛は、主体と社会を保護しはするが、外傷をタブー化し隔離することで差別や「風評被害」も生み出すこととなる。

この意味で、むしろ新しい「トラウマティズム」を生み出し、それができるだけ現実に開かれたものであることが重要なのである。

(13) それだけに、三〇〇万の戦争の犠牲者の存在は、豊かになった現在の日本社会においては、「それを犠牲に今がある」として排除されていると同時に、抑圧や現実界の回帰が現れる時には、正当性をもつ重要なものとなるだろう。

(14) 否認の反復である点については、樫村［二〇一八］参照。戦争時の神話については、そもそも戦陣訓が、戦地での強姦事実を隠蔽する文章のレトリックの中で生まれたこと、また爆弾三勇士や最初の玉砕が偶然の出来事でしかなかった現実を神話化したこと等、否認の反復としての戦時神話の反復に対し、これを脱神話化する作業が必要である。

(15) 橋川は、「保田や小林が『戦争イデオローグ』としてもっとも成功することができたのは、戦争という政治的極限形態の過酷さに対して、日本の伝統思想のうち、唯一、上述の意味での『美意識』のみがこれを堪え忍ぶことを可能ならしめたからである」［橋川一九九八：一一四］と指摘している。

# 参照文献


一ノ瀬俊也　二〇〇五『銃後の社会史――戦死者と遺族』吉川弘文館。
遠藤不比人　二〇一一「『空虚なる日本』の精神分析――あるいは、死の欲動の美的／暴力的解消について」『I・R・S』八：七九―一〇一。
小熊英二　二〇一三『原発を止める人びと　3・11から官邸前まで』文藝春秋。
樫村愛子　二〇一一「2010年代の日本における個人化とベックの理論」ウルリッヒ・ベック、鈴木宗徳、伊藤美登里編『リスク化する日本社会』五三―六九ページ。岩波書店。
――　二〇一五a「ネオリベラリズム社会におけるマネジメント・イデオロギー」『学術の動向』九月号。
――　二〇一五b「『屑』のシャルリーは、不安への応答―発話となり、『切れ目 coupure』―主体を構成した」『現代思想』四三（五）：一一四―一二〇。
――　二〇一八「否認の反復としての『戦後レジーム批判』――男性的主体化とマゾヒズムにみる否認機制」『変革のアソシエ』三三：七一―八九。
菊池浩光　二〇一三「わが国における心的外傷概念の受けとめ方の歴史」『北海道大学大学院教育学研究院紀要』一一九：一〇五―一三八。
北山修　一九九三『見るなの禁止――北山修著作集《日本語臨床の深層》1』岩崎学術出版。
国会事故調　二〇一二「国会事故調査報告書」（二〇一三年一二月一三日改訂）(http://naiic.tempdomainname.com/pdf/naiic_youyaku.pdf)
斉藤環　二〇一二『被災した時間――3・11が問いかけているもの』中公新書。
佐藤雅浩　二〇〇九「戦前期日本における外傷性神経症概念の成立と衰退――1880―1940――」『年報　科学・技術・社会』一八：一―四三。
関谷直也他　二〇一二「東日本大震災における首都圏住民の震災時の情報行動」『東京大学大学院情報学環情報学研究　調査研究編』二八：六五―一一三。
戦友会研究会編　二〇一二『戦友会ノート』青弓社。
園良太　二〇一一『ボクが東電前に立ったわけ』三一書房。
ティスロン、セルジュ　二〇〇一（一九九二）『恥――社会関係の精神分析』大谷尚文他訳、法政大学出版局。
――　二〇〇九（二〇〇五）『タンタンとエルジェの秘密』（青山勝他訳）、人文書院。
デュピュイ、ジャン＝ピエール　二〇一一（二〇〇五）『ツナミの小形而上学』嶋崎正樹訳、岩波書店。
日本の戦争責任資料センター研究事務局編　二〇〇三「アメリカ軍ならびに日本軍における戦争神経症についてのレポート」『戦争責任研究』三九：二三―三一。
野田正彰　一九九八『戦争と罪責』岩波書店。
橋川文三　一九九八『日本浪漫派批判序説』講談社文芸文庫。
福島亮太　二〇一三『復興文化論　日本的創造の系譜』青土社。

丸山真男　一九六一『日本の思想』岩波新書。
ヤング、アラン　二〇〇一（一九九七）『ＰＴＳＤの医療人類学』中井久夫他訳、みすず書房。

Alberti, Christiane et Marie-Hélène Brousse. 2013. *A pamphlet of 43rd days of Ecole de la Cause Freudienne*. Paris: Ecole de la Cause Frendienne.

Benslama, Fethi. 2013. Psychanalyse du Terroriste. *La cause du people* 3 avril.

Bokanowski, Thierry. 2010. Du traumatisme au trauma: les déclinaisons cliniques du traumatisme en psychanalyse. *Psychologie clinique et projective* n° 16: 9–27.

Brousse, Marie-Hélène. 2015. Des idéux aux objets: le nœud de la guerre, Marie-Hélène Brousse dir., *La psychanalyse à l'épreuve de la guerre*, Paris: Berg International

Chiriaco, Sonia. 2012. *Le désir fourdoye: sortit du traumatisme par la psychanalyse*. Paris: Navarin.

Freud, Sigmund and Ernest Jones. 1998. Lettre du 18 février 1919, *Correspondance complète (1908–1939)*, Paris : Puf.

Jullien, Bénédicte. 2014. Rencontres avec l'inconscient réel ou Lavie quotidienne d'un psychiatre urgentiste : Entretien avec Didier Cremniter, *La Cause du désir* n° 86: 17–25.

Kashimura, Aiko. 2016. Trauma, Subject and Society in Japan after 3.11. In Anthony Elliott and Eric L. Hsu eds. *The Consequences of Global Disasters*. London: Rout ledge, pp.195–210.

Lacan, Jacques. 2001. La psychiatry anglaise et la guerre, *Autre écrites*, Paris: Seuil.

―― . 2005. *Le Séminaire, livre XXIII, Le sinthome*, Paris: Seuil.

La Sagna, Philippe. 2014. Les malentendus du trauma, *La Cause du désir* n° 86: 40–50.

Laurent, Eric. 2002. Le trauma à l'envers, *Ornicar? Digital*.

―― . 2015. Occupy Terror: les places et le trou, *Lacan Quotidien* n° 456.

Lipovetsky, Gilles et Serroy, Jean. 2008. *La Culture-monde: Réponse à une société désorientée*. Paris: Odile Jacob.

Paul, Jacques. 2001. Trauma et culture: de la mémoire collective à la reconstruction psychique. *Cahiers de psychologie Clinique* n° 17: 189–198.

Ratier, Francis. 2015. La paix est un délire. Marie-Hélène Brousse dir., *La psychanalyse à l'épreuve de la guerre*, Paris: Berg International.

Roth, Dominique-Jacques. 2012. *Critique du discours STM (scientifique, technique et marchand): Essai sur la servitude formelle*. Paris: érès.

Sokolowsky, Laura. 2015. Un traumatisme de guerre, Marie-Hélène Brousse dir., *La psychanalyse à l'épreuve de la guerre*, Paris: Berg International.

Wajcman, Gérard. 2015. Œil de guerre. Marie-Hélène Brousse dir., *La psychanalyse à l'épreuve de la guerre*, Paris: Berg International.

# 第5章　東日本大震災のトラウマの外と後で
## ――「こころのケア」を超えて

花田里欧子

### *1*　はじめに――「こころまでこわれていません」

岩手県山田町に、「こころのケアチーム」（厚生労働省）として支援に行った日、平成二三年五月六日に、花巻空港の二階ロビーの壁に、「こころまでこわれていません」と大きな文字が書かれたポスターが、貼られていました。帰りは、五月一二日でしたが、その日には外されていました（ある臨床心理士の話）。

災害と「こころのケア」がひとくくりにされるようになって久しい。(1)ところが「こころのケア」はしばしば被災地にある人々に届かない。このとき「こころのケア」をしたい人がしたい「こころのケア」を立ち上げていないだろうか。その只中にある人たちをよそに、したいことを、したい時に、したい場所で。東日本大震災のトラウマをめぐる「こころのケア」はどこにたどり着くのか。本章では東日本大震災における「こころのケア」周辺やそれを超えて、トラウマを問わずにはいられない私たちのありようについて考察する。

## 2　トラウマの外と後――熱狂と沈静をめぐる居心地の悪さ

災害は、悲しみや苦しみを引き起こす一方で、それとはまったく異なる様相をもたらす。災害発生後数日後から数週間または数ヶ月間、白熱した活気を帯びるフェーズである。報道がさかんにされ、たくさんの支援が方々から届き、一日も早く生活を取り戻そうと復興や再建に邁進していく等、助け合いや支え合いが盛り上がる。困窮にあえぐトラウマの外では、一種満ち足りた空気が支配する。そうした状況は、これまで世界中で起きた数々の災害に共通するもので、様々な呼び方がされてきた（たとえば、「ハネムーン期」［ラファエル一九九五］、「ハネムーン的異常幸福感」「災害反応性の多幸症（ユーフォリア euphoria）」「災害症候群」［野口一九九七］、「災害マニー（躁病）」［安二〇〇一］、「災害ユートピア A Paradise Built in Hell」［ソルニット二〇一〇］、「共同体感情」「プレッシャーマニア（加圧下躁状態）」［中井二〇一一a～c］、「ディザスター・ユートピア／パラダイス」［北原二〇一三］等）。

この熱狂において「こころのケア」には主役級の存在感が期待されることになる。たくさんの支援の手が色々なかたちで被災地に差し伸べられる中、「こころのケア」は物資のありがたさとはまた別の、人と人とのあたたかいつながり、また、災害に伴うトラウマへの手当といった代えがたいものとみなされる。被災された方々にとり、それらは助けや励ましとなるはずだ。

ではなぜ、花巻空港の二階ロビーの壁に、大きな文字で「こころまでこわれていません」と書かれたポスターが貼られたのだろうか。筆者は当時被災地から離れた西日本にいたが、自身も臨床心理士としてそのコミュニティに属していたので、この時期、「こころのケア」の動向は身近なものであったと同時に、とてつもない居心地の悪さを覚えていた。圧倒的な違和感の中で、「こころのケア」をすべく被災地を訪れた人々とその対象と目された人々との間にこうした不幸な遭遇が生じ、忌避されて空振りする「こころのケア」が後を絶たないのは、たとえば次のようなことを見聞きすれば、当然のことであり、仕方ないことに思われた。

「居ても立っても居られなくて」と我先にと被災地に乗り込もうとしている人たちがいた。他の訪問者に遅れをとるまいと、先陣を切っていくこと、それはまるで競争でもしているかのようだった。

「福島に行って放射能を浴びてきました」と、被災地に行って帰ってきた人たちがいた。珍しい土地で貴重な体験をしてきたかのように、どこかうれしそうに、また、誇らしげに、英雄然としてそこでの「こころのケア」を饒舌に語った。

「あれではだめだ、ああいうやり方は役に立たない」と、他の団体が行っている支援をこき下ろす人たちがいた。自分たちのやり方が他と比べていかに優れていてすばらしいか、そして、どんなに被災者の役に立っているか、ということを声高に述べた。

「計画をしっかり立てて運用をきちんと考えてもらわないと」「せっかく書いて提出したレポートが役立てられていない」と、被災地や派遣元の行政のやり方が不十分であると批判する人たちがいた。自分がした支援を支援としてもっとありがたがってほしい、あるいは、自分が被災地で大して役立たなかったことを行政のせいにしているかのように聞こえた。

こころの専門家としてのアイデンティティからか、とりあえず「こころのケア」と言ってみる人たちがいた。その人たちにとって、被災者がどんなに悲惨な経験をし、傷ついているか、この体験の質と量を語ることに比例して、自身の存在意義は裏付けられているようであった。また、そうでなければ、自分の存在理由がおびやかされる、ということだったのかもしれない。

「こころのケア」は殊勝ですばらしい。これまでの研究や臨床の叡智がそこに込められていただろう。一方で、自称「こころのケア」を振りかざす自称支援者のありようには食傷することが多かった。大きな文字で「こころまでこわれていません」と書いたポスターを貼った人が、どのような訪問者を想定していたのかはわからない。しかし、上述のような自称「こころのケア」を差し出す自称支援者に出会うことになるのなら、こわれていないこころまでかえってこわされてしまうことになりかねない。

やがて熱狂は醒め、沈静する。災害発生後数週間後から年余、風化とともに忘災がすすむフェーズである。テレビ、新聞やニュースサイト等での扱いは日を追って小さくなり、支援も少なくなる。トラウマの後では、生活を取り戻していく人々のいる一方で、生活を取り戻すことに困難を抱えたり、心的外傷後ストレス障害（Post-Traumatic Stres Disorder: PTSD）等の精神疾患に苛まされたりする人々も出てくる。

支援の継続には経済的物理的に限界がある。しかし、物資が減った後も、訪問者が帰った後も、被災地、あるいは被災地を離れざるをえなくなったところで、その土地にある人々の生活、そして人生は続いていく。花巻空港の二階ロビーの壁にポスターを貼った人はその後をどのように過ごしているのだろうか。熱狂のうちに、いかに趣向の凝らされた支援が潤沢に被災地に届けられ、いかに感謝されたのかといった感動的なエピソードが一時さかんに報じられていた。しかし、この後の沈静において、そこにある人々がたどる日常はほとんど見えてこなかった。

## 3 「こころのケア」のゆくえ —— 対応することと合うこと、存在と機能

届かない「こころのケア」は、不届きな「こころのケア」でしかない。差し出した方には、悪意はない。よかれと思ってやっていることではある。しかし、差し出された方には、混乱、困惑、苛立ちをもたらす。かみ合わない「こころのケア」はむなしく、双方にやりきれなさだけを残す。

ポール・ワツラウィックやエルンスト・フォン・グレーザーズフェルドによる構成主義 constructivism は、こうした事態を次のように理解する。

コージブスキーを読んで、あの有名な言葉「地図は領土ではない」に魅了された日のことを今も覚えています。ところが二、三年前、私に一つの転換が生じました。ラディカルな解釈主義というものは案外正しいかもしれない、地図は領土なのかもしれない、と思うようになったのです。コージブスキーの論では、本物の領土というものが存在し、地図はそれに対応するものというわけです。ところが、ラディカルな解釈主義の見地からいうと、存在するのは地図だけだというのです。領土なんてものについて、私たちは何も知ってはいません。ここには次のような単純明快な理屈が含蓄されています。すなわち、私たちが現実ということについて云々するとき、真の現実ではない言葉の中に現実が囚われているなら、私たちが真の現実そのものを純粋に知るなんてことは起こりっこないわけです。私たちにとって唯一の確かな認識とは、どこかに真の現実というものがあるだろうということだけです。なぜなら、私たちの現実への解釈が破綻したときにのみ、真の現実というものに出会うわけだからです。解釈が破綻し現実についての見解がうまく合わなくなったときにのみ、私たちは現実の事物そのものをなんらかのやり方で見ているわけですが、そのやり方は、事物が見えているその見え方ではないのです。そう言った

> からといって、私たちがその事物がどんなふうなのかを知っているわけではないのです。〔中略〕対応すること（match）と合うこと（fit）とは違うのです。先験的観念論の見地に立つ人は、自分は現実に対応する観念を持っているのだと信じています。すなわち、自分の観念は現実の真の有り様をほぼ表現し、包含し、見取っていると信じているのです。ところが、ラディカルな解釈主義に立つ人は、自分が持っている現実への観念はまあいいとこ現実に合っている、鍵が錠前に合っていると同じ意味で、現実に合っているに過ぎないことを知っています。鍵が合っているとは、その鍵が作成される際の予定の機能を満たしているという意味に過ぎません。錠前の本質については何も表現していないのです［Glasersfeld 1984：ワツラウィック一九八九：三六七–三六八、一部改］。

トラウマという言葉に閉じ込められた現実は誰にもわからない。それでも、おもいおもいにめいめいが解釈を立ち上げ、それぞれの観念を抱いて「こころのケア」をすすめるならば、食い違い、すれ違いの顕現とともに、それは破綻を来すこととなる。このときとりうる態度とは、自らの観念（鍵）と現実（錠前）との対応（match）を信じることではなく、自らの観念（鍵）と現実（錠前）は不具合が起こらない程度に合っている（fit）ことを知っているかどうかであり、ここで問われるのは、観念（鍵）が現実（錠前）において機能しているかどうかである。「こころのケア」とトラウマと呼ばれる事態が対応しているかどうかではなく、合っているかどうかを問うこと――こうしたラディカルな立場とは、ワツラウィックによれば、「われわれは自身にとっての現実を作成する」というもので、それは「自由」「責任」「寛容」に帰結する。「こんなに、あるいはあんなふうに自分の現実を作成していくのは私自身の力量次第」（自由）であるならば、「われわれはもはや他人の行ないのせいにしたり、自分ではどうしようもなかった事柄のせいにしたりする安易なやり方を失う」（責任）ためであり、それを避けるには「自分が持っている現実への観念はまあいいとこ現実に合っている」（寛容）

という認識によることになるからである。またこのことは、トラウマという事態を経験する主体自らによってしか把握されえない。

ラディカル構成主義では、知識とはあらゆる状況下において、思考を行う個人が自らの主観的な経験への適応として構成したものであると考える。これは作業仮説であり、構成主義者にとって疑いえない知識などという独善的なものはありえない。ラディカル構成主義の課題は、いわゆる知識が個人の経験に関する感覚的かつ観念的領域の内部で、存在論に言及することなく個々の知る行為の行為者によって構築されうるということ、またそのあり方を示すことにある。結局のところ重要なのは、構成物は実際に機能しており、矛盾を含んでいないという点である。それゆえ、ラディカル構成主義は形而上学的な体系ではありえないし、また「真」であると主張することもありえない。実際のところ、ラディカル構成主義者は、「このように存在しているのである（This is how it is!）」と言うことは決してない。単に「このように機能しているかもしれない（This may be how it functions）」と示唆するだけなのである［Glasersfeld 2000：橋本二〇一〇：四七七–四七八］。

このとき知識とは、確かに存在しているものではなく、もしかすると機能しているかもしれないものである。それはそのつどその状況に合わせて、思考と経験を連動させながら自在にあつらえられていくのであり、すでに存在するものを無理矢理そこに対応させていくわけではない。それが機能しているかもしれないものであるときにはじめて、「こころのケア」として差し出されようとするものは「こころのケア」たりえるものとなる。あらかじめ「こころのケア」というものがあるわけではない。それが矛盾なく機能しているかどうかは、「こころのケア」の対象となる当事者によってはじめて知りえることだからである。このような「こころのケア」とはいかなるものか。

# 4　トラウマの外でもなく後でもなく
## ――東北大学大学院教育学研究科家族臨床研究室・東日本大震災ＰＴＧ支援機構の実践事例

トラウマの外や後というフェーズとは別の水準で機能しているかもしれない活動の一例として、本章では、東北大学大学院教育学研究科家族臨床心理研究室・東日本大震災ＰＴＧ支援機構（以下ＰＴＧグループ、ＰＴＧとはポスト・トラウマティック・グロウス（Post Traumatic Growth）で心的外傷後の成長の意味）の実践を取り上げる。東北大学は、東日本大震災における現地基幹大学として、行政機関、地元のＮＰＯ、日本臨床心理士会等、被災者支援に関わる様々な組織から心理士の派遣や援助の要請を受け、ＰＴＧグループという名称で活動してきている。

ＰＴＧグループと筆者とのかかわりを述べておきたい。ＰＴＧグループのメンバーは、筆者の大学院時代の恩師であり先輩であり後輩たちである。彼らとともに学び合ってきた家族療法／ブリーフセラピーのシステムやコミュニケーションの考え方に基づいて、大学が位置する東北での活動およびそれに従事する彼ら自身に関心があった。地震は筆者が在学中に起きる可能性もあったわけで、慣れ親しんだ地名や風景が報道されるたびに、発生の時期が少しずれていたなら自分もそのさなかにあったことを想像すると、まったくもって他人事ではなかった。このような極めて個人的な動機から、International Medical Corps による災害支援ワークショップ（二〇一一年五月二一日・二二日）ならびに「東日本大震災心理支援 Workshop in Kyoto」（二〇一一年一二月一七日・一八日東北大学主催、京都教育大学・日本ブリーフセラピー協会後援）の企画運営とそこでの報告のまとめ（『Interactional Mind Ⅴ特集　東日本大震災・震災支援』[花田二〇一二]、

『震災心理社会支援ガイドブック』（二〇一三）、ＰＴＧグループのメンバーへの現地でのインタビュー調査（二〇一三年三月八日・九日）、講演・シンポジウムへの参加（東北大学復興アクション１００＋講演・シンポジウム「被災者支援の今後の課題について考える」（二〇一五年三月八日）等を通じて、活動の実際と彼らのありようを知る機会を現在まで持ってきた。

## （1） 体制 ── 被災地の、被災地による、被災地のための実践

ＰＴＧグループでは、以下のような体制がとられている。

震災後、複数のメンバーが複数の現場で支援活動していく中で、ＰＴＧグループが重要視したのは、各現場のメンバーが即時的に支援をプランニングできる生きた支援活動システムの形成であり、また、他機関と連携するための折衝・交渉を即時的に行えるために、意思決定を迅速にすることであった。支援活動システムは、長谷川教授を代表として、筆者が司令塔、各支援活動部門にリーダーを置いた。［若島二〇一三：三］

長谷川教授（当時、現名誉教授）、若島准教授以下、ＰＴＧグループのメンバーである研究室所属の大学院生は震災当時仙台に在住しており、彼らのほとんどがそこで被災している。そのため、自身の状況がひとまず一段落してからの活動開始となった。自ら被災しながら自ら支援にたずさわるということ。これは支援というよりも、トラウマの外や後ということにかかわらず、トラウマの空間や時間とは無関係に折しもその土地の住民としてこれまで生活してきて、たと

え将来就職等で土地を離れることがあるとしても、当面そこでこれからも生活していく人々が、自ら必要とすることを自ら手に入れていこうとする営みであり、つまり日常的実践そのものであった。こうした日常の延長にある彼らの活動の中で、その専門性はどのように位置づけられたのだろうか。

> 今回のような大規模な震災における臨床心理学的アプローチとして大切なことは個別的な専門性を被災者に適用しないことである。それはあたかも支援者が完全に適切なことを知っているような態度と行動をとることを意味し、それは即座に、被災者を受動的な存在に拘束することになる。従って、私たちが被災者の役に立つためには、より抽象度の高い理論や戦略が必要とされる。具体的には、被災者中心主義に立ち、被災者のニーズを声として把握していくことである。「私たちは東北大学の心理士です。私たちのお役に立てることはどのようなことでしょうか?」「私たちはお役に立てるかわかりませんが、今、皆様、お困りのことはどのようなことでしょうか?」と訊ねる姿勢である。この姿勢を間違えると、被災者支援どころか、支援者の行動こそが問題となり、「こころの支援お断り」とまで張り紙されるまでになる。筆者らの経験では、初期に専門家姿勢を強く持ってきた専門家ほど、現地では役に立っていないという印象である［若島・長谷川二〇一二：一〇一－一一］。

専門性が先に存在するものでそれに被災者を対応させることになるなら、「こころのケア」はただちに拒否されることになる。そうではなく、機能するように合わせていくこと。さもないと、「こころのケア」なるものも、それを持ち込んでこようとする者も、被災者にとってはなにもかもが邪魔なだけである。こうしたことをふまえてのＰＴＧグループの活動の一連のプロセスは、グレゴリー・ベイトソンによる精神（mind）の記述をそのまま活写しているかのように思われるものだった。

「わたしの精神」my mindとは一体何なのでしょう。

個々の精神の境界は、われわれが理解または説明しようとする現象次第で、必然的に、変わってしまうものであります。言うまでもなく、メッセージの経路は皮膚の内側に限定されはしない。皮膚の外側の経路と、そこを運ばれるメッセージも、関連する限りは、ひとつのメンタル・システムの部分として含めなくてはなりません。

木と斧と人間とが作るシステムを考えてみます。斧が空中を飛び、木の側面にすでにある切れ目にさらに深く切り込む。この現象を説明する際、われわれは木の側面に生じる違いと、網膜上の違い、中枢神経における違い、遠心性神経に生じる違い、筋肉の動きの違い、斧の動きの違い、そして斧が新たに木に作る違いを問題にしていかなくてはなりません。われわれが（何かしらの目的のために）行なう説明は、いつもこのサイクルをぐるぐると巡ることになります。この例に限らず、人間の行動を説明ないしは理解しようとするときには原則として、トータルな、完結したサーキットの全体を相手にしなくてはなりません。これが、サイバネティックな考え方の基本であります［ベイトソン二〇〇〇：六〇八］。

ＰＴＧグループもそれが関わろうとする人々も、そこで生活していくという共通の日常的実践のために、あたかも木と斧と人間のように、その土地にあるあらゆるものが、それぞれの差異に応答し、円滑にかみ合い、新たな差異をうみ出しつつ、即時的なプランニングや折衝・交渉のための迅速な意思決定を行いながら、作動していく。だからこの循環する動作において、「私はあなたの知らないことを知っている、役に立つ専門家です」と存在の境界を主張することは（たとえそれが単に初対面の相手に対する自己紹介のためのものであったとしても）、相手に「あなたは私のような専門家を必要とする弱い無力な存在なんですよ」というメタ・メッセージを与えることとなり、反感や失望を引き起こすことにしかならない。花巻空港の二階ロビーの壁に貼られていた、「こころまでこわれていません」と大きな文字が書かれたポスターも、そうした経験が背景にあったであろうことは容易に想像できる。
ここでベイトソンは「木と斧と人間とが作るシステム」としており、木こりが木を切るという記述を慎重に避けている。なぜだろうか。

より大きなシステムのある部分と、それを部分として含むより大きなシステムとの間に境界線を引くことは、通常「自己」と呼ばれる神話的な要素を創り出すことになる。私の認識論では、自己の概念というものは、システムあるいはシステムの一部を限定する恣意的な全ての境界と同じく、ローカルな文化的特性であると考えるべきである（決して軽視されてはならないが）。なぜなら、そのような小さな認識論的怪物は常に病理の焦点になりやすいからである。データ分析の過程では有益な恣意的境界が、あまりにも簡単に戦線となってしまい、敵を殺したり、環境を搾取したりするようになる［Bateson 1978: 53］。

木こりが木を切ると言ったとたんに、木こりは「自己」として独立し、木こりを木こりたらしめている木と斧と人間とが作るサーキットの全体が切断されてしまう。このとき木こりは「自己」にこそパワーやコントロールといったものが備わっているのだと信じはじめるかもしれない。そして「自己」と呼ばれる神話的要素は、小さな認識論的怪物として病理の中心となる。トラウマをめぐって「こころのケア」がしばしば帯びるおぞましさの理由はここにある。トラウマに関わる自称支援者が自称「こころのケア」をすると言うとき、まして訪問者としてわざわざ遠路はるばる来てあげましたよ、とばかりに助っ人然とするなら、サーキットの部外者である訪問者は、すでにそこにあるサーキットをわざわざ破壊しにいくことにしかならないだろう。「こころまでこわれていません」というメッセージによって訪問者の侵入を阻もうとするのは、すでにそこにあるサーキットが部外者によって切断されることを恐れて、これを食い止めるためである。木こりが木を切る、支援者が「こころのケア」をする、そのような記述自体に、認識論的怪物の存在を見定めなければならない。

## （2）内容 ―― 中長期にわたる体系的、組織的な実践

ＰＴＧグループの活動は、避難所、電話相談、仮設住宅、在宅避難者、行政職員（石巻市役所職員・職業的災害救助者）、学校職員等にわたった。本稿では、ＰＴＧグループのメンバーへの現地でのインタビュー調査（二〇一三年三月八日・九日に実施）をもとに、活動の一部について、その実際と彼らのありようを記述する。本調査は、震災から二年が終わってちょうど三年目入る時期に協力を得て行われた。彼らの中には、二〇一一年三月に大学院の修士課程を一緒に修了した同期の仲間と連れ立って、二〇一一年三月一二日に石巻への卒業旅行を予定していたという者が少なからず含まれている。震災はその前日に起きた。旅行は当然中止となり、その後間もなく、予想もしないかたちで、変わり果てた状態の土地を訪れることになった彼らの言葉は生々しい。ここに示すのは、そうした彼らがトラウマの外や後の空間や時間を超えて、現地にたずさわった姿の記録である。なお、各支援の概要については、『Interactional Mind V 特集　東日本大震災・震災支援』（二〇一二）、『震災心理社会支援ガイドブック』（二〇一三）および彼ら自身による補足に基づくものである。

## i　避難所支援

ＰＴＧグループは、宮城県内でもとりわけ甚大な被害を受けた石巻市の避難所への訪問を通じて、夥しい被災者と避難所の数、プライバシーのない雑多な避難所空間、震災直後の急性ストレス反応等により、個別の対応は困難との結論に至る。一方でほとんどの避難所に電話が設置されていたことから、もう少し状況が落ち着いたときに利用できるための相談先として無料電話相談を開設することとし、そのダイヤルを載せた名刺サイズほどの電話相談カード（写真１）を避難所で配布しながら、支援のニーズを把握していくことになった。そもそも卒業旅行で仲間と車に乗り合わせて行くはずだった石巻は、同じようにして訪れた彼らの前に思いもよらない風景として現れる。

とにかく全部に訴えかけてくるんですよね。五感の……まず視覚で言えば、信号機が全部倒れてるとか、街中におっきな船……漁船が乗り上げてきてるとかっていうのもありますし。すごく磯臭いんですよね。それで。海の匂いがするんですね。死んだ魚もそこにいて、それが腐敗してきてるような匂いもするし、で、歩いてればぐちゃぐちゃした感覚とぬかるんだ感覚との中で、いたりするし。そういう感覚全てに訴えてくるような。その、普段と違う街の光景っていうのが、リアルにいろんな感覚に訴えかけてくるので、そういうことは、大変なことが起こったんだなっていうのは、そのときにすごく感じました。（二〇代男性）

凄惨な光景を前に、本来であれば愉快に弾む仲間との車中の会話はそこにはない。

すごいねここんなになってるねっていう話はしますけど、まあ……。あとはなんていうんでしょうね。そういうことも

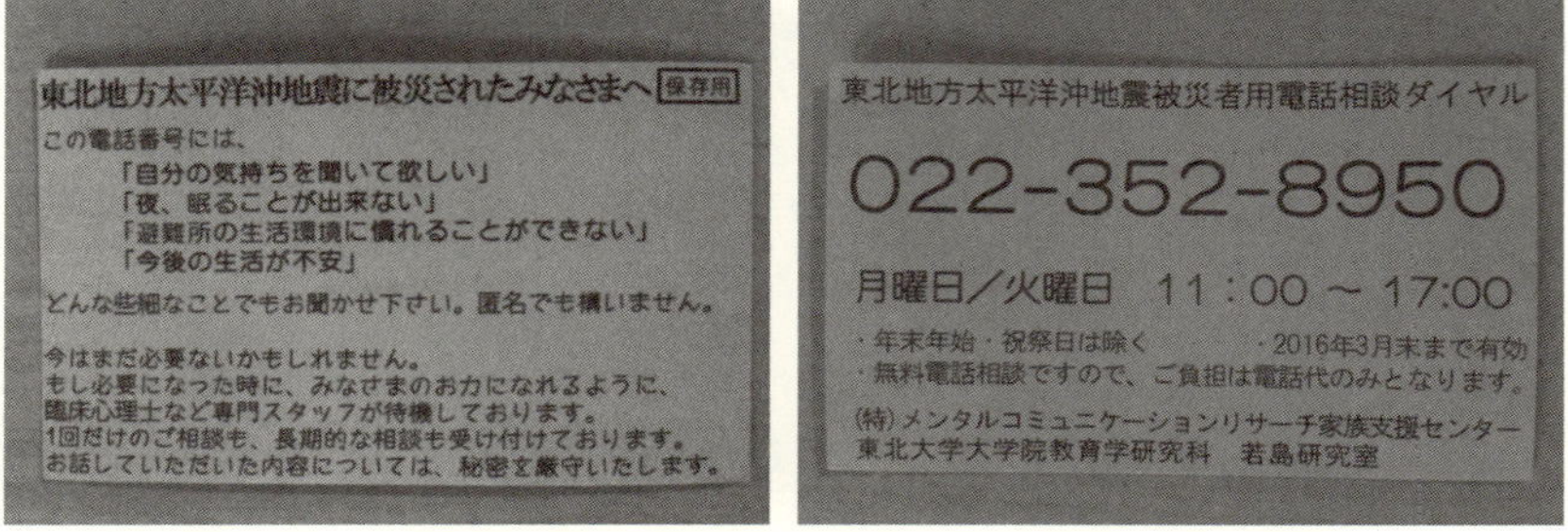


写真１　電話相談カード

ちろん話しますけど、僕の運転してた車の中では、「とりあえず次はここに電話相談カードを配ろう」とか、そういうことを……。避難所のリストが現地ＮＰＯ法人フェアトレード東北に作っていただいたものがあったのでどうやったら効率良く配れるかとか、ここが何人くらいの規模の避難所だから、ここにまず一回行ければ大きいよねとか。あとは土地的なこととかも。時間が限られてるので、行ける時間というのが。潮の満ち干きとかがあって、この地域は浸水してこの時間になると車で行けないとか、そういうことも（現地ＮＰＯ法人フェアトレード東北から）情報いただいてたので。地盤沈下があったりとかして。でそういうのを止めるようなものもまだ全然用意できてない段階だったので。だからこの時間にこの地区は行けなくなるからその前にここを回っておいて、で、その後こう行くと効率がいいかもなとか、そういうことを考えて。あんまり夜遅くに避難所に押しかけるわけにもいかないので。限られた時間の中で、どうやったら多くの人にお会いできて、カードを配れるかっていう。そういうこと……の作戦会議みたいなことを話してたことが多かったかもしれないですね。でまあ、すごかったねとかそういうことは、どちらかというと帰りの車中というか。そういうときに話してた感じしますね（二〇代男性）。

こうして配布された電話相談カードは、主に石巻市、南三陸町、気仙沼市の避難所を中心に、最終的に約五〇カ所の避難所を数え、約七〇〇〇枚に及んだ（写真１）。カードには主に二つの効果があった。ひとつはカードが被災者へ話しかけるときのツールとして役立ったということ、もうひとつはその際「here & now（今、ここで）」の話ではなく「これから起こるかもしれない問題」に向けた対処を提示できたことである。

その上で、被災者の状況や今後の支援に向けた情報を雑談を通じ収集していく中で、彼らを少しでも元気付け、自律性を促していくための会話を心がけていった（「今も大変な状況が続いていると思いますが、一時に比べると少しは落ち着くことができていますか？」「そのように状況が改善したのは、どんなことをしたのが良かったからですか？」「そのように、これからも色々なことが少しずつ落ち着いていくのかもしれませんね」等）。また、被災者の問題についてばかりではなく、避難所での明るい話を聞いてみるのも効果的だったという。こうした避難所への訪問を繰り返す中で、様々な人とつながり、そこからのニーズを受けて、たとえば、希望者への継続的なカウンセリングといった新たな支援が展開されていく。

仮設住宅の完成等に伴い、宮城県では二〇一一年一二月に県内全ての避難所が閉鎖された。これは、震災発生から続いていた急性期の一区切りである一方で、新たな生活環境への適応といった、次の課題の始まりでもあった。

### ii　電話相談

ＰＴＧグループは、石巻市の避難所への訪問をふまえて無料電話相談を立ち上げる（i）。これは、支援方法を短期的、集中的な方法ではなく中長期的立場から策定されたもので、様々な心理的問題に対する五年間の無料電話相談ダイヤルであった。この五年間という期間には、「私たちは継続的な支援を行う」という被災者へのメッセージと同時に、「心理社会支援は中長期的に行う必要がある」という支援者へのメッセージが込められた。また、複数のＮＰＯと連携した電話相談体制を構築することで、被災者の様々なニーズに対し、各団体の専門性を活かして効率的かつ直接的に応じられる体制がとられた。

電話相談は、二〇一一年三月末から開始し、二〇一二年三月末までの一年間は、祝日を除く月曜日と火曜日の週二回、一一：〇〇～一七：〇〇で実施された。回線は一回線で、相談員は臨床心理士の有資格者、もしくはそれと同等の知識や技能を有する者が行った。ＰＴＧグループでは、この電話相談を対面式の相談と同等のものと位置づけ、継続的な相談に応じるため、相談員は氏名を開示した。そのことにより、利用者側も場合によっては氏名を開示した相談が多かったという。また、相談の最後に、利用者の必要に応じて相談員が現地に赴く訪問援助も可能であることが伝えられた。

特に、本電話相談が人材的な課題から一回線体制だったことは、利用者側からは電話が繋がりにくいこともあったかもしれないが、次のような受け止められ方も多かった。

いろんな方がかけてくださるんですけど、常連の方が口々におっしゃるのは、「まあいろんな電話相談があるのは知ってるんだけれども、電話する度に出る人が違うので、だから、そこは、こう、（最初から話すのは）まどろっこしいところもあるし、合わない人ももちろんいるから。こちらがねえ、すごく、便利で利用させてもらってます」っていう方がいて。そういう、同じ人が毎回出てくれるっていうメリットがあったんだと……（二〇代男性）。

複数回線の場合、継続で電話相談を利用したくても、つながる回線によっては毎回同じ相談員が対応するとは限らず、違う相談員が対応することになるため、本電話相談には「常連」の利用者があった。また、ＰＴＧグループの活動の一環として電話相談が行われていることや、相談できる内容を震災関連に限定していないことも特徴であった。

ニュースレターもらってないのがあったので欲しいんですけど、っていうのもありますし、お宅のあれですよねってかかってくることもありますし（二〇代男性）。

「お宅のあれ」とは、ＰＴＧグループ（お宅）が行っている仮設住宅支援で配布しているニュースレター（あれ）をもらっていないので欲しい、という問い合わせである。仮設住宅支援と電話相談が同じグループとして活動しているとの認識から、電話相談を窓口にしてかかってくることもある。

（震災関連であるかどうかといった）区切りなくいろんなところからかかってくることといえば、介護の問題とかもあったりとか、離婚問題のこととか。いろんなことがかかってきますね……。皆さんそういう方々は、ここで相談していいんですかねっていうようなかたちで……。だからこう一言付け加えて震災のメンタルヘルスの相談だけども、こういうこともここで相談していいんですかって方が非常に多いですね……。継続的に、ずっと、生活の中のいろんなことをお話したくって、しかも同じ人が受けてくれたり。そういうこと考えていくとあんまり（他では）ないかもしれないですね、そういう受け皿は……。とりあえずどんなことでも、相談したらとりあえず、とりあえずできる限りの中でここで受けますよっていうことだったりとか（二〇代男性）。

震災に伴い設置された電話相談ではあったが、それとして存在するのではなく、「区切りなく」、「生活の中のいろんなこと」を話せるよろず相談として機能していたのである。これは、ＰＴＧグループが一貫して対象者のニーズに沿うことを最も重視していたからに他ならない。

押しかけて、何かこうやるっていうよりも、そのニーズに応じて支援をしくっていうことで、で、この電話相談っていうのも、このニーズ調査に基づいてやられてますよっていう（三〇代男性）。

震災後一年となる、二〇一二年四月から二〇一三年三月までの電話相談は、入電件数の減少を受けて（二〇一一年四月から二〇一二年三月までの総入電件数は一五三件、二〇一二年四月から二〇一三年三月二五日までの総入電件数は七四件）、祝日を除く月曜日の一一：〇〇～一七：〇〇までの開設となった。これは被災によって引き起こされた直接的な問題に関する相談が減少していることを示しており、純粋な被災者支援相談電話としての役割は震災から約二年で完了しつつあった。

このように、電話相談業務はその当時の利用状況に応じて実施されたが、二〇一三年度には新規ケースの入電がなくなり、継続ケースも終結へと向かった。こうした状況を鑑みて、当初五年間の予定であった電話相談業務は二〇一三年度内に終了となった。仮設住宅住民への支援等、ＰＴＧグループのその他の支援活動状況を考えれば、電話相談の利用者数減少は中長期的な支援のニーズそのものが解消されたというよりも、支援のフェーズが中長期的な段階へと移行するのに伴って、必要とされる支援の形態が移行したのだと捉えることができる。

### iii　仮設住宅支援

ＰＴＧグループは、仙台市大白区長町と仙台市宮城野区扇町にある仮設住宅において、カウンセリング・ルームの設置、ニュースレターの作成と配布、個別訪問活動、イベントの開催を行ってきた。

そこでは、臨床心理士がその専門的対応の必要を迫るだけでは住民の抵抗感を招きかねないことや、困っていることはないかと問題を探るばかりでは助ける側（支援者）と助けられる側（被災者）という関係が生じて、仮設住民の本来持つ力を阻害しかねないことから、彼らの主体性の尊重が第一とされた。また現地で活動しているＮＰＯや住民から協力を得、ともにすすめていくことが重視された。

カウンセリング・ルームは、仮設住宅に駐在する一般社団法人パーソナルサポートセンター（以下、ＰＳＣ、仙台市内の仮設住宅の見守り支援を市から委託）との接点や協力のもと、設置にあたっては、住民に直接「カウンセリング・ルームを作っていきたいが、どのようなカウンセリング・ルームを作っていったらよいか教えてほしい」と訊ねることで、彼らの助言を得て成立した。

ニュースレターは、こうした助言をきっかけに始められたもので、住民から中長期的な支援活動を行っていくためには支援者の顔や活動内容を知ってもらうことが必要との指摘をうけたからであった。内容は、住民が企画したイベントの紹介、住民のペットの紹介、仮設内で生じたちょっといい話や問題解決事例(2)、心理的な問題に回答する悩み相談、各メンバーの紹介や活動予定等であった。

個別訪問活動では、そのニュースレターを渡しながら住民を戸別訪問し、話しかけ、聴き取り、そこから作成したニュースレターを持って再び戸別訪問し、会話を深めた。この中で、心理的な問題を抱える人とそうでない人とを弁別してフォローするためのマップ作り、住民と話した内容を個票に記載し、ＰＳＣと連携しながら支援が行われた。

イベントの開催では、折り紙教室や笑いヨガ、伊藤園との共催によるお茶っこ会、住民が企画したお別れ会が実施された。

彼ら自身はこうした活動において自らを、また活動自体をどのように位置づけていたのだろうか。

われわれ普通にそれこそ（ＰＴＧグループではなく）ＰＳＣに間違えられたりとか、他の大学だと間違えられたりだとかが、よくあって、それって、当初というか、たぶん今もひょっとしたら、分かってもらうっていうようなかたちも持ちながらやっているんですけれども、一方でまあしょうがないかなっていう感じもあって、みんな、おじいちゃんおばあちゃんなので。なんか、もう誰が誰だか分からなくて、とりあえずなんか来なよみたいなかたち。なので、ある意味楽しみながら、みなさんやっているのかなっていう雰囲気はすごくあります。私が誰かとか、どの団体とか、関係なくて。なので、本当に、その人、目の前の人っていうのが、元気になったらっていうか、なんか、そういう風な思いの方が皆さんむしろ強いのかなって気はします……。これ、私の責任かもしれないんですけれども、やっぱり、はっきりした効果ていうのがないんですよね。そんなに。今日やったことが、その成果として出てくるっていう。普通にカウンセリングとかをイメージされたら、やっているこことがまったく違うというか、そういうものなので、ただ今日やったことがいつ活きてくるか分からないっていうのも、今日とった情報がいつ活きてくるか分からないっていうのも、仮設独特ですし、何かあったときに役立つような存在というか、ある意味自衛隊に近いのかもしれないですけど、そういうときのために、日々情報とったりとか、環境作ったりというような、まあ土台作りというか、そういうことが継続する意義になっているのかなというようなイメージですよね（三〇代男性）。

ここではサーキットにむやみに境界線を引くことで、「自己」なるものや、活動の個別性といったものが発生するような事態が結果的に避けられている。活動体としてのシステムが、ひとつのメンタル・システムとして作動することで、「私が誰かとか、どの団体とか、関係なく」なり、構成要素は自ずと匿名性を帯びてくる。このとき個人も個々の活動もローカルな文化的特性に過ぎず、そこに認識論的怪物の姿は見えない。

すでに多くの住民は、仮設住宅から復興公営住宅等に移っている。復興公営住宅は仮設住宅と違い、一般市営住宅に近いため、住民の方々にいつまでも被災者のレッテルを貼って支援を継続しないように留意する必要がある。ＰＴＧグループではこれまでのスタンスを徹底し、住民や地域の自己組織能力を尊重することを大事にしている。

### iv　在宅避難者支援

ＰＴＧグループは、震災前から石巻市を拠点に活動する現地ＮＰＯ法人フェアトレード東北の要請を受け、それが石巻市役所の委託を受けて実施している「巡回型被災高齢者等訪問業務」において、在宅避難者とりわけ在宅高齢者に対するアウトリーチ型の支援をすすめてきた。これは主に石巻市内の津波浸水地域の高齢者世帯等を巡回訪問することで、避難所や仮設住宅に比べて支援の手が届きにくいために生じやすくなる在宅避難者の孤立や孤独死の予防をはかろうとするものである。まず、日々巡回を行っているＮＰＯスタッフである巡回支援員が住民の一斉調査を行い、現在の生活・健康・心理状態を把握し（一次調査）、この中から特に心理的に問題を抱えている人については臨床心理士が訪問しアセスメントを行う（二次調査）。その上で、継続的な心理支援ないし巡回支援員の巡回訪問による見守りを判断する。このように、地域で生活する在宅避難者と地域のネットワークをつなぐことが支援となる。

臨床心理士として本活動に関わる彼らだが、そこでのためらいについて次のように語る。

「臨床心理士です」ってなかなか言えないことが一番ほんとに象徴的なんですけど。問題を見つけては……臨床心理士ですって言えないですよね、なかなか。日常生活を営まれているところに心理士が来て、「どう？」って言われてもって思って。「今の状態問題ですよ」みたいな……土足で荒らして来られるような、感覚を持たれたらよくないなって……。そんな中で、「はい臨床心理士です」って言われたときの「は？」みたいな感じ。在宅の場合（仮設と違って）そんなにいろんな人が来るわけでもないので（未知の訪問者に慣れていない）（二〇代女性）。

自宅を修繕し、避難生活している在宅避難者のくらしを目の当たりにする彼らのその感覚はとても自然なことに思える。

ギャップというか、なんか、こう言っていいか分からないですけど、彼らにとっては日常生活をただただ営んでるので。こう取り上げて言うことなのかどうなのかなっていうのはありますし。彼らも……たぶん、被災者たちも、この、日常生活を送っているのがなんか、こういうふうに言われて、むずがゆいような気は、あるだろうなって思います。生活を送っているところを、ああすごいですねって言われてる感じが。じゃあどうすればいいのみたいに、なるだろうし（二〇代男性）。

そうした戸惑いを抱きながらも活動を続ける彼らの動機はどういうところにあるのだろうか。

女川町で保健師をやってる方とちょっと話す機会があったんですけれども、その方にも、「なんか辞めたくならないですか」って聞いたらやっぱり「辞めたいですね」って言われてましたね。よくやられてますねえってなんか……。それでもやれてるのは、なんか一部楽しいところがやっぱりあるからだと思います。人が変わっていくのを見てくのがやっぱりうれしいですし、ありがとうって言われると、「ああー、まあ続けよっかな」って思います。（石巻に）通っていると、ほんとに変化があったりしてるので。ずーっとやっぱり、自分の足で歩いて、町の様子を見ながら歩いて人に関わってっていうか。もう町の変化も見えてくるし人の変化も見えてくるし、あ、こういう中で変わってきたんだなとか思うと、じゃあもうちょっと一緒にって思います（二〇代女性）。

在宅支援では、地域のネットワークの中で個人を捉える必要があり、対象となる人々とその周囲の状況を知ることから支援が始まる。震災発生直後から半年までの時期は、心理的な支援よりもまずは物資や片づけ等の物理的な支援が必要とされる時期であり、安全な生活環境の確保の程度を確認するがことが調査の目的となる。震災発生半年後から二年までの時期は、物理的な不足が次第に落ち着き、心理的な問題が少しずつ出始め、それは震災以前から存在していた問題として把握されることもある。どの時期も調査においては、対象者の負担にならないこと、個人情報への配慮、会話を通じて関係性をつくることが重要とされた。また在宅でのカウンセリングに際しては、住民の日常を壊さないこと、その生活の中で見られる行動レベルの変化に着目することが欠かせない。同時に常に地域に対してアンテナを張り、普段から地域のアクターとつながっていることが必要であった。

当初より支援事業は三年間という期限が設けられていた。そのため、二年から活動最終年の三年目にかけては、関わってきた住民に対する地域の支援システムを構築していくことが中心であった。たとえば、各地域の民生委員、病院や保健師の方とつなぐ等して、これから五年後、一〇年後も地域の中で必要なときに必要な助けを受けながら生きていくことができるように、という思いで地域の支援システムを作っていったという。

### v 行政職員支援

PTGグループは、行政機関として、石巻市役所、仙台市役所（消防局・消防団を含む）、南三陸町役場、宮城県精神保健福祉センター、第二管区海上保安部、第三管区海上保安部、陸上自衛隊多賀城駐屯地等への支援をすすめてきた。行政機関は、被災直後には被災者に対する緊急時支援・行政サービスを提供し、それ以降は通常時の行政サービスとともに震災復興の核となる。一方で被災地の行政職員は復興支援者と同時に被災者であり、彼らへの支援は多くの被災者への間接的な支援ともなる。

被災地の行政職員に生じる主な問題としては、(1)自身が被災者であること、(2)被災者のサポートや復興への取り組みの拠点となるがゆえにかさむ仕事量、(3)住民からのクレームの増大がある。

組織への効率的な支援にあたって重要なのは、被災住民を支援する立場の方々を支えることであり、またそのメンタルヘルスにおいては組織の上部にあたる職員からはじめることが必要となる。

こうした中二〇一二年五月にはPTGグループのメンバーの一人である臨床心理士が石巻市総務部人事課に任期付職員として採用された。そこではいわゆる臨床心理士業務にとどまらず、支援物資の市民への供給から、定期健康診断の調整、選挙や人事課の職員の採用試験の手伝い等まで、多岐にわたった。


かっこで臨床心理士みたいなふうのを自分であえてつけてるみたいな(笑)。それがないと、ほんとにアイデンティティが揺らいじゃうので、名刺とかも一応「主事(臨床心理士)」っていうのを……つけてるくらいで……。人事課自体がもう、業務……人数のキャパ超えちゃってんですよね。だからそんな状況に対して自分は正規職員として入ってメンタルヘルスだけやりますとは、とてもじゃないけど言えないので(三〇代男性)。

震災後初期には、急性ストレス反応が部分的に生じるが、正常な人々が異常ともいえる体験をしたことによる正常な反応であるということを知らせること、それらの症状を「当然である」と知ることが症状の自然回復や緩和に有効になる。震災後一年までには、被災を乗り越えてきた疲れによる身体反応(情緒的消耗感、虚脱、個人的達成感の消失)、睡眠障害、喪失による悲嘆・抑うつ等が現れてくるが、ここでは個人的達成感が得られるようになることが重要となる。震災後一年を経過すると、特殊なストレス反応よりも、その原因は一般的ストレスである仕事の負荷の加重であり、震災後一年まででも仕事の負荷は高いが、「それがいつまで続くのか」という思いや、部署により通常の仕事に戻るところとそうでないところの格差が出てくるのがこの時期となる。震災後二年、これからは、拡がる個人差と復興業務に関わる人々の仕事の膨らむ負荷の継続が課題となる。

本インタビュー調査実施中にも「疲弊する役所　心病む職員　退職・自殺も　被災地の市町村」（『朝日新聞』二〇一三年三月八日朝刊三面）の見出しの記事が掲載された。取材を受けた先述の任期付職員は「家や家族が被災し、業務が増えて限界がきている職員もいる」一方で、カウンセリングで「無理しないで、と今の石巻では無責任に言えない」とし、「自分の出来る範囲の無理をしましょう」と助言するよう心がけると述べる。そこには「美談」の陰に隠れた市民の姿があった。

役所の人たちって震災で傷ついているんですけど、市民の方とのやり取りでも傷ついているっていうのも決して少ないわけではなくて。たとえば、罹災証明の発行手続きとかで、それが始まった時期なんかは被災された何万という市民の方々が一気に窓口に集まるわけですよね。それに対して限られた窓口職員でお客さんを待たせることなく手続きをすすめるなんてことは不可能だし、じゃあ窓口の人数を増やせばいいじゃんと思ったって、他の震災対応がある中でそんな人員的な余裕もないわけです。そうすると当然、長時間待たされた市民の方々の不満が溜まってそれが窓口の職員に向いてしまうのも無理のないことなのかもしれませんけど、職員も全力で対応した上での状況なので、今以上に早く対応するといったことも難しいわけです。そうすると、無力感や絶望感しか感じなくなってもしょうがないですよね。中には、まるで役所が震災を起こしたかのように責められると感じた人もいたみたいです。結構、テレビとかではコンビニで強盗が起こらなかったみたいな理性的な被災者みたいな感じで美談として語られる場合もあるんですけど、そういったものとは別の話も当然あって、それによって役所を辞めようかなんて悩んだことがあったという話も決して少なくないんですよね（三〇代男性）。

被災自治体の現状は、震災から数年が経過する中で地域によって復興状況に格差が生じてきている。石巻市では被害の大きさから今もまだ復興業務の真っ最中で、職員不足の中で復興終了目標の二〇二〇年度に向けてラストスパートに入り始めている。それに伴い、職員が疲弊するリスクについても今後はさらなる注意が必要となる。

### vi　学校職員支援

ＰＴＧグループは、公立学校共済組合宮城支部の依頼を受け、月に数回のペースで仙台と宮城県の各地で震災に関する公立学校の教職員のメンタルヘルス相談とメンタルヘルス講習を行ってきた。いずれも組合入会者を対象にしている。メンタルヘルス相談は、インターネットや電話を通じて教職員が自分で予約し、面接回数は原則一回であるが、必要があれば継続面接とされ、また管理職が必要と判断すれば公休扱いとして平日に相談を受けられる。メンタルヘルス講習は、職員個人のメンタルヘルス対策はもちろんのこと、子どもたちへのメンタルヘルスケア上の問題に対する対応方法や、校長や教頭をはじめとする管理職を対象にした教職員へのケアについて等、様々な内容を扱っている。ここでの相談員も講師も教職員の所属する組織から切り離された外部の人間であり、実施場所も学校外となるため、所属する学校の都合に左右されにくく、学校外の組織でありながら学校現場を熟知している点が特徴である。

一方でこうした取り組みに対して「厳しい声」もあるという。

いろんな複雑な問題があると思うんですけど、記者の方が、ちょっとこの活動のことで聞きたいっていうことでお見えになって、東北大学の総長裁量経費の中でこういうことやってるんですっていうのをご紹介したときに、ちょうど数日後に、教員共済組合のストレスケアの講習があるっていうのもご紹介したら、ちょっと見に行きたいんですけどっていうふうなお話もあったんですね。で、それを共済組合の担当の方にお話したら、やっぱりその公務員がそういう研修を行うことについて、厳しい声もあるんですよね実は……っていうようなことを……色々ちょっと濁されていたので……。推測も入るんですけど、言いたいこととしては、税金使って、そんなだらしねえことやってんじゃねえとか。つまりその、ストレスがどうのとか。公務員に対する世間の目は厳しいんですよみたいな。公務員、行政職員は、もう、市民を守る側だからっていうことだったりとか、そういうイメージのままだけでずっときちゃってるところがあると思いますが、自分たちも被災者だし、疲れてるんだよとか。そういうメッセージも、自分たちからはなかなか言えないと思うので、僕らがある程度、客観的な存在として、発信してあげるっていうことも、大きな意味での支援になるのかなっていう（二〇代男性）。

言うまでもなく、被災地域における教職員の多くは被災者である。他方で、そうした教職員は支援者としての役割を周囲から期待される存在でもある。彼らは学校に通う子どもたちだけでなく、その保護者、地域の人々の日常の復興に大きな役割を果たしている。従って、教職員が一〇〇％の力を発揮できるように支援することは「被災者支援」だけに留まらない「被災地域全体への支援」につながる。自分自身が被災者として大きなストレスに曝されつつ、周囲からは多様な役割を期待されるのが被災地の教職員の実情であり、教職員が自分自身のメンタルヘルス上の問題について気軽に相談できる機会や場を確保することはコミュニティ支援としての重要性を持つ。

メンタルヘルス相談を継続する中で、新しい課題も浮き彫りになった。教職員が支援者として気丈な振る舞いを求められるのは、市民からだけではない。震災の発生から四年余りが経過した頃、激甚被災地域にある一部の学校現場において、教職員が被災によるストレスやそれに起因する不調を訴えることが一種のタブーとされていた。そうした不文律の根本には「辛いのは皆一緒なのに、いつまで弱音を吐いているんだ」という意識があると打ち明けてくれた教職員がいた。「苦しみを共有しているからこその息苦しさ」がそこにはあるという。激甚被災地域の学校システムは、多大な損害を被りながらも何とか自分を奮い立たせ気丈に振る舞う教職員の必死の努力の上に、危ういバランスで成立しているのである。学校システムと切り離された環境で支援を提供する本活動においては、中長期的に支援活動を行う中で見えてきた新たな課題に対して取り組むことが重要な課題となるだろう。

## 5 おわりに――「居合わせているから」

東日本大震災は、現実への私たちの解釈を瓦解し、「真の現実」を引き出した。そして、そのトラウマに関わろうとする者に、「こころのケア」といったことのずっと手前で問うべきであったこと――それをしようとする者の倫理とその対象とされようとする者の自由について問い続けることを今も求めている。

どのような倫理の名においてわれわれは患者に介入するべきなのか？　患者がわれわれに対して持つ自由とは何なのか？　何にもまして、このような問いこそが、なにゆえサイコセラピストとしてわれわれがこの議論から離れてしまってはならないかということを教えてくれるのである［Elkaïm, Morin and Stengers 1997：三脇二〇〇〇：一七九］。

もっともＰＴＧグループのメンバーに倫理や自由などという言葉を用いる者はいなかった。私たちは倫理や自由といった言葉を用いるとき、現実をトラウマという言葉に閉じ込めるのと同じようにして、これらに現実を押し込めて、あたかもそのことを了解しているかのような気になっているのかもしれない。かつて筆者がＰＴＧグループのメンバーに活動の動機を尋ねたときに、「居合わせているから」と反射的に何気なく発せられたその一言は、支援者／被災者、そして、セラピスト／患者やクライアントという線引きすること自体がどれだけの意味があるのか、思いを至らせ、立ち止まらせる。

一方で、なぜこれだけのことをここまで続けられているのか、と問わずにはいられない。これに対してＰＴＧグループのメンバーの一人は次のように答えた。「居合わせているから」。ここには、通常、支援にたずさわろうとする者に期待される要件―慈愛に満ちた高邁な精神や卓越した専門性といったものを見取ることはできない。代わりにそこにあるのは、支援を支援としてではなく、日々の生活の一部としてごく当たり前にたずさわっていこうとする日常的感覚といったものだ。そうした彼らのたたずまいは、被災地における1つの風景にも似て、震災後、支援者／被災者といった、どこからか突如与えられた二項対立的な図式やアイデンティティを見切らせるように働いているだろう。

このことは震災というコンテクストを超えて、心理臨床におけるセラピストとクライアントのかかわりのありように示唆を与えずにはおかない。それは、心理臨床におけるセラピストの身の処し方――すなわち倫理というものに本支援がはからずも切り込んでいるからである。このたびの震災は、教条主義に陥るセラピストの皮相な倫理を容赦なく突き崩し、そんなものは必要ないと切り捨てた［花田二〇一三：vi-vii、一部改］。

「こころまでこわれていません」と大きな文字が書かれたポスターは、「こころのケア」と称して被災地を訪問する者が倫理や自由に抵触しかねないことを警告する。しかもそれは東日本大震災という「特異な」ほとんど「再生産されることのないような何か」に際してであるからこそ露呈したのだった。

私にとっては、倫理の問題はまさにこうした科学主義的パラダイムと絶縁して、別の領域に入っていくときから始まるのです。私が倫理をもち出すときというのは、たとえば私が働いているラボルド精神病院において治療や仕事の中で何か特異なことが生じたときです。それは再生産されることのないような何かであって、つまりある種の関係の持つ真理、唯一性、特異性といったものが生まれて、それが実在の特異性とでもいったものからなる環境をつくりだしていくのです。そして、この真理の刻印をおびたものが、疑似科学的世界、テクノロジー万能の世界、白衣の世界、単線的因果律に支配された世界といったものの中から人々を救済することになるのです。倫理的ファクターが発動するのはここからなのです。それはまた審美的ファクターでもあります。というのは、美的創造の中には、これと同様の特異性に対する関心がつねにあるからです［ガタリ二〇〇一：一五–一六］。

ここにさらけ出されるのは、差し出されようとする支援やケアの適切さや正しさではない。むしろトラウマに関わろうとする者たちのありよう――私たち自身のあからさまな美醜に他ならない。

本章は本書所収の立木（第1章）、上尾（第2章）、松嶋論文（第14章）と関連が深い、各論文も参照。

## 謝辞

東北大学大学院教育学研究科家族臨床研究室・東日本大震災ＰＴＧ支援機構の皆様に心から敬意を表するとともに、特に長時間のインタビュー調査に快く応じて下った方々に深く感謝申し上げます。

## 注

（1）日本では阪神・淡路大震災以降災害時のボランティアとならび顕著となっている。

（2）ここでは特に「ソリューション・バンク」［長谷川二〇〇五］という仕組みが用いられている。本活動においては、住民の日々の生活の工夫やうまくいったことをＰＴＧグループのメンバーが住人から直接聴き取り、解決事例としてニュースレターで紹介することで、それを見た他の住民が真似したり参考にしたりして生まれた新たな解決事例をさらにニュースレターで取り上げていくことで、仮設住宅内で解決事例が波及するように運用されている。

## 参照文献

三脇康生　二〇〇〇「精神医療の再政治化のために」ガタリ、フェリックス&ウリ、ジャン&トスケル、フランソワ『精神の管理社会をどう超えるか？——制度論的精神療法の現場から』杉村昌明、三脇康生、澤村真保呂編訳、一三一―一七ページ、松籟社。

ガタリ、フェリックス　二〇〇一『フェリックス・ガタリの思想圏——〈横断性〉から〈カオスモーズ〉へ』杉村昌昭編訳、大村書店。

北原糸子　二〇一三『地震の社会史——安政大地震と民衆（読みなおす日本史）』吉川弘文館。

ソルニット、レベッカ　二〇一〇『災害ユートピア——なぜそのとき特別な共同体が立ち上がるのか』高月園子訳、亜紀書房。

中井久夫　二〇一一 a『災害がほんとうに襲った時——阪神淡路大震災50日間の記録』みすず書房。

——　二〇一一 b『復興の道なかばで——阪神淡路大震災一年の記録』みすず書房。

——　二〇一一 c「「こころのケア」とは何か」『現代思想』三九（一二）：五六―六六。

野口武彦　一九九七『安政江戸地震――災害と政治権力』筑摩書房。
橋本渉　二〇一〇「解題」グレーザーズフェルド、エルンスト・フォン『ラディカル構成主義』橋本渉訳、西垣通監修、四五七–四八一ページ、NTT出版。
長谷川啓三　二〇〇五『ソリューション・バンク――ブリーフセラピーの哲学と新展開』金子書房。
花田里欧子　二〇一二「企画にあたって」日本ブリーフセラピー協会編『Interactional Mind V (2012) 特集東日本大震災・震災支援』、七–八ページ、北樹出版。
――　二〇一三「推薦のことば――真の支援」長谷川啓三、若島孔文編『震災心理社会支援ガイドブック――東日本大震災における現地基幹大学を中心にした実践から学ぶ』、v–viiページ、金子書房。
ベイトソン、グレゴリー　二〇〇〇『精神の生態学』佐藤良明訳、新思策社。
安克昌　二〇〇一『心の傷を癒すということ』角川書店。
ラファエル、ビヴァリー　一九九五『災害の襲うとき――カタストロフィの精神医学』石丸正訳、みすず書房。
若島孔文　二〇一三「大規模災害に対する心理社会支援のあり方」長谷川啓三・若島孔文編『震災心理社会支援ガイドブック――東日本大震災における現地基幹大学を中心にした実践から学ぶ』一–八ページ、金子書房。
――・長谷川啓三　二〇一二「東日本大震災PTG心理社会支援機構の理念――国際的なガイドラインを踏まえて――」日本ブリーフセラピー協会編『Interactional Mind V (2012) 特集：東日本大震災・震災支援』、九–一四ページ、北樹出版。
ワツラウィック、ポール一九八九「ワツラウィック博士のコメント」J・K・ゼイク編『21世紀の心理療法　I』、成瀬悟策監訳、三六七–三六八ページ、誠信書房。

Bateson, G. 1978. The birth of a matrix or double bind and epistemology. In M. M. Berger ed. *Beyond the Double Bind*. New York: Brunner/Mazel, pp. 39–64.
Elkaïm, M., Morin, E., et Stengres, I. 1997. Entre éthique et liberté (1997). *CAHIERS CRITIQUES DE THERAPIE FAMILIALE ET DE PRATIQUES DE RESEAUX* N° 18. : 11–32.
Glasersfeld, E. von. 1984. An Introduction to Radical Constructivism. In P. Watzlawick ed. *The Invented Reality*. New York: Norton, pp. 17–40.
― 2000. Problems of constructivism. In L. P. Steffe and P. W. Thompson eds. *Radical Constructivism in Action: Building on the Pioneering Work of Ernst von Glasersfeld*. London: Routledge/Falmer, pp.3–9.

# 第Ⅱ部　性と家族、共同体

# 第6章　社会性の条件としてのトラウマ

## ——イヌイトの子どもへのからかいを通した他者からの呼びかけ

大村敬一

責任、それは主題化不能な召命に対する応答である。主題化不能なものであるがゆえに、単なる呼びかけではなく外傷であるような召命。いかなる自由、いかなる意識（良心）、いかなる現在にも先だって背負わされた借財に対して責任を負うこと、それも、この借財について何らかの考えを抱くに先だって責任を負うこと、それが責任という応答である。［レヴィナス一九九九：四三］

「主体性」は「関係であるとともに、その関係の項である」［Lévinas 1974: 137］。他者との関係は私にとって不可避であり、私はすでに他者との関係を身体の内部にかかえこんでいる。他者は〈私〉のうちに食いこみ、私は他者を身のうちに懐胎している。しかも他者は、踏みこえられない隔たり、遙かな差異そのままに私のうちに食いこんでいる。（中略）差異がないわけではない、それどころか差異によって隔絶した項のあいだに、にもかかわらず関係がなりたち、私はその関係そのものであるとともに、その関係の項になってしまっている。関係はとり返しがつかず、他者との関係は済むことがない。だからこそ、他者にたいして私は「無関心であることができない」。そのゆえに他者はつねに強迫する。私は他者にとり憑かれている［熊野二〇一二：二二五］。

生まれたばかりの生命が産声をあげるとき、その声はただちに声として聴き取られる。それはしかもただの泣き声としてではなく叫びとして、一方では「人がこの世に存在することに対する畏怖の念と共に」聴取される。その声はだが他方では、無力なじぶん、泣き声をあげる存在のまえで、とりあえずなにをすることができるわけでもない〈私〉を「疲労」の極へと追いやり、「排除するかのような声として聞かれる」。つまり私を問責し、責めを負わせる声としても響く。声が無力になり、か細くなるにつれ、弱さがかえって強くうったえてくる。声を無視することも一つの応答であり、すでに応答してしまった以上、「負われれば負われるほど倍加してゆく」責めがある［熊野二〇一二：二四七］。

## *1* はじめに

エマニュエル・レヴィナスが省察するように、あらゆる認識と思考と実践がはじまる手前、自己が意識をもつに先だって、その意識には主題化不能なためにトラウマとなる他者からの呼びかけに否応もなく応答し、あくまでも受動的に他者に対する責めを負わされてしまうことで「人間」の主体性が誕生するのであれば、他者からの呼びかけというトラウマこそが「人間」という意識主体に社会性が組みこまれる前提条件であるということになろう。(1) 他者に応答して他者と関わること、つまり社会性が、トラウマとしての他者からの呼びかけに応答して他者に対する責めを負わされるかたちで意識主体にあらかじめ組みこまれているのならば、他者からの呼びかけというトラウマがなければ、社会性が「人間」

という意識主体に組みこまれることはないからである。そうであるならば、他者からの呼びかけというトラウマについて考えることこそ、「人間」の社会性の条件を考えることに他ならないことになる。

こうしたレヴィナスの省察は、「人類」の多様性を通してその普遍性を探究する私たち人類学者にただちに二つの問いを喚起する。

ひとつには、「人間」という意識主体に社会性が組みこまれる前提条件にレヴィナスが見いだした他者からの主題化不能な呼びかけによるトラウマは、「人類」の社会性の普遍的な条件なのだろうかという問いである。レヴィナスの省察がどんなにヨーロッパ哲学の伝統を深く掘り下げて到達した卓越した洞察であるとは言っても、その洞察は近代ヨーロッパという局地的なコンテキストに基づいており、あくまでヨーロッパの在来知における「人間」についての洞察にすぎない。そして、もう一つには、もしそうした他者からの呼びかけというトラウマが人類の意識に社会性が組みこまれる普遍的な前提条件であるならば、そのトラウマを前提条件にした社会性からどのような社会集団がどのようなメカニズムで生成されて維持されるのかという問いである。レヴィナスは現象学を深く掘り下げることで、「人間」の意識に不可避に社会性が組みこまれるメカニズムを見いだしたのであって、その逆の過程、すなわち、トラウマを前提条件にした社会性から現実の社会集団が生成されて維持される過程のメカニズムについては、正義に基づく社会や国家はそうした原初的な社会性に基礎づけられるべきであるという雑駁な指針を示す以外、何も語らない。

本章の目的は、カナダ極北圏の先住民であるイヌイト社会(2)において拡大家族集団(3)が生成・維持されるプロセスを検討することを通して、この二つの問いに取り組むことである(4)。

そのために本章ではまず、イヌイトの理想的なパーソナリティについて検討する。その検討を通して、レヴィナスがヨーロッパの在来知での「人間」の主体性に見いだしたように、イヌイトの主体性にも、その社会性の前提条件として、他者からの主題化不能な呼びかけというトラウマが組みこまれていることを明らかにする。そのうえで、イヌイト社会の日常的な社会生活の基礎的な単位である拡大家族集団が生成・維持されるための装置の一つであるイヌイトのライフサイクルについて検討する。そして、そこでは、イヌイトの子どもが他者からの主題化不能な呼びかけというトラウマを植え込まれて大人になり、その大人は自らに植え込まれたトラウマの故に幼児を甘やかして子どもをからかい、その甘やかしとからかいの過程で子どもにトラウマが植え込まれるという循環的な過程を通して拡大家族集団が生成・維持されていることを明らかにする。さらに、本章の最後では、こうしたイヌイトの拡大家族集団の分析と考察に基づいて、レヴィナスが人類学に喚起する二つの問いについて考察する。

## 2 「真なるイヌイト（*Inunmariktuq*）」——他者に取り憑かれた主体性

これまでの極北人類学におけるイヌイトのパーソナリティの研究によって［e.g., Briggs 1968, 1970; Brody 1975; 大村 一九九八、二〇一三 a］、イヌイト社会には「真なるイヌイト（*Inunmarik* もしくは *Inuinnaq*）」と呼ばれる理想的なパーソナリティ像があることが明らかにされてきた。ブリッグス［Briggs 1968, 1970］によれば、この「真なるイヌイト」は「思慮（*ihuma-*）」と「愛情（*naglik-*）」という二つの資質をバランスよく兼ねそなえた成熟した大人を指す。

「愛情」は *naglik-* という語幹で表される資質や感情で、人物の善性の基準である。具体的には、物理的な意味でも精神的な意味でも人々を助ける精神のことを言い、食べ物や暖かい場所を独り占めせず、気前よく分かち合い、困っている者にはすすんで手をさしのべることである。イヌイト語で「ありがとう」にあたる *qujanaqutit!* は「あなたは寛大で気前がよい」という意味であり、このことからもこの愛情が重要な資質であることをうかがうことができる。この愛情に相反する感情は憎悪や嫉みなど他者に対する敵意と自らに閉じこもる鬱屈した感情であり、その意味で、愛情の資質には、他者に対して敵意を抱いたり、自閉して鬱屈したりすることなく、他者に自らを開放する社交の資質が含まれている。

他方で、「思慮」は *ihuma-* という語幹で表される資質で、自律した「大人（*inirniq*）」の条件である。思慮ある大人とは、社会的に適切な行動を行なう自律した人物で、いかなるときにも平静さを失わずに困難を受け入れ、決して怒らずに自己をバランスよくコントロールし、自らが自律していることはもちろん、相手の自律性と意志を尊重する成熟した人物を指す。また、思慮ある大人は相手の人物や物事に対する先入観に固執せず、その時々に直面する事態に現実的かつ柔軟に対処し、相手の人物や事物の潜在的可能性を臨機応変に活かすことができるとされる。

これら「愛情」と「思慮」のうち、「愛情」は「人間（*inuit*）」に生まれつき芽生える普遍的で生得的な資質であると考えられているが、「思慮」は「幼児（*nutarannuat* もしくは *inuuhaaq*）」や「子ども（*nutara*）」にはそなわっておらず、「大人（*inirniq*）」に成長するにともなって徐々に身につけられてゆく後天的な資質であるとされる。そのため、子どもは自己をバランスよく制御することで社会的に適切に振る舞うことができず、情動と欲求に従ってすぐに癇癪を起こして怒ったり、事態に冷静に対処することができずに慌てふためいたり、相手の自律性を踏みにじったり、分かち合おうとはせずに独り占めしたりしようとする。しかも、子どもは思慮なき故に自分では何もすることができず、常に養われる立場にある。

このような子どもは身体的にも精神的にも社会的にも決定的に弱者であり、慈愛をもって守られるべき存在である。そのため、幼児と子どもには何かれと世話が焼かれ、子どもが思慮なき姿をさらけ出してしまうと、大人たちは守ってあげたいという強烈な感情を喚起される。こうした弱者としての子どもへの愛情は、守ってあげたいというだけでなく、ずっと一緒にいたい、ずっと添い寝していたいというほど強烈である[cf. Briggs 1968, 1970]。その強烈さは、狩猟や交易のために一日でも子どもと離れていると、あまりの恋しさに苦しくなるから、子どもを愛しすぎることはよくないことであると語られるほどである[cf. Briggs 1968, 1970]。

ここで重要なのは、思慮がつきはじめたと判断される若者(*inuuhuktuq* もしくは *maqquktuq*)に対しては、こうした愛情を示すことは相手に自律的な思慮を認めない態度になってしまうことである。そのため、思慮を身につけた若者以上の者に対しては、その自律性を尊重する意味で、あからさまなかたちで愛情を示すことは慎まれるようになる。また、若者以上の者に対しては相手の自律性を尊重せねばならないので、何かを指図をしたり教えたりすることはもちろん、命令したり強要したりすることは徹底的に控えられる。そうしたことをしてしまえば、相手の自律性を侵害してしまうことになる。それは相手の思慮を認めないというだけでなく、自己の思慮を疑わせるようなことである。

もちろん、相手の自律性を尊重せねばならないからと言って、相手に何の働きかけもしなくてよいわけではない。相手が困っていればすぐに救いの手を差し伸べ、食べものはもちろんのこと、自らすすんで分かち合って協働し、自らの愛情を示さねば、悪意ある者とみなされてしまう。しかし、また同時に、その愛情は押しつけがましいものであってはならない。それは相手の自律性への侵害であり、直接的な愛情は相手への侮辱にすらなってしまう。したがって、愛情と思慮はバランスよく制御されねばならない。歳を重ねて「真なるイヌイト」になるということは、その絶妙なバランスを手に入れ、相手を慮りつつそれを表に出さず、相手の自律性を尊重しながら愛情を注ぐというかなり難しい技を身につけることなのである。

実際、かつて私が古老に対して「賢明な良き人物」とはどのような人物であるか尋ねたとき、「常に余裕をもって笑っており、皆の楽しみのために自分自身さえ笑いの種にすることができる人物だ」という旨の返答を受けたことがある。これは、これまでに検討してきたように、他者に対して開放的で、敵意を抱くことも、相手の自律性を侵害することもなく、分かち合いの寛容な態度で他者と接するのみならず、常に平常心を保って狼狽えることなく、臨機応変かつ柔軟に事態に対処する資質、つまり、愛情と思慮の両方を兼ね備えることが「真なるイヌイト」の条件だからである。

もちろん、これはあくまで目指される理想像であって、現実はそれほど理想的にはいかない。もしイヌイトの大人がすべからく「真なるイヌイト」であるならば、それはごく当たり前な大人の自然状態であって、わざわざ理想像として目指されたりはしないだろう。むしろ、愛情と思慮を兼ね備えた人物が理想像とされているということは、普通はその逆で、「人間（イヌイト）」の自然状態では、誰もが嫉みや憎しみなどの他者への敵意を頻繁に抱き、しばしば不機嫌になって鬱屈した表情で自閉し、突発的な事態や失敗などによってしばしば慌て、食べものをはじめ、何でも独り占めしたがり、相手の自律性などお構いなしに他者を支配したり管理したりしたがることがイヌイトの間で認められているということを示している。イヌイトにとって大人になるということは、そうした自然状態に抗って、「真なるイヌイト」そのものには至らずとも、少なくともその理想像を目指すようになることなのである。

しかも、こうした自然状態はあくまで個人の内面の感情や意志の状態であり、他者には直接にアクセスすることができないため、イヌイトの大人は大人として社会的に認められるためには、自己が「真なるイヌイト」の理想を目指していることを常に自らの行為によって示しつづけねばならなくなる。「真なるイヌイト」を目指している大人であるかどうかは、あくまでも自己の行為を通して相手が判断するものであって、自己がそのつもりであると思っても、あるいは、そうであると言ってみたところで、実際の行為によってそうであることが示されねば、相手からそうであると認められることはない。しかも、「人間（イヌイト）」の自然状態が「真なるイヌイト」の逆の状態であることが前提になっているため、その理想を目指していることを行為の度ごとに示しつづけねば、周囲の他者たちから自己が自然状態に戻ってしまったと判断され、思慮に欠ける子ども、あるいは悪意ある者とみなされてしまう。

このように「真なるイヌイト」の理想を目指していることを周囲の他者たちに常に示しつづけねばならないイヌイトの大人の主体性こそ、レヴィナスの云うところの他者との「関係であるとともに、その関係の項」、すなわち「〈同〉における〈他〉」であることは明らかだろう。どんな行為をするにも先だって、イヌイトの大人は自己の身に食いこんでいる周囲の他者たちから、「真なるイヌイト」の理想を目指していることを示す行為で他者たちと関わるように常にすでに一方的に呼びかけられ、その呼びかけに常にすでに否応もなく応答してしまっている。そうして常にすでに応答し、「真なるイヌイト」を目指すことを行為でもって示すべしという責めを負わされてしまっているからこそ、イヌイトの大人たちは主体的にそうした行為で他者と関わらざるをえない。しかも、その呼びかけにいかに応答しても、応答し尽くすということはない。イヌイトの大人の主体性が「〈同〉における〈他〉」として他者を孕んでいるとは言っても、その他者がイヌイトの大人に同化されることは決してなく、どこまでも他者としてその大人に呼びかけつづける。そして、イヌイトの大人は、その呼びかけに「真なるイヌイト」を目指していることを示す行為で応答しつづけることによってのみ、大人でありつづけることができる。

このようにイヌイトの大人の主体性が相互に決して同化されえない隔絶した自己と他者の関係であることは、その関係のなかでイヌイトの大人が目指していることを行為で示すように他者から強迫される「真なるイヌイト」の理想が思慮と愛情を兼ねそなえた者であることからもわかる。自己と相手の自律性を尊重するという思慮の資質は、相互に相手に同化されえず、相互に相互から逃れ去りながら、差異によって踏みこえられない遙かなる隔たりに隔絶されている者であることを相互に認め合い、その隔たりを重んじるということに他ならない。そして、そうして隔絶されているにもかかわらず、それでもその隔絶のままに関わり合うには、相手を傷つけたり害したり殺したりすることはもちろん、相手を所有したり、自己の理解のなかに取り込んだり、道具のように利用したり、支配したり管理したりすることで相手を自己に同化しようとするのではなく、相手を助けたり慈しんだり、相手に食べものを与えたりする行為、つまり、相手に愛情を表す行為で関わる他にない。そもそも、先にみたように、愛情は他者に自らを開放する社交の資質、つまり、他者と関わる能力のことである。この意味で、思慮と愛情を兼ねそなえた「真なるイヌイト」という理想は、相互に隔絶されたままに他者と関わり合う「〈同〉における〈他〉」としての主体性を言い換えたものなのである。

したがって、レヴィナスが「人間」の主体性の根底に見いだしたように、イヌイトの大人たちの主体性にも、他者に対する責めが「真なるイヌイト」の理想を目指していることを行為で表すように強迫されるかたちで常にすでに負わされており、相互に自己と他者の自律性を認め合いながら関わり合う社会性がイヌイトの大人の主体性の根底的な条件となっていると言うことができるだろう。この意味で、イヌイト社会は、レヴィナスの云う意味での主体たち、すなわち、他者との「関係であるとともに、その関係の項」、すなわち「〈同〉における〈他〉」としての主体たちが、相互に決して同化されえない隔絶した自己と他者の関係を認め合いつつ関わり合う社会であると言うことができる。したがって、他者からの呼びかけに常にすでに応答して他者に対する責めをあくまで受動的に負わされてしまうことが社会性の基礎であることは、ヨーロッパの「人間」にだけでなく、少なくともイヌイトの大人にもあてはまるという意味で、人類の意識に普遍的な特性である可能性があると言えるだろう(5)。

しかし、ここで重要なのは、イヌイト社会では、こうした社会性が幼児と子どもにはまだそなわっていないとされていることである。幼児と子どもにはいまだ「思慮」が身についておらず、自己と他者の自律性を尊重するどころか、認めることすらできない。実際、他者に依存せざるをえない幼児と子どもには自己の自律性などはじめからない。そして、幼児と子どもは他者の自律性などお構いなく相手を道具のように扱ったり、相手に敵意や嫉みを抱き、相手との関わりを拒否したり、独占欲に駆られて食べものを独り占めしたりしようとする。つまり、他者を自己とは隔絶した他者として遇しながら関わり合ったりすることなどしないのである。また、イヌイトの大人のように、「真なるイヌイト」を目指していることを行為で表すという他者に対する責めなど、たとえ負わされていたとしても、おそらく気づいてはいないだろう。幼児と子どもは養育されてゆく過程で自己と他者の自律性を尊重する「思慮」を身につけ、そのうえで、自己とは隔絶した他者に対する責めを負わされていることを意識し、その責めを負わされつづけるようになってゆかねばならないのである。

それでは、イヌイトの子どもはどのようにして「思慮」を身につけ、他者からの責めを負わされつづけるイヌイトの大人になるのだろうか。次に、イヌイト社会のライフサイクルについて検討し、イヌイトの子どもが大人として他者からの責めを負わされるようになる過程について検討しよう。

## 3 子どもからかい ── イヌイトのライフサイクルにおける大人への移行過程

すでに、これまでの研究、とくにイヌイトの若者の現状を調査したコンドン［Condon 1988: 51-68］によってイヌイトのライフサイクルの概略は明らかにされている。このコンドンによる成果と私自身の調査の成果に基づいてイヌイト社会のライフサイクルをおおむね次のようにまとめることができる。

### (1) 幼児 (babies): *nutarannuat* (小さな子ども) もしくは *inuuhaaq* (生まれたて)

生まれてからことばを話して近所を歩きまわるようになる頃までで、おおむね目安として〇歳~三、四歳の年齢の子どもが該当する。ただし、年齢はあくまで目安にすぎず、子どもによって年齢のずれが生じる。これは以下のライフサイクル全体にもあてはまる。

### (2) 子ども (kids): *nutara* (子ども)

ことばを話すようになり、近所を歩きまわるようになるが、まだ思慮が身についていない年頃で、我が儘で大騒ぎをし、自分の欲望に忠実な子どもたち。年齢としては、おおむね三、四歳から一三歳くらいまで。

### (3) 若者 (teenagers): *inuuhuktuq* (若者)、方言によっては *maqaktuq* (若者)

大騒ぎをしたりはせず、自己の欲望を押さえ、「思慮」が身につきはじめるが、配偶者を迎えておらず、社会的にはまだ自立していない。年齢としてはおおむね一三歳くらいから二〇歳くらいにあたる。この頃から、男女の性分業がはじまり、男の子は大人に同行して狩猟・漁労・罠猟を手伝うようになり、女の子は大人の家事を手伝うようになる。子どもたちはこの時期に、狩猟・漁労・罠猟・採集からなる生業活動、肉の分配をはじめとする生業活動の準備やその後の処理、家事全般、裁縫などを手伝いながら学習してゆく。

（4）大人（adults）：*inirniq*（大人）

配偶者を迎えて社会的に自律した大人で、年齢としてはおおむね二〇歳以上にあたる。

（5）中年（middle ages）：*inirnirvinguliqtuq*

成熟した大人。とくに上記の「大人」とは分けないことが多い。

（6）古老（elders）：*innatuqaq*（古老）

知恵深さゆえに尊敬される。現役のハンターや家事をつづけることが多く、拡大家族集団（*ilagiit*）を監督する立場。おおむね七〇歳以上。

このイヌイトのライフサイクルで重要なのは、先に触れたように、幼児と子どもは自己と他者の自律性を尊重する「思慮」を身につけていないにもかかわらず、周囲の者たちと関わろうとする「愛情」は生まれながらにそなえているとされていることである。そのため、イヌイトの大人から見たとき、幼児と子どもはどこまでも危うい存在に映る。自己と他者の自律性を重んじる「思慮」に欠けているならば、相手の自律性などかまうことなく、相手を道具のように扱ったり、相手に敵意や嫉みを抱いて相手との関わりを拒否したり、独占欲に駆られて食べものを独り占めしたりしようとして、自己の自律性を重んじる相手の悪意や敵意を招いてしまうかもしれない。また、その逆に相手が「真なるイヌイト」を目指していない悪意ある者であっても、自己の自律性を気にすることなく、相手に不用意に食べものや助けを与え、その行為を逆手にとられて相手から支配されたり管理されたりしてしまうかもしれない。もちろん、このように政治・社会的に弱者であるのみならず、生存のために大人に依存せざるをえない幼児と子どもは、大人にとって身体的にも精神的にも決定的に脆弱な存在である。先にみたように、大人たちがずっと一緒にいて守りたいという強烈な「愛情」を幼児と子どもから喚起されるのは、このためである。

しかも、あらゆる意味で自律していない弱者であり、自己と他者の自律性を重んじる「思慮」を身につけていない幼児と子どもに対しては、大人たちは自己と相手の自律性を侵害するおそれなく、「愛情」を示す行為を注ぐことができる。もし「真なるイヌイト」を目指している大人に不用意に食べものや助けを与えて「愛情」を示す行為を行えば、相手が自己に依存していることを示して相手の自律性を否定してしまったり、その行為を通して相手を支配して管理しようとしているのではないかと相手から疑われてしまったりしかねない。また、相手が「真なるイヌイト」を目指していない悪意ある者であれば、相手に食べものや助けを与える行為が相手に対する服従の証と解釈され、そうした行為を支配と管理に逆利用されてしまうおそれもある。しかし、自己と他者の自律性を重んじる「思慮」がまだ身についておらず、そもそも自律してさえいない徹底的な弱者である幼児と子どもに対しては、「愛情」を示す行為を行っても自己と他者の自律性を侵害するおそれはない。

そのため、イヌイトの大人は自己と相手の自律性を侵害するおそれを気にすることなく、食べものを与えたり、何かれと世話を焼いたりすることで、あらゆる意味で脆弱な幼児と子どもを守って「愛情」を注ぐことができる。また、こうした幼児と子どもは大人にとって、自己と相手の自律性を侵害するおそれなく、「愛情」を示す行為を行って自己の善性を示す絶好の対象にもなる。実際、イヌイトの幼児と子どもには、食べものが常に与えられるのみならず、何かれと世話が焼かれ、添い寝や抱っこなどの身体的な相互行為から、あやしやからかいなどのことばを通した相互行為にいたるまで、さまざまなかたちで大人たちから「愛情」が注がれつづける。ただし、ここで注意せねばならないのは、その「愛情」の注がれ方が幼児と子どもで異なっていることである。

幼児たちは常に周囲にいる子どもや若者、大人、古老たちから徹底的に甘やかされる。幼児が一人にされることは決してなく、眠っているとき以外は、周囲の子どもや若者、大人、古老たちに取替え引替え抱かれ、キスされたり仕草やことばを真似させられたりしながらかまわれつづける。また、欲しがるものも、危険なものでない限り、何でも与えられる。他方で、こうした幼児への甘やかしとは対照的に、ことばを解するようになった子どもたちは、ことある度に、次のようなかたちでのからかいを執拗に受けるようになる(6)。

〈**事例1：問い詰め1**〉

オバ（遠くの村にいる病気の母親を訪ねて今しがたキャンプに戻ってきた四歳のメイに向かって）：「まあ、お前の新しいシャツは何て素敵なんでしょう！」（ちょっと興奮して嬉しそうに）

メイ：嬉しそうに笑う。

オバ（説得するような声で）：「何でお前は死なないの？　そうすれば、それは私のものになるのに。」

メイ：無表情にオバを見つめる。

オバ：「お前は死にたくないのかい？」
メイ：肯定のジェスチャーで眉をあげる（死にたくないという意味）。
オバ：「お前は死にたくないのかい？　死んでしまいなさい」（説得するような声で）。「そしたら、そのシャツは私のものになるのよ」（誇張したジェスチャーでかぎ爪のようにした指でシャツを掴むようにシャツに手を伸ばしながら）
メイ：無表情にオバを見つめる。
オバ（話題を変えて）：「お前は生まれたばかりの弟を見たかい？」
メイ：嬉しそうに微笑んで眉毛をあげて肯定。
オバ：「彼が大好きかい？」
メイ：眉をあげて笑う。
オバ：「その弟をおんぶしたかい？」
メイ：眉をあげ、嬉しそうに笑う。
オバ：「彼が大好きかい？」
メイ：眉をあげて笑う。
オバ（嫌悪感を誇張した声で）：「彼が好きなのかい⁉　私は好きじゃあないよ、お前は好きなのかい？　どうして彼をパーカーのフードから引きずり出して殺してしまわなかったんだい？」（自信に満ちて説得的な声で、自分の肩を前に突き出しながら、パーカーのフードから子どもを引き出すジェスチャーをする。）
メイ：無表情にオバを見つめる。
　などなど（両方のテーマが何回か繰り返される）［Briggs 1979a: 7–8］

〈**事例2：「お前は悪い子だ」1**〉
父親（二歳のお気に入りの息子に向かって、嫌悪感と敵意を込めた否定的な声をよそおって）：「おまえは悪いやつだ！」

息子（怒った声）：「おまえこそ！」（つまり、おまえこそ悪いやつだ！）

父親（息子の声を真似て）：「おまえこそ！」

息子：「おまえこそ！」

父親：「おまえこそ！」

息子（同じ声で）：「おまえが悪いんだ！」

父親（うんざりした声）：「おまえが悪いやつだ」

……などなど。

息子：ついに怒りの声で父親を罵倒しはじめる。

父親：愛情を込めて笑いながら「アイ！」と言い、打ち切る。［Briggs 1979a: 33］

**〈事例3：「お前は悪い子だ」2〉**

訪問者が三歳の少年に向かって（親しげに質問の口調で）：「お前はいい子かい？」
少年：眉をあげて肯定（ただし、「はい」と口で言う代わりに黙って眉をあげたということは、相手に対して居心地が悪い恐れと敬意の入り混じった感情（*iliranaqtuq*）を抱いたことを示している）。
訪問者：「お前が？　お前がいい子だって？」
少年：眉をあげる。
訪問者：「お前は悪い子かい？」
少年：眉をあげる。
訪問者：「お前が？　お前は悪い子かい？」
少年：眉をあげる。
訪問者：「お前は愛されているかい？」

少年：眉をあげて、恥ずかしそうに、しかし嬉しそうに笑う。
訪問者：「ほお、お前がねえ？　お前が悪い子でもそうなのかい？」
少年：眉をあげる。
訪問者：「お前の弟は愛されているかい？」
少年：眉をあげる。
などなど、最終的に訪問者がゲームに飽きてしまってゲームをやめたか、少年が外に駆けだしていった［Briggs 1979a: 33–34］。

これらの逸話を報告している極北人類学者のブリッグス［Briggs 1979a, 1979b, 1982, 1991, 1994, 1998］が指摘しているように、こうした大人による子どもの執拗なからかいはイヌイトの間では珍しくない。私自身も一九八九年以来、ほぼ毎年の夏か冬にヌナヴト準州のクガールク村を訪れ、イヌイトの熟練ハンターや古老の自宅に下宿するたび、こうした情景が下宿先の居間で繰り広げられる様子を毎日頻繁に目にしてきた。さすがにブリッグスがあげている事例ほどに美しく愛に満ちた見事な例はさほど多くはない。しかし、こうしてイヌイトの大人が子供たちをからかう情景はイヌイト社会では日常的な情景である。たとえば、私が一日に二度三度は目撃する事例に、次のようなものがある。

**〈事例4：問い詰め2〉**
あるハンターが自分の実子で兄に養子に出したメイを目にすると常に次のように執拗に声をかける。
ハンター：「愛しているよ、おれのチゴアク」

メイ（不愉快そうにそっぽを向いて、怒った声で）：「アッ！」（メイは自分が養子に出されたことを知っており、その実父のハンターが嫌いであるのみならず、その実父のハンターも自分のことを嫌っていると思い込んでいるため）

ハンター：「おまえはおれのことが好きだからな！」

メイ（不愉快そうにそっぽを向いて、敵意ある声で）：「アッ！」

ハンター：「愛しているよ、おれのチゴアク」

メイが癇癪を起こして泣きはじめたり、逃げ出したりするまで、この問い詰めが何度も繰り返される。


こうしたからかいはことばによる相互行為に限られるわけではない。たとえば、次のように身体的な相互行為もしばしば見られる。

〈**事例5：「愛に溢れた攻撃」**（***Ugiangu***）〉
母親：私（ブリッグス）のテントを訪れ、三歳の息子の顔を平手打ちする（私が考えるに、彼女は息子を叱った、実際、その息子はいたずらをした）。
息子：黙って抗議の怒りで泣く。
母親：平手打ちした直後に、愛情に溢れた鋭い強い声をあげる「アイ！」
息子：怒って泣いていたのに、なかば笑い出し始める。
母親：息子を逆さまにして自分の膝のうえに引き寄せ、自分の脚の間に息子の頭がぶら下がるようにし、息子の口に手を乱暴に突っ込み、その口をこじ開ける。それと同時に、愛情に溢れた大きな叫び声をあげる「アイ！」
息子：泣いて抗議したらよいのか、笑ったらよいのか、すっかり迷ってしまう。はじめは泣いたが、すぐに笑い、その後、

泣きと笑いの表情が行き来する

[Briggs 1979a: 32]。

先に指摘したように、イヌイトのライフサイクルでは、このからかいの対象になる子どもから抜け出て若者になると、自己と他者の自律性を重んじる「思慮」が身につくとされている。そうであるならば、この子ども期のからかいにこそ、子どもが「思慮」を身につけ、他者からの責めを負わされるようになる過程の秘密が潜んでいるに違いない。それでは、大人による子どものからかいは、イヌイトの子どもが大人として他者からの責めを負わされるようになる過程で、どのような機能を果たしているのだろうか。次に、そのメカニズムについて考えてみよう。

## 4 トラウマの循環的連鎖——イヌイトの大人がリクルートされる仕組み

こうしたからかいによって、もちろん、イヌイトの大人たちは子どもたちを虐めようとしているのではない。こうして子どもをからかうことで大人たちは子どもに愛情を注ごうとしている。実際、こうしたからかいを居間で見ている者たち（大人も子どもも含め、居間でくつろいでいる拡大家族集団の成員たちや訪問者たち）の間には、そのからかいの間中、楽しげな笑いが絶えない。子どもの反応によっては居間が爆笑でわき上がることもある。イヌイトの大人の間では、からかわれて当惑している子どもほど可愛らしいものはないとまで言われる [cf. Briggs 1979a, 1998]。先に触れたように、イヌイト社会における「愛情」の基調にあるのは、思慮と分別に欠けていて精神的にも身体的にも弱い者を守ってあげたいという保護者的な感情であり、からかわれて当惑したりムキになったりする子どもはそうした保護者的な愛情を大人に強烈に喚起する。こうしたからかいは大人にとっては子どもを愛する故の遊びであり、子どもへの愛情を確認する機会であって、決して虐めではないのである。

このようにからかいが虐めではなく、あくまで冗談もしくは遊びであって大人たちの愛情表現であることは、ここにあげたいくつかの事例にも明らかなように、大人たちの誇張された声音や態度、あるいは誇張されたからかいの内容などによって示されている。そもそも、ここにあげた事例にあるように相手の善性に対する疑いを示したり、相手を揶揄したり、自己が悪意をもっていることを自ら示すことなど、「真なるイヌイト」を目指している大人がするはずがなく、このからかい自体が冗談あるいは遊びであることを示している。また、どんなに非道いことを言われても、子どもが本当に傷つくことがないように大人たちは常に気を付けており、最終的には、子どもたちは自分が保護されているという安心を感じることができるようになっている。実際、子どもはからかわれて不安げにおどおどしたり、癇癪をおこして怒ったり、仕舞いには大泣きしてしまったりしても、しばらくすると最後には泣き止んで機嫌をなおし、恥ずかしげに微笑むことになる。

しかし、これはあくまでも大人から見た場合であって、子どもにとっては決して遊びとは思われていないはずである。そもそも、こうしたからかいは大人の側から子どもに一方的に仕掛けられるものであり、仕掛けた大人にとっても、周りで見ている者たちにとっても、本気であるわけでも虐めているわけでもなく、あくまで遊びであるということはわかっているが、まだ物心ついて間もない子どもには、そうして他の子どもがからかわれているのを見たこともあまりなく、それが遊びであるということがわかりようもない。実際、子どもは大人のからかいを本気にして当惑して怯え、しまいには癇癪を起こして大人に殴りかかったり泣きだしたりする。その様子を見れば、子どもにとっては遊びどころではなく、大変に辛くて嫌な試練であることがわかる。

しかも、このように自分が愛されており、相手が決して本気でも攻撃しているわけでもなく、自らの安全が確実に保障されているということは、ことばで直接に示されているわけではないため、子どもはことばを取り囲んでいる表情や声音やコンテキストからそれを自らの力で読み取らねばならない。そこでは、ことばは字義通りの意味として理解されてはならないのであって、その周囲にある表情や声音やコンテキストによって多重化している意味を読み取って解釈されねばならない。そのため、子どもはことばを習得しつつある段階から、ことばには裏がある、つまり、ことばの意味は多重であり、そのことばを真に受けるのではなく、そのコンテキストを自ら観察してそこに込められている多重な意味を自らの力で発見しなくてはいけないということを習得させられることになる。

このように多重化した意味を表情や声音やコンテキストから読み取り、きついことばの背後にある大人の意図を理解すれば、こうしたからかいはあくまで遊びや冗談であって本気ではないということがわかるようになっているため、からかいに対する適切な態度は、大人がどんなにからかっても本気にはせず、笑っていること、あるいは素知らぬ顔をすることである。大人はからかいを通して子どもに謎解きを要求しているのであり、その意味で、からかいという謎解きの正解は、笑ったり素知らぬ顔をしたりして自分も決して本気にはならないということを示すことにある。

ただし、首尾良く子どもが正解に到達しても、その子どもの態度が正解であることは直接に子どもに示されることはない。後になって人づてで褒められたり、最終的に思慮がついたとしてからかいがやんだりすることで、子どもは自らが正解にたどり着いていたことを間接的かつ事後的に知ることになる。また、正解にたどり着かなかった場合には、素知らぬ沈黙で非難されたうえで、その後、自分の失敗が再度からかいの種になるというかたちで間接的に知らしめられることになる。子どもは正解を出すことによってからかいからはじめて抜け出すことができるのであって、正解を出すまではからかいから逃げることはできない。

ここで重要なのは、こうしたからかいが子どもにとってトラウマになることである。精神分析学者の新宮［二〇〇九］がフロイト［一九六九、二〇〇七］と発達心理学者のウィニコット［一九七九］の議論に基づいて指摘しているように、「女（母）のファルス」や「赤ん坊の一部としての乳房」など、実在しないものを知覚してしまっていたこと、つまり幻覚を経験したことに気づくことがトラウマになるのであれば、大人からのからかいは子どもがそのからかいを受ける以前に次のような幻覚を抱いていたことを否応もなく気づかせることになるからである。その幻覚とは、自己の意のままにしたり自己に同化したりすることが決してできない他者はもちろん、自己に対して敵意を抱いて自己を排除したり、自己を支配して管理したりする悪意ある者など存在しないという幻覚である。

先に見たように、子ども期に入る前の幼児は大人たちから直接的な愛情の対象として徹底的にかまわれつづけ甘やかされる。ここで詳しく論じる余裕はないが、別稿［大村二〇一三 c］で詳しく論じたように、この幼児期に与えられる幼児への愛情が幼児の自己意識と他者への自己投影が芽生える過程と連動することで、幼児には周囲の者たちへの愛情がすり込まれる。また、そうしてかまわれて甘やかされることしか幼児期に経験していない子どもには、周囲の者たちから愛情を注がれることがごく当たり前の所与の現実となる。そうした幼児は、周囲の者たちは常に自分のいいなりになって面倒を見てくれる善意に満ちた存在であり、自己も周囲の者たちの愛情を一身に集める善き存在であるという幻覚のなかで生きている。幼児にしてみれば、自己の面倒を何かれと見てくれる周囲の者たちが自分に悪意を抱いていたり、自分のいいなりになっている者たちが自己には決して同化することができない他者であったり、周囲の者たちの愛情を一身に集めている自己に周囲の者が悪意を抱いたりする可能性があることなど、思いも及ばないことだろう。

こうした幼児期の経験しかない子どもにとって、ことばを解するようになって、子どもから見れば、突然にはじまるからかいは、まさに自己が幻覚を抱いていたことを無理矢理に気づかされる故にトラウマになる。先にあげた事例に共通にみられるように、それまで疑いもしなかった自己と他者の善性を疑わせる問い詰めが繰り返され、事例1のように、殺意というもっとも極端なかたちに誇張された敵意が自己にも他者にも抱かれているはずであるということが示されたり、事例5のように、身体的な攻撃という直接的なかたちで敵意が示されたりする。しかも、そうしたからかいを仕掛けてくるのは幼児期に子どもに愛情を注いできた大人たちであり、子どもにしてみれば、もっとも信頼を寄せていた相手である。自分も周囲の大人も決して悪意を抱くはずもなく、自分は愛し愛されているはずなのに、どうしてこんなことを言われたりされたりするのかと子どもは混乱して狼狽える。それまで疑いようもない所与の現実だったことが疑いに曝され、自己が幻覚を抱いていたことを否応もなく気づかされるのである。

こうして子どもにトラウマを与えるからかいが冒頭にあげたレヴィナスのことばが云うところの「意識にとって主題化不能なものであるがゆえに、単なる呼びかけではなく外傷であるような呼びかけ」であることは明らかだろう。そのからかいはあくまでも疑いを投じる問い詰めのかたちで繰り返されるため、子どもには相手の大人が何を意図しており、自分にも相手にも本当に悪意があるのかどうか、わからなくなる。そのため、子どもにとって、そうしたからかいを仕掛けてくる大人は自分に愛情を注いでくれる善性に満ちた存在から訳のわからない存在に変じてしまう。しかも、そこで問い詰めのかたちで迫られる疑いに大人から答えが示されることは決してない。

こうして大人たちのからかいは子どもにとって理解することができない主題化不能な呼びかけになり、その呼びかけをしている大人は理解することも同化することもできない自己とは隔たった他者としてあらわれることになる。そのうえ、そうしたからかいに子どもは常にすでに応答してしまっており、その呼びかけからもはや逃げることはできない。そして、そうしたからかいによって投げかけられる疑いが自己の善性に対するものでもあることから、子どもは自分自身も相手にとって他者であることを思い知らされる。つまり、からかいを通して子どもは他者の存在に気がつかされ、この世界が他者たちの棲まう世界であることを知るようになるのである。

ここで重要なのは、先に示したように、こうしたからかいがあくまでも遊びや冗談のフレームのなかで展開されることである。子どもには表情や声音やコンテキストのかたちで正解に到達するためのヒントが常に与えられており、また、子どものからかいは常に思慮ある大人の制御のもとで、子どもの様子を見ながら子どもを本当に追い込まないように注意深くすすめられる。そのため、子どもが本当に傷ついてしまうことはない。どの場合においても、正解に達しようが達しまいが、結局のところ、子どもは大人の愛情に包まれてからかいは終わる。そして、からかっている大人はもとより、周囲で見ている者たちも含め、笑いの溢れるなかで進展するからかいを何度も繰り返し受けるなかで、子どもも次第にからかいがあくまで遊びもしくは冗談であるということがわかってくるようになる。最終的には、一緒に笑ったり素知らぬ顔をしたりすることで、からかいに遊びもしくは冗談として対処するという正解の態度を示すようになる。

しかし、そのように正解に達し、からかいがあくまでも遊びもしくは冗談であることを理解したとしても、自分が幻覚を抱いてしまっていたというトラウマが消えることはない。先に「真なるイヌイト」の理想を検討した際にみたように、他者を自己とは隔絶した他者として遇しながら関わり合うこととは逆に、相手を支配して管理することで同化したり、相手に敵意を抱いて相手との関わりを拒絶したりすること、つまり他者を抹消してしまいたいという衝動がイヌイト(人間)の自然状態に孕まれていることがイヌイトの間で認められている以上、子どもがからかいを通して他者を知る以前に抱いていた幻覚は大人のなかにも巣くいつづけている。そうであるからこそ、そうした幻覚を隠蔽し、「真なるイヌイト」を目指していることを行為によって示しつづけねばならない。相手を支配して管理することで同化したり、相手との関わりを拒絶したりすることで自己とは隔絶した他者を抹消し、他者など存在しない自己だけが君臨する世界を夢見る幻覚を隠蔽しながら、そうした幻覚を実現しようとする衝動に抗うことこそ、イヌイトの大人が負わされる他者に対する責めなのである。

したがって、自己から隔絶した他者に対する責めを自己が負わされてしまっていること、すなわち、他者の存在しない世界という幻覚を隠蔽し、他者を抹消したいという衝動に抗って他者を他者として遇しつつ関わり合わねばならないことを子どもに無視することのできないトラウマとして気づかせることにこそ、イヌイトの大人による子どものからかいの効果があると言うことができる。もちろん、そうした他者に対する責めに気がついても、子どもがその責めに適切に応答して他者を他者として遇することがすぐにできるようになるわけではない。そもそも、あらゆる意味で自律していない子どもには、相互に自律して隔絶した他者同士として他者を遇しながら関わり合うことなどできない。そのためには、社会的にも経済的にも自立するために必要な生業の技法をはじめ、他者を他者として遇する社交の技法を学ばねばならない。それが学ばれるのが若者期に他ならない。しかし、その若者期に先だって、他者に対する責めを負わされていることに気づいていなければ、その技法を学ぼうとはしないだろう。大人による子どものからかいは、若者が社会・経済的な生活に必要とされる具体的な技法を学ぶための前学習として機能しているのである。

こうして若者が学習を通して社会・経済生活に必要な技法を学び、配偶者を迎えて名実ともに自立したあかつきには、他者のいない世界という幻覚を隠蔽し、他者を抹消したいという衝動に抗いつつ、自己とは隔絶した他者として他者を遇しながら他者と関わり合い、「真なるイヌイト」を目指していることを行為によって表すことを他者に対する責めとして常にすでに負わされたイヌイトの大人が生まれる。もちろん、大人になったからと言って、他者のいない世界という幻覚が再発するおそれがなくなるわけではない。むしろ、他者を抹消して支配したり管理したりしようとする横暴な者があらわれることは、イヌイトの神話や物語のなかで恐怖とともに繰りかえし語られてきた主要な主題のひとつであり［ボアズ二〇一一：齋藤ほか編二〇〇九参照］、他者を抹消して他者がいない幻覚の世界に君臨しようとする衝動が誰にでも再発するおそれがあることをイヌイトはよく知っている。

そうであるからこそ、「真なるイヌイト」を目指していることを行為で常に示し、他者を他者として遇しつつ他者と関わり合わねばならない。そして、他者に対する責めを意識する大人になっても、あるいはむしろその責めをよく意識している大人であるが故にこそ、今この自己の面前に自己と隔絶した他者が存在するという事実それ自体によって突きつけられる他者からの呼びかけによって、イヌイトの大人はその幻覚にはしろうとする衝動が自らのなかに再発するおそれがあることを常にすでに問い質されることになる。そのため、他者に対する責めを負えば負うほどに、他者のいない世界という幻覚にはしろうとする衝動を問い質す他者からの呼びかけは消えるどころかますます大きくなり、その幻覚に陥るおそれを絶えず糾弾する他者からの呼びかけはますます強いトラウマになってゆく。

とくに、こうした他者からの呼びかけのなかでも、あらゆる意味で脆弱な幼児と子どもからの呼びかけは、そうした大人たちにとって強烈なトラウマとなり、その脆弱な幼児と子どもを守りたいという強烈な愛情を大人たちに喚起する。幼児と子どもは自律していないどころか、あらゆる意味で大人たちに依存しており、その幼児と子どもを自己とは隔絶した他者としてではなく、支配と管理の対象として扱うことは容易い。また、そうした脆弱な幼児と子どもは、大人たちのなかに常にすでに巣くっているが、隠蔽されている他者のいない世界という幻覚を再発させ、そうした幻覚を実現しようとする衝動に火をつける。しかし、そうして脆弱な幼児と子どもが他者であることを抹消され、支配と管理の対象に容易にされてしまうおそれに曝されているからこそ、「真なるイヌイト」を目指している大人として、そうした幻覚の再発と衝動を抑え込み、その脆弱な幼児と子どもを守らねばならないという「愛情」がかきたてられる。「真なるイヌイト」を目指す大人たちは、幼児と子どもの脆弱さの故に、大人同士で負わされ合う責めよりもはるかに強烈な責めを幼児と子どもたちに対して負わされることになるのである。

こうして幼児と子どもは「真なるイヌイト」を目指す大人から強烈な愛情を注がれることになる。ただし、この大人の強烈な愛情が幼児に対してはかまったり甘やかしたりする直接的なかたちをとるにもかかわらず、子どもの場合にはからかいというかたちをとるのは、子どもの場合には、次のような理由でからかいがもっとも安全な「愛情」の表し方だからである。「思慮」がないことがはっきりしている幼児の場合とは違って、子どもが「思慮」をそなえるようになったのかどうかは、その子どもの行為から判断するしかない。また、からかいをあくまで遊びや冗談として受け流すことこそが「思慮」の証であるため、からかいを仕掛けて子どもの反応を見ることが子どもに「思慮」がついたか否かを判断するもっとも確実な方法である。そして、その反応が「思慮」あるものならば、子どもの自律性を踏みにじらないためにからかいを止め、「思慮」ある者にふさわしい態度で遠慮せねばならない。そうでなければ、自分の「思慮」が疑われる。他方で、その反応が「思慮」なき醜態であれば、大人は「思慮」ある者に対する遠慮なしに子どもに愛情を存分に注ぐことができる。からかいは自分の「思慮」を疑われることなしに子どもに対する次の行為を決める安全な手段を大人に与えてくれるのである。

こうしてからかいを受ける子どもは、そのからかいを通して他者が存在することを意識し、その他者たちが棲まう世界に自分が棲まっていることを知り、その他者からの呼びかけという無視することも消えることもないトラウマに応答すればするほどに重くのしかかる他者に対する責めを負わされ、その責めに応答するための技法を青年期に学習しながら次第に大人になってゆく。そうして大人になると、他者のいない世界という幻覚を実現しようとする衝動を問い質す他者からの呼びかけはますます大きくなり、その他者からの呼びかけから受けるトラウマもますます強くなってゆく。そうして社会生活をおくるほどに強くなってゆくトラウマを通した他者に対する責めの故に、大人たちは子どもをからかって子どもにトラウマを負わせ、子どもはそのトラウマを通して他者に対する責めを負わされることで大人になってゆく。こうしたトラウマの循環的な連鎖が稼働するなかで、「真なるイヌイト」を目指し、自己とは隔絶した他者として他者を遇しながら他者と関わり合うイヌイトの大人が拡大家族集団の成員としてリクルートされてゆく。こうしてトラウマがトラウマを生む循環的な連鎖のなかでイヌイトの拡大家族集団は生成されて維持されているのである。

## 5 社会性の条件としてのトラウマ
### ―子どもへのからかいを通した他者からの呼びかけ

こうしたイヌイトの拡大家族集団が生成されて維持されてゆく仕組みから、私たちはレヴィナスが人類学に喚起する二つの問いについていくつかのことを教えられる。

まず一つには、「人間」という意識主体に社会性が組みこまれる前提条件にレヴィナスが見いだした他者からの呼びかけによるトラウマが人類の社会性の前提条件である可能性である。これまで検討してきたように、「真なるイヌイト」を目指していることを行為で表すことを周囲の他者に対する責めとして負わされているイヌイトの大人は、今この自己の面前に自己と隔絶した他者が存在するという事実それ自体によって突きつけられる他者からの呼びかけによって、他者のいない世界という幻覚が自己のうちに再発するおそれを絶えず糾弾され、他者を抹消して支配と管理の対象にすることでその世界を実現しようとする衝動を絶え間なく問い質されている。他者を抹消して他者のいない幻覚の世界に君臨しようとする衝動が人間（イヌイト）の自然状態に孕まれている以上、他者からの絶え間ない呼びかけによってその衝動を抱えていることを常にすでに問い質されるトラウマがなければ、イヌイトの大人たちが他者を自己とは隔絶した他者として遇しつつ他者と関わり合ったりすることはないだろう。したがって、他者からの呼びかけというトラウマは、ヨーロッパの「人間」にだけでなく、少なくともイヌイトの大人についても、他者を自己とは隔絶した他者として遇しつつ他者と関わり合う社会性の前提条件であるという意味で、人類の社会性の普遍的な前提条件になっている可能性があると言うことができる。

しかし、ここで注意せねばならないのは、イヌイト社会では、こうした他者からの呼びかけが大人たちによる子どものからかいという人為的な装置があってはじめて意識されるようになることである。本章で検討してきたように、イヌイトの子どもたちは十年ほどの長期間にわたって執拗にからかいを受けることではじめて、自己の幻覚を問い質す他者からの呼びかけに気がつくようになる。この事実は、他者からの呼びかけによって、他者のいない世界を夢見る幻覚に陥る可能性があることを常に問い質され、その幻覚を実現しようとする衝動を抱いていることを絶えず糾弾されているということを意識することが、人類の生物学的に普遍的な特性ではないことを示している。他者からの呼びかけを意識してトラウマを受けることが人類に普遍的な生物学的な特性であるならば、十年もの長期間にわたって執拗に子どもがからかわれる必要はなく、放っておいても自然にその呼びかけを意識してトラウマを受け、他者に対する責めを負わされるようになるだろう。他者が存在し、自らの棲まう世界が他者の棲まう世界であることに気づき、その他者からの呼びかけによってトラウマを負うことは、社会的な装置によってはじめて実現されることなのである。[7] これがイヌイトの拡大家族集団の仕組みが教えてくれる二つ目のことである。

ここで重要なのは、他者からの呼びかけを子どもに気づかせる装置としてのからかいが、イヌイトのライフサイクルのなかでのトラウマの循環的な連鎖のなかに組みこまれ、「真なるイヌイト」を目指し、自己とは隔絶した他者として他者を遇しながら他者と関わり合うイヌイトの大人が拡大家族集団の成員としてリクルートされてゆく社会的な過程に統合されていることである。イヌイトの拡大家族集団が他者を他者として遇し合う大人の社会として生成されて維持されるためには、他者からの呼びかけというトラウマを通して他者に対する責めが子どもに負わされて終わるのでなく、そのトラウマを通した他者に対する責めが大人の間でも持続的に強化され、その必然的な結果として生じる子どもへのからかいによって、さらに次の世代の子どもにそのトラウマを通した他者に対する責めが継承されてゆかねばならない。つまり、他者を他者として遇し合う社会が生成されて維持されるためには、こうしたイヌイトのライフサイクルでのトラウマの循環的な連鎖のように、トラウマを通した他者に対する責めが世代を超えて継承されてゆくシステムが必要なのである。(8) これがイヌイトの拡大家族集団の仕組みが教えてくれる三つ目のことである。

それでは、トラウマを通した他者への責めが世代を超えて継承され、他者を他者として遇し合う社会が生成されて維持されるシステムとして、こうしたイヌイトのライフサイクルの他に、人類はどのようなシステムを工夫してきたのだろうか。他者を抹消して支配と管理の対象にすることで他者のいない幻覚の世界に君臨しようとする衝動を常にすでに問い質し、その幻覚を抱いてしまったというトラウマを自己に絶え間なく受けさせつづける他者からの呼びかけが、他者を他者として遇し合う人類の社会性の条件であるのはたしかであるとしても、そのトラウマを通した他者に対する責めが世代を超えて継承されるシステムがなければ、その人類の社会性に基づいて人類が社会を生成して維持してゆくことはできないだろう。イヌイトのライフサイクルに組みこまれた子どものからかいという装置は、他者からの呼びかけによるトラウマを通して他者への責めが継承され、他者が抹消されることなく、他者が他者として遇される社会を生成して維持してゆくために、人類がどのようなシステムを築いてきたのかという問いを私たちに投げかけてくるのである。

# 注

（1）本章でのレヴィナスの主体性は『存在の彼方へ』［一九九九］の議論に基づいている。なお、『存在の彼方へ』からの引用では合田の訳に従って responsibilité は「責任」としているが、本文では熊野［一九九九、二〇一二］に従って「責め」とした。それは「いくらかは能動性を前提する「責任」という語よりも「責め」という邦語をえらんだ。レヴィナスのかたるレスポンサビリテは「いっさいの受動性よりも受動的」なものであり、けっして能動的には「引きうける」ことのできないものであるからである」［熊野二〇一二：x］という熊野の見解に賛同するからである。なお、本章でのレヴィナスの理解は熊野［一九九九：二〇一二］に多くを負っているが、誤読している箇所がある場合、それは筆者の不徳と愚鈍の故である。

（2）イヌイトの人々は、一九五〇年代から一九六〇年代にかけて、カナダ連邦政府の国民化政策のもと、季節周期的な移動生活から定住生活に移行させられて以来、生活の全般にわたって急激な変化の波に洗われてきた。その結果、今日のイヌイトの人々は、私たちと変わらない高度消費社会に生きている。しかし、こうした状況にあっても、イヌイトの生業活動はその生活とアイデンティティを支える基盤としての重要性を失っていない。たしかに今日ではそのやり方は大きく変わってしまっており、多くのハンターは賃金労働と生業を兼業している。狩猟をはじめとする生業活動は高性能ライフルやスノーモービル、四輪駆動バギー、船外機付の金属製ボートなどの装備によって高度に機械化されており、ガソリン代や弾薬費をはじめ、それら装備を調達して維持するための現金が必要だからである。それでもなお、生業は活発に実践されており、「生業活動をしないイヌイトはイヌイトではない」とまで言われる［大村一九九八、二〇一三ａ：スチュアート一九九五］。また、現金収入による加工食品の購入が一般化しているとはいえ、生業活動により得られる野生生物の肉はエスニック・アイデンティティを維持するに必須の「真なる食物」（*niqinmarik* あるいは *niqituinnaq*）として愛好され、その肉の分配は社会関係を維持する要の一つとして機能し続けている［岸上一九九六、二〇〇七：Kishigami 1995：スチュアート一九九二：Wenzel 1991］。

（3）イヌイト社会の社会関係の基礎となる社会集団は、イラギート（*ilagiit*）と呼ばれる親族集団であり、その中でもイラギーマギクトゥト（*ilagiimariktut*：真なるイラギート）と呼ばれる拡大家族集団が日常的な社会関係の単位となる。イラギートは、「どこへ行っても、いずれは戻ってきて、食べ物を分かち合い、互いに助け合い、そして一緒にいる関係にある人々」［Balikci 1989: 112］のことであり、このことから、食べ物を分かち合うことが社会集団を形成するための核であることがわかる。また、イラギーマギクトゥトは「拡大家族関係にある人のなかでも、同一の場所に住み経済活動などで緊密な協力関係にある人々、すなわち、具体的な社会集団を形成する人々を指す。結果的に、後者（イラギーマギクトゥト）はエゴの親、兄弟姉妹、妻と子供たち、マゴ、オジ、オバ、祖父母やイトコの人々であることが多くなる。」［岸上・スチュアート一九九四］このイラギーマギクトゥトを核に、親族関係を超えて、養子縁組関係などの擬制親族関係（quasi-kinship）、同名者関係や忌避関係などの自発的パートナー関係（voluntary association）が結ばれ、拡大家族を核とする複雑な社会関係が生み出される。

（4）本章はレヴィナスの他者論をイヌイトの生業システムに位置づけて検討した論文［大村二〇一六］の姉妹論文である。

（5）　このように、どんな主体も誕生する以前から常にすでに他者からの呼びかけに応答し、他者に対する責めを負わされてしまっているのであれば、論理的には、あらゆる人類には他者に対する責めが負わされており、その他者に対する責めを負わされて誰もが他者を他者として遇する社会が必然的に生成されると考えることができる。しかし、本章の後半でも触れるように、どんな主体にも他者に対する責めが負わされてしまっているからと言って、その責めを無視したり拒絶したりする主体があらわれることを否定することも排除することもできない。それは人類の歴史が証明する通りである。他者に対する責めに応答して他者を他者として遇しようとする者の行為が支配と管理のために逆利用されてしまい、他者が抹消されて支配と管理の対象に貶められることは珍しいことではない。また、他者に対する責めを裏切り、他者を抹消して支配と管理の対象に貶めることは、ポストコロニアル人類学やポストモダン人類学が「他者化」の問題として取り上げてきた人類学の重要な論点でもあった［大村二〇〇二、二〇〇五参照］。この意味で、これまでの人類の歴史は他者に対する責めへの裏切りの歴史であると言っても過言ではない。レヴィナスの議論では、こうした他者に対する責めへの裏切りという視点が欠けているように私には思われてならず、その直観に正面から向き合うことが本章と本章の姉妹論文［大村二〇一六］の出発点になった。おそらく、そうした責めへの裏切りを防止するために社会システムが要請されることになる。この論点については、本章の姉妹論文で詳細に論じたので参照願いたい。

（6）　イヌイトの子どものからかいについては別稿［大村二〇一三ｂ：Omura 2016］で詳細に検討したので、その詳細については、その論文を参照願いたい。

（7）　この意味で、他者からの呼びかけによるトラウマが制御され、その呼びかけに応答する過程が社会の生成と維持のシステムに組み上げられるメカニズムを解明することが、真なる意味での応答の人類学であるということになろう。また、そうした応答の基礎にトラウマの制御の問題がある以上、応答の人類学の基礎にはトラウマの人類学がなければならない。

（8）　この意味で、社会システムの生成と維持の問題の根底には、世代を超えたトラウマと責めの継承の問題、つまり、他者からの呼びかけによるトラウマとそのトラウマを通した他者に対する責めをいかに継承してゆくかという問題がある。ここで注意せねばならないのは、このトラウマと他者に対する責めの継承は記憶の継承の問題ではないことである。他者の記憶はあくまで個体の経験であり、その記憶を経験することはもちろん、共有したり継承したりすることはできない。本章で検討したように、そうした記憶の共有や継承を経ることなく、他者からの呼びかけによるトラウマとそれを通した他者に対する責めは共有して継承することができる。『時をかける少女』（谷口正晃監督、二〇一〇年）のことばを借りるとすれば、たとえ記憶が消えても約束（責め）は消えないのであり、そうした他者に対する責めを共有して継承することこそが、他者が他者として遇される社会の基礎となるだろう。

## 引用文献


ウィニコット、ドナルド・W　一九七九「移行対象と移行現象」『遊ぶことと現実』橋本雅雄訳、岩崎学術出版社。

大村敬一　一九九八「カナダ・イヌイトの日常生活における自己イメージ」『民族學研究』六三（二）：一六〇－一七〇ページ。

――　二〇〇二「他者」『文化人類学最新術語１００』一一〇－一一一ページ、弘文堂。

――　二〇〇五「文化多様性への扉――文化人類学と先住民研究」本多俊和・葛野浩昭・大村敬一編『文化人類学研究――先住民の世界』二九－五五ページ、放送大学教育振興会。

――　二〇一三ａ『カナダ・イヌイトの民族誌――日常的実践のダイナミクス』大阪大学出版会。

――　二〇一三ｂ「創造性と客体化の能力を育む「からかい」――カナダ・イヌイトの子どもの学習過程にみる身構えの習得」寺嶋秀明編『狩猟採集民の調査に基づくヒトの学習行動の実証的研究――文部科学省科学研究費補助金（新学術領域研究）交代劇Ａ０２班研究報告書No.３』一五－三六ページ、神戸学院大学人文学部。

――　二〇一三ｃ「感情のオントロギー――イヌイトの拡大家族集団にみる〈自然制度〉の進化史的基盤」河合香吏編『制度――人類社会の進化』三二九－三四八ページ、京都大学学術出版会。

――　二〇一六「他者のオントロギー――イヌイト社会の生成と維持にみる人類の社会性と倫理の基盤」河合香吏編『他者――人類社会の進化』二二九－二五〇ページ、京都大学学術出版会。

岸上伸啓　一九九六「カナダ極北地域における社会変化の特質について」スチュアート ヘンリ編『採集狩猟民の現在』一三－五二ページ、言叢社。

――　二〇〇七『カナダ・イヌイットの食文化と社会変化』世界思想社。

岸上伸啓＆スチュアート ヘンリ　一九九四「現代ネツリック・イヌイット社会における社会関係について」『国立民族学博物館研究報告』一九（三）：四〇五－四四八。

――　二〇一二『レヴィナス――移ろいゆくものへの視線』岩波書店。

熊野純彦　一九九九『レヴィナス入門』筑摩書房。

齋藤玲子＆岸上伸啓＆大村敬一編　二〇〇九『極北と森林の記憶――イヌイットと北西海岸インディアンのアート』昭和堂。

新宮一成　二〇〇九「精神分析学からみたフェティシズム――フロイトは何を発見したか」田中雅一編『フェティシズム論の系譜と展望』九一－一〇六ページ、京都大学学術出版会。

スチュアート ヘンリ　一九九二「定住と生業――ネツリック・イヌイットの伝統的生業活動と食生活にみる継承と変化」『第六回北方民族文化シンポジウム報告書』七五－八七ページ、北海道立北方民族博物館。

――　一九九五「現代のネツリック・イヌイット社会における生業活動」『第九回北方民族文化シンポジウム報告書』三七－六七ページ、北海道立北方民族博物館。

フロイト、ジークムント　一九六九「呪物崇拝」『フロイト著作集5』山本巌夫訳、人文書院。

——　二〇〇七「防衛過程における自我分裂」『フロイト全集22』津田均訳、岩波書店。

ボアズ、フランツ　二〇一一『プリミティヴアート』大村敬一訳、言叢社。

レヴィナス、エマニュエル　一九九九『存在の彼方へ』合田正人訳、講談社。

Balikci, Asen. 1989. *The Netsilik Eskimo*. Long Grove: Waveland Press.

Briggs, Jean L. 1968. *Utkuhikhalingmiut Eskimo Emotional Expression*. Ottawa: Department of Indian Affairs and Northern Development, Northern Science Research Group.

——. 1970. *Never in Anger: Portrait of an Eskimo Family*. Cambridge: Harvard University Press.

——. 1979a. *Aspects of Inuit Value Socialization*. Ottawa: National Museum of Canada.

——. 1979b. The Creation of Value in Canadian Inuit Society. *International Social Science Journal* 31(3): 393–403.

——. 1982. Living Dangerously: The Contradictory Foundations of Value in Canadian Inuit Society. In E. Lecock & R. Lee eds., *Politics and History in Band Societies*. Cambridge: Cambridge University Press, pp. 109–131.

——. 1991. Expecting the Unexpected: Canadian Inuit Training for an Experimental Lifestyle, *Ethos* 19(3): 259–287.

——. 1994. “Why Don’t You Kill Your Baby Brother?”: The Dynamics of Peace in Canadian Inuit Camps. In L. Sponsel & T. Gregor eds., *The Anthropology of Peace and Nonviolence*. Boulder: Lynne Reinner Publishers, pp. 155–181.

——. 1998. *Inuit Morality Play: The Emotional Education of a Three-Year-Old*. New Haven: Yale University Press & ISER Books, Memorial University.

Brody, Hugh. 1975. *The People’s Land: Whites and the Eastern Arctic*. New York: Penguin Books.

Condon, Richard. 1988. *Inuit Youth: Growth and Change in the Canadian Arctic*. New Brunswick: Rutgers University Press.

Kishigami, Nobuhiro. 1995. Extended Family and Food Sharing Practices among the Contemporary Netsilik Inuit: A Case Study of Pelly Bay.『北海道教育大学紀要1部B』45(2): 1–9.

Lévinas, Emmanuel. 1974. *Autrement qu’etre ou au-dela de l’essence*. Paris: Le Livre de Poche.

Omura, Keiichi. 2016. Socio-cultural Cultivation of Positive Attitude toward Learning: Considering Difference in Learning Ability between Neanderthals and Modern Humans from Examining the Learning Process of Inuit Children. In Hideaki Terashima and Barry S. Hewlett eds., *Social Learning and Innovation in Contemporary Hunter-Gatherers: Evolutionary and Ethnographic Perspectives* (Replacement of Neanderthals by Modern Humans Series), Tokyo: Springer, pp. 267–284.

Wenzel, George. 1991. *Animal Rights, Human Rights*. Toronto: University of Toronto Press.

# 第7章　アダルト・チルドレンの苦悩と回復

木下直子

## 1　はじめに

アダルト・チルドレン（以下、ＡＣ）とは、「親との関係のなかで情緒的な傷を負いながら大人になった人々」［斎藤学一九九六：四三］や、「現在の自分の生きづらさが親との関係に起因すると認めた人」［信田二〇一二：一六］などと説明される、大人になってもなお親との関係に由来する生きづらさを抱えている人びとのことである。ＡＣは、自認により画定されるカテゴリーであり、専門家が診断するものでも疾病概念でもない。もともとはアルコール依存症の親の下で育つ子どもの苦悩を捉える概念であり、Adult Children of Alcoholics（ＡＣＯＡ）の略語として米国で広がったという背景がある。(1)

原宿カウンセリングセンター所長の臨床心理士である信田さよ子は、ＡＣが可視化された背景を次のように整理している。アルコール問題に対する疾病概念がエルヴィン・M・ジェリネックにより提唱され［ジェリネック一九七三（1960）］、医療化されたものの、再飲酒が多く、専門家は無力感に苛まれていた。一方で、禁酒法（一九二〇―一九三三）の時代にアメリカで発足したアルコール依存症者の自助グループAA（Alcoholics Anonymous）が断酒の面で効果的であったことから、専門家の間で人間関係障害としてのアルコール依存症という認識が生まれ、「関係」が注目されるようになった。家族関係が対象とされることで、医師のみならず看護師、臨床心理士、ソーシャルワーカーら「コ・メディカル」と呼ばれる援助者もともに問題に関わるようになり、そのコ・メディカルの人びとが一九七〇年代後半に「共依存」と「アダルト・チルドレン」の言葉を生み出した［信田二〇〇四：五六］。

一九八一年にはソーシャルワーカーのクラウディア・ブラックの *It Will Never Happen To Me*（邦訳『私は親のようにならない』一九八九年）がベストセラーとなった。それにより、依存症者のいる家庭の子どもは、学校では成績優秀で、家庭では酔った親の介抱や飲まない方の親の愚痴を聞いたりする「いい子」が多いが、いわれのない不安を抱えていたりするということに注目が集まった(2)。

その後、親がアルコール依存症でなくても、問題のある家庭で育ち大人になった人びとの苦しみは深いことが明らかになり、一九九〇年代にACの範囲はAdult Children of Dysfunctional Family（機能不全家族で育って成長したひと／ACOD）へと拡大されていく。日本では、心的外傷を意味する「トラウマ」の語が阪神淡路大震災を機に広く知られるようになった時期にAC関連書籍が出始め、一九九六年には斎藤学［一九九六］や信田［一九九六b］らの著書が立て続けに刊行され、「アダルト・チルドレン」が流行語となった経緯がある。雑誌では、アルコール問題全国市民協会（ASK）発行の『アルコール・シンドローム』が一九八九年刊行の一六号で初めてACに焦点を当てた特集「親から子への『見えない鎖』を解き放そう！」を組んだ後、一九九六年頃よりAC特集を増やし、一九九七年六月（四七号）

より雑誌名を『Ｂｅ！』に改題して以降もＡＣを積極的に取り上げている。ＡＣブームの広まりとともに、各地でＡＣの当事者グループも増えた。

ブームとなる一方で、マスコミではＡＣが、非行など問題行動の根を探る言葉として扱われるようにもなり［アルコール問題全国市民協会編集部一九九六：一四－一六］、一九九八年には雑誌『ＡＥＲＡ』が「さようならアダルトチルドレン――親への責任転嫁では何も解決しない」というバックラッシュともいえる内容の記事を掲載した［『ＡＥＲＡ』一九九八年三月九日］。同記事では、一度はＡＣ自認を持ちながらも徐々にＡＣ概念の疑わしさを感じるようになった人びとのエピソードや、ＡＣ概念に疑念を抱く専門家の言葉を紹介している(3)。現在でもＡＣの語は時として、大人になりきれていない精神的に未熟な人物を非難する言葉として誤用されることがある。

ＡＣブームは去ったかにみえる現在、それでも、インターネット上では相変わらずＡＣ当事者がみずからの苦悩を語り、ＡＣの問題を扱うカウンセリング機関も各地に存在する。信田さよ子はＡＣの問題に取り組み多くの文章を発表してきたが、信田の運営するカウンセリングセンターに二〇一一年に来談したクライエントの主訴別内訳として、「ＡＣ」が八・九％、「親子関係」が一七・五％であったことを報告している［信田二〇一二：一五］。主訴「親子関係」の中にもＡＣが抱えるものと同様の苦悩が含まれている場合があるであろう。

ＡＣ概念の特徴は、情緒的な絆で結ばれ生活保障を追求する集団と考えられてきた家族において、「子どもが親からトラウマを受け」［斎藤学一九九六：三五］る問題とされたり、家庭が安心できる場所ではなくなる問題が指摘されたりするところにある。ＡＣの当事者が負っているものが厳密な意味でトラウマといえるかどうかは当然ながら個々のケースにより、またＡＣの苦悩をトラウマとして把握することに異議を唱えた専門家もある。トラウマ概念でＡＣを定義することの妥当性については本章では立ち入らないが、ここでは当時一般用語となったトラウマがＡＣの苦しみを表現するインパクトのある言葉として使用される文化状況があったことを、時代的特徴として捉えておきたい。

社会学の一大分野として、家族社会学がある。しかし、たとえば日本家族社会学会機関誌において、ACが主要テーマとなったことはない。例外的に、清水新二［二〇〇五］はアルコール依存症とドメスティック・バイオレンスに焦点を当てながら、ACの問題も含めた家族問題を取り上げている。そこでの清水の関心は「家族は〈ストレス解消の場〉や〈自分でいられる居場所〉どころか、〈ストレス発生の場〉であったり〈自分を見失う場〉であったりする」［清水二〇〇〇］ものであり、「家族はこわい」［斎藤学一九九七］にもかかわらず、なぜ多くの人が（核）家族であることを選択するのかという点にあった。

家族社会学において、「家族はこわい」という主観的側面に焦点を当てる研究の蓄積は少ない。家族間に生じる困難は「家族危機」として捉えられることがある。それは「家族がそれまでの生活様式では対処できないような事態に直面し、しかも、その対応に失敗すれば、家族の存続が困難となるような状況」［森岡・望月一九九七：七八］であり、家族危機に対処できなければ「場合によっては家族崩壊へとつながりかねない」［森岡・望月一九九七：七八］とされる。「危機」とは「人間がその生活を存続できるか否かの分岐点に立たされた状況」であり、「家族危機は、家族の生活過程につねに存在する」［森岡・望月一九九七：七八］。そして、「家族危機に適切に対処できれば、一度は動揺した家族も安定を回復するし、ときには危機以前よりも家族員の結合を強めることもある」［森岡・望月一九九七：七八］ものとされる。

しかし、ACの経験が示すのは、危機への対処が不適切であっても家族は続くということである。「崩壊」が意味するものは明らかではないが、「危機」が継続される時点で子どもは深刻な傷を負っている可能性がある。危機を生き延びる過程とその後の生のあり方がどのようなものであるかは、一層探求されるべき事柄のように思われる。

親から子への暴力については（児童／子ども）虐待として問題化されてきた。多くは福祉の課題として問題構成し、子どもを保護の対象として論じるものである。ACをめぐっては、子ども時代の経験を問題として抱える大人みずからが、いかに苦悩に対処していくかが主眼となる。

当然ながら、親からの暴力や過度な抑圧を受けた人がみなAC自認を持つに至るわけではない。また、次節で述べるように、当事者の子ども時代の経験自体、多様である。ではACの当事者になることとは、どのような経験なのだろうか。本稿では、AC当事者がAC自認を持つに至ったことでどのような認識上の転換が起こり、同時にどのようにそれらの人びとに苦悩に対処する仕方が方向付けられたのか探る。

## 2 メディアからみるAC現象

### (1) 雑誌『アルコール・シンドローム』『Be!』の取り組み

ここではACについて積極的に記事や特集を組んできた、アルコール問題市民協会(ASK)が発行する雑誌『アルコール・シンドローム』とその後継誌『Be!』を対象に、これらにみられるAC像や、回復のための手段がどのように提示されてきたか概観する。

専門家に書かれたAC関連書籍が広く読まれ始めるようになった時期、AC当事者の手記や共依存の家族問題などを『アルコール・シンドローム』で取り上げてきたASKには、自分もACではないかという相談が激増したという[アルコール問題全国市民協会編集部一九九六：一六]。新聞記事などにもACの語が登場するようになった一九九六年には、「私たち『ＡＣ』が元気になる特集」を組んだ。ＡＣを問題を抱えた特殊な人として他者化するのではなく、「私たち」を主語にした編集姿勢は注目すべきものであろう。

同誌に登場した信田さよ子は、ＡＣの定義は「なくていい」もので、ＡＣかもしれないと思いカウンセリングに行ったのならＡＣであると述べる。そして、ＡＣには「あなたが悪いのではない」という免責性があり、親を責めなくても和解しなくてもよく、人生のある時期にＡＣだと思うことで楽になればよい、当事者に役立つように機能すればよいコンセプトであると論じている［信田一九九六 a］。

ＡＳＫは日頃よりセミナーを複数開催しているが、雑誌上でもＡＣ当事者向けの「誌上講座」を連載した。一九九六年九月からの連載「ＡＣのためのセルフケア」で掲げられた「ＡＣの癒しのプロセス」には、１「原家族をふりかえる」、２「これまでの自分を肯定する」、３「過去と現在のつながりを見る」、４「身につけた『価値システム』を見なおす」、５「『内なる子ども』を癒す」、６「セルフケアや自己表現の技術を習得する」と示されている［水澤・征矢一九九六：四八］。連載はこのプロセスに沿って進められ、子ども時代の記憶を辿るよう促す内容となり、自己肯定してよいのだというメッセージが続く。「内なる子ども」とは、ＡＣ用語ともいえる「インナーチャイルド」と同義の「自分の中にいる子どもの自分」であり、子ども時代に親が子どもの感情を受け止める余裕がないなどの理由から「子どもの自分がありのままでいることができず、どこかに姿を隠している」状態となったものとされる［水澤・征矢一九九七：四七］。連載では、子ども時代をイメージしてインナーチャイルドと「出会う」ワークが展開され、「その子」に対し「よくやったね」「もうだいじょうぶだよ」といった声をかけ、「大人の自分が子どもの自分をいとおしく思う」と、「子どもの自分が癒され」、「大人の自分が傷ついた子どもの感情に振り回されなくなる」とされる［水澤・征矢一九九七：四九］。このように、ＡＣのケアをめぐっては、「インナーチャイルド」という分身のような人格をイメージすることで子ども時代の記憶を呼び起こすという独特な手法がとられ、回復へ向けたケアワークが定型化される傾向がみられる（本書第8章田中論文も参照）。

ほかにも、同誌は米国から来日する専門家のＡＣ関連講演会やワークショップなどもたびたび紹介し、各地のＡＣグループのミーティング情報を毎月掲載するなど、当事者の回復のための情報提供を積極的に行った。毎年刊行される増刊号でも、ＡＣが関連するテーマを繰り返し扱っている。また、ＡＣ当事者の手記を取り上げる企画が実施されるだけでなく、当事者や当事者意識が芽生えつつある読者からの投稿も毎号のように掲載された。同誌はＡＣブームを支え、当事者が内面を打ち明けることのできる媒体として存在してきたといえる。

### （2） 臨床の知見から探るＡＣの苦悩

臨床心理学が専門の金丸隆太は、両親の不和に心を痛めている子どもは、「恐れや不安を感じたときに人を頼ることで負の感情をニュートラルに戻すという方略を適切に獲得できない」、「両親の不和は一時的に子どもの心を痛めるだけではなく、痛みから回復する方法を学ばせないという点で、持続的で深刻な傷を与えているのである」と論じる［金丸二〇一三：九二］。そのようなケースを経験したＡＣにとって、子ども時代は傷を負い続け、痛みのなかを生き延びることで必死になっていた時代であったといえる。

精神科医の斎藤学は、戦争の場合には自分と同じような被害を受けている多数の犠牲者がいるが、自分だけが特定の他人から攻撃を受ける状況では、トラウマはさらにひどいものになりがちであると述べる［斎藤学一九九六：二一］。斎藤にとって、集団的な被害と個別的な被害とは、このような差異が生じるものとして認識されていた。

米国の精神科医のジュディス・ハーマンは、ACを語ったものではないが、その著書のなかで「成人がその生活において外傷をくり返しこうむれば、すでに形成されている人格構造が腐蝕されるけれども、児童期に外傷をくり返しこうむれば、この外傷が人格を形成し変形する」と述べる［ハーマン 一九九九（1992）：一四七］。そして子どもが家庭で常に危険な環境に適応するために「たえざる警戒的過覚醒状態 constant alertness が必要となる」［ハーマン 一九九九（1992）：一五三］こと、それにより身体の状態が正常に制御されなくなり、「慢性の睡眠障害や摂食障害、胃腸に関する愁訴など、まだまだいろいろの身体症状を起こす」ことや、感情の正常な制御も困難になり、「ディスフォリア」と呼ばれる不安状態、すなわち「混乱と昂奮と焦ら立ちと空虚感と完全な孤立感との入り混った状態」に陥ると解説している［ハーマン 一九九九（1992）：一六九］。

ハーマンによると、こうした経験を持つ子どもの一部が攻撃的行為や「非行」に走ることはあるが、多くは心理的困難を隠蔽し、「その秘密を完全に保ったまま成人になる」［ハーマン 一九九九（1992）：一七二］。しかし「被虐待児が大人になってからも、かつて自分を虐待した者の願望と欲求とに従いつづけ、無際限にその許されない深い侵入を許容し続けている者は決して珍らしくない」［ハーマン 一九九九（1992）：一七六］。

つまり多くの問題は明るみに出ないままであり、このことはACを考えるにあたっても示唆的である。AC当事者は定位家族（「原家族」）を離れ生殖家族を形成したとしても、家族の「発達」段階が親との関係において「その段階を特徴づけるような発達課題をもって」［森岡・望月一九九七：六八］いるとは言い切れない面があり、親からの拘束力を子ども時代から受け続けている。

## (3) AC当事者のテクストより

雑誌『Be!』に連載された「援助職で『AC』」のシリーズは、当事者の手記からなる。以下にその一部を参照する。

「あき」は、一八年前、新幹線のホームで涙をいっぱいにして田舎を出た。父親の身勝手さや理不尽さに振り回されてきたが、残してきた母と弟を思うと心が痛かった。結婚して子どももできたが家庭でも職場でも言いたいことがはっきり言えず行き詰まりを感じ、「AC」という言葉に出会った。自分の生き方がそこに文字としてある、意味を持った言葉として存在しているという驚きと、言い表すことができない安堵感があった。ACのグループに行くことが楽しみになっていった。子どものとき、怯えることがあったが母にかばってもらった記憶がない。甘えることができなかった。友人、恋愛、家庭、子育て、仕事など、自分のAC性は多くの場面で自分を苦しめる。苦しみも多いが、ACであることを大切にしていきたいと考えている［あき二〇〇二］。

「ACのまさ」はアルコール依存症に関する本を読むなかで、「人づきあいが苦手」「無理なことも引き受けてしまう」などの特徴が自分にもあると気づいた。そして自分が「アル中」の父親の性格を受け継いでいることと、ACであることを認めた。子どもの頃から「冷たく寒い修羅場のようなアル中家族」の中で生きるのが嫌で、何度も死のうと思った。生きる目的を「人助け」として、自分を「犠牲」にして頑張るならば生きていてもいいという許可を自分に与えてきたが、人助けの仕事ができなくなったので、生きる価値がないと判断し、死のうとした。そんな絶望の中にある自分を、AC自助グループの仲間たちが支えてくれた。「死んではいけない」「あなたも大切な仲間なんだ」と支えられ、うつ病からの回復、ACとしての回復が始まった。毎週のACミーティングを生きる支えにしている［ACのまさ二〇〇三〕。

言いたいことがはっきり言えないこと、自己犠牲的であることなどはACの典型的な特徴とされる。「あき」も「ACのまさ」もACの状態にあると自己を認識し、とりわけ「あき」は「安堵感」という表現で、痛みが文脈化される言葉と出会えたことが喜ばしかった面を語り、両者とも自助グループに参加することで回復の機会を得ている。これらの自分語りそのものが、みずからの苦悩を文脈化し、そこからの回復へと向けられる。そしてそのとき、ACという自認は、回復をみずからの手に掴む重要なアイデンティティとなる。

読売新聞が運営するネットの掲示板「発言小町」に「アダルトチルドレンは克服できますか?」と題するトピック(4)を二〇一三年に立てた「アラフォー」の「なみ」は、自身をACと自覚するようになって間もない女性のようである。彼女はその二年前からうつ病の治療をしてきたが、ACの本を読むと「あまりにも自分に当てはまる」ので驚き、精神科の医師に聞いたところ「その〔ACの〕傾向が強くありますね」と言われたと説明する。うつ病がある程度回復しても消えなかった「モヤモヤ感」が、ACだと気づくことで「すっきりした」が、ACはどうすれば克服できるのかと問いかけている。それに対し、本人の追記含め二三件の書き込みがなされ、中にはACについて詳しくない非当事者によるものも複数あるが、一定数のAC当事者から次のような応答が寄せられている。

たとえば「あいこ」は、「克服はできません」と述べ、続けて「病気ではないので、克服することはできないと思っています。私の場合はACであることを認めたことによって、それまでの生き辛さの原因がわかり、気持ちは楽になりました。かといって、生き辛さが解消するわけではなく、あるがままの自分を受け入れられるようになっただけです」と書き込んでいる。

「さざんかん」というハンドルネームの主は、自身もうつ病がありカウンセリングを長く受けていたと前置きし、「調子が上がったり、下がったり、波はあるけれど完全に取り除けるわけではない。それでも、ACってある程度は回復可能だと思うのです。私自身もまだ回復途中ではありますが、あらゆる治療方法、自己認識等々によって救われます。それって自分自身を見つめることであり心の奥深くまで探っていくことです。その過程は辛いこともありますが、そこを通りぬけた時とても充実した気持ちになれます。〔中略〕病院、カウンセラー、自助グループにセラピー。本にウェブ。様々な情報を駆使して、気づきを深めより味わい深い人生にしていって下さいね」と伝えている。

そして「なみ」が、一人暮らしをしようと考えたが母が自分を頼ってくること、家を出る話をすると悲しそうな顔をすることから、「家を出ずにACを治す方法はないかと考えるように」なったと追記した内容を受け、「さざんかん」は再度書き込みし、一人暮らしを躊躇するのはわかるが「親と物理的に離れることはとても重要です」と意見している。AC当事者だというハンドルネーム「にんじん」も、「一人暮らしを勧めます」とし、「克服にはその家から離れることが大切だと感じます。〔中略〕私は経済的に困窮しても家を出てよかったと、心から感じております」と同様に勧めている。

これらより、ACという枠組みで問題解決を図ろうとする「なみ」の試みに対し、先にACとしてみずからの苦悩を見つめてきた人びとが、「なみ」にACに固有の経験を語る様子が見て取れる。相互にお互いに似通った痛みがあることが想定されており、ACという属性を持つ者同士の共同性が立ち上がっているといえるのではないだろうか。

掲示板サイト「2ちゃんねる」にも、ACをトピックとしたページは無数に存在し、二〇一七年時点でも連日複数件の書き込みがなされている。

次に、出版された書籍や雑誌に収録された手記をみていく。「英人」というペンネームの男性は、サラリーマンの父と専業主婦の母という一見ごく普通の家庭で育ったが、自分は普通ではないという認識を持っている。彼は三歳から五、六歳にかけて父親による性的虐待を受けていた。しかし当時いちばん辛かったのは、母親による「いじめ」であったという。茶碗の持ち方から早口、多動癖など、一挙手一投足が母親の非難攻撃の対象となり、「重罪人」のような扱いを受けた。「ごめんなさい、許してください」と負い目を感じると同時に「またオレが悪いのか……」という恨みの感情も抱くようになった。小学校四年のときに父親が亡くなるが、悲しいという感情がわかなかった。その後、些細なことをきっかけに母親に殴られるようになった［英人二〇〇五：六九-七六］。

英人はその後、ＡＣ関連書籍を読み自助グループにつながり、手記の執筆時にはＡＣを自覚して十年目となっていた。すでに実家から離れているが事態が簡単に好転するわけではなく、生きづらさを感じながら、以下のように記している。

いまでも形の上では〝普通に〟暮らしてはいるが、心の中では戦場に向かう兵士のように、いつもビクビクオドオドしているというのが実情だ。またあのときのようなことが蘇ってくるのではないか――自分を罵り、一から十まで否定する母親のように、怒鳴られ追い詰められるかもしれない。父親に服を脱がされ、全身を触られるように、他人が自分の中に侵入してくるかもしれない――もし、自分は世界とつながっていて、それに脅かされることはないという信念をもっているのが普通の人だとすれば、自分はそういう意味では普通ではない。自分は世界とつながっておらず、またいつか魔物のように、自分を襲い脅かしてくるのが世界なのだから。

その意味で、幼いときに受けた心の傷は、いまだに癒されることがなく、自分の中に生々しく生き残っている［英人二〇〇五：七七］。

かつての性暴力も言葉の暴力も、現在まで影響し続けているため、彼は平穏な日常を手に入れられていない。

## (4) ACブーム以前のテクスト

ここでは、ACブーム以前のテクストと、ACであるとは表明していない書き手による手記で、ACブームの系譜に連なるテクストといえるものを取り上げる。

まず、漫画家の内田春菊の自伝的小説『ファザーファッカー』[内田一九九三]に注目したい。同小説には、「母」と母の愛人である「養父」、そして「妹」と「私」という家族構成の家庭内で起こる出来事が描かれる。権威的で理不尽な要求をしてくる家父長的な養父と、「私」をかばわず養父に従属する母は、どちらも保護者としての適性に欠け、「私」と妹が過度の抑圧的な家庭環境下におかれている様子が読み手に伝えられる。異常さの極めつけは一五歳の「私」が「養父」に強姦されるシーンである。それは一度で終わらず、以降「私」は約一ヵ月に一度、強姦される。母は守ってくれるわけではなく、あろうことか養父に「私」を差し出したのだった。

養父の異常なふるまいと性暴力の卑劣さが際立つテクストではあるが、「私」の傷つきは、養父によってなされることばかりが原因ではない。母の態度が「私」を深く傷つけるのである。内田は同作品が実体験に基づいていることを開示しているが、子ども時代の自分にとっては母の反応がより深刻な問題となったことを強調し、母に守られなかったことによるダメージが大きかったとしている[内田二〇一一]。

もともと「私」は養父が嫌いで、尊敬の念など抱いていない。「私」は常に支配されていたが、脅かされながらも冷静に養父を観察している。『スパルタ教育』という本を買い、そこに書いてあるとおりにしようとする養父が「私」には「馬鹿に見え」、「ますます彼を軽蔑する気持ちを育てていった」。テレビ番組を見るにも養父の許可をとらねばならず視聴を我慢するようになったが、養父の方から「この番組は、勉強になるから見てもよし」と呼びつけることがあり、そこで夢中になって見入っていると大声を出して脅かしてくるのであった。「養父は私たちを一瞬たりともリラックスさせたくないのだ。私は、そんな彼のすべてが嫌いだった」と述べられるように、「私」には養父に対する肯定的な感情は微塵もない。

それに対して、「私」の母への愛情は、徐々に薄れていくようではあれ、かすかにあった様子である。内田は家出し自活した後、二七歳のときに母が経済的に依存してくるまで、母のことを被害者だと思っていたという［内田二〇一一：二四六］。母をかばう「私」のけなげな態度はＡＣの子ども時代そのものである。『ファザーファッカー』は記憶の底に沈んでいた、母に理解されない孤独感で埋め尽くされたテクストであるともいえる。それは母から愛情を得られず、期待を裏切られ、失望し、母を見限る物語である。このテクストの執筆は内田にとって、母から愛されなかったことを悲しみ尽くし、母と決別する作業であったといえるであろう。

『Ｂｅ！』には、この小説を読むことで、それまで忘却していた家族からの性的虐待の記憶が呼び起こされたという女性の手記が掲載された［匿名一九九九］。『Ｂｅ！』には子ども時代に性的虐待を受けたＡＣ女性の手記が何度も紹介される。

女性に対する性暴力は、次章の田中論文で展開されるように、家父長的な社会制度と密接に関係する問題である。家族は家父長制を維持・温存する単位でもあることから、女性や子どもにとって、家庭は安心と安全が脅かされる危険性のある場所ともなる。養父による性暴力とそれに母親が加担した事実を記すこと、また小説刊行後にも語っていくことで、内田は一層の回復を進めていったのではないだろうか。内田は二〇〇七年に漫画作品『ＡＣ刑事　日笠媛乃』を斎藤学の監修で発表している。過干渉な母にコントロールされる主人公の女性刑事が描かれている。

次に、子ども時代の心的外傷体験の影響下にある「トラウマ・サバイバーズ」〔斎藤学二〇〇五：三〕の自助グループ「JUST」のメンバーの手記を取り上げる。書き手がACである可能性はあるが、ACを名乗らなくとも語りうる体験である。

私は二階の自分のベッドから起きてきて、気配を消して階段の上から三段目に息を殺して座っている。小学校一年生の私にとって、この階段の場所は夜の定位置になっていた。危機介入一人部隊として備えているのだ。父が、ダイニングに座っていて、母が台所の方で皿を洗い終わり、再び母がテーブルに着いたときに交わす二人の会話の様子からその日の危険度数を割り出しているのだ。〔中略〕

二人の会話に英語が入り始め、父がSlangy（俗語っぽい）な英語で怒鳴り始めれば、危険信号だ。階段の下にお風呂場とトイレがあるので、どちらかが席を立ってトイレに行く気配を感じれば、急いでベッドに戻りドキドキしていた。どちらか一人がお風呂に入る準備をしてくれれば、やっと寝ようかという気持ちになれる。その日は、母が先にお風呂に入るようだったので、私もベッドに戻った。

しばらくして母の大きな泣き声で、慌てて飛び起きて行くと大きなお腹（妊娠八か月）で、風呂上がりの素っ裸で身体もびしょびしょの母が、「アッコ、アッコ、助けて、ほんとにひどいわ、あんたのお父さん、風呂の上がりしなに、お母さんのこと蹴りにきたんよ」と泣きながら、バスマットの上に倒れている。「やめてよ、お願いだからもうやめてよぉ～」。お腹の大きい身長百六十七センチの母を一年生の私が必死に起こし、「早く服着てよぉ～」と母をかばう。父が「お母さんが悪いんだよ、アッコ」と言う〔柳下明子二〇〇五：八七‐八八〕。

彼女の家族は、AC関連用語でいうところの「機能不全家族」であったといえる。父が母を蹴る、それも無防備な状態の風呂上がりに妊娠中の母／妻を蹴るということはあってはならないことであり、そして母の方でもその場面を子どもに見せまいとするのではなく、助けを求めている。DVの現場を子どもに目撃させることは、子どもへの精神的虐待となる。家庭は安心できる場ではなく、子どもであった柳下が「一人部隊」とならねばならない、常に緊張を強いられる危険な場所であった。

柳下がACを自認していたかは定かではないが、困難な子ども時代を経験し、自助グループで傷を癒そうとしているところはACと同じである。すでに斎藤学はACの語を使わなくなっていたが、引き続きACなど親との関係で苦しんできた人びとを救おうとしており、そこで作られた自助グループに柳下は入り、上記の手記を書いた。ACと自己規定しなくてもACと同様の苦悩を抱えていることはあるのであり、その場合も回復のための適切なサポートがあれば、回復へと向かうことができるといえる。

次に、ACブームの絶頂ともいえる時期、一九九七年一一月に刊行された『日本一醜い親への手紙』(Create Media 編 一九九七)に注目したい。同書は今一生の企画により、手紙形式の原稿が一般に募集され、九歳から八一歳までの原稿一〇〇通が収録されたものである。父親に性的虐待を受けてきた女性からの告発、父親から精神的虐待を受け幻聴が聞こえるようになった男性が父親を殴るまでの話、母との関係で疲れ切ってしまい自傷行為を繰り返す女性の語りなどが登場する同書には、親を激しく糾弾する調子の文面が多い。

この中から、隅田静江という、刊行時二〇歳であった女性の手紙を取り上げる。隅田が一二歳であったとき、彼女の父親は一家が住んでいた部屋の上階の住人が夜中にたてる音がうるさいと言い、それは隅田や母親にとっては特に気になる音ではなかったが、父親は真夜中に上階に怒鳴りに行ったという。その翌日、父親は隅田ら家族を連れ、一家でアパートを出た。親戚や知人の家を転々として、昼間はパチンコ屋に入り浸った。夜中に何十キロも歩くこともあった。

父親は毎日妻子を連れ回し、お金が底をつくと、二月の寒い時期にもかかわらず公園で野宿をさせた。隅田が「家に帰りたい」「学校に行きたい」と言っても父親は聞かなかった。そして食べ物を買う金すらなくなると、父親は「自分は病院に行く」と言った。隅田は当時を振り返り、そもそも父親を一刻も早く病院に連れていくべきであったと記しつつ、しかし当時、自分が父親に捨てられたような気がしてたまらなかったと述べる［隅田一九九七］。

あれから八年。あの時のことは思い出したくもありません。でも、忘れることができないのです。なぜなら、あなたは私に一生残る苦しみを与えてくださったのですから。あなたにはわかりますか？　実の父親を憎まなければならない私の気持ちを。私も好きであなたのことを憎んでいるのではありません。できることなら、あなたのことを愛していたい。（中略）でも、どんなにそう思おうとしても、あなたから受けたこの事実は消えないのです。私が生きているかぎり、私の心から消えることとは絶対にあり得ないのです［隅田一九九七：五七］。

一家で異常な経験をしてしまったことは、隅田にとって深い傷となっている。父親は精神疾患を患っていたのかもしれないと読み手に思わせる側面があり、隅田自身もそのように客観視するところがあるが、それでも保護者の養育なくしては生きていけない子どもにとって、親のせいで尋常ではない経験をさせられたことは、父親への憎しみとして刻まれた。かけがえのない存在であるはずの父親を憎まなければならないことが心底辛く感じられるという事態は、親と子という血縁関係による二者関係が特別なものであり、そこにおける特有の親密性が破綻することへの深い悲しみを表す。親との関係による生きづらさを抱える苦悩とは、代替不可能な絶対的存在である親を尊敬できないという嘆きから生じるものである。これは、ＡＣの苦悩そのものであろう。

## （5） ACブーム以降の傾向 ── 母–娘関係、「毒親」

二〇〇〇年代以降、「アダルト・チルドレン」を冠した書籍の刊行はやや低調ではあるが、途絶えたわけではない。一方で「毒親」の語で親の問題を子どもの立場から捉えるテクストや、母–娘関係に焦点を当て、娘の立場から母による抑圧を告発するテクストが増加している。「毒親」は問題のある親への非難の調子が強いが、ACと同様に、親との関係で苦悩を抱えた人々の視点に立った用語である。しかし、「毒親」の語は子どもの苦悩をACほど詳細に捉える射程を持っていない。

二〇〇〇年代後半からは、母–娘関係を主題とした書籍の刊行が相次ぐ。信田さよ子著『母が重くてたまらない ── 墓守娘の嘆き』（二〇〇八）や斎藤環著『母は娘の人生を支配する ── なぜ「母殺し」は難しいのか』（二〇〇八）などが出版されたほか、雑誌『ユリイカ』も二〇〇八年一二月号で「母と娘の物語 ── 母／娘という呪い」特集を組んだ。

田房永子の漫画『母がしんどい』（二〇一二）は、感情の起伏が激しい母親との関係で幼少時から過度の緊張やストレスを強いられてきた著者が、子ども時代のエピソードを始めとして、結婚し両親と決別するまでを描いた作品である。同作品には「毒親との戦いの記録」というコピーが付されているが、ACの語は出てこない。田房は結婚し両親から距離をとるようになるが、親との関係で溜め込んできたストレスや怒りをコントロールできず、精神科を受診すると、医師から「あなたはとんでもない親からとんでもない育てられ方をしたんです」、「あなたはひとつも間違ってない」と言われる［田房二〇一二：一一五–一一八］。その後、同じ悩みを抱える「親の悩みを持つ人の勉強会」や「専門家の講演会」、「箱庭療法」「ヒプノセラピー」などの場に向かい、「人の話を聞いたり自分の話をしたりしたのがけっこう効いたと思う」と振り返っている［田房二〇一二：一二四］。同作品では、一九九〇年代後半から蓄積されてきたＡＣをめぐる議論のように親の問題を論理的に語るのではなく、母親はいわばモンスターとして描かれる。

松本耳子の漫画『毒親育ち』には、松本自身の体験が描かれる。松本は、八つ当たりする母と家庭を顧みない父の下で都合のいいように扱われてきた「私」が、「本当のことが言えない」「怖い」「不安」「空っぽ感」という感覚に支配された「立派なアダルトチルドレンになっていた」と回想している［松本二〇一三：五五］。松本は両親の死により解放された心地になるが、生きづらさを解消するため、「毒親関連の本」「心理学や自己啓発系の本」ほか様々な本を読んでいくうちに、それまでの価値観がひっくり返ったという［松本二〇一三：一〇六］。そして生まれる前にみずから課題を設定し、ベストな環境を選んで生まれてくるという考えに出会い、「私は残念な親を選んでガッカリして」、「そこから立ち上がって生きていく喜びと感動を味わうためにこの世に生まれてきたということか…‼」という発見に至る［松本二〇一三：一一〇–一一三］。このように同作品は、松本自身の回復までを描いているが、最終的にはみずからの苦悩を人生における意義深い過程であったと肯定的に捉え、親を免罪するところに特徴がある。松本が負わされた問題は解決し、物語は完結する。

田房も松本も、親との関係による生きづらさを自覚したときにはすでにＡＣブームが過ぎていたとみられ、ＡＣ言説にはあまり影響を受けていない様子である。これらの作品は漫画ということもあってか滑稽な描写など脚色もみられ、かつてＡＣ当事者が表現したほどには怒りや苦悩を訴えない面もある。それでも田房の作品は、親の支配から脱しつつも回復の途上で描かれているといえる。作品化する作業はこれまでの経験を対象化し、自身の苦しさの根源を見定める行為であり、『母がしんどい』の刊行と以降の仕事を通じ、田房の回復は進んだことであろう。田房は「母親問題を克服するため」にセラピーに通い、セラピーを通して「自分の思い込みというか、掛けられてきた呪い、呪詛みたいなものを解く行為をしている」ことと、その「呪詛抜き」により「自己肯定感が出てくるように思う」という見解を精神科医の斎藤環との対談で述べている［斎藤環編二〇一四：二二一二五］。また、田房はその頃「お母さん〔のこと〕」がしんどい人たち」にインタビューしてそれを漫画にしていたことも話しているが［斎藤環編二〇一四：三九―四〇］、共感しあえる者同士話が弾むことなども、回復へとつながる作用を持ったと考えられる。自助グループで得られるのと同じ作用であろう。

松本の場合、気の持ちよう次第で自分を立て直すことができるという観点から癒しに向かっていった様子が窺える。それは、親を糾弾していく傾向のあったACの言説とは違う対処の仕方である。こうした方法は、ACブームが詳らかにした、養育者としての適性に欠ける親の問題や、異性愛家族における両親の間のDV関係と子への影響などといった問題を棚上げしてしまう危うさも秘めている。

## *3* 癒しの可能性と家族の可能性

ACにとって、癒しや回復がどのように可能なのかを考えたい。自助グループが効果的であるのは、語りが共感されると自己肯定感が獲得され、また似通った苦悩を持つ者同士という共同性において痛みを文脈化する作用が働き、それらが慰めとなるからではないだろうか。

外部からの危機介入の制度も重要ではある。井上眞理子は、家族メンバー間の暴力（ファミリー・バイオレンス）を家族システムの機能不全と考えて、その修正と強化をはかり家族の再統合をはかろうとする家族維持・福祉的対応の発想を評価しつつ、しかしそれは時間を要するものであるため、「その間に子どもをはじめとする家族内の弱者の安全・健康・生命は脅かされ続けている」と指摘する［井上二〇一一：二六］。そして「ファミリー・バイオレンスの問題を抱える家族に介入することは、弱者から家族を奪うことではなく、暴力に傷ついた人々を家族的機能（ファミリズム）を遂行する他の社会関係・集団の中でケアし再出発させることを意味する」と結論づける［井上二〇一一：二七］。信田は、虐待のある家族に介入し子どもの死を防止するには、（1）人を信じるという性善説を捨て「疑ってかかる」こと、（2）他人は他人という近代市民社会の原則を超え「告げ口する」こと、（3）「プライバシーに踏み込んでいく」ことが必要不可欠であると指摘する［信田二〇〇一：三六］。

内に閉じた集団である近代家族を美化してきたイデオロギーを捉え直し、家族の境界を緩やかなより開かれたものにしていくことが、生存のための戦略とならないだろうか。セクシュアル・マイノリティの生活に目を転じると、ヒントを得られるかもしれない。レズビアンやゲイの「選び取る家族」においては、育児分担や家事分担が比較的平等で、柔軟におこなわれている傾向がある［釜野二〇〇九：一六〇–一六一］。そうした家族がレズビアン・ゲイのコミュニティに支えられる状況があれば、さらに、安定的な関係性を維持することができ、父・母・子という構成の核家族にみられがちな閉鎖性を回避できる可能性がある。親の性的指向に関わらず、DV・共依存関係にならないことや子どもを保護できることが重要である。そうすれば、子どもが自己尊重感を損なわずに生きていける可能性は高まる。

信田は、DVや虐待といった家庭内暴力の被害者は、被害体験で頭がいっぱいだと思われがちであるが、むしろ加害者の目で自分や世界を捉えて生きてきた人びとであるという。本書第三章で直野が言及している、幼児虐待や性的被害のトラウマ記憶に苦しむ者が加害者と同一化することで生き延びるという幻想の機制を意味しているであろう。その上で信田は、ACと自認した人びとが被害者性を獲得するためには、まず加害者としての親像を確立しなければならないと指摘する。そして親から離脱することが当事者にとって必要なプロセスとなる［信田二〇一四：一三九－一四一］。こうした作業とその先の回復を、自助グループや適切なカウンセリングはサポートする。つまり、AC自認を持つことは、みずからの経験を被害として意味づける言説に身を置き、労わられる感覚を得られたり、自助グループなどケアの手段にアクセスしやすくなったりすることにつながり、苦悩に満ちた生から回復へ向けた潜在的な力を引き出すきっかけとなる。ACの共同性と固有性により、生きる力が獲得されるのである。

田房永子の『母がしんどい』が話題となって以降、各種メディアで母－娘関係の問題に注目が集まった。それらのテクストは、母－娘の間の問題を普遍的なものとして語り、解決策が示され、深刻な状態になるのを防ぐ手引きとしての様相も見せている。このように一般的な事柄としてしまうと、AC現象が提起した、子ども時代に過度の抑圧を受けてきた人びとに特有の経験や、当事者性とともにある回復する潜在的な力といった、サバイバーである当事者が培う力に焦点が当たりにくくなっていくのではないか。ACブームから維持してこられた、子の立場から親への怒りを表明すること、親との関係に由来する痛みや苦悩を言葉にすること、これらの作業が可能な場所は引き続き確保されていかねばならないだろう。

**付記**

本稿脱稿後、Create Media編『日本一醜い親への手紙　そんな親なら捨てちゃえば？』［二〇一七、dZERO］が刊行された。同書はCreate Media編『日本一醜い親への手紙』［一九九七］の刊行から二〇年を経て再び企画された、親から受けた虐待を生き延びたサバイバーたちの手記集である。親との関係の中で深い傷を負ってきた人びとの声を集合的なものとして可視化させる試みは、当事者のエンパワーのために現在も大きな意味を持つ。

## 注

（1）一九七七〜七八年頃、ソーシャルワーカーのC・ブラックがアルコール病棟で仕事を始めたときに、アルコール依存症者の家族の子ども向けプログラムを作った。そのプログラムに幼い子だけでなく三〇–四〇代の大人も参加してきたためグループ分けする必要が生じ、「ヤング・チルドレン」「ティーンエイジ・チルドレン」に対し、大人は「アダルト・チルドレン」と名付けたことが始まりであったという［『Ｂｅ！』（五二）一九九八：七］。

（2）多くの書籍の中で、ACは子ども時代に優等生であった「ヒーロー」、問題児となり家族の目を本来の問題から逸らす「スケープゴート」、存在を忘れられる「ロスト・チャイルド」、道化者となることで家族間の緊張を緩和しようとする「ピエロ」、世話を焼く「ケア・テイカー」といったタイプがあるとされる［アルコール問題全国市民協会（ASK）編集部一九九六：一五］。

（3）この『ＡＥＲＡ』の記事をめぐり『Ｂｅ！』読者からは怒りや不安を訴える声がASKに寄せられた［『Ｂｅ！』（五二）一九九八：六］。また、この記事とともに掲載された「もう使いたくない言葉――ACを紹介した斎藤学氏の失望」と題するインタビュー記事の中で、精神科医の斎藤学は、ACという言葉が様々な誤解を受けたとして、以降は「トラウマ・サバイバー」という言葉を使っていくと述べたと記されている［『ＡＥＲＡ』一九九八・三・九］。これを受けてのASKからのインタビューで斎藤は、外国の精神科医にはACというとアルコール依存症家族で育った人だと思われるので「ACは使いにくい」と感じていると説明している［斎藤一九九八：八］。

（4）二〇一六年九月二九日取得、http://komachi.yomiuri.co.jp/t/2013/0209/572538.htm

## 参照文献


あき　二〇〇二「遠距離介護の日々に思うこと」『Ｂｅ！』六六：六四–六七。
アルコール問題全国市民協会（ASK）編集部　一九九六「ついに『現代用語』になった『AC』っていったい何?」『アルコール・シンドローム』四三：一三–一六。
井上眞理子　二〇一一「家族と暴力――ファミリー・バイオレンスの発生とそれへの対応」『フォーラム現代社会学』一〇：一六–二七。
内田春菊　一九九三『ファザーファッカー』文藝春秋。
――　二〇〇七『AC刑事　日笠媛乃』祥伝社。
――　二〇一一「性的虐待の芽」『子どもの虐待とネグレクト』一三（二）：二四四–二四八。
ACのまさ　二〇〇三「底つきから八年、フルタイムの仕事へ」『Ｂｅ！』七一：七一–七三。

金丸隆太　二〇一三「両親の不和に心を痛めている」『児童心理』六七（一二）：九一－九五。

釜野さおり　二〇〇九「性愛の多様性と家族の多様性――レズビアン家族・ゲイ家族」牟田和恵編『家族を超える社会学――新たな生存の基盤を求めて』一四八－一七一ページ、新曜社。

Create Media編　一九九七『日本一醜い親への手紙』メディアワークス。

斎藤環　二〇〇八『母は娘の人生を支配する――なぜ「母殺し」は難しいのか』日本放送出版協会。

斎藤環編　二〇一四『母と娘はなぜこじれるのか』NHK出版。

斎藤学　一九九六『アダルト・チルドレンと家族――心のなかの子どもを癒す』学陽書房。

――　一九九七『「家族」はこわい――母性化時代の父の役割』日本経済新聞社。

――　一九九八「私は『AC』という言葉にスクリューをつけて川に流した。向こう岸までたどりつくか、サバイブを見せてもらう。」『Be!』五一：八－一一。

――　二〇〇五「なぜ『JUST』か」日本トラウマ・サバイバーズ・ユニオン編『暴力家族で育ったあなたへ――自助グループで気づく回復力』一－一七、解放出版社。

――　二〇〇八「アダルト・チルドレン（AC）再考」『児童心理』六二（一六）：一〇九－一一三。

ジェリネック、エルヴィン・M　一九七三（一九六〇）『アルコホリズム――アルコール中毒の疾病概念』羽賀道信・加藤寛訳、岩崎学術出版社。

清水新二　二〇〇〇「現代家族の危機とノーマライゼーション」清水新二編『シリーズ　家族はいま4　家族問題――危機と存続』二九二－三一三ページ、ミネルヴァ書房。

――　二〇〇五「家族問題研究からみた現代家族の意義と意味――保健機能と自分物語」『家族社会学研究』一六（二）：四七－六〇。

隅田静江　一九九七「家族失踪」Create Media編『日本一醜い親への手紙』五五－五七、メディアワークス。

田房永子　二〇一二『母がしんどい』新人物往来社。

匿名　一九九九「彼らの自己正当化が憎い」『Be!』五四：一九－二一。

信田さよ子　一九九六a「ACという名前で自分の人生の『主人公』になる」『アルコール・シンドローム』四三：一七－一八。

――　一九九六b『「アダルト・チルドレン」完全理解――一人ひとり楽にいこう』三五館。

――　二〇〇一「子どもの虐待へのアプローチ」『教育学研究』六八（三）：二八六－九五。

――　二〇〇四「アダルト・チルドレンと人間関係」『現代のエスプリ』四四八：五五－六五。

――　二〇〇八『母が重くてたまらない――墓守娘の嘆き』春秋社。

――　二〇一二『それでも、家族は続く――カウンセリングの現場で考える』NTT出版。

――　二〇一四『依存症臨床論――援助の現場から』青土社。

英人　二〇〇五「トラウマを生き延びて」日本トラウマ・サバイバーズ・ユニオン編『暴力家族で育ったあなたへ――自助グループで気づく回復力』六九-七八ページ、解放出版社。
ハーマン、ジュディス・L　一九九九（一九九二）『心的外傷と回復　増補版』中井久夫訳、みすず書房。
松本耳子　二〇一三『毒親育ち』扶桑社。
水澤都加佐・征矢俊子　一九九六「ACのためのセルフケア1　原家族と私の役割」『アルコール・シンドローム』四四：四七-五〇。
――　一九九七「ACのためのセルフケア3　内なる子どもを癒す」『アルコール・シンドローム』四六：四七-五〇。
森岡清美・望月嵩　一九九七『新しい家族社会学　四訂版』培風館。
柳下明子　二〇〇五「気配を消して見た両親の殴り合い」日本トラウマ・サバイバーズ・ユニオン編『暴力家族で育ったあなたへ――自助グループで気づく回復力』七九-九二ページ、解放出版社。

# 第8章　女性への暴力、虐待、性暴力

田中雅一

## 1　はじめに

本章で取り上げるのは女性への暴力である。女性への暴力の典型は、性暴力（狭義には主として男性による女性への強制的な性交やそれに類似の行為、広義には女性側の合意も準備もなく性的対象にさせられる行為）[1]であり、トラウマを考える上で無視できない。すでに本書第Ｉ部（立木論文、直野論文など）で言及されているように、フロイトは女性患者の精神分析を通じて、父による娘への性暴力の事例に出あう。しかし、彼はその後それらの記憶を娘（患者）の幻想と解釈する。以下では、レイプを典型とする性暴力、ジェンダー規範と密接に結びついている女性への暴力、家庭内での幼少時における虐待について取り上げる。一九九〇年代になると、幼少期における性的な虐待がトラウマであり、ＰＴＳＤ（心的外傷後ストレス障害）を引き起こすことがジュティス・ハーマン［一九九九］によって指摘され、幼児虐待や家庭内での性的虐待や暴力が注目されることになった。

## 2 性暴力

性暴力は、惨めで、自身の無力を感じざるを得ない経験である。性暴力の被害者にとって、その経験は忘れたいものだが、なにかをきっかけに突然フラッシュバックが生じ、感情や身体の動きをコントロールできなくなってしまう。被害者は、「死にたい」、「消えてしまいたい」という思いを払いのけることができない。加害者が悪いはずなのに、暴力を受けたのは〔危険な場所に行った、危険な時間にうろうろしていた〕自分が悪いと考えて自分を繰り返し苛む。(2)

宮地は、以下のように述べ、性暴力被害の症状の複雑さを指摘している。

とくに長期に続く性暴力、中でも加害者が養育者であるなど、被害者が愛着し依存せざるを得ないような場合は、混乱が著しく、症状が複雑になる。ハーマンはこれらを「複雑性PTSD」とし、感情コントロールの障害、健忘や乖離・離人症などの意識変化、自己に対する否定的認知、加害者との外傷的絆、孤立や対人不信、絶望感などの症状を含むものとして概念化している。〔中略〕性的虐待を受けた子どもは、大人になってからの危険な性行為、売春、HIV／AIDSの罹患、低体重児出産などの確立が高く、自傷行為、摂食障害、アルコールや薬物などへの嗜好もみられやすいことが知られている［宮地二〇〇八：五〇-五一］。

さらに、性生活については「性機能不全だけでなく、安全感の喪失、人間や世界への信頼感の喪失」が認められる〔宮地二〇〇八：五二〕。

性暴力の被害者の多くは女性である。女性あるいは男性加害者による男性の被害者も存在するがほとんど知られていない。(3) 能動性をつねに求められている男性の方が、性的被害の心的影響ははるかに大きいかもしれないが〔読売新聞大阪本社社会部二〇一一〕、そのような比較にあまり意味はないであろう。男性被害者については資料が不十分なこともあって、以下では加害者を男性、被害者を女性の事例だけに限定する。

女性について言えば、性被害を受けた結果、性行為一般を回避しようとし、男性が恐怖の対象となった女性もいれば〔読売新聞大阪本社社会部二〇一一〕、性的な承認を求めて風俗産業に携わる女性も生まれてくる〔荻上二〇一二：水嶋二〇〇九、二〇一五〕。後者の場合、性に慣れているはずにもかかわらず突発的な性暴力（たとえば露出）に恐怖する。また、性暴力の精神的な被害はきわめて大きくかつ複雑であることが予想される〔小林二〇〇八：中島二〇一一〕。

たとえば、実名で自身の性暴力被害を公表した小林は、加害者の性器が挿入されたとき一度だけ大声で叫んだような気がすると述べ、それまでの私が「消えた」〔小林二〇〇八：一六〕と述べている。

出たか出ないか分からないその声と一緒に、それまでの二十四年間を過ごしてきた私が、消えた。学生時代の勉強や、部活動、友達づき合い、すべてが洗い流されたように感じた。〔中略〕思考能力がゼロになって、頭の中が真っ白になった〔小林二〇〇八：一六〕。

この自己否定の感覚は、その後小林を悩ませることになる。自分の体がよごれていて、異臭を放つという妄想に取り憑かれ、人付き合いができなくなる。そして、痴漢にあうと、このレイプ事件を思い出し、ＰＴＳＤ特有のフラッシュバックに苛まれる。「身体が何かを覚えていて、それを感じ、症状が現れてくる。吐いたり震えたり頭の中が真っ白になったり」する［小林二〇〇八：五六］。性暴力に意味を見いだせないから、自身の非を責める。小林の体験は、レイプ被害者一般に当てはまる症状であろう。

後述するように、レイプを典型とする性暴力はしばしば、女性への暴力のひとつとして論じられてきた。たしかにそれは、性暴力被害者に男性が含まれているとはいえ、かならずしも間違っているわけではない。実際、女性への暴力が展開する過程で性暴力が行使されることもある。しかし、小林の事例からも明らかなように、性暴力には「意味」が見いだすことができないのである。そこには、意味を削がれた暴力がいわば剥き出しのまま被害者を襲う。そして被害者は不完全ではあるが非人間やモノとなる［Cahill 2009］。被害者は、剥き出しの暴力の恐怖にその後も苛まれることになる。意味の見いだせない、したがって正当性が認められないような性暴力に対し、それでは女性への暴力にどのような意味があると言えるのだろうか。まずこの点を次節で説明したい。繰り返すが、女性への暴力に性暴力が含まれるため、このような区別はあくまで概念的なものにすぎない。また、性暴力の場合、当事者にとって無意味なものであっても、加害者や周りの人間には意味があることもしばしば認められる。性暴力は女性への暴力を取り巻く言説によって意味付けられる、ということも確かなことである。その典型が、次節で言及する二次被害についてである。無意味な性暴力が意味のある行為へと変換させるのが二次被害においてと考えられるからである。しかし、それは被害者にとって救いとなるわけではない。

以下で具体的に扱うのは、インドにおける女性への暴力と、日本における兄による妹への虐待である。まず、女性への暴力と一般にまとめられる暴力が多様であるということを指摘し、それらと性暴力の相違について論じる。つぎに虐待の事例を取り上げ、そこにも意味の欠如が認められることを明らかにしたい。さらに、二次被害を回避する形でトラウマからの回復の可能性を考察したい。

## 3 女性への暴力の分類の試み

女性への暴力、とくにレイプなどの性暴力についてはさまざまな説明がなされている。たとえば国連機関のユニフェム（国連女性開発基金：United Nations Development Fund for Women、現在はUN Womenに統合）は、家庭内暴力、社会の暴力、国家による暴力の三つに分けている。「家庭内暴力」として持参金殺人（後述）、夫などの暴力、性器切除（女子割礼、後述）、女児殺し、レイプ、近親姦、強制結婚、「社会の暴力」としてレイプ、セクハラ、人身売買、強制売春、ポルノなど、「国家の暴力」に不法拘留、軍警察による性拷問やレイプ、強制不妊、強制出産を挙げている。

本章では、ユニフェムの分類を参考に女性の性（ジェンダーとセクシュアリティ）の管理という視点から女性への暴力を考察したい。すなわち性に関する規範（以下ではジェンダー規範）から逸脱すると、暴力の犠牲になるかもしれないという被害者側の恐れや、暴力をふるってもいいとみなす加害者側の思い込みこそ問題にしなければならないというのが本章での基本的な考えである。この視点を採用すると、女性への暴力は男性の個人的な性的欲望を満たすためとか、従属関係を証明するためという個別的な説明よりも社会的な視点からの理解に達することができると思われる。暴力の犠牲になることを回避しようとして女性は社会のジェンダー規範に従うことになり、暴力（の脅威）は結果としてこの規範の維持に貢献しているのである。この場合のジェンダー規範とは、男性中心の価値に基づくもので、その価値に従わない女性は、ふしだらである、売女であるなどのレッテルを貼られ、暴力をふるってもいい存在、そのような懲罰に値する存在と判断されるのである。さらに、性的に近づいてもいい存在、合意なしに性行為におよんでもいい存在とみなされる。こうして女性への暴力は性暴力へと連動する。この論理に従うと、（性）暴力は正当なものであり、悪いのは規範から逸脱している（と思われる）女性の側なのである。

さらに言えば、たとえ女性の側に逸脱がなかったとしても、暴力、とくに性的な暴力の被害そのものが「逸脱」の証左となってしまうという現実が存在する。先の表現に従うと、意味のない性暴力が意味のある暴力へと変化するのである。性暴力の被害者の側に「落ち度」（逸脱）があったのではないか。こんな時間に一人で出歩くのがおかしい。露出度の高い服をきていたのはいかがなものか。性暴力の被害者の女性はつねにと言っていいほどこうした非難を受けるのである。(4) こうして被害者はいつ性暴力にあってもおかしくない「ふしだらな女性」へと変貌する。被害者が、負の評価すなわちスティグマを負うことになるのである［牧野二〇一三：二三―二六；田中二〇一六：五九―八〇］。

現在、上記のような質問は被害者に二次被害をもたらす発言としてきびしく非難されるようになってきた。それでも、こと性暴力の被害者は、自身が悪かったのではないかという罪悪感に陥りやすい。このような状況の背景にあるのは、男性中心の家父長制度とそれを体現しているジェンダー規範なのである。ジェンダー規範に従うこと自体女性にとって自由の制限であり、屈辱的であることが多い。男性の性的行為に比べて女性の性的行為がきびしく管理されているという性の二重規範を例に挙げるだけでも十分であろう。家父長制度自体が女性差別であり、暴力装置でもあり、それに抵抗したり逆らったり、逸脱すると懲罰的暴力の被害にあうことになる。家父長社会では日常的に繰り返される日々の微細な暴力や差別に耐えるか、これに反発してさらなる暴力の犠牲になる危険に向き合うか、女性にはこれら二つの選択しか残されていないのである。

家父長的なジェンダー規範は、生む性としての女性の管理に関わる。女性の性を管理する理由は、すべての健康な男子に妻となる女性が配分され、彼女の生む子どもが夫の子どもであるということ、すなわち嫡出子であることを保証するためである。社会集団の存続を可能にする嫡出子を確保するために女性の性が管理されなければならないのである。そのためには結婚前から結婚の可能性のある女性全員が管理されなければならない。そして、結婚後は女性の性的逸脱をきびしく監視しなければならない。したがって、家父長的なジェンダー規範の中核に位置するのが、嫡出子を保証する結婚であるということになる。

このことを念頭に、以下では四つの種類に分けて女性への暴力を考えたい。それらは、(1)人生儀礼に発現する暴力、(2)懲罰的暴力、(3)規範的暴力、(4)構造的暴力である。「人生儀礼に発現する暴力」とは人生儀礼に認められる様々な身体加工である。これは文化実践であり当事者には暴力とみなされていない。このため、これを暴力として批判、廃絶するのは困難きわまりない。「懲罰的暴力」とはジェンダー規範から外れた女性を罰する暴力である。それが見せしめとなってジェンダー規範を強化する役割を果たす。これは、暴力であるが、秩序を維持するための正当な暴力とみなされている。人生儀礼に発現する暴力と同じく、逸脱を禁止している秩序そのものを批判し、懲罰的暴力の排除を実現するのはきわめて困難である。「規範的暴力」とは、日常実践におけるジェンダー秩序を維持するための暴力である。それは挨拶や言葉使いからふるまいから、セックスチェックで胎児が女性だと判明した際の優先的中絶などさまざまである。秩序の一部を担っているため、これもまた批判するのは困難である。「構造的暴力」はグローバル化によって女性に負担がかかる場合、貧窮化の結果海外での移民を強いられ性暴力の被害にあったり、市場経済の影響が女性の商品化をさらに強めたりするような傾向を意味する。これは一般に暴力とは言いがたいが、市場経済の浸透に密接に関係する持参金殺人のようにあからさまな暴力形態を取る場合もある。また間接的に、ジェンダー規範の維持や結婚の称揚に関わる伝統的な暴力の強化を促す。グローバル化によって伝統的なジェンダー規範が変化しつつある状況で、反動的な暴力が発現するのである(5)。

## 4 人生儀礼に発現する暴力

人生儀礼とは一般に、個人がこの世に生を受けてから死ぬまでに実施される儀礼であるが、妊娠中に母親に実施される儀礼や死後に行われる儀礼も含まれる。人生儀礼にはしばしば身体を傷つける暴力的な行為が認められる。著名なのは、性器を傷つける割礼（circumcision）であろう。男性の割礼は包皮を切除することが多いが、女性の割礼あるいは性器切除（female circumcision, female genital mutilation, female genital cutting）はクリトリスの皮を切除するだけのものからクリトリスそのものを切除するもの、さらには陰部を封鎖するようなものまで多様な形態が認められる。これらは女性の性的快楽を著しく損なう施術として非難されてきた。しかし、そこには女性の豊穣力を高めるため [Boddy 1989]、といった理解も認められる。

女子割礼と異なり、未婚女性になされる刺青などの身体加工は女性的な美しさを高めるものとして積極的に受け入れられているし、国際的な非難も生じていない。

## （1）サティー（寡婦殉死）と寡婦差別

インドについては、まずサティー（satī）を取り上げることにする。サティーの本来の意味は貞女であり、また貞淑さを体現している女神である。しかし、風習の意味でも使用され、サティーは寡婦殉死としばしば訳される。それは、夫の遺体とともに妻を生きながら同じ炎で焼死させるという風習である。このため英語では widow burning と訳されることが多い。サティーは、夫の死を契機として実施される女性への暴力と考えられる。また喪明けの儀礼などが盛大に実施される。こうした事実から人生儀礼に発現する暴力に含めたい。以下では一九八七年に起こったサティーについて簡単に紹介しておく。

一九八七年九月四日インド北西部の州ラージャスターンで一人の若い女性が数時間前に死んだ夫とともに荼毘に付された。しかし、正確には荼毘という言葉は夫にのみあてはまる。なぜなら燃やされたとき、彼女はまだ生きていたからだ。

一八歳のラージプート〔カースト〕の女性ループ・カンワルが金曜日にラージャスターン州のシーカル県デーオラーラ村でサティーを行ったと警察が発表。ループ・カンワルの夫、マン・シンは胃腸炎のため金曜日の朝にシーカルの病院で亡くなった。遺体は火葬のために村に運ばれたが、火葬場でループ・カンワルは薪の上に座った。これに義理の弟〔夫の実弟〕が火をつけた。この場にはたくさんの村人たちが集まって、口々に「サティー・マーター〔サティー女神〕！」と叫んでいた。警察はこの事件を知ったのが遅すぎたので阻止できなかったと主張した。そして自殺幇助の罪でマン・シンの親族四人に対し逮捕の手続きを行った（*Indian Express* 1987.9.6）。

サティー擁護者の立場は、サティーをラージプートやヒンドゥー教徒固有の名誉ある伝統としてとらえ、国家（法律）に敵対する。また、サティーを宗教とみなすことで政治の干渉を非難する。女性団体を中心とするサティー反対者たちはサティーを野蛮だと非難し、教育の重要性や寡婦の地位の向上を主張する。彼女たちにとってサティーは女性問題であり、インドにおける女性の地位の低さを象徴する風習である。神の奇跡など問題外であるし、また自発的なサティーなどあり得ない、サティーは宗教とは言えない、寄付金目当ての金儲けだと批判する。

サティーは、同居がどれほど短いものであれ、夫婦の絆、結婚の聖性を強調する風習である。服喪の期間が過ぎると焼死した寡婦は女神（サティー女神すなわち貞女）となって崇拝され、寺院などが建立される。とはいえ、サティーの理念が適用されるのは女性（妻）の側に対してであって、夫は妻に先立たれても再婚ができる。女性は再婚が禁じられているゆえに、とくに若い寡婦の性の管理が問題視されることになる。それまで夫が管理していた彼女の性は、夫の死によって自由になる。しかし、この自由は逸脱でしかない。このため、彼女の死が求められる。死こそ最良の管理法だからである。

サティーを回避した寡婦たちは不吉な存在（夫を殺した存在）としてさまざまな差別を受ける。年齢に関係なく、寡婦になると剃髪し、白か薄い色のサリーを身につける。女性らしさ、つまり性的な魅力は否定されなければならない。このような差別もまた日常的に繰り返される隠微な暴力（規範的暴力）の行使とも言える。この寡婦差別はとくに上層カーストの間で顕著である。

寡婦差別やサティーは、結婚の役割のひとつが女性の性の管理にあることを示している。すなわち上層カーストの女性は、本来初潮前、すなわち彼女が性的に成熟する前に結婚し、夫以外の男性とは関係を持たず、夫より前に死ねば、性的な管理は完全に一人の男性すなわち夫によってなされるということになる。寡婦として生き延びるということは、管理する夫が不在となり、「自立」するわけだから、性の管理が失敗に終わる可能性を示唆する。夫に代わって、遺族やコミュニティが寡婦の性を管理する必要が生じるのである。それが女性の魅力を寡婦から取り除こうとする理由である。反対に首尾よく夫より早く死ねば吉なる女性として称賛される。

サティーは、インド女性の貞淑さを示すものとしてインドの文化の一部とみなされている。したがって、これを暴力として批判し廃絶しようとするのはきわめて難しい。とくに外部からの非難は、当事者にとって自分たちの価値観を否定されるように感じられ、反発も大きい。

## (2) デーヴァダーシー

デーヴァダーシー(devadāsī)は、寺院で神に捧げられた女性を指し、死を超越している神と結婚しているため自身が寡婦になることはない。寡婦はサティーを行なうことで神格化し、吉なる存在となるわけだが、デーヴァダーシーは生きながらにして吉なる存在として死ぬことが保証されている。東インド・オーディッシャー州などでは寺院の儀礼の際に、歌舞を披露する[Marglin 1985]。

しかし、ムンバイから南東の地域においては、異なる意味合いが認められる。この地域の不可触民(ダリット)の間では、一家に一人、初潮前の娘を寺院に提出し神と結婚させるという風習がある。(6) 彼女は初潮が始まると、村の有力者の性的パートナーとなり、経済的な支援を受ける。しかし、そうした愛人関係が長く続くわけではない。有力者はより若い女性に関心を持つからである。デーヴァダーシーの中には、シャーマンとして宗教的な役割を担い、村に留まるものもいる。しかし、そのような能力がないものの多くがムンバイなどの大都市へと移動し、売春街で働くことになる。彼女たちは神と結婚しているため、人間と結婚することはできない。

実態から見ると、デーヴァダーシーは人身売買の一形態と考えることもできる。結婚という人生儀礼の名の下で、不可触民の女性を供出させ、さらにムンバイへと送り出す。彼女たちの稼いだ金で村に残された不可触民たちは厳しい搾取にもかかわらず生き延びることができる。この結果、デーヴァダーシーは村の政治経済体制を間接的に支えているとも言える。

デーヴァダーシーという制度そのものに露骨な暴力は認められないかもしれないが、不可触民の家に生まれた女性は神と結婚しなければならない可能性が高いこと、人間の男性とは結婚が禁じられていること、性的な搾取が公認されているだけでなく売春の源一つにもなっていることなどを考慮すると、きわめて複雑な暴力的要素が見え隠れしていることが分かる。

デーヴァダーシーの結婚は吉でもあり（神は死なない）、また非人間的でもある（一生結婚できない）。そして、サティーと同じく、この背後には理想の結婚とは夫より早く死ぬことという理念が強く認められるのである。しかし、皮肉なことに、デーヴァダーシーの性関係は貞女の真逆という状況を生み出しているのである。

## 5 懲罰的暴力

懲罰的暴力は、女性がジェンダー規範を犯していると判断された際に実施されるものであるが、侵犯の判断はきわめて主観的なものであることを考慮すべきであろう。以下ではイヴ・ティージング、名誉殺人、酸攻撃の三つを紹介する。

### (1) イヴ・ティージング

イヴ・ティージング(Eve Teasing)はインド英語のひとつで、容姿などについてコメントする、わいせつなみぶり、罵倒する、唾を吐く、女性に触る、強制わいせつ、レイプなどの行為を指す。場所は、不特定多数の人が集まるバスや列車などの公共の乗り物、ショッピングモール、バス停、映画館、学校、職場、レストラン、そして祭りが行われている寺院や聖地である。典型的な被害者は、このような場所に一人でいる女性である。それに対し、加害者のほうは複数の男性が一般的である。

バスの中など、身体接触が生じてもおかしくない場合を想定すると、イヴ・ティージングは日本の痴漢行為に近いものと推察できるが、痴漢に比べてより攻撃的かつ暴力的である。また身体接触がなくても、路上にたむろして通行人の女性にコメントするあるいは汚い言葉を吐く場合も含まれる。この場合は「からかい」に近い。しかし、うまくあしらったりすることに失敗すると強制わいせつやレイプに発展する。また、場所に職場や学校も含まれているからセクハラの一種と考えることもできる。

イヴ・ティーザーの主張に「ここはお前たちの場所ではない、真の女性のいる場所は家だ。はずかしい恰好をするな。インド人女性らしくしろ」という思いが含まれているという[Anagol-McGinn 1994: 229; Bagilhole 1997]。したがって、それは性的欲求の表れというより、男性の世界に女性が侵入してきたことへの懲罰的かつ苛立ちの暴力的表現と考えるべきであろう。自立している女性の典型は、欧米の女性であり、彼女たちは性的にふしだらな女だとみなされている。ここからさらに、男性の空間である公共の場に一人でいるような女性は売春婦と同じだから、何をしてもいいとみなされ、彼女に対する暴力行為が正当化されることになる。被害を受けたらそれは、外をうろついていた女性の自己責任なのである。イヴ・ティージングは、インド世界において日常的に見られる嫌がらせだが、すぐに強制わいせつやレイプへと変貌する、きわめて危険な暴力なのである。ただし、類似の状況は英国においても報告されている[グリーン&ウッドワード二〇〇一：一五二]。

## (2) 名誉に基づく暴力

今日一般に名誉に基づく暴力と呼ばれるものの典型は「名誉殺人(honor killing)」で、(被害者は女性だけではないにしても)懲罰的な暴力の一種である。名誉殺人とは、女性の不道徳な行為がその家族や帰属集団(家族、親族、村落、カースト、宗教集団など)にもたらす不名誉を取り除き、名誉回復の手段として行われる暴力(殺傷事件)である。不道徳な行為とは、婚前の性関係、親の意見を無視して自分が決めた男性との駆け落ち、男性関係での悪い噂、妻の不貞(についての疑い)などである。このような場合、父親や兄弟あるいは夫が女性の性を管理できていなかったとみなされ、その家族の名誉が失われる。場合によっては家族だけでない、親族や村人など、同じ仲間とみなされる人々も名誉を失う。

名誉を回復する唯一と言っていい手段が当事者である女性の殺害である。

殺害を行う、あるいは行うように頼むのは、娘の行為で名誉を失ったと考える人たちで、彼女の父、兄弟、叔父などである。母や姉妹が手を下したとされる事例もある。さらに、名誉が家族だけでなく、村や親族集団に関わる場合、暴力はより集合的な性格を帯びてくる。被害者は、女性だけでなく、その相手の男性両方、あるいは男性だけということもある。

地域的には西は地中海、スペインやポルトガルから中東を経てパキスタンや北インド（ハリヤナ、パンジャーブ、ウッタル・プラデーシュ州の一部）に認められるが、それだけでなく欧米を拠点とするインドや中東のディアスポラ社会にも共通する問題でもある。二〇一五年インドで二五一の殺人事件が名誉殺人と認められている（*Mail Online India* 2016.12.7）。国連の統計だと、毎年世界中でおよそ五〇〇〇人が犠牲者となっている。事故や自殺、あるいは行方不明や失踪として処理されているケースを考慮すれば、その倍以上の数の犠牲者が想定されよう。これに刑事事件とならなかった傷害や暴行、放火などの犯罪、さらに村八分や村からの追放のような集合的な暴力を加えると、被害者の数はさらに膨らむはずである。

先にあげた理由の背景には、加害者側による男女関係の「民主化」への反発、女性の自由意志への恐れ、自由を求める若者たちと伝統を重んじる旧世代との対立などを挙げることができる。こうした対立は、欧米のディアスポラ社会においてさらに顕著となる。名誉殺人は懲罰的な暴力であるが、グローバル化が進む中で伝統を維持しようとする保守層が訴える構造的暴力の典型とも言える。

### （3） 酸攻撃

男性がつきあいや結婚を拒否されたときに行う報復的暴力やストーキングも、個別的ではあるが懲罰的暴力と考えることができよう。その典型は、男性が硫酸など強力な酸を女性の顔や陰部にぶっかけるという非人間的な行為、酸攻撃(acid attack, acid violence, acid throwing)である。

インドについて言えば、二〇〇二年から二〇一〇年の九年間に一五三件が報告されている。これは、名誉殺人と異なり南インドにも見られ、一九九九年から二〇一二年までに七五の事例がカルナータカ州で報告されている(*The Telegraph* 2012.7.25)。なお、パキスタンでは二〇一〇年に六五、二〇一一年に一五〇の事例が報告されている。また、バングラデシュでは毎年二〇〇人の犠牲者が報告されている。(7) 法的には加害者への厳罰、国家による被害者の治療やリハビリの補償、酸の販売規制の強化などが論議されている。

酸攻撃で注目すべきなのは、イヴ・ティージングと異なり、加害者と被害者がお互いに知り合いであることである。それは、ストーカー、結婚をことわられた男性、ときに不仲になった夫、離婚の係争中の夫によってなされる陰惨な犯罪である。ただし、ストーキングはイヴ・ティージングが発展した結果でもある。道端で何度もからかい、言い寄り、ストーカーとなって無視された結果、報復として酸攻撃を行う。被害者は、二〇代までの若い女性が多い。加害者や被害者が複数のときもある。

酸攻撃は、視覚障害や聴覚障害を引き起こし、さらに顔に甚大な損傷をもたらす。女性にとって、それは耐えられない犯罪である。パキスタンのある活動家が筆者に述べていたように、酸攻撃は非人間的(inhuman)で被害者にとって「死んだ方がまし」な仕打ちである。加害者側にその行為を擁護する余地はない。それは遺恨による残虐な犯罪行為である。

以上、懲罰に関わる女性への暴力を論じてきた。伝統的なジェンダー規範に従うと、女性の本来の役割は結婚して子どもを産み、家事・育児を行うことである。そのための居場所は家庭である。この理念から逸脱する女性たち、すなわち働く女性たちは、公共の場や交通手段、職場などで性的な嫌がらせを受けることになる。これらの懲罰的な暴力は、暴力であることは認められているが、加害者には暴力を行使する正当性があるとみなされる。名誉殺人の被害者は、家族に恥をもたらしたから殺された。そこには悪いのは被害者なのだという考えが認められる。悪いのは、暴力を行使した男性ではなく、そのように仕向けた被害者女性だ、被害者は女性が守るべき規範を守っていなかったからひどい目にあったのだということになる。ただし、酸攻撃の場合その正当性はきわめて弱い。

## 6　規範的暴力

サティーや名誉殺人、酸攻撃のような暴力は、あまりにエキゾティックで、私たちとは無縁の暴力であると考えても当然かもしれない。ここで第三の暴力を紹介したい。それは日々行使される、女性が女性であるゆえに従わざるを得ない規範そのものに潜む暴力性と言ってもいいだろう。この規範的な暴力はジェンダー規範の一部を構成し、女性を女性たらしめるための、ジェンダー・アイデンティティに関わる暴力である。それは、生まれてから死ぬまで、朝起きてから眠るまで、いや出生前からそして睡眠中も行使されている暴力である。それは、女性としてどう振る舞うべきなのか、どこを居場所にすべきかなど、女性であることを理由に生じる排除・差別の力である。規範的暴力は、これまで述べたような、痛みや死の恐怖を伴う物理的な暴力ではないゆえに、暴力とみなされることはない。むしろ女性差別という名で理解されてきた風習である。しかし、死に至らない訳ではない。

たとえば、妊娠期間中に胎児の性別を調べ、女児なら人工妊娠中絶をするという傾向が認められる一九九六年以後セックスチェック法的に厳しく罰せられることになってあからさまな広告は見られなくなってはいるが、今なおインド各地で行われている。また、とくに北インドでは男女の出生率や幼児の人口比率が一般の平均値より、男性に偏っていることから明らかなように、女児に対してなんらかの人工的な操作（人工中絶や出産直後の間引き）が関与していることを示唆している。

両親による女児のネグレクトも無視できない。女児だから病気になっても薬を与えない、医者の所に連れていかない、男児に比べて十分な教育を受けさせないという形で現れる。(8)

北インドから中東にかけて広く見られる男女の隔離（パルダー）もまた、あからさまな暴力行為は認められないし、女性だけの空間を確保することでより自由だとする見方もあるだろう。(9) さらに、顔を覆うヴェールなども相手に見られることなく、見ることができるという点でより能動的だとする主張もあろう。しかし、女性が隔離に関する規則を破るとひどい懲罰的暴力を受けることを考えると、そこにはやはり潜在的暴力の作用が認められると考えるべきである。

本章ではあえてこうした差別も暴力としてとらえることにしたい。こうすることで規範的暴力と他のより明示的な暴力との連続性が明らかになるからである。そして、すべての男性と女性は親の指示に従って結婚し嫡出子をもうけなければならない、という第3節で述べた根本的な社会規範こそ、この規範的暴力の核にあることを指摘しておきたい。

## 7 構造的暴力

つぎに、松井［二〇〇〇］が述べている構造的暴力についても触れておく必要がある。これは、グローバル化（それ以前の植民地主義や近代化も含めてもいいかもしれないが）の影響によって生じた社会の変容が、女性にとって不利に働く場合を想定している。構造的暴力はさらにいくつかに分けることが可能であろう。

まず、社会変化によってこれまでの性差別が強化され、暴力的になる場合である。その典型は「持参金殺人（dowry murder, dowry death）」と呼ばれる犯罪である。市場化によって持参金の額が高騰したり、人気の商品などの購入が必要になったりすることで、持参金を用意できない家の娘たちは将来を悲観し、また両親の苦労を軽減しようと自殺にまで追いやられる。たとえ結婚できても、持参金の額が不満で、義母などに嫁が殺されてしまう（持参金殺人）。これらは市場化や消費主義の進展を背景として生まれる暴力と言える。[10]

開発が進み、立ち退きや地下水の水枯れ、水質汚染などで生活圏が脅かされ、女性に多大な労働が科せられことがある。この場合、暴力はより抽象的で、加害者も国家や企業などになり、被害者は女性だけに留まらない。また、土地を失ったり、失業したりした夫の代わりに、妻が外国に出稼ぎに行って性的な暴力を受ける、親の借金を肩代わりするために娘が売春宿に身売りされ、ひどい仕打ちを受けるといったことも、かならずしもグローバル化だけが原因ではないにしても、構造的な暴力の結果と位置づけることが可能である。ただし、これらは、かならずしも女性の性の管理や結婚に関係する暴力ではない。

他方で、グローバル化がもたらす急激な変化に対し、規範的暴力が強化されることも予想される。また、逸脱が増えると懲罰的な暴力も増すかもしれない。露出過多のファッションに身を包んだ「西洋かぶれ」の女性が公共の場で辱めを受けるという事態が生じるのである。また、「外来」とみなされる要素 ―― 外国人女性ツーリストやキリスト教徒への攻撃が増す。この場合被害者はかならずしも女性だけとは限らない。そこに見られるのは、強固なジェンダー規範と女性の性の管理の現れというより、管理する男性たちの不安を表していると考えるべきであろう。男の伝統的な領域が犯されつつあるからこそ、自分たちの社会の資源である女性の管理が必要とされ、外に向かっては自分たちの社会を脅かす外的な要素に対し暴力的に振る舞うことになるのである。

以上、人生儀礼に発現する暴力、懲罰的暴力、規範的暴力、構造的暴力の四つを紹介した。私の理解では、南アジアのさまざまな地域でおこっている女性への暴力はおおよそこれらのひとつとして理解することができる。[11]

## *8* 虐待と回復の可能性

さて、最後に虐待の事例に触れておく。本章で考察してきた女性への暴力の中でもとくに懲罰的暴力にはしばしば性暴力が伴う。自立しようとする女性に、本来留まるべき「場所」を示すことが懲罰的暴力である。そこには、ジェンダー規範の逸脱に対する見せしめ的な意味合いも認められる。殺されることがなくても、家族から排除され、結婚にも失敗した女性たちが生き抜いていく道のひとつが売春である。売春女性は、処女のままでの（強制）結婚を核とする社会秩序から逸脱し、排除された女性たちと考えることができる。彼女たちは、売春女性として結婚で収まらない男性の快楽の対象となる。彼女たちの存在は、秩序から逸脱することが、女性の人生においてどれほどの犠牲を強いることになるのかを雄弁に語っているのである。また、構造的暴力も、直接ではないにしても、たとえば出稼ぎ先での性暴力を誘発していると指摘することが可能である。性暴力の被害者たちは、その暴力をきっかけにふしだらな女性とみなされかねない。女性への暴力の一部に性暴力は含まれる。しかし、そこに収まらない性暴力の存在を無視すべきではない。この点について以下に説明する。

### (1) 女性への暴力と性暴力

では、女性への暴力の一形態とも位置づけられる性暴力と女性への暴力の相違は何だろうか。それは、前者が意味を求めることを拒否する暴力だ、という点に尽きる。女性への暴力とそこに収まらない(女性に対する)性暴力を区別するのは、意味の有無と言えないだろうか。では、(性暴力を含む)女性への暴力に認められる意味とはなにか。それは、すでに私たちが見てきた結婚制度の称揚であったり懲罰的な役割を果たしたりすることである。それらには、たとえ理不尽であろうと、当事者も理解可能な文化的意味が与えられている。性暴力にはそのような意味はほとんどない。あるとしたら男性の突発的で抑制することのできない性衝動や性暴力を通じての支配である。しかし、これらはあくまで男性側の意味付けにすぎない。性暴力がまさに意味を拒否する暴力ゆえに、そうした説明がなされていると考えるべきであろう。[12]

性暴力の被害者は、文化的な意味付けを剥奪された領域でその暴力の意味について考察せざるを得ないが、その答えに達することはほぼ不可能である。そこには何の意味もないと言っていいからだ。性暴力をめぐる理論は性暴力における意味の欠如を克服するために持ちこまれた概念にすぎないと主張するのは言いすぎだろうか。

以下では、そのような無意味な暴力に直面してきた女性の苦悩を紹介し、その克服の過程から何が学べるかを考えてみたい。彼女は、自身が経験した暴力を性暴力とは認めていないが、子どもにとって性と非性との相違は微妙であることを考慮し、ここでは性的虐待に通じる事例と判断した。しかし、この事例が性的虐待かどうかということは本質的ではない。長期的な虐待の事例からでも、女性への暴力との相違や、性的虐待との類似性や、そこからの回復の可能性を十分に論じることができると考えるからである。

## （2）兄との関係

智子（仮名）は、三〇代の女性である。共通の友人から話しに聞いていたが、実際に私が会ったのはそれから一〇年近く経ってからである。このころ彼女が風俗（性産業）で働いているのを知っていた。二〇〇八年に二人ではじめて会う。二〇一〇年六月ころから定期的に会って話を聞いている（およそ一年間）。長いインタビューは全部で五回実施された。

一九九〇年代初頭大学に入学し、在学期間中に風俗の世界で働き始める。風俗についてはキャバクラからソープランドまでありとあらゆるものに携わってきた。

最初は、彼女が従事していた売春について話しを聞いていた。そこで、（彼女を除いて）「壊れる」女性の事例を紹介してくれる。そこで、自分についてはどうか、という私の問いに、この日、兄との関係を語り始める。この問いがインタビューでの大きな転機となる。これをきっかけに彼女自身の内面的な問題、家族の問題が主題となっていく。

智子によると、年の離れた兄との関係で悩んでいた。兄との緊張関係（具体的な暴力はなかったと述べるが、ただし後で修正している）は小学校から中学にかけて存在した。母も兄も私と向き合ってくれない。母はお気楽で、その場さえよければいい。「もっと人生楽しんだら」と母に笑われる。

兄とは七年ほど前に会って自分が受けた被害について話をした。すると、ほかの人にも相談したのかと世間の目を気にする質問を智子にする。それは、ちょうど二人で繁華街を歩いている時だった。「〔過去の被害については〕あきらめろ」と言われてパニックになる。その夜は、泣きながら家に帰った。

父が死んで一年半後に久しぶりに兄と会う。六年ぶりだった。そのとき兄は謝りにきた。兄も心の奥底からしんどかったというのも分かる。

智子によると、兄は、感情をコントロールできず、突然怒る。兄との関係は、映画でたとえると『宇宙からの物体X』や『死霊のはらわた』、『エス』などが描く状況、つまり閉ざされた空間で自分にとって大事な人が突然豹変する状況だと言う。この言葉から、兄が大事な人で強い一体感があったことが分かる。智子が指摘したため、彼もひどいことを智子にしていたのに気づいてショックを受ける。それまでは、つねに彼女が悪いことになっていた。彼女が従わないと手を叩く。「すぐに来い」と言われる。しつこく責められる。このような仕打ちは、「奴隷みたいで劣等感がある」と表現する。兄は高校をすぐ辞めて、働く。週末に帰宅して、智子がピアノの練習をしたくないと言うと、怒って手を叩くのである。一八歳から二六、七歳まで兄と対立していた。兄と一緒にいると楽しいが、いつも顔色を伺っていたのも事実である。いじめは親には言うなと口止めされていた。兄が中学生になると、柔道の受け身をさせられていた。しかし、自分はうまくできずに叩かれていた。兄との関係に性的な意味はあまりないと思うと、智子は語っている。

まとめると、智子は兄から持続的に暴力を受けていた。ここで注目したいのは、智子が、兄との関係について「もう許して自分も楽になりたい。暴力を受けたことを認めたくない。暴力を意味付けできないから、これについて考えることはできない」と語っていることである。私には、この言葉に智子が受けた暴力の本質が込められているように思われた。それは、当事者には「意味付けできない」暴力で、幼児虐待や性暴力にあてはまるものである。

## （3）インナーチャイルドの出現

兄との確執を語ったあと、突然インナーチャイルドの話になる。智子によるとインナーチャイルドが現れたのは二〇〇四年頃だった。また、その後兄が謝り、インナーチャイルドがいなくなってから、過去がしんどくなくなった。インナーチャイルドは本来心の底に閉じ込められた感情のエネルギーを意味する心理学用語と理解されるが、具体的な文献や研究者への言及はなかった〔森田編一九九二：二〇〇―二〇三、二五〇―二五三：黒川・上田一九九七〕。インナーチャイルドとは、本来自身の分身のような存在で、これを育てることで自身が大人になるとみなされている。しかし、智子がこうした概念に従って使用していたとは思えない。以下に四回目のインタビューの一部〔読みやすいように修正している〕を再録するが、これはインナーチャイルドの出現とその後の彼女の変化を追体験する試みとして理解してほしい。

智子はインナーチャイルドとの出会いについてつぎのように説明する。

智子：まあ、その〔二泊三日でなされた研修の〕最後の時に、自分がすごくでてきて、ここにいるっていうことはどういうことだ、とか考えるようになった。しかし、最終日にほかの参加者〔四〜五〇名くらい〕が先生に対して「先生！　先生！」という感じになって盛り上がったけど、その雰囲気がダメで、その中に入ることがもうものすごくしんどくなって、過去の感情がまたドワー、と出てきた。自分がそこに入り込めない。過去の感情がわいてきたのは久しぶりのことだったので、ものすごく落ち込んで落胆した。自分は〔研修で〕すごく変わったし、そういう〔悪い〕感情を思い出さないって思っていたのに、まだ変わってないって思いなおした。でもその時に、なんかこういろいろ考えて、あ、でも「変わったことある」という風に途中で気がついた。それは、自分は孤立した状態だということを昔は言わなかったし、言うっていう選択肢はなかった。でも今は、どうにかして誰かにそれを訴えることができるんだと気がついた。昔と違って、自分は色々考えたりできるってことに同時に気がついて、「なんだ〔変わったじゃない〕」と思った。で、その時に、あっと思った。突然気がついたっていうか、自分はもう大人なんだと思った。で、大人だっていうことにようやく気づいた。大人だって分かった時に、その感情の主っていうのは私じゃなくて、過去の自分だってことがはっきり分かった。

智子は、ある合宿の最中に落ち込むが、昔と今では異なることに気づく。それは、私がすでに変化していて、大人になったということだった。同時に過去の自分を「ちっちゃい女の子」とイメージする。

智子：それがまあ、ちっちゃい女の子のイメージだったんですね。で、その時に本当に「そうだったのか」っていうか、それで、それと同時にその自分は忘れられないのはしょうがないな、そのカラクリが全部分かって、何で忘れられないか、っていうカラクリもその時すごく分かった。それは、辛かった時の自分がずっと閉じ込められていて、かつ誰も知らないっていうこと自体が耐えられない。〔自分が〕大変な目にあっていることを誰も知らないのがショックだった。なんで忘れないかっていうと、私が今いる自分が忘れてしまったら、そいつのことを知っているやつって言うのは誰もいなくなるっていうことに気づいた。その時間に、その過去の時間に私が一緒に、今覚えているからこそ一緒にずっといる証人みたいなやつで、私、現在の私がそれを忘れてしまったら、その、そいつがしんどかったのを証言するやつが誰もいなくなるってことが、耐えられないから忘れないんだ、ということに気がついた。「そうか！」、そりゃ忘れちゃいけないわと思い、そいつは絶対忘れるなっていう風に言ってんだと思った。こんなふうに考えると、なんか諦めがついた。私は今大人だから、そいつがしんどくても、私はいろいろ対処できるっていうのことが分かった。

この言葉はトラウマの継承という観点からも重要である。なぜ忘れられないのか、をトラウマの衝撃ととらえるのではなく、伝える必要があるからと考え直しているからである。そこに「忘れることができない」という無力さ、すなわち圧倒的な受動性から、「忘れ去ってはいけない」という強い意思への変化を認めることができる。「今までぴったりくっついてた」過去の被害経験がやっと自分から離れたのである。この意志には、社会に開かれたものでもある。

田中：じゃあそれは何、そのつらい時の私はもう忘れてもいいと思った……
智子：思わない。
田中：思わないんだよね。
智子：それは、もうしょうがないと思って、もうそいつ〔インナーチャイルド〕と一緒にいるしかないって。
田中：だけども、それはもう自分ではない、と。今の自分……
智子：そうそうそうそう。それで、もうこいつはずうっと多分これからも一緒にいるんだ、って思ったら、めっちゃ楽になって、じゃあ、そうかぁ、って思って、で、そのようやく過去になったというか、今までぴったりくっついてたんですよ。自分のそのしんどい自分というのと、その、今を生きてる自分、ていうのが。そう。それで大分こう、ホントにそっから楽になったというか、ううん、それで、えっと、もうそん時だだ泣きになりながら、そいつ可哀相なヤツだったなぁみたいな感じで、そりやしゃあないわ、っていう。

〔中略〕

智子：でも、それはまあエネルギー…それは自分、今も、その完全になくなったって感じじゃなくって、エネルギーの塊、みたいなのがあって。怒り…自分の中のひとつの感情としては、あって、それのこう、行き場所っていうのがわりと、自覚的に探していて、ああ、自分はこういう活動とか、まあ、怒りや、感情があるっていうのがそいつから出てるなあ、みたいな。それでちょっとこう、分けてる、っていうか、でも今はもう、もうちょっと、自分はそれを忘れて、前に進むことをやりたいよね、とか思ってるので、その…なんか、人格的に…人格的にじゃないけどなんかエネルギー的な感じ。

ここで私は、このエネルギーと智子との関係について質問している。

田中：それはなに、常にネガティブなエネルギーっていうかさ……。
智子：ネガティブな感じはしない。むしろ、生き延びようとしている。
田中：どっちが？
智子：その。ちっちゃい子が。
田中：それはキミへの励みになるのか。
智子：いや、励みになるけど……励みですね、どっちかっていうと。それまでは、そういうのはなくしたいって思ってたんですよ。だから排除したい。その自分のネガティブな感情を〔排除したい〕。それがなくなった。
田中：うん。だからそこ引き受けるみたいな。
智子：そうそうそうそう。なくそうってそれまではしてたんですけど、「こんな自分は嫌だ」みたいな。だからこう蘇っ

た時にいやだったんだけどすごい嫌だったんだけど、

田中：それはやっぱり何、母性的なものなの？　母性って言うと変だけど、その、チャイルドってかさぁ……。

智子：そう……ですね。大人、自分は大人。その、お母さんというよりもまあ、ホントの大人になったんだなぁ、みたいな〔感じ〕。それまでは、いろんなことから隠れようとしていたし、その女の子そのものでいた。〔その子は〕女の子だったんですよ。これも大きな発見で、女の子だ!!　女の子なんですよね。男の子では決してない。

智子は、さらにこの「女の子／エネルギー」について話しを進める。

田中：それはイメージとしては顔、形とか。

智子：ビジュアルはない。

田中：でも話とかはする？

智子：話とかはない。感情。

田中：で、基本的にはどんな感じの感情ですか？

智子：たまに、自分がそういう感情に飲み込まれる時があるんですけど、それは、そいつがなんか出てきたみたいな感じはある、そいつが全部私にのり移っているというか、表面に出てきちゃうっている感じがありますね……。

田中：どんな時に出てくるの？

智子：やっぱり似たようなことを聞いたりした時。暴力的な話を聞いた時に、なんかそういう感情がグワー、となったりするのでそういう情報は避けようとしている。

田中：インナーチャイルドってのは、やっぱりそのお兄さんの関係……

智子：そうですね……

田中：……で出てきたエネルギーの塊……

智子：あ、でもあと家族といる時もそうなっちゃう。ものすごいしんどい自分に一致しちゃう。畏縮しちゃう。言うことを聞いちゃうしもうその人たちを見たくないという感じになっちゃいます。

智子は、インナーチャイルドを自覚して、やっと大人の自分を自覚した。大人になった。インナーチャイルドが現れたのはインタビュー時期から遡って三〜四年前のことだという。兄が謝り、彼女の前からいなくなってから過去がしんどくなくなった。インナーチャイルドが、自分の子ども時代の暴力被害を引受ける存在であり、その記憶と一体となった「自己」を外在化することで、過去の被害から抜け出すことができた。しかし、インナーチャイルドという言葉が示唆するように、真に「外在化」が成功しているわけではない。それはなお、智子の内部（インナー）に留まっているエネルギーだからである。

## 9　おわりに

以上、本章では、第2節で性暴力を取り上げ、第4節から第7節にかけてインドで生じている女性への暴力について包括的な視点を提示した。そこで根本的な問題として浮き上がってきたのが親が結婚相手を決める結婚（強制結婚）である。これを無視して女性への暴力をなくすことはほぼ不可能に思われる。すべてとは言えないにしても、強制結婚を存続するために、さまざまな「暴力」を通じて女性は管理されなければならない。

以上のように、女性への暴力とはいっても区別が必要であること、そのうえで根本問題として強制結婚が存在するのである。したがって、トラウマという観点からあえて女性への暴力を考えるなら、トラウマは、日々の差別的状況から懲罰的暴力までさまざまな暴力が原因になると想定できるが、親が決めた相手と結婚しなければならないという結婚が引き起こす経験をも考慮する必要がある。

もちろん、女性への暴力、とくに性暴力の被害者はしばしば加害者たちの結婚の対象にならない女性たちであることにも注意すべきであろう。地位の高いカースト男性による不可触民（ダリット）女性への性暴力、本書第15章で田辺が論じる印パ分離時におけるイスラーム男性によるヒンドゥー女性への性暴力、あるいはヒンドゥー男性のイスラーム女性やキリスト教徒の女性への性暴力、さらに外国人女性ツーリストへの集団レイプ、戦争時の性暴力などは身内の女性ではないし、拉致監禁などの場合を除けば一回限りのものである。[13] むしろこうした事例のほうが頻発する性暴力の典型と考えることができるかもしれない。そのような暴力は、被害者にとっては意味を拒否する暴力であり、他者支配の暴力と考えるべきであろう。つまり、結婚対象とされないような女性への暴力や強制結婚が存在しないような地域（欧米や日本）の女性への暴力を理解するためには、それらがほかの暴力や差別・排除と結びついている複合的あるいは交差的（intersectional）なものであることを強調しておきたい。

女性への暴力は、民族やカースト、階級、国籍、性的指向などの差別と排除、それらを可能とする暴力と密接に関係する。女性への暴力はほかの暴力・差別と関係する複合的な暴力の典型なのである。そして、そのような視点から、下層カーストの女性や異なる宗教の女性への暴力が生まれると考えるのが妥当と思われる。[14] さきに、性暴力を特徴付けるのは、意味の欠如であると指摘した。支配という視点から考えると、そこには「意味」が認められるかもしれない。しかし、これはあくまで加害者あるいは外部からの意味付け（解釈）にすぎない。当事者にとって、それは理不尽な暴力であることに変わりはない。

さて、第8節で紹介した智子の事例は、兄による虐待であった。これは性暴力かどうか不明であるが、先に述べた女性への暴力とは異なる性格が認められる。そこに認められるのは、智子の語りが示唆するように、「意味の不在」である。意味の不在に代わって認められるのは否定的なエネルギーの存在である。智子はこのエネルギーの固まりを「女の子」の出現を契機に自分から分離することに成功する。それは、完全な分離とは言えないが、楽になったのはたしかである。

虐待は、男女に関係なく存在するであろう。それは、長期にわたって繰り返されるという点で、本書の序章で紹介したⅡ型トラウマの典型である。本章では、女性への暴力と性暴力を対比させ、さらに虐待を事例に回復の可能性を論じた。智子の場合回復は、トラウマ経験を忘れたいが、忘れられないという無力さ・受動性からの脱却過程として理解したい。トラウマ経験と密接に結びついた「女の子／エネルギー／感情」の確認の先に他者に伝えようという実践が続くはずだ。そこでは「インナーチャイルド」という表現が物語の核になっている。この核を起点として語ることが回復の過程なのである。[15]

**謝辞**

本章前半のインドにおける女性への暴力は、科学研究費補助金基盤（B）「地中海から西・南アジア地域の人々に関わる「名誉に基づく暴力」の文化人類学的研究」（代表：田中雅一　課題番号：25284176　2013–15年度）ならびに基盤研究（A）「〈ジェンダーに基づく暴力複合〉の文化人類学的研究」（代表：田中雅一　課題番号16H01969　2016–19年度）の支援を受けて行った調査の一部である。第8節に登場する智子氏には長い間大変お世話になりました。ここに感謝の意を表意します。

注

(1) なお女性への暴力を列挙すると、藤岡[二〇〇六]は、幼女や少女を対象とする性行為、強制わいせつ行為、レイプ、セクハラ、ストーキング、性器露出、窃視、下着泥棒、痴漢、わいせつ電話、性的からかいを列挙し、鄭[二〇一一:二二]は、痴漢、強制わいせつ、強姦、ストーキング、セクシャル・ハラスメント、パートナーからの強姦を含むDV、子どもの性虐待、売春業・性風俗営業および買春、人身売買、ポルノなどで利用することを含めた性的搾取、盗撮などの非接触型性暴力に言及している。同じく鄭が関わる「性暴力禁止法をつくろうネットワーク」は、同意の伴わない性的接触、性的侵害、性的侵入、性的関心、性的内容を含む働きかけなどによって、自己の性感覚を侵害されること 性的内容を含む電話やメール、文字、音声、映像による性的行状の暴露、のぞき、性器の露出、性行為の観賞の強要、脱衣や性器露出の強要、強姦未遂、親密な他者への性的強迫による服従、これらの加害行為を知った者が止めずに看過、または観賞すること[「性暴力禁止法をつくろうネットワーク」二〇一一:八二]を挙げている。注意すべきはこうした暴力の文化的文脈(とその欠如)にも考慮すべきであって、脱文脈化すべきではない(たとえば[Sanday 1981])ということである。

(2) 宮地[二〇〇八:四九]によると、性暴力におけるPTSDの発症率は五五・五%で、自然災害(四・五%)、事故(七・六%)、身体的な暴力(一一・五%)の被害よりもはるかに高い。

(3) リーマンの書物[二〇〇九]には、女性とともに男性の被害者による証言が記載されている。

(4) 欧米や日本の性暴力については[ハーウェイ&オニール二〇一一]と[藤岡二〇〇六:牧野二〇一三]をそれぞれ参照。

(5) 本章は、現代インドの女性への暴力を包括的にとらえることを目指しているため、一部これまで個別に考察してきた論考[田中一九九八、二〇一二、二〇一四:田中・嶺崎二〇一七]と重なることをことわっておきたい。参考文献についてはこれらを参照されたい。

(6) 詳しくは[Kermorgant 2014; Ramberg 2014]を参照。

(7) バングラデシュについては[アムネスティ・インターナショナル編二〇〇一:一七:Chowdhary 2005]を参照。

(8) 詳しくは、[村山二〇〇九]を参照。一〇年ごとに行われるインドの国勢調査によると、男性一〇〇〇人に対する女性の人数は、人口全体、六歳以下、七歳以上、それぞれ一九九一年、九二七、九四五、九二三で、二〇〇一年、九三三、九二七、九三五である。パンジャーブ州では二〇〇一年、六歳以下の数字が七九八である。恒常的な人為的介入が推察できる。

(9) パルダーについては[中谷一九九五]を参照。

（10）持参金殺人については［謝一九九〇］が詳しい。
（11）もちろん、これ以外にも性暴力として男性の暴力的な性的嗜好などを挙げることができるかもしれないが、それは社会学的考察から外れるので考察の対象外である。
（12）男性加害者の心理や動機については［牧野二〇一三：一七一―一七二、一七六］参照。また、ベイネケ［一九九三：五〇］は地位の確立、憎悪、統制、支配の四つを男性側の動機として説明している。
（13）詳しくは［津田二〇〇二：Merry 2009:156-176］や宮地編［二〇〇八］に収められている論文を参照。
（14）これに関して注目すべきなのは「魔女狩り（witch hunt）」と呼ばれる一連の女性への暴力である。これについては稿を改めて論じたい。
（15）語りや物語化の意義については、本書序章を参照。他に［森田編一九九二：二四六―二四九：吉田二〇〇一：一三一―一三六］などを参照。

## 参照文献


アムネスティ・インターナショナル編二〇〇一『傷ついた身体、砕かれた心』戒能民子監訳、現代人文社。
荻上チキ　二〇一二『彼女たちの売春（ワリキリ）――社会からの斥力、出会い系の引力』扶桑社。
黒川昭登・上田三枝子　一九九七『インナーチャイルドの癒し――子どもを愛せない親たち』朱鷺書房。
小林美佳　二〇〇八『性犯罪被害にあうということ』朝日新聞出版。
謝秀麗　一九九〇『花嫁を焼かないで――インドの花嫁持参金殺人が問いかけるもの』明石書店。
性暴力禁止法をつくろうネットワーク　二〇一一「『性暴力』の定義をめぐって（たたき台）」高雄きくえ編『思考するヒロシマへ――性暴力・ジェンダー・法』七八―八五ページ、ひろしま女性学研究所。
鄭暎恵　二〇一一「ジェンダー・国籍を問わない性暴力禁止法を！」高雄きくえ編『思考するヒロシマへ――性暴力・ジェンダー・法』一一―二五ページ、ひろしま女性学研究所。
田中麻子　二〇一六『不可視の性暴力――性風俗従事者と被害の序列』大月書店。
田中雅一　一九九八「女神と共同体の祝福に抗して――現代インドのサティー（寡婦殉死）論争」田中雅一編『暴力の文化人類学』四〇九―四三七ページ、京都大学学術出版会。
――　二〇一二「名誉殺人――現代インドにおける女性への暴力」『現代インド研究』二：五九―七七。
――　二〇一四「現代インドにおける女性に対する暴力」椎野若菜編『シングルの人類学1　境界を生きるシングルたち』一八七―二〇五ページ、人文書院。

――・嶺崎寛子二〇一七「序章・ムスリム社会における名誉に基づく暴力」『文化人類学』八二(三)：三一一―三二七。
津田道夫　二〇〇二『侵略戦争と性暴力――軍隊は民衆をまもらない』社会評論社。
中島幸子　二〇一一『性暴力――その後を生きる』NPO法人レジリエンス。
中谷純江　一九九五「インド・ラージャスターン州のラージプート女性の宗教的慣行――ヒンドゥー女性にとっての自己犠牲の意味」『民族学研究』六〇(一)：五三―七七。
ハーウェイ、ミッシェル&ジェイムズ・M・オニール　二〇一一『パートナー暴力――男性による女性への暴力の発生メカニズム』鶴元春訳、北大路書房。
グリーン、サンドラ・ヘブロン&ダイアナ・ウッドワード　二〇〇一「女性、余暇、社会統制」喜多加実代訳、ジャルナ・ハマー&メアリー・メイナード編『ジェンダーと暴力――イギリスにおける社会学的研究』一二九―一五八ページ、明石書店。
ベイネケ、ティモシー　一九九三『レイプ・男からの発言』鈴木晶・幾島幸子訳、ちくま文庫。
ハーマン、ジュディス・L　一九九九『心的外傷と回復　増補版』中井久夫訳、みすず書房。
藤岡淳子　二〇〇六『性暴力の理解と治療教育』誠信書房。
牧野雅子　二〇一三『刑事司法とジェンダー』インパクト出版会。
松井やより　二〇〇〇『グローバル化と女性への暴力』インパクト出版会。
水嶋かおりん　二〇〇九『私は風俗嬢講師』ぶんか社。
――　二〇一五『風俗で働いたら人生変わったwww』コアマガジン。
宮地尚子　二〇〇八「性暴力と性的支配」『性的支配と歴史――植民地主義から民族浄化まで』一七―六三ページ、大月書店。
――編　二〇〇八『性的支配と歴史――植民地主義から民族浄化まで』大月書店。
村山真弓　二〇〇九「文献レビュー――インドの性比問題」平島成望・小田尚也編『包括的成長へのアプローチ――インドの挑戦』一三五―一六三ページ、アジア経済研究所調査研究報告書。
森田ゆり編　一九九二『沈黙をやぶって――子ども時代に性暴力を受けた女性たちの証言+心を癒す教本《ヒーリング・マニュアル》』築地書館。
吉田タカコ　二〇〇一『子どもと性被害』集英社新書。
読売新聞大阪本社社会部　二〇一一『性暴力』中央公論社。
リーマン、キャロライン　二〇〇九『私たちは、性犯罪被害者です――実名で告白する、「レイプ・性虐待の恐怖」と「克服する勇気」』小西敦子訳、青志社。
Anagol-McGinn, Padma. 1994. Sexual Harassment in India: A Case-study of Eve-teasing in Historical Perspective. In Clare Brant and Yun Lee Too eds. *Rethinking*

*Sexual Harassment*. London: Pluto, pp. 220–234.

Bagilhole, Barbara. 1997. Sexual Violence in India: Eve-teasing' as Backlash. In Alison M. Thomas and Celia Kitzinger eds. *Sexual Harassment: Contemporary Feminist Perspectives*. Buckingham: Open University Press, pp. 188–197.

Boddy, Janice. 1989. *Wombs and Alien Sprits*: *Women,Men,and the Zār Cult m Northern Sudan*.Madison: University of Wisconsin Press.

Cahill, Ann J. 2009. Sexual Violence and Objectification.In Renée J, Heberle and Victoria Grace eds. *Theoriging Sexual Violence*. London: Routledge.

Chowdhary, Elora. 2005. A New Wave of Violence: Acid Attacks on Women in Bangladesh. *Manushi* 149: 32–38.

Kermorgant, Catherine Rubin. 2014. *Servants of the Goddess: The Modern-Day Devadasis*. New Delhi: Random House India.

Marglin, Frédérique Apffel. 1985. *Wives of the God-King: The Rituals of the Devadasis of Puri*. Oxford: Oxford University Press

Merry, Sally E. 2009. *Gender Violence: A Cultural Perspective*. Oxford: Wiley-Blackwell.

Ramberg, Lucinda. 2014. *Given to the Goddess: South Indian Devadasis and the Sexuality of Religion*. Durham, NC: Duke University Press.

Sanday, Peggy R. 1981. The Soci'o-Cultural Context of Rape: A Cross-Cultural Study. *Journal of Sou' al lssues* 37(4): 5–27.

# 第9章　トラウマ化された病い
## ――韓国社会におけるがん・乳がんをめぐる事例から

澤野美智子

### *1*　はじめに

ドラマや映画の登場人物ががん告知を受ける場面が出てくると、その後の展開として、その人物が大きなショックを受け、激しく落ち込み、家族が憤りや悲しみにくれる、などの行動が映し出されることは容易に想像がつく。さらにその後の展開としてその人物は、化学療法の副作用で髪が抜け、吐き気に苦しみ、最後にはおそらく亡くなってしまうであろう。このようなイメージが自然なものとして受け容れられるほど、がんという病気には紋切り型の恐ろしいイメージが付与されている。実際には、化学療法以外の治療法も幅広く存在し、日常生活を送りながら治療を受けている人も多くおり、治療後の生存率も上昇しているにも関わらず。

がんの恐ろしいイメージが人々の頭の中に定着することで、時として実際にトラウマに関係する症状が引き起こされる。トラウマを引きおこす出来事を経験した時に人々が見せうる症状のひとつに「解離性健忘」すなわち「ある期間の記憶がすっぽりと抜け落ちる」というものがある［森二〇〇五：二三］。これは「時間経過によって忘却されるのではなく、通常忘れるはずのない重要な行動をしていながら、その行動の間の記憶の流れが途切れ、その直後でも思い出すことができない」というものであり、例えば「震災に襲われたとき、家から逃げ出すまでの間の記憶がない」などのように「あまりに強い衝撃のために特殊な意識状態に入」るものである［森二〇〇五：二三―二四］。これと類似した現象として、がん告知を受けたとき、少なからぬ患者が「病院から家まで帰ったときの記憶がない」という精神状態を経験している。がん告知の場面を回想する韓国の患者の語りを挙げてみよう。

診察室に入ったら、女の先生が何も言えないでいるの。手術の日を早く決めなければならないと言われて、日を決めた。それからどうやって家に帰ったのか覚えていない。家は遠いのに、歩いて帰っていた。（五〇歳代女性、大邱広域市在住、二〇一二年二月一三日）。

がんの診断を受けたとき、11時ごろ病院を出て、歩いて帰った。どうやって帰ったのか思い出せない。午後4時ごろ家に着いたのよ。（五〇歳代女性、大田広域市在住、二〇一一年九月二七日）。

これらの語りはいずれも、告知後に病院から帰宅する間の記憶を失ったというものである。さらには以下の語りのように、告知時に一時的な意識消失発作を起こす場合もある。

××先生（主治医）が、リンパ節に行ったら（＝転移したら）無条件にⅢ期だと言うじゃない。再発もしやすいとか、そういう話をするから、夫と一緒に聞いていたけど、ショックが大きくて気絶したわ。音がボーっと遠のいて。（五〇歳代女性、忠清道在住、二〇一一年一一月二二日）。

このように、がん告知の場面で少なからぬ患者たちは、解離状態・解離性健忘が疑われるような症状を経験する。それほどまでに、がんという病名を与えられることは大災害に匹敵するほどの「強い衝撃」であり、トラウマティックな出来事になっている。

がん、厳密にいえばがんという病名は、なぜここまでトラウマティックなものになっているのか。どのようにがんの「恐ろしさ」が生み出され、生活の中に浸透しているのか。そこにはスーザン・ソンタグ［一九八三］の指摘したような病気の隠喩といった問題だけでなく、政治的な動きも複雑に絡み合っている。特に、がんの早期発見と定期検診の大切さを訴えるために、がんの、怖い、罹りたくない、醜い、苦しいといったイメージが活用されている。

本章は、韓国社会の事例を通して、がん、中でも特に乳がんが、いかにトラウマ化されているのか描き出すことを目的とする。

第1節では、がん全体についての事例を扱い、社会的リスク、身体的リスク、精神的リスクという三つの側面から、それぞれにおいて繰り広げられているトラウマ化の動きについて検討する。

そのうえで第2節では、がん患者の位置づけについて検討する。がん患者は保健行政上の「逸脱者」として扱われていること、それでいながら、レジリエンスのある患者は可視化され、保健行政のいわば「右腕」として活躍の場を与えられていることを指摘する。

第3節では、乳がんに焦点を絞り、がん全体のトラウマ化とは別に、乳がんに特有のトラウマ化も見られることについて検討する。まずピンクリボン・キャンペーンの事例から、がんのない「美しい」身体が目指されていること、その動きが乳房の美醜を規定し、がんのある乳房をトラウマ化していることについて述べる。次に、乳がんの治療後ケアの事例から、治療前の身体のほうが美しいという前提、女性の身体は美しくあるべきという前提が横たわっていることをふまえ、裏返せば治療後の身体を美しくないものとして人々に認識させている側面を指摘する。

これらの検討を通して、がんのトラウマ化が、イメージや表象の問題だけでなく、政治的に作り出されてもいることを指摘する。

## *2* がんのトラウマ化

### （1） 社会的リスクとしてのがんのトラウマ化

この小節では、がんが社会的リスクとしてトラウマ化される動きについて検討する。

韓国で二〇一三年に改定・施行された「がん管理法」（法律第一一六九〇号）の第一条（目的）は、「この法は国家ががんの予防と診療及び研究等に関する政策を総合的に樹立・施行することで、がんによる個人的苦痛と被害及び社会的負担を減らし、国民健康増進に寄与することを目的とする」と謳っている。がんは個人的経験である以上に、罹患者数・死者数の増加による労働力の喪失という側面、あるいは社会保障等の負担増加という側面から、「社会的負担」として槍玉に挙げられる。

韓国の国立がんセンターの『統計で見るがんの現況』[National Cancer Center 2010]は「がんは私たちの国の国民の死亡原因一位であり、国民の健康を脅かす最も重大な要因になっています」という発刊の辞から始まっている。同書は主要疾病の潜在寿命喪失年数(疾病によって早く死亡することにより発生する負担)について、交通事故や自殺、他の疾病(肝疾患、心臓疾患、心血管疾患、糖尿病)に比べ、がんによる喪失年数が群を抜いて高いことを示している。つまりがんが交通事故や他の疾病に比べ、国家の人的資源を奪う大きなリスクであることが謳われている。この傾向は、統計を取り始めた一九九一年から継続していることも示されている[National Cancer Center 2010: 40–41]。

また同書は、がんが国家の経済的負担になっていることも示している。「健康保険がん診療費および給与費の推移」という項目では、二〇〇一年から二〇〇八年の間に健康保険がん診療費は三・三四倍に、保険給与費は四・一倍に膨れ上がったことが示されている[National Cancer Center 2010: 122]。さらにがんの社会経済的負担は、二〇〇二年の一一兆三〇〇〇億ウォンから二〇〇五年の一四兆一〇〇〇億ウォンへと増加していることが示されている。その内訳は、死亡喪失金が六割、罹患喪失金が二割、直接医療費が一〜二割ほどを占めている[National Cancer Center 2010: 126–127]。つまりこれらにおいて示されているのは、がんによって国民が死亡し、あるいは働けなくなり、あるいは治療のために国民保険の財政を圧迫することで、国家の経済的リスクになっているという見解である。

また韓国社会の場合は「重症患者登録」という制度においてもがん患者が財政を圧迫している。二〇〇五年に始まったこの制度では、がん患者が自己負担率五パーセントで病院の保険適用対象のがん治療を受けられる。がん患者は経済的な利益を受ける反面、「重症患者」、すなわち重篤な病気を持つ者としてのイメージが強調され、また財政的に国家の負担になる存在としても位置づけられる。

表1　韓国におけるがん関連の保健行政の年表

| | |
|---|---|
| 1975〜79年、 | 大韓がん協会によるがん患者登録事業（A）。 |
| 1978年、 | 政府によるがん登録事業開始（B）。 |
| 1980年、 | 中央がん登録事業開始（AとBの統合。WHOの財政的支援により運営）。事業本部は国立医療院→2000年以降は国立がんセンター。 |
| 1996年、 | WHO『National Cancer Control Programmes - Polices and managerial guidelines』の韓国語版『がん征服のための国家戦略』出版。 |
| 1996年、 | 保健福祉部による「がん征服10か年計画」。 |
| 2000年、 | 保健福祉部にがん管理課を創設。 |
| 2000年、 | 国立がんセンター開院。 |
| 2003年、 | 「がん管理法」（法律第6908号）。 |
| 2006年、 | 保健福祉部による「第2期がん征服10か年計画」。 |

韓国社会において、がんは昔から社会的リスクとして捉えられてきたわけではない。リスクとして認識されるようになったのは一九七〇年代後半以降であり、本格的に対策が進められるようになったのは一九九〇年代後半以降であることが、保健行政の変遷からうかがえる。韓国におけるがん関連の保健行政の流れは、次の表1の通りである。

この年表から分かることは、韓国におけるがん関連の政策が、WHOの動きと深くかかわっているということである。例えば一九八〇年の中央がん登録事業開始は、WHOの財政的支援によるものである。なお、WHOの傘下にある国際がん研究機関（IARC）は、全世界のがん発生統計を比較するため、五年ごとに国際がん発生統計集（CI5）を発刊している。この本に収録されるためには、がん登録資料の質が国際がん研究所の提示する一定基準を満たさなければならない。韓国の場合、特定地域の統計がCI5の第七版（一九九七年）に初めて収録され、第九版（二〇〇九年）では全国および八都市の統計が収録されることとなった［박인철 2010: 173］。つまり韓国におけるがん登録事業は、国際的な基準を満たす質を目指して整備されてゆき、それが一九九〇年代後半に達成されたことになる。

一九九六年の「がん征服一〇か年計画」と同時期に、WHOから一九九五年に英語で出された『National Cancer Control Programmes - Polices and managerial guidelines』という本の韓国語版が『がん征服のための国家戦略』というタイトルで出版されており、この書籍が韓国の政策にも少なからぬ影響を与えていたと考えられる。

また、韓国の保健福祉部が二〇〇六年に刊行した『第二期がん征服一〇か年計画』を見ると、欧米諸国のがん関連政策の比較・検討が多く行なわれるとともに、政策の決定においてＷＨＯの指針が参考にされている。例えば「規則的な運動の実践」に関する政策では、アメリカおよびカナダのがん協会による指針が参照されるとともに、運動しない人々の問題点、なぜ規則的な運動が必要なのか、どうすれば身体活動を増やすことができるのかについてＷＨＯが二〇〇四年に提示した「戦略」が参照されている [Ministory of Health & Welfare 2006: 82]。

このように、がん関連政策の流れを見ると、がん対策が一国内の取り組みにすぎないものではなく、ＷＨＯを中心とする国際的な連携のもとで展開されていることが分かる。さらに韓国のがん関連政策は、ＷＨＯや「先進国」の医療技術・知識を吸収するにとどまらない。韓国の国立がんセンターによると、二〇〇〇年代以降、国際がん研究所による国際教育課程を韓国で開催し、韓国内部では実務者の教育を通してがん登録事業の質向上を目指すとともに、対外的にはアジアの国々にがん管理事業およびがん研究のノウハウを伝播する先導者としての役割を遂行する契機となった [박인철 2010: 174]。また『第二期がん征服一〇か年計画』は、韓国ががん対策においてアジア諸国の模範となり、「東北アジアのハブ」になることを目標に掲げている。

つまり、がんが国家のリスクとしてのみならず、国際社会全体におけるリスクとして認識され、その認識の下に国際的な連携が行なわれている。政策は国境を越えて広がり、人々の生活に浸透しつつある。言い換えれば、社会的リスクとしてのがんのトラウマ化は、国民国家の枠を越えてグローバル規模で展開している。

## （2）　身体的リスクとしてのがんのトラウマ化

この小節では、がんが身体を脅かすものとしてトラウマ化されている動きについて検討する。そのためにここでは、がんの早期発見やがん予防、がん検診の受診を訴えかける啓蒙資料においてキャラクター化されているがん細胞に注目する。韓国のインターネットニュースや医療機関の広報サイトにはがん細胞をキャラクター化したイラストが散見されるが、ここでは紙面の制約上、ごく一部のみを紹介する。

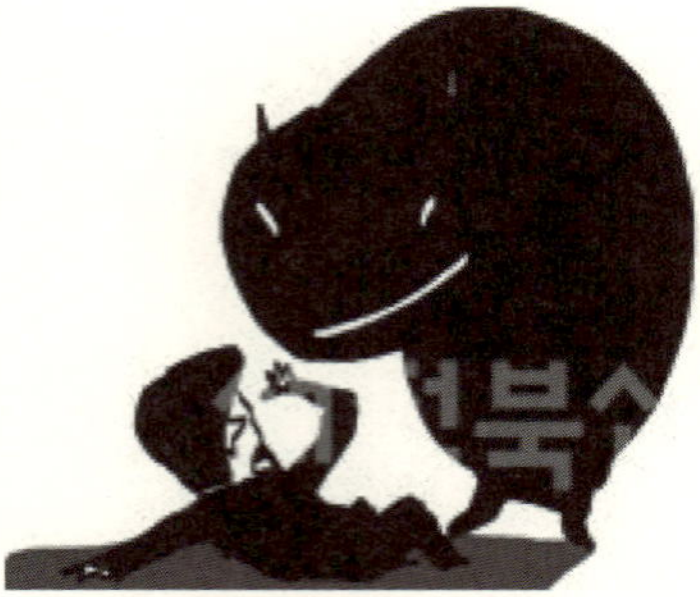

図1　大きな悪魔のような姿で人間を威嚇するがん細胞
（出典：http://www.sjbnews.com/news/articleView.html?idxno=422197）

イラストの特徴として多く見られるのが、第一に、いかにも恐ろしく悪そうなキャラクターとして描かれる点である。がん細胞のキャラクターは暗黒色であり、無気味で鋭い目つきをしている。あるいは目らしきものがなく、意思疎通ができなさそうな容貌をしている。そして時には、人間を威嚇し、その命を奪おうとする姿が描かれる。

例えば図1では、がん細胞は大きくて得体の知れない、角の生えた悪魔のように描かれている。勝ち誇ったような表情で人間を威嚇し、人間はその大きく強そうな悪魔を前に、悲鳴を上げて腰を抜かすことしかできない。

多く見られる特徴として第二に、がん細胞が人体の栄養をことごとく吸収して暴走的に増殖するという図が挙げられる。これらにおいては、増殖し続けたがん細胞が人間あるいは「正常細胞」を苦しめ圧迫する様子が描かれる。

例えば図2では、無限に養分を食べ続け太り続けるがん細胞の節操のなさ、異常さ、醜さが描かれる。正常細胞の養分までも奪ってがつがつと食べるがん細胞は、餓鬼をイメージさせる。その横には養分を奪われて死にゆく「正常細胞」、

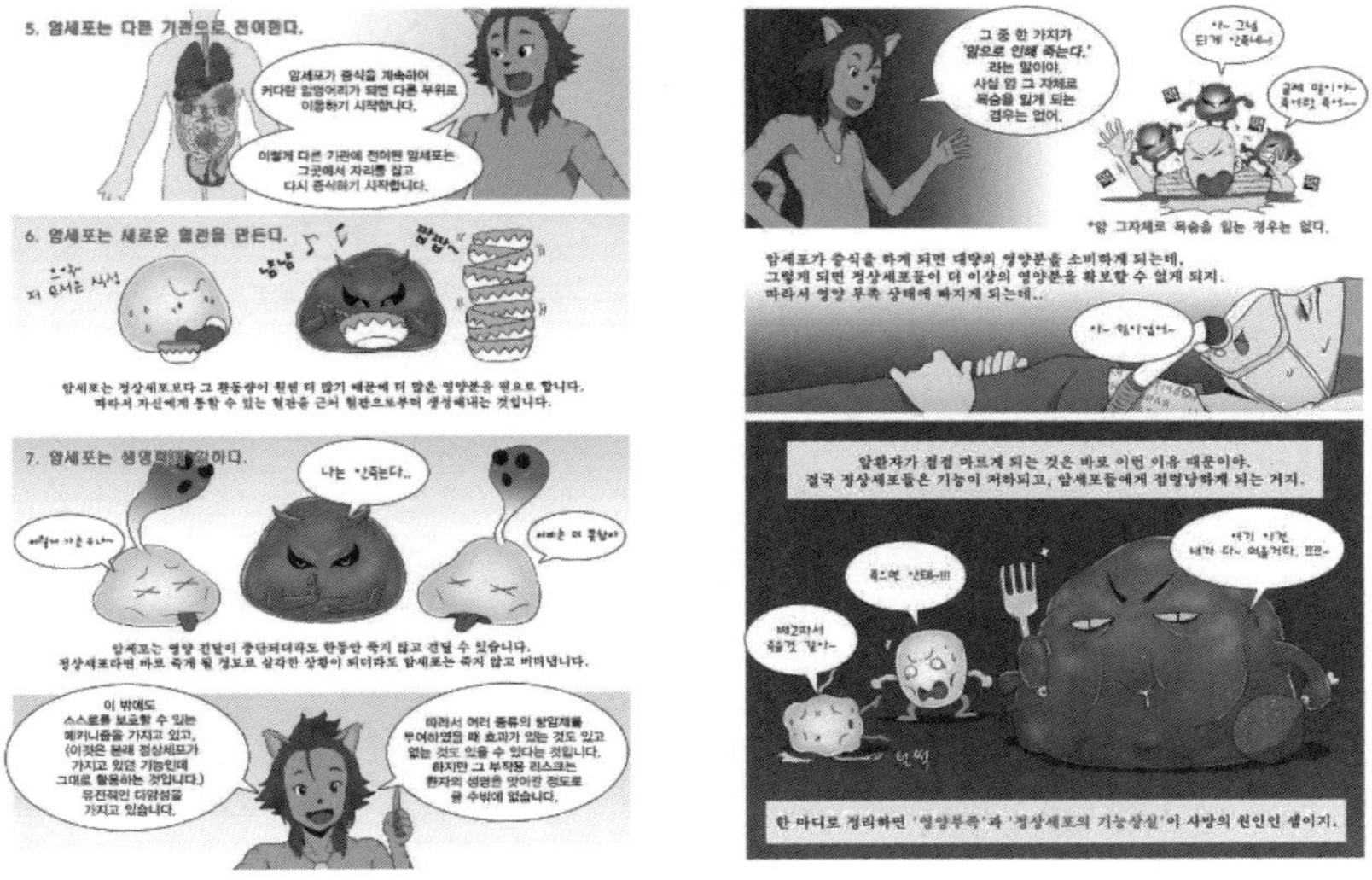
5. 암세포는 다른 기관으로 전이된다.
암세포가 증식을 계속하여 커다란 암덩어리가 되면 다른 부위로 이동하기 시작합니다.
이렇게 다른 기관에 전이된 암세포는 그곳에서 자리를 잡고 다시 증식하기 시작합니다.
6. 암세포는 새로운 혈관을 만든다.
암세포는 정상세포보다 그 활동량이 훨씬 더 많기 때문에 더 많은 영양분을 필요로 합니다.
따라서 자신에게 통할 수 있는 혈관을 근처 혈관으로부터 생성해내는 것입니다.
나는 안죽는다..
암세포는 영양 전달이 중단되더라도 한동안 죽지 않고 견딜 수 있습니다.
정상세포라면 바로 죽게 될 정도로 심각한 상황이 되더라도 암세포는 죽지 않고 버텨냅니다.
이 밖에도 스스로를 보호할 수 있는 메커니즘을 가지고 있고, (이것은 본래 정상세포가 가지고 있던 기능인데 그대로 활용하는 것입니다.) 유전적인 다양성을 가지고 있습니다.
따라서 여러 종류의 항암제를 투여하였을 때 효과가 있는 것도 있고 없는 것도 있을 수 있다는 것입니다. 하지만 그 부작용 리스크는 환자의 생명을 앗아갈 정도로 클 수밖에 없습니다.
그 중 한 가지가 '암으로 인해 죽는다.' 라는 말이야. 사실 암 그 자체로 목숨을 잃게 되는 경우는 없어.
*암 그자체로 목숨을 잃는 경우는 없다.
암세포가 증식을 하게 되면 대량의 영양분을 소비하게 되는데,
그렇게 되면 정상세포들이 더 이상의 영양분을 확보할 수 없게 되지.
따라서 영양 부족 상태에 빠지게 되는데..
암환자가 점점 마르게 되는 것은 바로 이런 이유 때문이야.
결국 정상세포들은 기능이 저하되고, 암세포들에게 점령당하게 되는 거지.
죽으면 안돼~!!!
한 마디로 정리하면 '영양부족'과 '정상세포의 기능상실'이 사망의 원인인 셈이지.

図２　養分を食べて太り続け、正常細胞の養分を奪うがん細胞
（出典：http://blog.naver.com/nada5582/220066868302）

あるいはがん細胞の攻勢に苦しめられる人間の姿が描かれている。

特徴の第三として、がん細胞が外部から襲ってくるものとして描かれるケースがある。悪魔ががんをもたらすという描き方がなされる場合もあれば、がん細胞そのものがウイルスや悪魔のようなキャラクターとして描かれる場合もある。これらにおいては時に、がんと闘う（*ssauda*）、打ち勝つ（*igeonaeda*）、征服（*jeongbok*）といった言葉がぴったりあてはまるような、がんの外部からの襲撃と、内部からの攻防という対立図が描かれる。

例えば図３では、がん細胞そのものが怪獣あるいは悪魔のようなものとして描かれる。がん細胞は鋭い牙と尖った目、濃い体毛、巨大な体躯を持つ。

以上見てきたように、キャラクター化されるがん細胞は、いかにも恐ろしく悪そうなキャラクターとして描かれたり、暴走的に増殖して「正常細胞」や人間を苦しめる様子が描かれたり、外部から襲ってくるものとして描かれたりするという特徴をもつ。

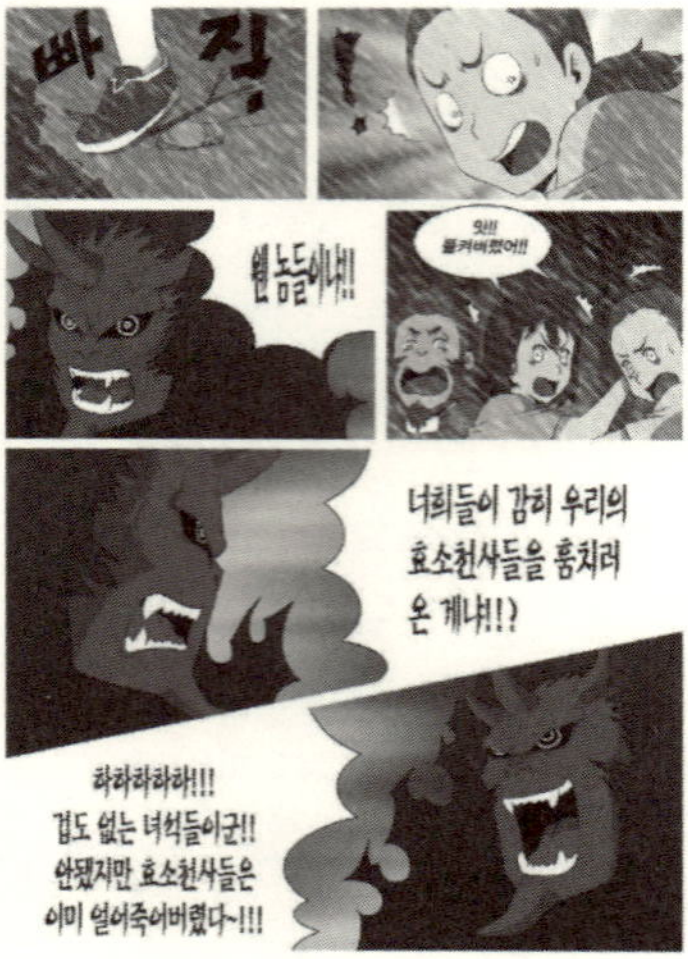
빠직
!
웬 놈들이냐!!
앗!!
들켜버렸어!!
너희들이 감히 우리의
효소천사들을 훔치러
온 게냐!!?
하하하하하!!!
겁도 없는 녀석들이군!!
안됐지만 효소천사들은
이미 얼어죽어버렸다~!!!

図３　怪獣のように描かれるがん細胞
（出典：http://blog.naver.com/nada5582/220066868302）

もしがん細胞を可愛くて親しみやすそうなキャラクターとして描いてしまえば、人々の恐怖感、不安感、嫌悪感を掻き立てることはできないであろう。人々の足をがん検診に向けさせ、健康増進の取り組みへと突き動かすためには、がん細胞のキャラクターは必然的に恐ろしくて悪そうに描かれなければならない。

キャラクター化されたイラストにとどまらず実写版として、韓国の保健福祉部が苦しみ回るがん患者（を演じさせた俳優）の様子をインターネット動画・テレビＣＭで配信したりその一場面の静止画をバス停や地下鉄構内の広告として掲示したりする現象も見られる。図４は保健福祉部が禁煙を呼びかけるため作成した地下鉄構内の広告であり、インターネットやテレビでは動画も配信された。左側中央の大きな文字は「肺がん下さい」、右側中央の大きな文字は「喉頭がん下さい」と書かれており、男女それぞれが手に持つタバコの箱には、がんに苦しむ人（男女の将来の姿）が描かれている。動画の場合、男性がタバコ店に入ってきて「肺がん、ひとつ下さい」と言い、店員がタバコの箱を無言で男性に渡すが、その背後のガラスケースの中では男性（タバコを買っている男性の将来の姿）が肺がんに苦しみ胸をかきむしりながら「やめろ」と言わんばかりに声にならない声を上げながら必死でもがいている。女性の場合も同様である。

このようにがんの早期発見と定期検診、あるいはがん予防としての禁煙の大切さを訴えるために、がんが身体を苦しめるイメージ、怖い、罹りたくない、醜い、苦しいといったイメージが活用されている。その意味で身体的リスクとし

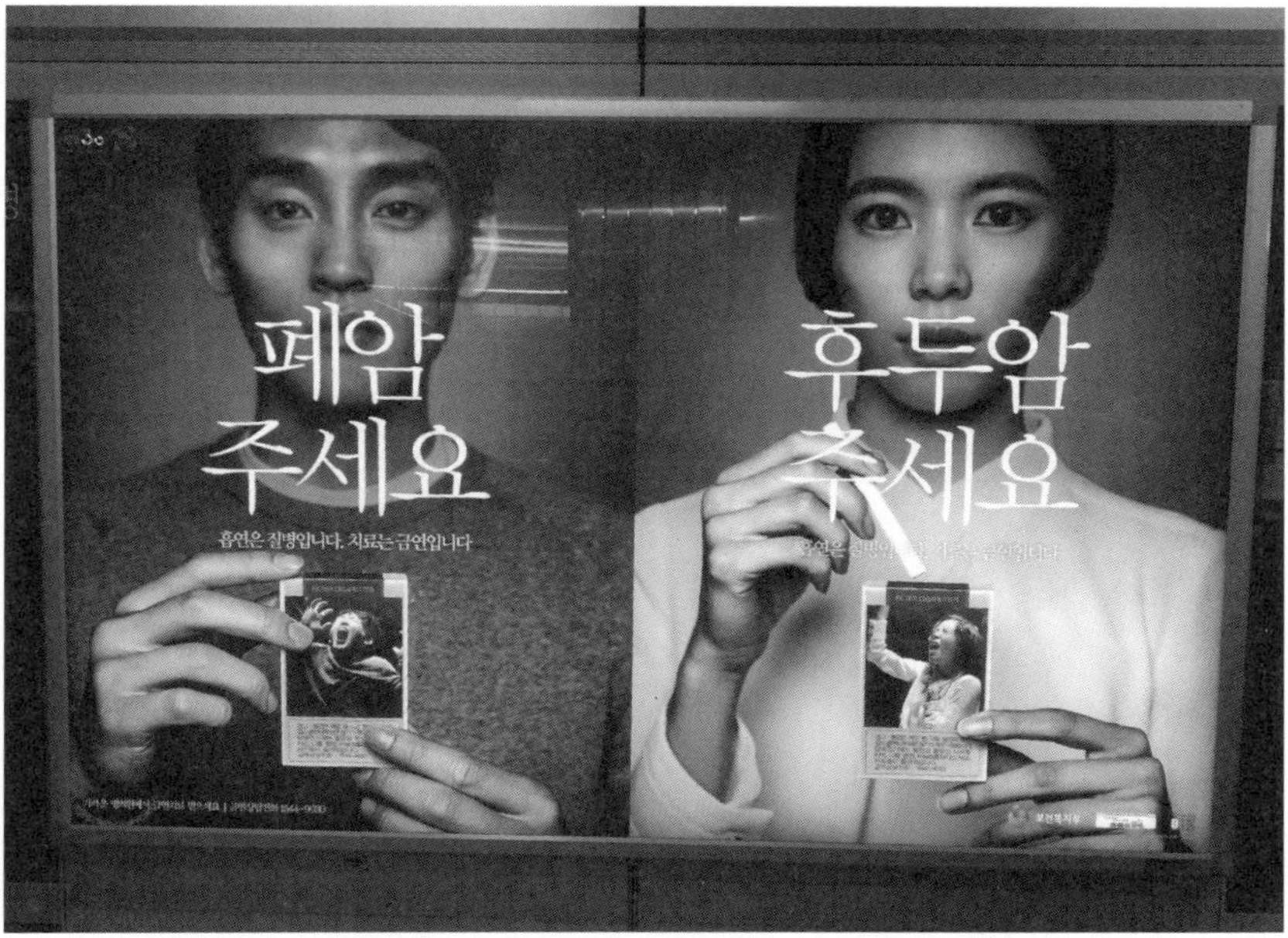
폐암
주세요
흡연은 질병입니다. 치료는 금연입니다
후두암
주세요

図4　韓国保健福祉部による地下鉄構内の広告（2016年2月、筆者撮影）

てのがんのトラウマ化は、保険行政上の「必要悪」とも呼べる位置づけにある。

### （3）精神的リスクとしてのがんのトラウマ化

この節では精神腫瘍学の発達を中心に、精神的リスクとしてのがんのトラウマ化について検討する。精神腫瘍学（Psycho-oncology）とは、がんと精神・心理との相互の影響を扱う学問である。一九七七年にアメリカのがん専門病院に精神科部門が設立されたことを発端とし、一九八〇年代に確立された。一九八〇年代にはＷＨＯにおいてがん患者のＱＯＬについての専門会議が重ねられ、一九八六年に国際精神腫瘍学会が創設され、精神腫瘍学は本格化していった。韓国では韓国心理学会を中心として、二〇〇五年に精神腫瘍学研究会が発足し、それが二〇一四年に精神腫瘍学会へと発展している。

精神腫瘍学の基盤にあるのは、「がんになったら落

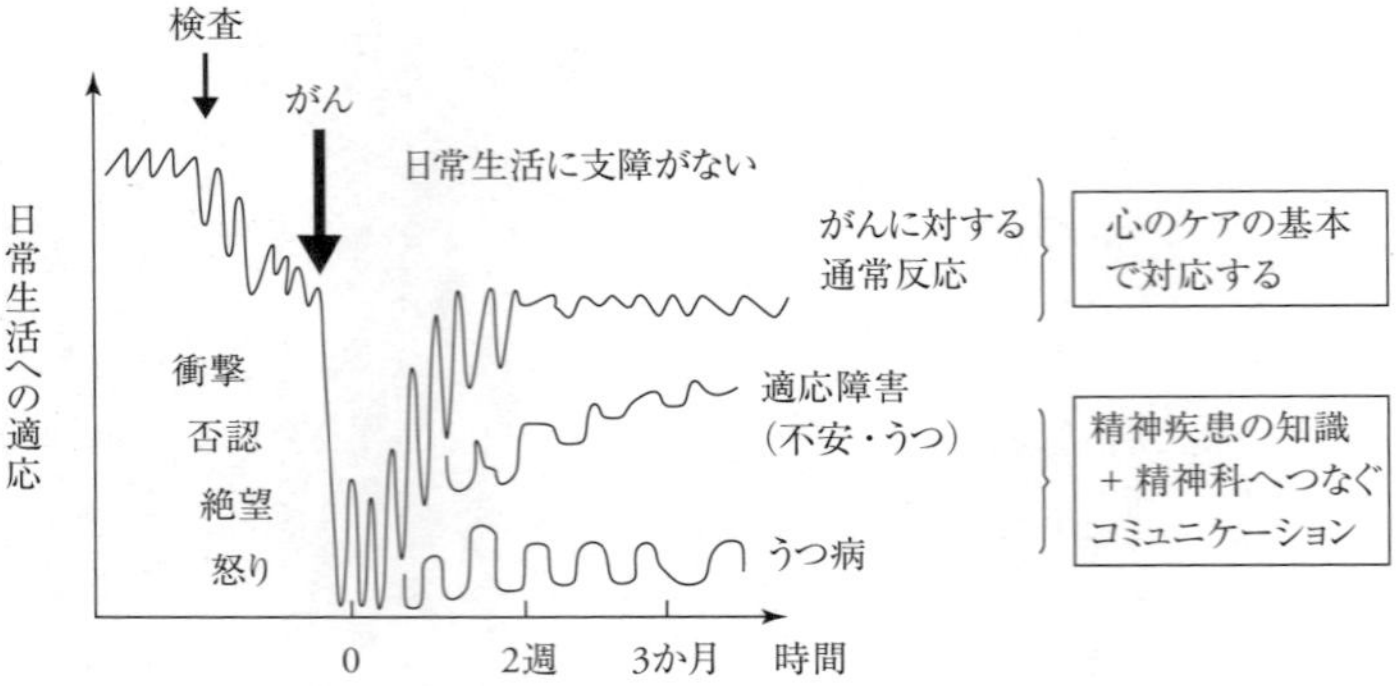


図5　「がんに対する通常の心の反応とその対応」［内富・小川 2011：45］

ち込むのは当たり前」という考え方である。韓国における精神腫瘍学の代表的研究者であるハム・ボンジン他は、「高い発生率および死亡率と関連して、がんの診断はがん患者と家族に対してショック、憂鬱、恐怖と不安などの深刻な心理的問題を含む相当な苦痛を引き起こす」と述べている［Hahm et al. 2007: 413］。またカン・ジインとナム・グンギは「がんは死亡原因一位の疾患であり、がんの診断はすなわち死であるという固定観念によって、脅威と恐怖の対象になっている。よって一般的にがん患者たちは不安、憂鬱、生の質の低下など様々な精神社会的困難を経験する」と述べている［Kang & Nam 2007: 421］。また精神腫瘍科医の保坂隆は「他の健康な者でも交通事故や天災などでいつ何時、命を失うかもしれないのであるが、健康な者はまったくといっていいほど死の脅威は感じないが、健康ながんサバイバーは何か些細なことが起こったときでも〝死〟が頭をよぎるようである」と述べている［保坂二〇一五：一二五九］。

図5は日本の精神腫瘍学の専門書に掲載されている「がんに対する通常の心の反応とその対応」の図であるが、ここでもがんの診断が衝撃・否認・絶望・怒りなどの感情を引き起こし日常生活への適応が一時的に困難になることが示される。より詳しく言えば、がんの診断によって大きなショックを受けるものの時間の経過と共に適応してゆくのが「通常反応」、ショックから

立ち直れず適応障害やうつ病になるケースは精神科のケアを必要とする状態であることが示されている。この図においては、がん診断が適応障害やうつ病の引き金になりうるほど重い意味合いを持つ出来事であること、そのような出来事を経験した者がショックを受けて一時的に日常生活に適応できない状態になることは「通常」の反応であること、つまり「がんになったら落ち込むのは当たり前」という考え方が提示されている。

さらに精神腫瘍学においては、がんと自殺率の相関がたびたび指摘される [Ahn, Shin, Cho et al. 2010]。クォン・ウンジンとイ・ミョンソンによれば「韓国内の場合、がん患者の六九・九パーセントがストレスを経験し、一九・八パーセントは鬱を、そして一八・九パーセントは自殺の衝動を経験したと報告されている」[Kwon and Yi 2012]。このようなデータを通して医療者たちは、がん患者は身体面だけでなく精神面においてもリスクを抱えているため、医療者が注意深く観察しケアすべきである、という言説を社会に向けて発信する。

もちろん心理的なケアの必要な人に対して適切なサポートを行うことは必要であり、本稿はそれを否定するものではない。また、病院でのがん治療において身体の処置ばかりに目が向けられてきた状況を鑑みると、患者の心の問題に取り組もうとする動きは肯定的に評価できる。「がんになったら落ち込むのは当たり前」という考え方は、落ち込んだ患者に「自分がダメ人間だから落ち込んでしまったのではなく、がんになったらみんなそうなんだ」という自己肯定感や安堵感をもたらす側面を持つ。

しかし一方で「がんになったら落ち込むのは当たり前」と強調することは、がんを、精神的リスクをもたらすものとして位置づけてしまう側面も併せ持つ。言い換えれば、がんは患者を落ち込ませるものであるという医学的言説によって、がんの恐ろしいイメージが再構築されている側面がある。

近年、製薬会社やがん患者サポート団体などが掲げる、「がんになってもあなたらしく生きる」などといったスローガンも、同様の側面から批判的に見ることができる。がんになっ「ても」という言葉には、がんになったら自分らしく生きられなくなると考えるのが一般的である、という前提が内包されている。たとえば「風邪をひいてもあなたらしく生きる」という言葉が不自然で耳慣れないことを考えてみると、風邪は自分らしい生き方を邪魔するものではないのに、がんは自分らしい生き方を阻害するものとして捉えられていることがわかる。そして、そのようなスローガンが定着してゆくことで、がんは自分らしい生き方を阻害するものとして同定され、実体化されてゆく。

さらに「がんになってもあなたらしく生きる」という言葉には、がんに罹って落ち込み、自分らしい生き方が阻害されても、それを乗り越え肯定的な姿勢で生きてゆくべきであるという考え方、および患者がそのようなレジリエンス(1)を持つべきであるという考え方も内包されている。精神腫瘍学も、患者が自分の生に対する肯定的な姿勢を取り戻すこと、あるいは死に際して納得の行く心の準備をすることを目指して「治療」を行ってゆく。

レジリエンスの乏しい患者、たとえば、いつまでたっても落ち込み続ける患者、あるいは怨念を抱えたまま亡くなってしまう患者の姿は、不可視化される。つまり精神的リスクとしてのがんのトラウマ化は、暗黙のうちに患者のレジリエンスを前提するものでもある。

## 3　がん患者の位置づけ

この節では、がん患者は保健行政において、「正常」な状態から逸脱した者として扱われること、それでいながら、サバイバー(*saengjonja;* 生存者)という概念が台頭することによって、レジリエンスの突出した患者にはスポットライトが当てられ活躍の場が与えられていることについて検討する。

がん患者が保健行政において、「正常」な状態から逸脱した者として扱われていることは、行政資料の表記から端的に読み取れる。韓国の保健福祉部（日本の厚生労働省に相当）の『第二期がん征服一〇か年計画』では、データを提示する際に「正常男性（*jeongsang-namseong*）」と「がん患者男性（*ambwanja-namseong*）」という表記を用いている。また保健福祉部・国立がんセンターの『統計で見るがんの現況』では、「一般人（*ilbanin*）」と「がん患者（*ambwanja*）」という表記を用いている。つまりがん患者は「正常」あるいは「一般人」ではないという位置づけである。

さらにこのような表記上の問題にとどまらず、がんの罹患を自己管理の怠りと関連づける動きが見られる。自己管理の怠りによって病気を招くことは、言い換えれば、自己統制のできる近代的「個人」としてのありかたから逸脱しているということになる。

田辺繁治は「感染者・患者たちが健康ケアを消費するのは、彼ら自身の内部の圧倒的な〈他者〉につねに対峙しながら自らを転換するためである」と述べている［田辺二〇〇八：八七］。往々にして患者は、暴走する〈他者〉を自己の内部に抱える者である。しかしがんの場合、暴走しているのは、エイズのように完全な他者＝ウイルスではなく、自分の細胞＝自己である。がん患者は、がん細胞という、もともとは自分の細胞であるにもかかわらず統制下を離れ、自分の生命を攻撃する「自己ならざるもの」を身体の内部に抱えている。暴走的に増殖して人体の生命を脅かすがん細胞。しかしその「自己ならざるもの」は他の誰の細胞でもない、自分の細胞である。がん患者は能動と受動の交錯する身体を抱え、自己ならざる自己の細胞に自己の生命が脅かされるさまと直面しながら生きつづける。自己を完全に統制するのがありうべき近代的「個人」だとすれば、がん患者は自己の統制に失敗した者として位置づけられることになる。

原因のはっきりしないがんの場合は、原因を外部の要因に帰着させることもできるかもしれない。しかし喫煙者が肺がんに罹るなど、病因が患者自身の行為にあることが強く疑われる場合、患者自身あるいは周囲が病因を自己責任に帰着させるため、生きにくさに拍車がかかる。肺がん患者についての看護学の論文では、患者が喫煙している場合にスティグマが高いことが示されている(2) [Lee & Kim 2011]。

また、肺がんにとどまらず、がん患者が飲酒・喫煙している場合、そうでない場合よりも社会的支援を受けにくい傾向にあるとされる [National Cancer Center 2010: 164]。逆に水泳や卓球など中程度の身体活動を行っている患者はそうでない患者よりも社会的支援を受けやすいとされる [National Cancer Center 2010: 165]。さらに二次がん(最初に罹ったがんとは別の部位にできるがん)予防のための検診を受けているがん患者は、受けていないがん患者よりも社会的サポートを受けやすいとされる [National Cancer Center 2010: 166]。つまり飲酒・喫煙をせずスポーツをしてがん検診を受けるなど、真面目に健康管理に努めている患者ほど周囲からのサポートを受けやすいことが示されている。これは逆に言えば、健康管理に努めない患者は周囲からのサポートを受けにくい状況にあるということを示唆している。

「がん患者は自己管理に努めるべし」という雰囲気や周囲からの圧力が、がん患者を自己管理に向かわせる(向かわない者はサポートから切り捨てられる)。統計では、患者たちががんの診断以後に喫煙をやめ、飲酒量も減らす傾向があることが示されている [National Cancer Center 2010: 168]。同データを見ると、がんの診断後もたばこを吸い続ける人は全体の六・九パーセント、診断後も飲酒を続ける人は九・五パーセント(そのうち一日に一〇杯以上飲む人は一二・四パーセント)も存在することになるが、彼らについての言及はない。

これと表裏一体の動きとして、際立ってレジリエンスを発揮する「優秀」ながん患者には、保健行政においてスポットライトが当てられる。際立ってレジリエンスを発揮するがん患者とは、自身の健康管理を怠らず再発なく元気に過ごしているのみならず、例えばがん患者会を組織・運営したり、がん検診受診を呼びかける啓蒙活動に積極的に取り組んだりしている患者たちである。

この背景には、がん治療後の生存率の高まりに伴う、サバイバーという概念の台頭がある。サバイバーとは、狭義には手術後五年生存者など積極的抗がん治療が終了してがんが治癒したと思われる患者を指し、広義にはがんを克服した患者だけでなく、がん治療中の患者、がんと共存している患者、さらにはその家族や友人なども含むなど、幅広い意味合いを持つ言葉である［内富・小川二〇一一：三一八］。韓国の国立がんセンターの統計ではサバイバーを「がんを経験した全ての人のうち現在生きている者」［National Cancer Center 2010: 207］と定義しているため、本章でもそれに従うものとする。

韓国の全人口におけるサバイバーの比率は、二〇〇五年の〇・七二パーセントから二〇一五年には二・一二パーセントに上昇することが見込まれている［National Cancer Center 2010: 207］。韓国の国立がんセンターの統計資料では、サバイバーの生の質が「一般人」に比べて低いこと、サバイバーは二次がん（他の部位のがん）発生の危険度が「一般人」よりも高いことが示されている［National Cancer Center 2010: 209–217］。

サバイバーという概念を持ち出すことによって強調されるのは、第一に、彼らが「一般人」よりも危険性の高い身体的・精神的状態にあるために医療側からの持続的な介入を必要とするという側面である。しかしその一方で第二に「危機的な状況に曝露されることによる精神心理面における正の側面が存在することが徐々に知られてきた」［内富・小川二〇一一：三二〇］。精神腫瘍学では「ポスト・トラウマティック・グロース（Post Traumatic Growth：ＰＴＧ）」（外傷後成長：危機的な出来事や困難な経験との精神的なもがき・闘いの結果生ずるポジティブな心理的変容の体験）や「ベネフィティット・ファウンディング（Benefit Founding）」（逆境の経験を通して利益（benefit）があったと感じること）などに関する科学的検証が進みつつある［内富・小川二〇一一：三二〇］。このようなサバイバーという概念の台頭によって、がん患者たちのレジリエンスが前面に出されてきた側面があると言える。

韓国の保健行政においてがん患者にスポットライトが当たる具体例として、保健福祉部主催の「がん予防の日　記念式」では、功労のあったがん患者を表彰する時間が設けられている。二〇一二年の同記念式では二つの乳がん患者会と一つの肺がん患者会の会員たちが招かれたが、各患者会の功労者に保健福祉部長官賞が授与された。筆者の関わっている乳がん患者会からは、元会長が表彰台に上った。彼女は患者会会長として二年間の活動を率いただけでなく、患者会連合の合唱団に加わったり、患者会連合のヒマラヤ登山企画にも参加し、テレビや書籍にも取り上げられた人物である。のちの患者会の集まりで、この元会長は保健福祉部長官賞の受賞について会員たちの前で報告し、「家門の栄光です」、「乳がんに打ち勝った私たちだからこそヒマラヤ登山も乗り越えることができたのです」と述べている。

また、もう一つの例として、ピアニストのソ・ヘギョン（서혜경）が挙げられる。彼女は乳がん治療後、韓国乳房健康財団の広報大使となり、ピンクリボンマラソンでゲストに必ず呼ばれる人物である。彼女が特に脚光を浴びる理由として、第一に、がんがある程度進行した状態で見つかったにもかかわらず名医の配慮で乳房温存手術に成功し、その後も再発や腕のリンパ浮腫を起こすことなくプロのピアニストとして活躍していること（医学的成功の象徴）、第二に、食生活の工夫など健康作りに取り組む姿をメディアに公開していること（自発的なヘルス・プロモーションの象徴）、第三に、がんによって人生にプラスの効果が得られたことを語ったり（レジリエンスの象徴）、がんの早期発見の重要性について語ったりして、がん検診の啓蒙活動に率先して関わっていること（保健行政の一端を担う協力者としての象徴）などを挙げることができる。

韓国のテレビ局ＫＢＳが乳がんの特集番組を企画し、その放映後に出版した本において、ソ・ヘギョンは健康管理を徹底してがんを克服し、闘病を契機に自らの生き方をよりよい方向に改善していった代表例として紹介されている。

その記述によれば、ソ・ヘギョンはがんに罹る前はクリームソースのたっぷり入ったイタリア料理、ケーキ、アイスクリーム、パン類を好んでいたが、がんに罹った後はそのような食べものを一切口にせず、忙しいときも手作りの有機玄米菜食の弁当を持参するという［KBS〈생로병사의 비밀〉제작팀 2010: 161］。またソ・ヘギョンはがんに罹る前はピアノ演奏の技術的な完璧さを目指していたが、闘病を契機に「生の美しさ」を演奏しようとするようになり、それに伴って演奏に涙を流す聴衆も増えていったという。本の中では「世の中に完璧なんてものはないと思うわ。その意味では、がんも同じ。がんもまた完璧ではないからいくらでも克服できるものなのよ。音楽が私にくれた喜びとその美しさのたっぷりつまった気運でがん細胞に打ち勝つと考えると、演奏がとても楽しい。また、私のピアノを通して、辛い思いをしている全ての方たちに治癒の演奏をしてあげられるんだと思うと力が湧いたわ。本当に感謝しています」というソ・ヘギョンの言葉が紹介されている［KBS〈생로병사의 비밀〉제작팀 2010: 197］。

保健行政上の「正常」な「一般人」から外れた者であるにもかかわらず、なぜ一部のがん患者は保健行政の中でスポットライトを当てられるのか？ そしてがん患者たちは、がん予防に失敗した者であるにもかかわらず、なぜがん予防や早期発見を訴える啓蒙活動の場に必ず招かれるのか？ その理由は二つの側面から考えることができる。第一は、見せしめとして必要とされている側面である。がん予防に失敗し、場合によっては早期発見にも失敗した彼・彼女らは、その口でがんの恐ろしさや早期発見の大切さを語る。それは「一般人」に対して効果的に啓蒙メッセージを伝えることとなる。第二は、レジリエンスの評価という側面である。可視化されるのは、生き延びて、保健行政側の言説を内面化し、自発的にその発信者になった患者たちである。

しかしこれと表裏一体の動きとして、そこに含まれるジレンマや、不可視化されている部分があることにも目を向けておく必要がある。例えばヘルス・プロモーションの主催者がソ・ヘギョンにスポットライトを当てるのは、彼女の演奏能力を評価してというよりは、彼女のがん患者としての優秀さを評価してのことである（もちろん音楽界では彼女の演奏能力が評価されている。しかし韓国社会では音楽愛好家以外にとってプロピアニストはあまりなじみのない存在であり、ヘルス・プロモーションの主催者が彼女にスポットライトを当てたがるのはがん患者としての優秀さによるところが大きい）。彼女が優秀ながん患者として活躍すればするほど、逆説的に、「正常」な「一般人」のカテゴリーに入ることはますます難しくなる。

加えて、がん患者たちが「一般人」に向けて可視化される場面は限られている。例えば乳がんの場合、元気な患者たちが合唱団を構成して歌を披露したり、ピンクリボン・キャンペーンのスタッフとして乳房自己検診の方法を市民にレクチャーしたりするなど、レジリエンスにあふれる場面である。逆にレジリエンスを欠く姿は不可視化される。

例えば、乳がん患者会の宿所で筆者が患者たちとテレビを見ていたときのことである。ある健康番組で、ストレスががんによくないこと、治療後も長く生きているがん患者は肯定的な考えを持っていることが報道された。司会者の女性アナウンサーが「みなさんも肯定的な考えを持ちましょう」と明るい笑顔で言うのに対し、テレビを見ていた患者の一人は「お前もがんに罹ってみろ、ちくしょう」と言った。しかしそのような患者の言葉は、一緒にテレビを見ていた者たちだけで共有され、テレビの向こう側には届かない。テレビ局の側がそのような患者に注目して取材することはなく、お茶の間の一般市民には、肯定的な考えを持って長く生き延びる、レジリエンスにあふれる患者の映像が届けられる。

このようにがん患者は保健行政において、「正常」な状態から逸脱した者として扱われる。それでいながら、レジリエンスの突出した患者にはスポットライトが当てられ活躍の場が与えられている。しかしそれは「正常」な人間としての活躍ではなくあくまでもがん患者としてのレジリエンスを評価されるものである。そしてその陰で、レジリエンスの乏しい患者の姿が不可視化されている。

# 4 乳がんのトラウマ化

この節では、乳がんに焦点を絞り、がん全体のトラウマ化とは別に、乳がんに特有のトラウマ化も見られることについて検討する。（1）ではピンクリボン・キャンペーンにおける乳がんのトラウマ化について、（2）では治療後の身体のトラウマ化について扱う。

## （1）ピンクリボン・キャンペーン――目指される、がんのない「美しい」身体

この節では、乳がんの早期発見・検診受診を訴える活動であるピンクリボン・キャンペーンについて取り上げる。その活動で希求されるありかたと、そこから生み出される乳がんのトラウマ化について検討する。

ピンクリボン・キャンペーンは一九九〇年代ごろからアメリカで本格的に始まり、二〇〇〇年代にかけて世界各地に広まった。韓国では二〇〇一年から、大手化粧品会社と韓国乳房健康財団が主導するかたちで、ピンクリボン・キャンペーンが繰り広げられている。またこれとは別に、大韓がん協会が毎年秋に、ソウル中心部を流れる清渓川の広場で「乳がん意識向上キャンペーン」と呼ばれるイベントを開催している。

二〇一四年現在に至るまで韓国のピンクリボン・キャンペーンの主導的存在である韓国乳房健康財団は、「女性の美と健康のための財団、あなたを最も大切に考える財団」というスローガンを掲げている。このスローガンに見られるように、ピンクリボン・キャンペーンには「健康（건강）」および「美しさ（아름다움）」という言葉が必ずと言っていいほ

どの頻度で登場する。

例えば二〇一二年五月二〇日に大田（대전）市で開催されたピンクリボン・マラソン大会（主催：韓国乳房健康財団）では、会場のスクリーンに映された広報ビデオに「ピンクリボンキャンペーンは女性の健康な美しさのために、今後も休まず走り続けます」というアナウンスが吹き込まれていた。この会場で配られた「乳房自家検診」のパンフレット裏表紙には「女性の美しく健康な未来 —— 韓国乳房健康財団が守ってゆきます」というタイトルが掲げられ、「全ての女性が胸を広げて生きる世の中のために！ 韓国乳房健康財団は乳がん予防と退治の先頭に立っています。乳がん〈早期発見！ 早期治療！〉のためのピンクリボン・キャンペーンにおいて、自家検診教育、予防検診、乳がん手術治療費支援まで、乳がんの心配のない女性の幸福な明日を守りつづけています」という説明文が書かれている。

また、二〇一二年一〇月一一日にソウル（서울）市の清渓川広場（청계천광장）で開催された「乳がん意識向上キャンペーン」（主催：大韓がん協会、韓国乳がん学会、朝鮮日報）では、イベントの開始前、「女性の美と健康を守るための乳がん意識向上キャンペーンへ共に加わってください」というメッセージが電光掲示板に映し出された。広場を飾る垂れ幕には「乳がんのない明日へ挑戦してください —— 勇気あるあなたと共にやります」というスローガンが印刷されていた。

これらにおいて目指される「女性の健康な美しさ」、「女性の美しく健康な未来」、「女性の美と健康」とは、どのようなものであろうか。パンフレット裏表紙の説明文にある「乳がん予防と退治」という言葉からは、乳がんのない身体が健康で美しいという考え方が読み取れる。また「早期発見、早期治療」という言葉においては、早期に発見して治療を開始することで乳房全摘や化学療法を避けることが目指されていることから、すなわち乳房の切除されていない身体、抗がん剤治療による容貌変化の起こっていない身体が健康で美しい身体であるという考え方が読み取れる。さらに「乳がんのない明日へ挑戦してください」という言葉からは、乳がんのない状態（それが身体に乳がん細胞のない状態を指すのか社会に乳がん患者がいない状態を指すのかは明確ではないが）がすなわち健康で美しいという考え方が読み取れる。裏返せば、乳がんのある身体、乳房の切除された身体、化学療法で容貌の変化した身体、乳がんのある明日は、健康と美を欠く状態、すなわち不健康で醜い状態として位置づけていることになる。さらに言えば、このキャンペーンを通じて、乳がんを「罹りたくないもの」として位置づけてしまう側面がある。

山崎は日本のピンクリボン・キャンペーンにおいて「〈乳がんではない〉美しい身体」［山崎二〇一一：八二］が目指されていることを指摘し、「おそらくほかの〈がん〉に比して、乳がんは美醜のイデオロギーに強く規定されて視覚化されてきた」［山崎二〇一一：七八］と述べている。「問題なのは、〈乳がんではない〉人の身体こそが〈乳がん撲滅〉の象徴として用いられていることにある。健康かつ極めて美しい身体を提示して〈乳がん撲滅〉を訴えるのであれば、そこには〈乳がんに侵された身体〉の不可視化という問題が明らかに横たわっていると思うのだ」［山崎二〇一一：八二-八三］。そして「〈美しい身体〉のネガとして想定されるのは〈病む身体〉や〈醜い身体〉であり、これらはキャンペーンの中では決して視覚化されない」［山崎二〇一一：八四］。

もちろんピンクリボン・キャンペーンには多くの利点もあり、本論文はそれらを否定しようとするものではない。しかしこのキャンペーンにおいて、がんのない「美しい」身体が目指されていること、その動きが乳房の美醜を規定し、がんのある乳房、ひいては乳がんそのものをトラウマ化している側面があることは否めない。

## （2） 術後ケア —— 治療前の身体のほうが美しいという前提、女性は美しくあるべきという前提

この節では、乳がん治療後のケアにおける動きを通して、その背景に治療前の身体のほうが美しいという前提、女性は美しくあるべきという前提があることを指摘する。第一に乳房再建を求める主張を取り上げ、第二に治療後の女性がん患者に対して提供される化粧のサービスについて取り上げる。

最初に取り上げるのは、乳房全摘後の乳房再建をめぐる動きである。日本では二〇一三年七月から乳房全摘後の乳房再建に対する国民健康保険の適用が開始された[3]。韓国では二〇一五年四月から保険適用が開始されたが、筆者の調査時（二〇一一～二〇一四年頃）は適用対象ではなかったため、乳房全摘後の再建費用として一五〇〇万ウォンほど（大卒初任給の七～八か月分）かかっていた。そのため乳がん患者会や女性団体を中心に、乳房全摘後の再建手術に対する保険適用を求める署名活動がさかんに繰り広げられていた。

このような活動で主張されていたのは、乳房を失うことがいかに女性の自信感を喪失させるかという言説、整った乳房は女性が堂々と生きていくために必要という言説である。

例えばハンギョレ（한겨레）新聞の記事では、乳房再建への保険適用を訴えるなかで、ある女性乳がん患者の事例を紹介している。それによると、その女性は乳房の全摘手術を受けた後、女性のあらゆる機能を失ったという苦痛、夫が浮気をするのではないかという不安、外出しても人の視線が自分の胸に注がれているかのような不安にさいなまれ、自殺予防相談センターに相談したという。記事は「乳房は女性にとって単純な身体部位ではない。〈女性性の象徴〉という社会的意味が付随している。最近では豊かな胸を賛美するメディアなどの影響で、乳房は性的魅力を誇示する手段と

してその重要性がさらに加わっている。このような部位であるため、胸を失った女性たちが傷と剥奪感から自由になることは易しくない」と述べ、乳房再建は「美容整形ではなく生の再建」であるとしている。

また中央日報では、乳房再建手術に保険がきかないばかりか一〇%の付加価値税まで取られることを批判する記事において「乳房は女性にとって単純な身体部位以上の社会的意味を持っている」という国会議員の声を紹介し、「乳房再建術が美容や整形の目的ではなく、女性の生を回復させ挫折感に打ち勝つ治療目的の手術であるという認識が拡大されなければならない」と主張している。

筆者の調査当時、韓国の乳がん患者会の一つである韓国乳がん患者総連合会は、乳房再建への保険適用を求める署名活動(4)を大々的に繰り広げていた。そこで主張されたのは「乳がん患者たちは身体的な痛みはもちろんのこと、対人忌避症などの深刻な心理的外傷につきまとわれている」というメッセージであった。

類似した主張は医療側からもなされていた。例えば漆谷慶北大学校病院のホームページでは「乳がんは肉体的な苦痛と同じぐらい精神的なショックが大きい病気である。〈女性性〉に対する喪失感のせいで公衆銭湯やプールへ行くことを躊躇することになり、対人関係や夫婦仲にも悪影響を及ぼす」と記載されている。また二〇一〇年に韓国乳がん学会主管で開かれたフォーラムでは「乳房を切除した女性たちが経る制約と苦痛を考慮すれば、保険の適用と共に障害判定の是非についての論議までなされなければならない」という政策提案が出されていた。

これらにおいては、乳房を失うことがいかに精神的苦痛であり対人関係に悪影響を及ぼすものであるかが強調され、女性にとっての乳房の重要性がアピールされる。多くの患者が実際に精神的苦痛を訴える状況下、乳房再建の保険適用を求めるためにこれらの主張がなされることは必要であろう。本章はそれを否定しようとするものではない。

ただ、このような動きがかえって乳房喪失のマイナスイメージを増強しトラウマ化している側面があることにも注意を払っておく必要がある。例えば乳房を全摘した患者の中には「抗がん剤で髪が抜けたことはとても辛かったけれど、乳房がなくなったことは別になんともなかった」と語る者もいる。言い換えれば、周囲が考えるほど乳房に過剰な意味を付与していない患者たちも存在する。しかしそのような語りは乳房再建の保険適用を求める主張の前では雑音となるため、メディアなどで前面に出されることはない。このような状況下、乳房を失うことが女性にとって非常に辛いことであるという言説が肥大し、患者たちの「苦悩」を再構築している側面があることも否定できない。

さらに、このような流れの中で、乳房再建は肯定的に捉えるべきものであるという一種の不問律が存在する。乳房再建に対して斜めから物申すことは一種のタブーであるかのように、批判的あるいは懐疑的な論調はほとんど見当たらない。美容整形や豊胸術を批判的に見る人でさえも、乳がん術後の乳房再建に関しては例外的に無批判である。例えばエリザベス・ハイケンは「乳癌の患者が体と心に負う傷の深さを思えば、大勢の人がシリコン・インプラントに救いを求め、これの規制に反対する運動が起こったのも当然のことだろう」と述べている［ハイケン一九九九：四〇四］。

しかし川添は「乳がんは、病気と女性のシンボルの喪失という二重の苦しみとなる。胸の手術は、こうした女性たちの苦しみを救う。しかし近・現代の理想の女性像を手術で具現化することは、現代の美の規範を強めることにもつながってしまう。一方で悩みを解決し、他方で悩みの原因となった規範を強化する。人種差別の解消とうたわれた鼻の手術が患者個人を救っても、人種差別自体を肯定してしまうのと同じ図式がある」と指摘する［川添二〇一三：一七八］。乳房再建の必要性を訴えるほど、そして保険適用等の制度が整うほど、「乳房を失った状態は不完全なこと・悲しいこと・醜いこと」という前提、治療前の身体のほうが美しいという前提が、確固としたものになってゆく。乳がんのトラウマ化は、患者自身、あるいはメディアや医療者の善意によって、逆説的に作り出されている部分があると言えるであろう。

次に取り上げるのは、韓国の大手化粧品会社が二〇〇八年から慈善事業として展開している「メイクアップ・ユア・ライフ」というサービスである。これは女性がん患者を対象に、大学病院等でプロのメイクアップアーティストが患者に化粧を施し、皮膚管理や化粧のアドバイス等を行ない、化粧品をプレゼントするという内容である。二〇〇八年から筆者が調査を行なった二〇一一年一二月までの間に合計一七〇回あまり開催され、二〇一四年現在も継続している。二〇一一年には韓国の全国五〇箇所の病院を対象に、二〇〇〇名の患者がこのサービスを受けた。化粧品会社側は「このキャンペーンを通して、がんで苦しむ患者たちが外面だけでなく内面の美まで取り戻し、健康で美しい生を取り戻せたらと願っています」と述べている［allure Korea 2011: 214］。

さらに希望者は、この化粧品会社と大手ファッション雑誌が共同企画した「患者モデル」として雑誌に掲載される機会も与えられる。「患者モデル」は、プロのアーティストたちに顔のメイクアップ、ヘアスタイリング、服や靴、アクセサリーの選定をしてもらい、プロのカメラマンに写真を撮ってもらい、簡単なインタビューとともに写真がファッション雑誌に掲載される。このファッション雑誌が企画にのりだした理由として、特集ページには「一日だけでも患者という事実を忘れてもらい、隠していた女性性と美を探し出してあげようという考えであった」と書かれている［allure Korea 2011: 214］。

この活動で目指されているのは、がん治療による外見上の変化で自信を失っていた患者がメイクアップによって明るさと自信を取り戻すことである。裏返せば、がん治療で患者が、美しさ、そして自らの外見に対する自信を失うことが前提され、その外見を「美しく」整えることで自信を取り戻すべきということが前提されている。

レイウィン・コンネル［二〇〇八］は、自らの妻が乳がんの手術を受けたのち、乳房切除患者が利用できるサービスに連絡したときの体験を綴っている。そこで提供される主なサービスは、人工乳房やメイクアップなどによって魅力的で女性らしい外観を提示できるようにするため、あるいは妻や母としての役割を果たせるようにするために、患者を支援するものであった。これらは女性たちを異性愛の女性性の文化の中に再配置し、男性への正常なサービスを回復するためのものである。それにもかかわらず、このジェンダー・ポリティクスは感情の深い部分で作動するため、ポリティクスとして知覚されることはほとんどない。この体験を通してコンネルは、ジェンダー・ポリティクスがいかに身近で避けられないものであるかを指摘している。「メイクアップ・ユア・ライフ」の活動が女性患者のみを対象としていることからも、コンネルの指摘する状況が韓国にも当てはまると言えるであろう。

「メイクアップ・ユア・ライフ」の看板やパンフレットを飾っているのは、「女性、美しさを贈られる」というフレーズである。ここで言うところの「美しさ」とは、髪が抜けたことがわからないくらい精巧なかつらで整えたヘアスタイル、地毛のまつげのないことが分からないくらい自然なつけまつげ、抗がん剤の副作用でできたしみ・そばかすや血色の悪さをファンデーションやチークで隠した肌。そして治療による容姿の変化で自信をなくしている、あるいは治療に専念するあまり外見に気を遣う余裕のない（と勝手に想定されている）女性患者たちが、化粧によって自信と明るさ、「女性らしさ」を「取り戻す」ことである。

脱毛した頭、まゆげのない額、まつげのないまぶた、しみやそばかすのある血色の悪い顔などをうまく隠した姿を「美しい」と位置づければ位置づけるほど、それらの隠されていない、あるいは隠そうとしない姿は、相対的に「醜い」ものへと追いやられる。ここで見られるのは、第一に、治療後の身体のトラウマ化である。そして第二に、自信・明るさ・「女性らしさ」のない姿や外見を整えようとしない生きざまのトラウマ化とも呼べる現象である。

この節で検討してきたように、治療前の身体のほうが美しいという前提、女性は美しくあるべきという前提は、往々にしてメディア・企業・医療者からの「善意」によって作り出されている。そしてそれらが表裏一体的に「醜い」ものとしてトラウマ化してしまう負の側面は、患者たちの苦悩を再構築する方向性を多分に含んでいる。

## 5 おわりに

以上のように本章では、がんのトラウマ化について多角的に検討してきた。最初にがん全体のトラウマ化について、社会的リスク・身体的リスク・精神的リスクという三つの側面から検討した。

第一に社会的には、がんは、罹患者数・死者数の増加による労働力の喪失という側面、あるいは社会保障等の負担増加という側面から、リスクとして捉えられる。またそれはがんを国際社会のリスクとして捉えるグローバルな動きとも連動している。

第二に身体的には、がんは恐ろしいキャラクターとして描かれ、生命を脅かすリスクとして捉えられる。がんの早期発見と定期検診の大切さを訴えるために、がんが身体を苦しめるイメージ、恐ろしいイメージが活用されている。その意味で身体的リスクとしてのがんのトラウマ化は、保険行政上の「必要悪」とも呼べる位置づけにある。

第三に精神的には、がんがうつ病や自殺を引き起こしうるリスクとして捉えられ、「がんになったら落ち込むのは当たり前」と強調される。がんは患者を落ち込ませるものであるという医学的言説が、がんの恐ろしいイメージを再構築している側面がある。

次にがん患者の位置づけについて検討した。がん患者は保健行政において、「正常」な状態から逸脱した者として扱われる。それでいながら、サバイバーという概念が台頭することによって、レジリエンスの突出した患者にはスポットライトが当てられ活躍の場が与えられている。可視化されるのは、生き延びて、保健行政側の言説を内面化し、自発的にその発信者になった患者たちである。しかし彼／彼女が優秀ながん患者として活躍すればするほど、逆説的に、「正常」な「一般人」のカテゴリーに入ることはますます難しくなる。

そして最後に、乳がんに特有のトラウマ化について検討した。まず、乳がんの早期発見・検診受診を訴える活動であるピンクリボン・キャンペーンにおいて、がんのない「美しい」身体が目指されていること、その動きが乳房の美醜を規定し、がんのある乳房、ひいては乳がんそのものをトラウマ化している側面があることを指摘した。次に、乳がんの術後ケアにおいて、メディア・企業・医療者からの「善意」により、治療前の身体のほうが美しいという前提、女性は美しくあるべきという前提が作り出されていることを論じた。そしてそれらが表裏一体的に「醜い」ものとしてトラウマ化してしまう負の側面が、患者たちの苦悩を再構築する方向性を多分に含んでいることを指摘した。

このように、がん全体や乳がんの、怖い、罹りたくない、醜い、苦しいといったイメージを作り出しているもの、言い換えればがんや乳がんをトラウマ化しているものは、ソンタグの述べる隠喩や表象といった要素だけでなく、より複層的な要素から成り立っている。

その大きな基盤となっているのが、自発的なヘルス・プロモーションを促す保健行政である。韓国で二〇一五年一月に施行された国民健康増進法（法律第一二八五九号）第三条（責任）の②では、「すべての国民は自身及び家族の健康を増進するよう努力せねばならず、他人の健康に害を与える行為をしてはならない」と定められている。保健行政が目指すのは、自発的に健康を管理して国家に経済的・社会的負担をかけさせない国民の育成である。そのなかでも保健行政が最大のリスクととらえ、啓蒙活動に力を入れているのが、がんである。

「一般人」にがん検診を受けさせ、自発的な健康維持に努めさせるために、がんという病いあるいはがん患者は、保健行政の必要上、トラウマ化されなければならない位置に置かれている。ただしがん患者は「犠牲」にさせられるわけではない。がん患者に対する行政側・医療側あるいは企業からの慈善的なサービスは手厚くなる一方である。「がん患者は自殺のリスクが高い」、「乳房全摘後に心的外傷を負う」などといった潜在的なケアのニーズが次々と強調され、サービスが次々と拡充される。その動きは、がん・乳がんという病いをますますトラウマ化すると共に、がん患者に対する監視と管理を一段と強化する側面を持っている。

保健行政はがんをトラウマ化することで人々に健康増進に努めさせるが、保健行政に関わる者や医療者とて、いつがん患者になってもおかしくない。「正常」な「一般人」の体内にも毎日がん細胞は生じており、免疫機能の不調などによってそれはいつでも「病変」になりうる。誰が「正常」な「一般人」で誰ががん患者であるのか、その境界は流動的である。そもそも保健行政に関わる者や医療者とて、がん患者の「排除」には加担するものの、彼らが統治者であるわけではない。一国内にとどまらずグローバル規模で社会全体を覆うのは、がんのトラウマ化をめぐる、責任の主体のない「グレイゾーン」［アガンベン二〇〇一］である。

がんをめぐるトラウマ化の動きは、現代社会における権力のありかたと密接に関わっている。穿った見方をするならば、がんは人々を統治するための重要な手段の一つである。それは韓国内にとどまらず、グローバル規模の動きになっている。世界中でがん患者数が増加の一途をたどる中、がんのトラウマ化をめぐるさまざまな動きについて、今後も注視してゆく必要がある。

## 注

（1）精神医学で述べられるところのレジリエンス（レジリアンス）とは「病気に陥らせる困難な状況、ひいては病気そのものを跳ね返す復元力、回復力」である［加藤・八木二〇〇九：一〇］。

（2）ここで述べられているスティグマとは、「社会の否定的評価を予想することによって招かれる社会的排斥、拒否、非難または評価の低下を個人的に経験すること」である［Lee and Kim 2011: 238］。

（3）日本において乳房再建手術に使用するラウンド型シリコンインプラントの保険適用は二〇一三年六月一二日に承認、同七月一日より適用された。同一一月二九日にはアナトミカル型シリコンインプラントの保険適用が承認され、二〇一四年一月より適用された。ただし適用は認定された医療機関で手術を受ける場合に限られ、適用対象のシリコンインプラントとティッシュエキスパンダーの種類も限られている（二〇一四年一一月現在）。

（4）筆者がこの団体と接触した二〇一二年の時点では既に署名活動が行われていた。その後、筆者が拠点とする患者会と韓国乳がん患者総連合会が仲たがいしたことにより、署名活動がいつまで続いたのか調査できていない。

## 参照文献


（日本語）

アガンベン、ジョルジョ　二〇〇一（一九九八）『アウシュヴィッツの残りのもの ― アルシーヴと証人』上村忠男・廣石正和訳、月曜社。

内富庸介・小川朝生　二〇一一『精神腫瘍学』医学書院。

加藤敏・八木順平　二〇〇九『レジリアンス ― 現代精神医学の新しいパラダイム』金原出版。

川添裕子　二〇一三『美容整形と〈普通のわたし〉』青弓社。

コンネル、レイウィン　二〇〇八（二〇〇二）『ジェンダー学の最前線』（多賀太監訳）、世界思想社。

ソンタグ、スーザン二〇〇六（一九八三）『隠喩としての病い ― エイズとその隠喩』富山太佳夫訳、みすず書房。

田辺繁治　二〇〇八『ケアのコミュニティ ― 北タイのエイズ自助グループが切り開くもの』岩波書店。

ハイケン、エリザベス　一九九九（一九九七）『プラスチック・ビューティー ― 美容整形の文化史』野中邦子訳、平凡社。

保坂隆　二〇一五「がんサバイバーの心の痛みを支える」『医学のあゆみ』二五二（一三）：一二五九－一二六三。

森茂起　二〇〇五『トラウマの発見』講談社。

山崎明子　二〇一一「美の威嚇装置」山崎明子・黒田加奈子・池川玲子・新保淳乃・千葉慶編『ひとはなぜ乳房を求めるのか ― 危機の時代のジェ

ンダー表象』青弓社、六三–九二ページ。

（韓国語）

allure Korea. 2011. *allure Korea* 101. Doosan Magagine.

Hahm, Bong-Jin, Shim, Eun-Jung. Kim, Ha-Kyoung and Kim, Jong-Heun. 2007. History and Current Status of Psycho-Oncology. *Journal of the Korean Neuropsychiatric Association*. 46(5): 413–420.

Kang, Jee In and Nam, Koong Kee. 2007. Psychosocial Aspects and Mental Health in Cancer Patients. *Journal of the Korean Neuropsychiatr Association*. 46(5): 421–429.

KBS〈생로병사의 비밀〉제작팀. 2010. *생로병사의 비밀 유방암*. 경향미디어.

Kwon, Eun Jin and Yi Myungsun. 2012. Distress and Quality of Life in Breast Cancer Survivors in Korea. *Asian Oncology Nursing*. 12(4): 289–296.

Lee, Jung Lim and Kim, Keun Soon. 2011. The Relationships between Stigma, Distress, and Quality of Life in Patients with Lung Cancer. *Asian Oncology Nursing*. 11(3): 237–246.

Ministory of Health and Welfare. 2006. *Second term 10-Year Plan for Cancer Control.* Ministory of Health and Welfare.

National Cancer Center. 2010. *Cancer facts & figures 2010 in the Republic of Korea.* Ministory of Health and Welfare, National Cancer Center.

박인철（편）. 2010. *국가암관리사업：이론과 실제*. National Cancer Center.

（英語）

Ahn Eunmi, Shin Dong Wook, Cho Sung-il et al. 2010. Suicide Rates and Risk Factors among Korean Cancer Patients, 1993–2005. *Cancer Epidemiology, Biomarkers & Prevention* 19: 2097–2105.

（インターネット資料）

국가법령정보센터（最終閲覧二〇一五年八月二七日）
〈http://www.law.go.kr/main.html〉

중앙일보헬스미디어「유방재건술 성형아니야… 건보급여 적용해야」（二〇一四年一一月二六日閲覧）
〈http://jhealthmedia.joins.com/news/articleView.html?idxno=5974〉

칠곡경북대학교병원「건강정보 유방암 수술 후 유방재건술」（二〇一四年一一月二六日閲覧）
〈https://knumc.org:444/info_05_board/view.asp?table=asp_board_info_05&seq=38&page=1&SearchPart=BD_SUBJECT&SearchStr=&SearchCate=0〉

한겨레 21「유방재건술은 치료인가 성형인가」(二〇一四年一一月二六日閲覧)
〈http://h21.hani.co.kr/arti/society/society_general/32486.html〉
ENPOWERING BREAST CANCER（二〇一四年一一月二六日閲覧）
〈http://www.e-bec. com/implant〉

# 第10章　トランスジェンダーとトラウマ

高垣雅緒

## 1　はじめに

心的外傷後ストレス障害（以下、ＰＴＳＤ）とは重大な外傷的負荷（トラウマ）により自己の内部にストレスが惹起されうつ症状やフラッシュバック、時に自殺に追い込まれることさえあるなど臨床上重篤な症状を呈するトラウマとストレスあるいは関連疾患（Trauma-and Stress-or-Related Disorder（ＤＳＭ–５））とされている。心的外傷性をトランスジェンダー（transgender 本文では以下ＴＧと略、性別違和（Gender Dysphoria）と同義[1]）の病態性に敢えて当てはめてみると二重苦の構図が浮かび上がる。それは子宮内ホルモン環境やジャンク遺伝子[2]などの内因的トラウマと生育環境などの外因的トラウマとが重層し、かつ慢性的に負荷されると考えられるからだ。レノーア・Ｃ・テル（Lenore C. Terr）の分類によればそれはイヴェント事故のように単発なもの（トラウマ　タイプⅠ）ではなく、生涯に渡って繰り返し暴露され続ける持続するできごと（トラウマ　タイプⅡ）である(3)［Terr 1991: 148］。ＴＧの半数近くに自殺企図があることからもＰＴＳＤのフレームでＴＧの病態性を拡大的に論じることは臨床的に矛盾はない。ジリアン・シファード（Jillian Shipherd）らは九七名のＴＧへの質的調査からＴＧのトラウマ体験は一般人より高いことを報告している。ＴＧの実に九一パーセントが一度以上の潜在的トラウマ体験（ＰＴＥｓ（Potentially Traumatic Events：心身にＰＴＳＤを惹起する外傷性／内傷性イヴェントのことでトラウマ体験と同義））があるとし、半数に近い四三パーセントはジェンダーに関した事例であり、そのうち一七・八パーセントは医療の対象とされ、六四パーセントが著しい鬱状態に陥っていたと報告している［Shipherd et al. 2011: 17］。さらにスエーデン、ゲッチンゲン大学の三二四名のトランスセクシュアルについてのジェンダー適合手術後のフォローアップでは術後性別違和は緩和するものの術後一〇年目くらいから死亡率が一般人と比較して高くなることが報告されている［Cecilia et al. 2011］。予後を悪くする原因の大凡半分は福祉からの離脱、貧困、ホームレス、スティグマなどが原因での自殺によるものだ。トランジェンダーが暴露されるトラウマ体験は計り知れない。もはやトラウマを生きていると言っても過言ではあるまい。ＴＧの自殺企図率は非常に高く、うつ状態が原因と考えられることからＴＧは最早臨床的にＰＴＳＤと同じフレームで論じることは理解可能である［Pinna et al. 2009: 9］。

本章では、まずトラウマに関する最近の脳科学的知見をＴＧの視点でレヴューする。次にＴＧのトラウマの語りの事例について脳科学的知見を緒に考察してみる。最後にトラウマ視点でのトランスジェンダーの人権問題の最近の所在についても言及しＴＧのトラウマ性の理解を深めたい(4)。

郵便はがき

料金受取人払郵便

左京局
承認

3060

(差出有効期限
平成31年
6月30日まで)

606-8790

(受取人)
京都市左京区吉田近衛町69
京都大学吉田南構内

**京都大学学術出版会**
**読者カード係 行**

▶ご購入申込書

| 書　名 | 定　価 | 冊　数 |
|---|---|---|
| | | 冊 |
| | | 冊 |

1．下記書店での受け取りを希望する。

都道　　市区　店
府県　　町　　名

2．直接裏面住所へ届けて下さい。

お支払い方法：郵便振替／代引　　公費書類(　　　)通　宛名：

送料　ご注文 本体価格合計額　1万円未満:350円／1万円以上:無料
代引の場合は金額にかかわらず一律230円

**京都大学学術出版会**
TEL 075-761-6182　学内内線2589 / FAX 075-761-6190
URL http://www.kyoto-up.or.jp/　E-MAIL sales@kyoto-up.or.jp

お手数ですがお買い上げいただいた本のタイトルをお書き下さい。

（書名）

■本書についてのご感想・ご質問、その他ご意見など、ご自由にお書き下さい。

■お名前

（　　歳）

■ご住所

〒

TEL

■ご職業

■ご勤務先・学校名

■所属学会・研究団体

■E-MAIL

●ご購入の動機

A.店頭で現物をみて　B.新聞・雑誌広告（雑誌名　　）
C.メルマガ・ML（　　）
D.小会図書目録　E.小会からの新刊案内（DM）
F.書評（　　）
G.人にすすめられた　H.テキスト　I.その他

●日常的に参考にされている専門書（含 欧文書）の情報媒体は何ですか。

●ご購入書店名

都道府県　市区町　店名

※ご購読ありがとうございます。このカードは小会の図書およびブックフェア等催事ご案内のお届けのほか、広告・編集上の資料とさせていただきます。お手数ですがご記入の上、切手を貼らずにご投函下さい。
各種案内の受け取りを希望されない方は右に○印をおつけ下さい。　案内不要

## 2 トランスジェンダー視点でのトランスジェンダーの脳科学レヴュー

そもそもトラウマって何なのだろうか。ここではトラウマをトランスジェンダーの視点でミニレヴューしてみた。そもそも苦しみとは、人間が生きていく上で経験する最も基本的なものの一つであり、人間を束縛し、人間の自由を奪う苦しみから、我々は逃れることができない［クライマンら二〇一一］。そんなトラウマ体験が全てのヒトに等しく共通してPTSDを発症することがないのはどういう理由なのか、といった単純な理由からここではTGとトラウマの視点で脳科学をレヴューする。

TGの発症機転は外傷ではなく生来あるいは生い立ちの過程で生成された内傷によって身体症状を発現する一種のPTSDと考えることが出来る。TGにみられる性別違和は内因性トラウマ（intrinsic trauma）なのである。パウ・パッカード（Pau Packard）らは過去の恐怖体験（fearful memories）に対して暗黙の、必然的に含まれる＝内傷（implicit）と明白な、あからさまな＝外傷（explicit）記憶のどちらがPTSD形成に関与しているか皮膚伝導度（Skin Conductance Response：SCR）の測定により分析した結果恐怖の語り（fearful context）通りの恐怖（verbatim）に惹起される恐怖（gist-based explicit）より過去に体験した恐怖や記憶（implicit memory）がPTSD発症に関わっていることを明らかにしている［Packard et al. 2014］。つまりトラウマとは体験者の外に存在するものではなく自己の中に生成される意識の帰結なのである。過去に体験した恐怖や記憶（Implicit memory）がTG発症に関わっていることを示唆する面白い考察がある。エリザベス・ハーゲマン（Elizabeth Hageman）は異性との接触におけるコロニアニズム（colonialism）がトラウマを惹起することでTGを文化結合症候群（culture bond syndrome）として捉えようとする。トラウマとなる異性との接触が自己のアイデンティティーにトラウマとして作用し耐え難き現実から逃避する手段として魂から沸き起こる作用と機能の結果TGが発現する可能性が示唆されている［Hegeman 2013: 14］。

個々の脳にトラウマという刺激体験が付加されるとそれを［処理］しようと様々なニューロンのネットワーク（コネクトーム（connectome））が活性化される。コネクトームとは記憶中枢や視覚中枢など脳の様々なサイトが三次元的につながりあって特異的意識活動を発現するとした神経ネットワークの総和として理解される（図1上）。さらにドナルド・プファッフ（Donald W. Pfaff）はTGの発現はコネクトームへのジャンク遺伝子、ホルモン、習性などによる影響が関わっていると考えている（図1下）［Pfaff 1997: 94］。

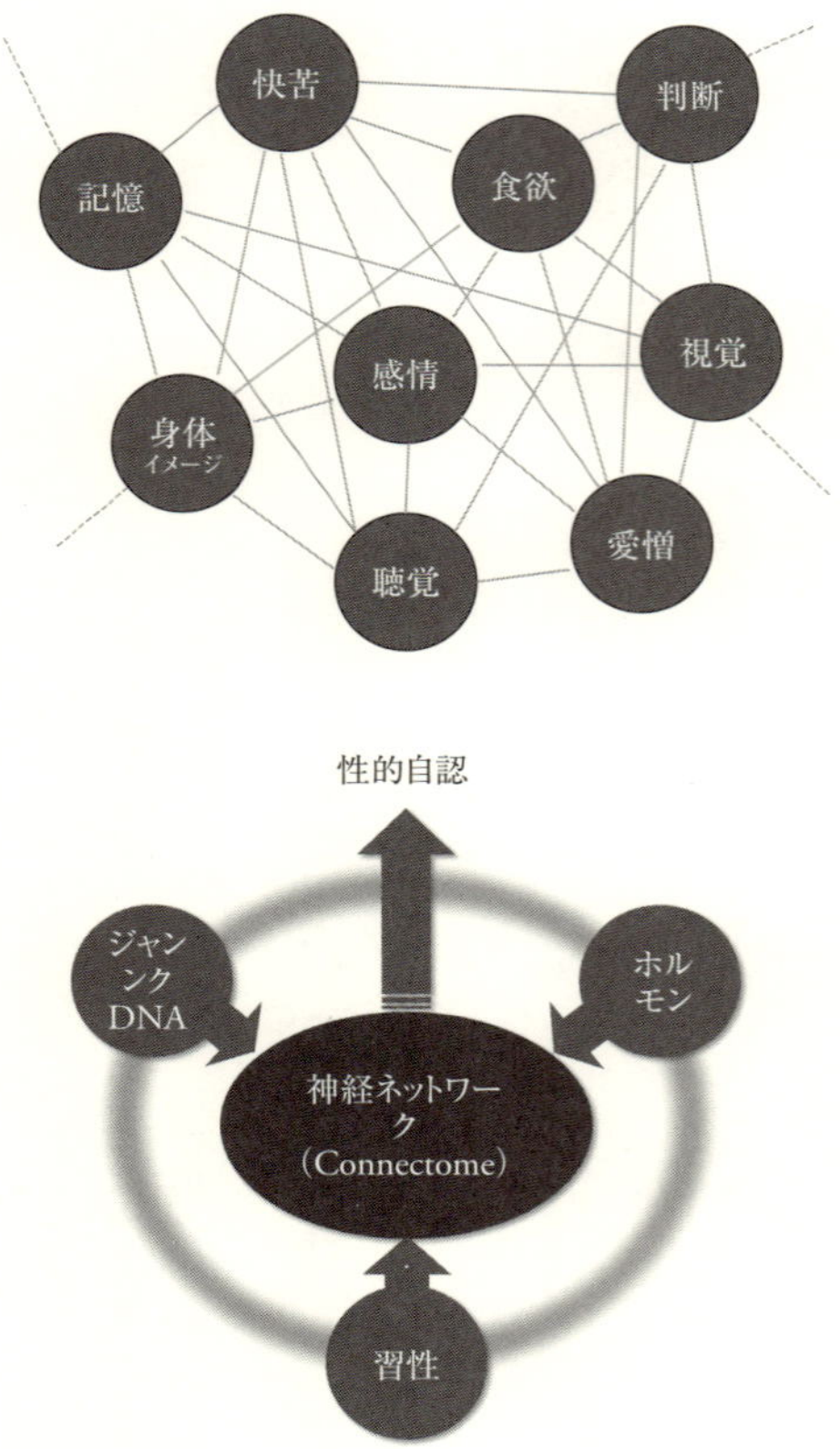

図1　神経ネットワーク（コネクトーム）の概念

コネクトームとは最新脳科学においても未だ解明が進んでいない概念であるが、大凡、意識現象で起こる性別違和のようなクオリア的問題における主観と客観のギャップに折り合いをつける中枢と末梢を包括するような神経ネットワークと解釈できる。あるものはトラウマ体験を上手く処理され解決するコネクトームを発現するが、あるものはネットワークが破綻しＰＴＳＤを発症する。発症の程度は個人のコネクトームの脆弱性（vulnerability）に依存する［Kirmayer et al. 2007; ヴァン・デア・コルクら二〇〇一］。サラ・ドリントン（Sarah Dorrington）らのトラウマ研究では、中―低給者は高給者に比してトラウマに晒されるリスクは高いにも関わらず性的トラウマを除きＰＴＳＤ発症率は低い、つまり、トラウマ体験とＰＴＳＤ徴候の間には特異的関係はなく個々のコネクトームのネットワーク自体の問題であるとしている［Dorrington et al. 2014］。一方で、ＰＴＳＤの慢性化とヒトの対峙についてスーザン・カーデル（Susan Cadell）らは、人生における大きな危機的体験や非常につらく大変な出来事を経験するなかで、いろいろな心の闘い・もがきなどをふまえ、むしろ、そのつらい出来事からよい方向、成長を遂げるような方向に変化することがあるとしてポスト・トラウマティック・グロウス（post traumatic growth：ＰＴＧ）という概念を提唱している。例えば、カーデルはカナダ人クライアント（五一・七パーセントは男性、四六パーセントは女性、二・三パーセントはＴＧ）を後天性免疫不全症候群（ＨＩＶ／ＡＩＤＳ）で失くした一七六名の介護者についての質的調査を行ったところ、介護者の四四パーセントはクライアントへの介入行為を通して自らＨＩＶ陽性となり、そのうち八六・四パーセントがＰＴＳＤの症状を呈したものの、八一・八パーセントにトラウマ成長（ＰＴＧ）が認められた。この研究はＨＩＶ陽性／陰性リアリティーに関する介護者のエスノグラフィーから得られたデータである［Cadell 2003: 15］。トラウマ成長（ＰＴＧ）はトラウマからの回復機転としてのトランスジェンダー化と関連しているのかもしれないが、解明にはさらなる研究が必要だ。

次に潜在的トラウマ体験（ＰＴＥｓ）の発症機序を脳のコネクトームに求めることの妥当性について見てみよう。トラウマに対する脆弱性（vulnerability）の臨床像としてうつ傾向が挙げられている。ラリー・ショーンフェルド（Larry Schonfeld）らは、公立大学の兵役後の復学学生一七三人のＰＴＳＤの調査を行い、うつや習慣的健康問題を持つ学生はＰＴＳＤに陥りやすいことを明らかにした。この結果はうつ傾向のある人はＰＴＳＤに陥りやすいという仮説を支持している[Schonfeld etal. 2014: 5]。うつはＰＴＳＤの危険因子なのかもしれない。ＰＴＳＤはうつ（depression）、恐怖（anxiety）、月経前不快気分障害（premenstrual dysphoria）のファミリーであるとさえ指摘する研究もある[Matsumoto et al. 2007: 10]。アンネ・コケ（Anne Koci）らは、妻へのイジメは三人に一人の高い割で起こるとし、三〇〇人の被虐待妻（abused wife）を四ヶ月ごとに七年間フォローアップした結果、精神的健全の低下（poor mental health）やうつ（depression）を示す妻は虐待（abuse）に遇いやすいことを明らかにし、特にうつはＰＴＳＤの発症予測因子（危険因子）であると指摘している[Koci et al. 2014: 35]。さらに、トラウマ体験に対する脆弱性（vulnerability）は文化的産物であることも示唆されている。メヴルティン・ハサノヴィック（Mevludin Hasanovic）らはボスニア・ヘルツェゴビナ紛争での兵士のＰＴＳＤの予測因子に道徳や宗教が絡んでいることを明らかにし、個人の中に教義化（internalize）された信仰や道徳観（Religious Moral Beliefs：ＲＭＢ）はＰＴＳＤの危険因子に成りうることを明らかにした[Hasanovic 2015]。

ＰＴＳＤとＴＧは神経伝達を担う伝達物質に対する受容体（receptor）異常として同じカテゴリーで論じられるのではないかとしての脱病理化研究は多数ある[Kirmayer et al. 2007]。事実うつ病や認知症で使われている薬は神経伝達物質の受容体の機能を増幅させ情報の伝達性を高めることで治療に供されている。このように脳科学的ではＰＴＳＤとＴＧはともに脳のコネクトームの正常範囲（normal variant）として同じカテゴリーで論じられるとした意見があるのだが……。

図２は神経シナプスでの刺激の伝達機能を説明する。脳神経の情報の伝達は、シナプスという神経伝達構造を介して

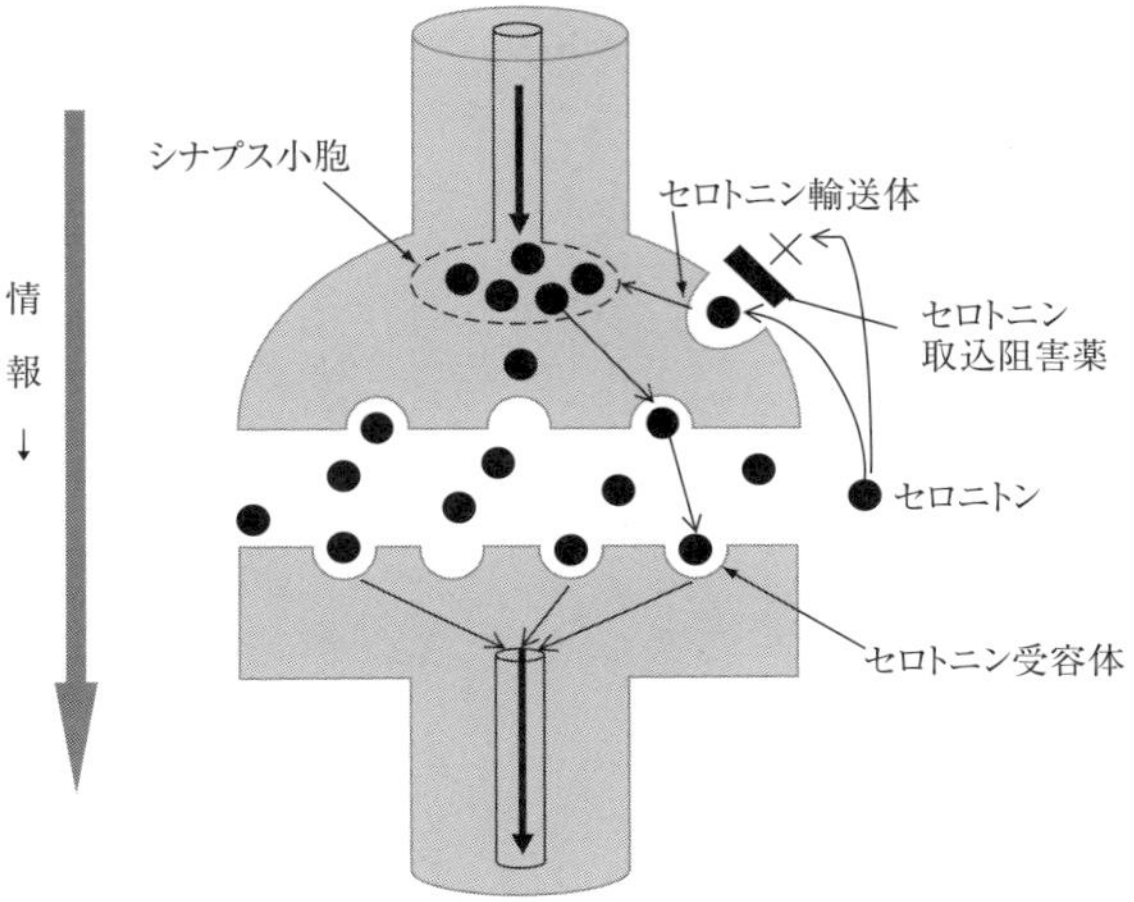


図２　神経線維と神経線維の接合部（シナプス）

コントロールされている。図1のような単極的なモデルではシナプス前神経終末に刺激が伝わるとシナプス小胞から興奮を伝達する神経伝達物質（セロトニン）が放出され、シナプス間隙を介してシナプス後神経線維の受容体に結合し刺激が伝達される。余剰の神経伝達物質はシナプス前神経線維終末のセロトニン輸送体を介してシナプス小胞に回収され再利用される。うつ病などで神経の興奮性を高める目的でセロトニン輸送体の機能をブロックする薬を投与するとセロトニンは再利用に供されることなくシナプス間隙に留まり神経伝達機能を高めようと働き続ける。これが抗うつ剤の作用機序である。ちなみに認知症の治療に用いられる抗アセチルコリン剤は同じような機序でアセチルコリンという神経伝達物質輸送体の働きを阻害してアセチルコリンのシナプス間隙の高い濃度を維持することで脳の意識や精神に賦活的に作用する。

　しかし意識現象で起こる性別違和のようなクオリア的問題は主観と客観のギャップのような難しい問題だ。単に脳のコネクトームで説明し尽くせる問題ではなさそうであり細胞といったミクロベレルまたは分子レベルまで意識の問題に取り込まないと解けないのかもしれない。精神科医の斎藤環はＤＳＭについて、客観的指標と決定的な病因論を欠くために、延々と疾患分類のリストを改訂し続けなければならない一八世紀状態であるとし、今やこの領域を圧倒的に支配するのは、ブルッセ的な認識論にもとづく生物学主義であると主張し、ラカンのように、脳と心の平衡関係を一切認めないという立場も精神医学の今後の展開に有力かつ魅力的であるとする。おそらくこのような展開にTGに対する認識論の理解にいたるアプリオリが存在しているように思われる。TGとトラウマの関係を理解するには意識とは何かについての解明が進む必要があるようだ。精神神経医療は科学としての医学をほとんど無視する一方で、神経伝達物質に介入するような薬剤を山のように投与して治療を行っていることに筆者も未だ理解が及ばなところであるが……。はたして精神や意識の安静は物質（薬剤）によってもたらされるものなのだろうか。宮地はきっぱりと、精神科治療においては患者の「心的事実」が重要であり、それが事実かどうか、証拠があるかどうかを証明する必要はないし、証明しようとすることは多くの場合、治療の妨げになると述べている［宮地二〇〇一］。そうだとすれば心的事実に寄り添ったエビデンスに準拠しない薬物（物質）に頼ることのない精神医療が実現すればとても素敵なことだ。しかし現状は決してそうではない。一方で宮地の考えは因果関係がすべてである司法にトラウマ事例が持ち込まれた場合は相容れないとする指摘もある［下坂一九九八：笠原二〇一二］。

以上、TGのトラウマ性を意識やうつ病といった精神的側面で見てきた。次に後述のTG語りとも関連するので身体という側面からTGのトラウマ性を簡単に追記しておく。ヒトの二次性徴の発現はTGにとってトラウマとなりうるというものだ。異物化する性器、声変わり、喉仏、乳房、男女両性（androgyny）の消失などで運命ずけられる二次性徴はTGの青年期においてしばしば深い抑うつ状態や時にその後持続する強い身体的違和感から自殺企図を持たらすほどの潜在的トラウマ体験（PTE）を惹起することが少なくない［インターネット資料：Delaying Puberty with the Help of the State］。オレゴン州では二次性徴がTGにトラウマをもたらすとして二次性徴抑制剤（gonadotropin-releasing hormone analogs）の治療費として二〇一四年より月額一〇〇〇ドルの補助金が支給されるようになった。二次性徴により惹起されるトラウマの語りについては後述する。

## *3* トランスジェンダーの語り――トラウマ脳科学の知見を緒に

以下にトランスジェンダー外来での自験例四人のＴＧの語りからＴＧとトラウマの関係を考察してみよう。事例１は幼少時の強姦体験が成人になってＴＧを発現した症例、事例２は二次性徴がトラウマ体験となった語り、事例３は女性ホルモン投与によりうつ状態が改善した男性から女性にトランス（male-to-femal（以下、ＭｔＦ））した症例、事例４はアンドロゲン不応症で女児として育てられ成人になって自殺した娘の父親の手記を元に伝播する親密なトラウマ体験の語りである。語りの部分には『』を付して記述した。

**〈事例１　男性としてレイプされた体験が元になってＭｔＦを〝発症〟した事例〉**

三八歳の男性が大学生の頃に先輩の男子学生にレイプされたことがトラウマとなり二〇年を経てトランスジェンダーだとする性自認に陥った。しかし彼はジェンダー適合医療を受ける意思も全くなく、もちろん治療歴もない。しかし彼のトランスジェンダーとしての自我はレイプによるトラウマが原因だと主張する。トラウマ体験が性器嫌悪感をもたらし得ることは報告されているが、レイプされたことが契機になってＴＧとなった事例の報告は見いだせない。そこでトランスジェンダー世界専門家会議（World Professional Association for Transgender Health、以下 WPATH）のインターネット上

のフォーラム（web forum）に事例をスレッドしたところ代表的な意見をピックアップしてみると、

1　性別違和の語りではなく、単なるＰＴＳＤでよい。

2　トラウマとトランスジェンダーは共存することが少なからずあるが、ＴＧがトラウマによって発症するとすれば、ＴＧは真の性自認ではないということになり診断ガイドラインに矛盾する。

3　トラウマがＴＧを発現する機転となるといった報告はない。この事例の性器嫌悪、ＰＴＳＤの語りは性別違和とは関係ない。

4　トランスジェンダーがトラウマを惹起することはあっても、トラウマがＴＧを惹起することはない。

以上のように専門家の意見は本事例のトラウマに対しては極めて懐疑的なものであり、おそらく性的ＰＴＳＤを契機にトランスジェンダーに陥ってしまったという被害者妄想を惹起した事例と思われるとした考えが大半であった。しかし、これらの考えはＴＧの概念が性自認や身体変工に捉われたものであり、本事例は身体の変工を望んでいないことから、カデルらの言うＰＴＧである可能性は否定できない。「性別違和（旧性同一性障害）」と診断して引導を渡すことで本症例のトラウマ感は軽減し、その後男性として上手く社会組織化出来ている。

**〈事例2　三八歳で男性から女性への性別適合手術を受けた医師、聡子先生の二次性徴とトラウマの語り〉**

厳格な家庭に育ち兄は有名大学の法学部へ、弟として育った彼女も私立の医学部を卒業して医師として働くも職場で患者に嫌悪感を抱かせてしまったことで自責し職を辞した。その後、アルバイトなどしながら女性として生き始めた頃、司法関係の仕事をする男性と知り合い結婚した。両親からは既に勘当されている。妻として幸せな家庭を維持しながら性別違和を生きてきた彼女がＴＧと二次性徴をどのように捉えてきたのか。

あくまでも個人的な意見ですが、私は思春期前に性自認がはっきりしているならばほんの少しであっても身体的性別の二次性徴は起こさせるべきではないと思います。その苦痛、どれだけ過酷かご想像もつかないと思いますが、私を含めてそれが原因で多くの性別違和（旧性同一性障害者）が二次性徴の発現に将来を絶望し、実際に自ら命を絶とうとしている現実があるんです。私も私の友人もたまたまそれ（命を絶つこと）に失敗したから現在まで生きながらえているというだけのことです。

人為的に二次性徴をブロックする弊害がどういったものになるのかは今後の研究が明らかにしていくことになるでしょう。合併症が起こるのか起こらないのかもまだ分かりません。しかし二次性徴をブロックしなかった場合、あるいはそれが手遅れになった場合にどのようなことになるのかは既に結論はある程度出ているのではないかと思いますよ。ただ、きちんとした統計が取れないために表に出ていないというだけで。

今回の小学校六年生の子に対する治療（二次性徴抑制）に当たった先生がラジオの取材に応えて「この治療を自殺しそうな子の緊急避難にしたくない」と言っていたのは、［自分が担当している子が自殺しそうだから］というのではなく上記のように［これまでのように二次性徴の苦痛が原因での自殺者を出さないようにしたい］、［そのために二次性徴を抑制する治療を標準化したい］という意味だったのではないでしょうか。生物学的理由で二次性徴の発露（initiation）の部分だけでも発現させて、その後の二次性徴をブロックすると言ったやり方にも反対です。二次性徴によりどんどん自分の身体ではなくなっていく過程。それは進行性筋萎縮性側索硬化症のように徐々に全身の筋肉が麻痺し、何年もかかってついには呼吸筋まで麻痺してしまう、そのような病態に似ています。

二次性徴の発現を機にＴＧが具現化した事例だと思われる。性別違和感に加えてじわじわと異性化する身体変化が二重苦となって自殺に追い込むほどのトラウマ体験となりうるのである。外傷などで身体の一部が変工（例えば四肢の切断など）されるようなトラウマ体験とは異なり、時限装置のように必然的に組み込まれた避けることのできない身体性徴の変化はＴＧにとってはまさに恐怖なのかもしれない。

**〈事例３　ホルモン療法によりうつ症状が軽減した症例〉**

五二歳ＭｔＦ。中学生の頃から性別違和感があり、その頃から母親の服を着ることがあった。大学生頃から自分は女性だと思い込むことで安心するようになった。大学入試も司法試験も女性性を意識することでパワーが発揮できた。二四歳で弁護士になったが二八歳頃から自律神経失調症や躁鬱病という診断で精神科通院していたが入院歴はない。クライアントとのトラブルが原因で四〇歳台で弁護士を休業。ＴＧと診断された。三五〜三六歳から女装を始めるようになるが両親に反対されて、『妹の葬式の時に髪を切られ父はわたしの女装をガンといやがる』、母は［しようがないなあ］とされながらも［女装服］を捨てられたことがある。そんな彼女は両親に従順で部屋には男の姿が映る鏡は置かない。実家から離れて一人で住む自分のマンションに帰っては変身して外出など楽しんでいる（双極的）。性愛対象は一貫して女性であり自己の陰茎に対する忌避感はなく性別適合手術も希望していない。そんな彼女が女性ホルモン投与によりＭｔＸ[5]だとする性自認を持つに至り、うつ症状が軽減し徐々に仕事に復帰している。抑圧的家庭環境の中で男と女を行き来することで双極性障害を来した事例と思われる。男の状態でいることが［うつ］とすれば女でいられる時が［躁］なのであろう。自分のセクシュアリティーを様々な環境因子（家族関係、社会関係、自身の身体）などと折り合いをつけジェンダーＸ（ＭｔＸ）というセクシュアリティーを自覚できるようになったことは歓迎すべきであろう。女性ホルモンは当事者にとって精神的に安定をもたらすような事例には女性ホルモンは対症療法としての価値は十分ある。うつ状態はトラウマの危険因子であるという考え[Gorin-Lazard et al. 2012: 9; Gorin-Lazard et al. 2013: 201]にも矛盾しないように思われる。

〈**事例4**〉

アンドロゲン不応症(androgen insensitivity syndrome: AIS)(6)で自殺した二一歳の娘の父が一周忌に手記を残している。二一歳になろうとする娘は当時国立大学医学生でAISが原因でボーイフレンドにも去られ下宿のアパートの玄関にチェーンを掛けて室内で練炭自殺した。生後三ヶ月検診で両側卵巣ヘルニアを指摘され六ヶ月時に整復手術を受けた。しかし術中肉眼的に、ヘルニア内容物が卵巣ではなく睾丸ではないかと疑われたため病理検査の結果AISと診断されたがご両親は娘さんには伝えなかった。医学生となりボーイフレンドと付き合うようになって月経様不正出血を訴え、両親はまさかの思いで精査を受けさせたがAISの診断には間違いはなかった。この時初めて娘さんにも事実が伝えられ睾丸摘出などの治療がなされていくが、娘さんにとっては子宮の有無は女性として大きな意味を持っていたようで、超音波検査後子宮はないと断言されショックだったようだ。娘さんには事実を知らせず既に確立し自認(internalize)されたアイデンティティーを科学の名の下に変更を余儀なくされてももはや修正はできなかった。このような事例もジェンダーとトラウマに惹起されたPTSDとして捉えることが出来る。娘さんの自殺一周忌に医師であった父親が心の内を記している[竹内二〇〇八:四七]。以下に抜粋してみる。

「遺書には体のこと、恋愛のこと、その他多くのことが重なったので死ぬと書いてあった。恨み言はなかった。死後娘の携帯メイルにはボーイフレンドとのやりとりが多くあり、最後の電話もボーイフレンドだった。私はＡＩＳのこと、恋愛のこと、それに勉強の忙しいことが原因と思っていたが、他にも原因があったかもしれない。人は幾つかの原因が重なり、追い込まれて自殺すると言われるが、正にその通りの文面であった……」として自殺は避けられない所に追い込まれていたことが伺える。思い詰める量があるレベルを超えると不可逆的になることを示唆している。そして自殺を考えている人へ次のようなメセージを残している。「一人きりにならない。少しでも良い、一緒に生きてきた人と話してみよう。自分の苦しみに対する認識が変わるかもしれない〔中略〕残される人の悲しみ、負担を考えれば、簡単には死ねない……」。さらに医師に対しこう述べる、「患者は一縷の望みを持っている。その望みを断つ時期と必要性を考える。決定や告知を迅速にすることが、常に正しいとは限らない。時間をかければ事実を受け入れられるようになるかもしれない……」。最後に死後の世界について次のように考察している。「自殺者は地獄に落ちると言われる。私は、地獄や天国は生きている人の中にあると考えるようになった。娘が生まれた時私は天国に行ったが、ＡＩＳと診断された時は地獄へ、その後はその間をうろうろしていたが、娘の自殺で地獄に戻ってきてしまった。今考えると一緒に暮らせた時間は、山あり谷ありで楽しかった。死ぬと天国に行けないのはもっともだと思う。生きているからこそ天国を味える。娘は天国からも地獄からも解放されたと思う。弔いの儀式は死者を導くのではなく、残された人に落ち着きや平安を与える。こんな考え方は精神的に健全な状態（spiritual well being）ではないかも知れない……。」このように書き残してその二年後にご両親は娘さんに会いに行こうとするがごとく同じように練炭自殺した。自殺の二年前にこれほど冷静な文章が書けることに驚きを禁じ得ない。娘を亡くしたトラウマからの快復には天国への同じ入り口を通って娘に会おうとする行為でしかトラウマを克服できなかったのであろう。

# 4　トラウマと人権

最後に、トランスジェンダーの最近の人権の問題の現在の主な所在についてトラウマという視点で述べてみたい。

## （1）脱精神医療化

ＴＧは精神疾患か？　診断基準では精神状態の健在性が前提条件とされるが依然精神疾患に分類され多くは精神神経科の診断が求められるのである。そもそも、ハリー・ベンジャミン（Harry Benjamin, 1885–1986）の原著『性転換現象（Transsexual Phenomenon）』によればＴＧは精神疾患ではないことが既に述べられている。すべての症例に当てはまるものではないが、ホルモン療法や性別適合手術によりＴＧの性別違和感は改善されることが既に分かっていて、概してＴＧは非精神的課題であると述べている。さらに生物学的知識が豊富な精神科医はＴＧへの精神医療を否定している［Harry 1966］。筆者の友人でトランスパイオニアであるミシガン大学名誉教授リン・コンウエイ（Lynn Conway）やシカゴ大学主任教授デイドレ・マクロスキー（Deirdre McCloskey）のいずれもが精神的医療の無効性を指摘している。彼女らは一九六〇年代に精神異常者とされ当時の高圧水治療（消防車のホースのようなもので高圧の水をかける、や、頭部に電流を流す電気けいれん療法など、当時の精神医療では普通に行われていた）など現在では虐待といわれるべき〝精神科治療〟が施され、同時に家族や社会から葬り出された（電気けいれん療法は現在も重篤な精神疾患患者に施されているがエヴィデンスはないか乏しい［Jeffries and Rakoff 1983: 28］）。しかし自己の苦悩と家族を失った悲しみの中で本来の性を取り戻すことで大いなる成功を獲得していく彼女らの人生はまさにサクセスストリー。彼女らの性を変えることではなく、本来の性を獲得する語りは女性になることでしかトラウマを克服できなかったことは明らかだ。マクロスキーは医師でもある筆者に対して『当事者に寄り添った治療の実現』を訴えている。しかし現在も当事者は依然精神医療に取り込まれている精神異常者とされ当事者の苦悩はあまり変わっていない。もはや人権問題と言わざるを得ない。たとえ性別違和（旧性同一性障害）なる精神疾患があるとしても、その診断行為に関わる精神医療に対する人権上の非難は避けられないとしてロンドン大学法学部教授ステフェン・ホワイト（Stephen Whittle）らはアカデミズムの中で当事者の立場で人権擁護を主導している。

## （2） 医療者のスタンス

トロント大学の臨床心理学者でＴＧに詳しいケネス・ツッカー（Kenneth Zucker）らは青年期ＴＧについて幾つかの兆候を見出している。それは、低い知能指数（ＩＱ）、低い社会階層、移民、家族の不遇、それに小児期の習性異常はＴＧ発症とは無関係であるとするもである［Bailey 2003］。しかしこれらの要因は慎重に精査されたとは考えられない。両親の離婚と低い社会階層は珍しいことではなくむしろ非常にありふれた状況であり、実際にそう言った環境に生育した青年がトランスセクシュアルになることは稀なのである。ツッカーの視点は偏見に満ちた先入観に捕らわれていることとは明らかだとの批判がある［インターネット資料 Kenneth J. Zucker; National Academy Press claims regarding the scientific quality of Bailey's book: With Out］。ツッカーはトロント大学ＴＧ部門長で長年小児ＴＧの診断と治療に尽力、さらにＤＳＭ-5改定にはＡＰＡのＴＧワーキンググループのヘッドを務めた。しかしツッカーらのＴＧに対する矯正治療（conversi on therapy）は人権上問題だとして二〇一五年アメリカ精神神経学会はＴＧの矯正治療を自粛するよう勧告されている［インターネット資料 Guidelines for Psychological Practice with Transgender and Gender Nonconforming People Adopted by the Council of Representatives.］。

### （3） 宗教とトランスジェンダー

ＴＧのトラウマと人権といった切り口で、宗教によって強制されるトランスについて述べてみたい。イランなどイスラム圏では宗教上同性愛は死罪で罰せられる。しかし政府は性器変工という逃げ道を用意しているのだ。つまり同性愛者の一方が性転換すれば異性愛カップルとして容認されるのである。しかしほとんどの同性愛者は性器変工というトラウマから逃れようとして隣国のトルコに亡命を試みるのである（Iran's Sex Change Solution）［インターネット資料 Iran's Sex Change Solution.］。イスラム教では性器変工すれば性別は変えられるとするのに対してカトリックでは性別は性器変工後も変わらないとする考えと大きく異なる。つまりイスラムでは同性間でも片方が性器変工すればセックスは許されるのに対して、カトリックでは司教は性器変工（ＭｔＦ）しても司教を追われることはないが、ＦｔＭは司教にはなれない［インターネット資料 VATICAN-TRANSSEXUALS.］。このように解釈することでＭｔＦ司教の立場を擁護する狙いがあるものと思われる。

## （4）トランスフォビア

トランスフォビア（transphobia）とはシスジェンダー（cis-gender）[7]がTGに対して抱いているどうしようもない嫌悪感のことでTGにとってトラウマ起源の一つであり、シスジェンダーにとってはTGに対する殺人の動機の一つともされている。米国では二〇一五年八月までの一年間に一七人のFtMが殺害されている。一五名は黒人FtMであった。二〇一一年トランスジェンダーに対する差別に関する国民調査（National Transgender Discrimination Survey）が六〇〇〇人以上のTGについて調査した結果によると、家族から拒否、家族や学校のいじめ、警官による暴行、家の賃貸時の差別、ホームレス、医師からの診療拒否などが高率に認められたと報告している。四一パーセントは自殺を意識し、シスジェンダー、ゲイ、レズの二倍、そして一般の一〇倍という高率であった。黒人の事例ではより高率であった。米国では心理カウンセラーなどが病院、学校、大学、避難所、刑務所などで当事者の擁護に当たっているらしいが、、殺人件数は一向に減らない［インターネット資料 David S Byers and Joel Coburn: Do the New APA Guidelines for Transgender-Affirmative Care Go Far Enough?］。ロサンジェルス群保安局はトランス女性の五九パーセントが収監中に性的暴行を受けていることを受け、二〇一五年末からトランスジェンダー女性（transgender woman）を女子刑務所に移動させるとしている。女性としての更生プログラム、職業訓練、女性就労プログラムなどの教育を終えた後、専門官により性器のみではなく、ジェンダーアイデンティティーや犯罪歴など多肢に渡って分析評価し女子刑務所への移動が妥当かどうか最終判断がなされている［インターネット資料 A Promising New Policy for Transgender Inmates.］。

# 5 おわりに

そもそもTGとする疾患概念は存在するのであろうか。トラウマといった概念は現時点では科学的文脈で記述することは困難である。ジェニファー・ディモーロ（Jennifer DiMauro）らの総説によればPTSDの診断には六三万六一二〇通りの多様な方法があるという。PTSDといった科学的概念はないと言っても良いのかもしれない［DiMauro et al. 2014: 28］。ニューヨーク大学のアイザック・ギャラザー＝レヴィー（Isaac R. Galatzar-Levy）らもDSM診断カテゴリーに当てはまるPTSDはDSM-Ⅳでは七万九七九四通り、DSM-Ⅴではその八倍の六三万六一二〇通りの組み合わせによる診断が可能だという。ストレッサーの多様性が原因だとされている［Galatzar-Levy and Bryant 2013: 8］。

図3はアメリカ精神神経学会（American Psychological Association; APA）が制定する精神疾患の診断と統計マニュアル（Diagnostic and Statistical Manual of Mental Disorder：DSM）に収録される疾患数の改定ごとの推移を筆者が図にまとめたものである。一九五二年の初版以来おおよそ一五年毎に改定され最新は二〇一三年に改定されたDSM-5である。通常DSMは世界保健機構（WHO）の国際疾患分類（ICD）にそのまま収録される。疾患数が経時的に直線的に増加していることがわかる。つまり精神疾患は患者の病態に基づいて診断されるものではなく時代とともに精神疾患が人為的に［生成］されていることを示唆している。根拠に基づかない医療（Evidence-free medicine）と言っても過言ではない。精神疾患は新規に止めどもなく作られるのである。理由については本章では控えたいが科学的根拠はなさそうである。筆者は精神医療の再考（むしろ解体）を期待している。宮地は精神科治療においては患者の「心的事実」が重要であり、それが事実かどうか、証拠があるかどうかを証明する必要はないし、証明しようとすることは多くの場合、治療の妨げにな

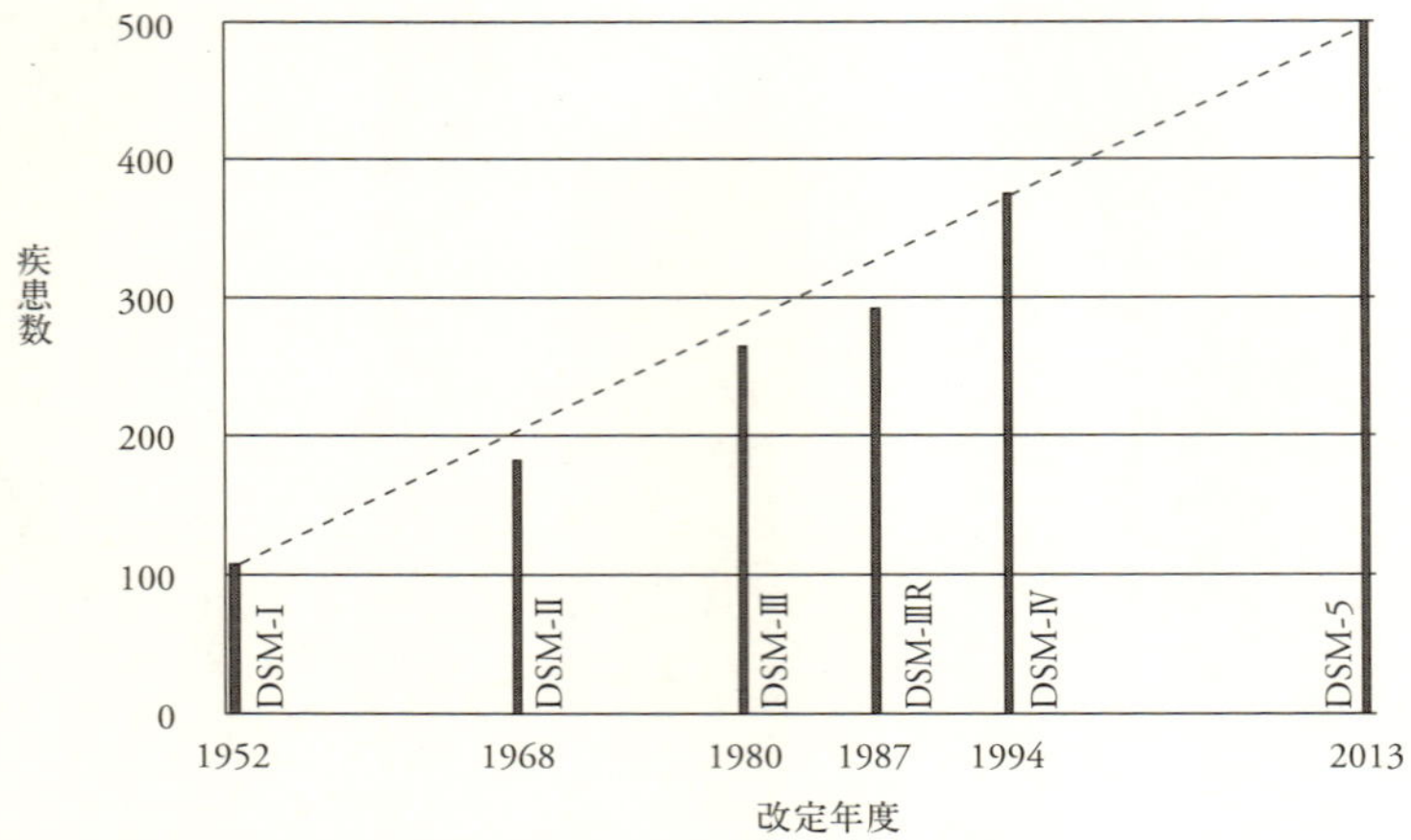


図 3　精神疾患の診断と統計マニュアル（DSM）に収録される疾患名の数

ると述べている［宮地二〇〇一］。この患者に寄り添うスタンスは受療者から見れば歓迎されるべき態度でありTGにも当て嵌まるかもしれないが、医療といった枠組では到底受け入れられないスタンスである。DSMにみられる疾患数の直線的増加はそういったスタンスの社会的表れなのかもしれない。筆者は精神医療を目の敵にするつもりは毛頭ないが、斎藤やクライマンが指摘しているように精神医療の再考が迫られているのも事実である。精神医療にはそれ自体トラウマ性が内在しているのだ。精神病とレッテルを貼られることで患者のストレスは大きい［インターネット資料 Johns Hopkins Psychiatrist: Transgender is 'Mental Disorder;' Sex Change 'Biologically Impossible.'］。精神状態が改善されればなんの問題もないのであるが、多くの場合は改善は愚か薬漬けで非症化していることが少なくない。精神医療に回収されること自体がトラウマなのである。ある者は社会的規範から除外されることを余儀なくされる。また犯罪者には精神医療に回収されることで無罪化されるのである。医療者の中にこのような認識は少なからずある。筆者の体験であるが、ある脳神経外科教室の講師がうつ状態から入院したことが教授に知られ、教授は直ちに精神科病棟から講師を引きずり出した。教授は当時精神医学には拒否的であった。講師はその後他大学に移り研究活動を全うした。

人は［誤った］生殖器部分や性自認を持って生まれたとしても、そのことが自動的に男か女を決めるものではない。性的自認は自己の内面の問題だ。どんなに社会が洗脳しようとしても長年培われてきた性のアイデンティティーは容易には変更できない。結果トランスジェンダーはありのままで受け入れられるべきなのである。人類学ではジェンダーは社会によって規定されるものであり、その規範や役割も必然的に社会的に規定されているとされるのであるが、しかし、もしもジェンダーそのものが遺伝的にクオリア修飾されている修正不能な部分があるとすればジェンダーの概念は大きく変わり、むしろ逆にジェンダーが社会を定義出来るようにジェンダーを規定し直さなければなるまい。実際、ジェンダーロールは現在社会においてますます曖昧になっている。トランスジェンダー達の語りや生き様はジェンダーが社会を変え規定し直しているように思えてならないのである。つまりジェンダーとは単に男・女といった二項定理的な規定をはるかに超えたスピリットとしてヒトが生存していくためのエネルギーとして働いているのではなかろうか。そろそろジェンダーを定義し直した方が豊かな社会が得られるような気がしている。

注

（1）　TG: Transgender（Gender Dysphoria 性別違和と同義）。

（2）　ジャンク遺伝子（J-DNA）とは一見無駄に見えるような科学的作用が未解明の塩基配列領域で決して「無駄な領域」ではない。重要な働きが報告されつつあり、現在の分子生物学の知識では解明されていない配列。

（3）　子供のトラウマ研究についての先駆者であるテル（Terr）は、トラウマを急性単回性のI型トラウマと長期反復性のII型トラウマに分けている。前者は災害や事故、後者は虐待やアウシュビッツ収容所での体験などが代表例であろう。しかしI型もフラッシュバックなどでII型との鑑別が困難な事例もある［Terr 1991］。

（4） 本研究は科学研究助成事業萌芽研究「トランスジェンダーの民族誌―タイと日本の比較研究―」No. 23652198により研究助成を得た。

（5） GRS: Gender Reassignment Surgery ジェンダー適合手術（身体変工）、MtF: Male-to-Female 男性から女性への身体変工、FtM: Femal-to-Male 女性から男性への身体変工を意味する。

（6） アンドロゲン不応症（androgen insufficiency syndrome AIS）は男性仮性半陰陽に分類される性分化異常の一つで、男性ホルモン（アンドロゲン）は分泌されるもののそれに支配される側のアンドロゲン受容体異常により性線が分化せず女性化される結果、青年期なって月経異常から解剖学的に男性であることがわかることでアイデンティティーとしての性別の仕切りに直しを余儀なくされる。耐えられずに自殺する事例が少なくない。

（7） Cis-gender: シスジェンダーheterosexual（異性愛者）と同義。

## 参照文献


ヴァン・デア・コルク、ベセル・A＆アレキサンダー・マクファーレン＆ラース・ウェイゼス編　二〇〇一『トラウマティック・ストレス　PTSDおよびトラウマ反応の臨床と研究のすべて』西澤哲監訳、誠信書房

笠原敏夫　二〇一一『加害者と被害者の〝トラウマ〟――PTSD理論は正しいか』国書刊行会。

クライマン、A＆J・クライマン＆V・ダス＆P・ファーマー＆M・ロック＆E・V・ダニエル＆T・アサド　二〇一一『他者の苦しみの責任　ソーシャルサファリングを知る』　みすず書房。

下坂幸三　一九九八「心的外傷論の拡大に反対する」『精神療法』二四：二〇-二七。

竹内　亨　二〇〇八『娘の一周忌を迎えるにあたって』　鹿児島市医報　四七（八）。

宮地尚子　二〇〇一「想像力と意味：性暴力と心的外傷試論」酒井明夫、下地明友、宮西照夫、江口重幸編『文化精神医学序説：病い・物語・民族誌』一九〇-二一七ページ、金剛出版。

Bailey, J. and Michael. 2003. *The man Who Would Be Queen: The Science of Gender-Bending and Transsexualism*. Joseph Henry Press. Washington DC

Cadell, Susan 2003. Trauma and growth in Canadian carers. AIDS Care. 15(5): 639–48

Cecilia, Dhejne, Paul Lichtenstein, Marcus Boman, Anna L. V. Johansson, Niklas Langstrom and Mikael Landen. 2011 Long-Term Follow-Up of Transsexual Persons Undergoing Sex Reassignment Surgery: Cohort Study in Sweden. *PLoS ONE* www.plosone.org February 2011 Volume 6 Issue 2 |e16885

DiMauro, Jennifer, Ssrah Carter, Johanna B. Folk, and Todd B. Kashdan. 2014. A historical review of trauma-related diagnoses to reconsider the heterogeneity of PTSD. *Journal Anxiety Disord*. 28(8): 774–786

Dorrington, Sarah, Helena Zavos, Harriet Ball, Peter McGuffin, Fruhling Rijsdijk, Sisira Siribaddana, Athura Sumathipala, and Matthew Hotopf. 2014. Trauma, post-traumatic stress disorder and psychiatric disorders in a middle-income setting: prevalence and comorbidity. *The British Journal of Psychiatry*. 2014 Sep 25. pii: bjp. bp. 113.141796. [Epub ahead of print]

Galatzer-Levy, Isaac R. and Richard A. Bryant. 2013. 636,120 Ways to Have Posttraumatic Stress Disorder. *Perspectives on Psychological Science*, 8(6): 651–662

Gorin-Lazard, Audrey, Karine Baumstarck, Laurent Boyer, Aurélie Maquigneau, Stéphanie Gebleux, Jean-Caude Penochet, Dominique Pringuey, Frédérique Albarel, Isabelle Morange, Anderson Loundou, Julie Berbis, Pascal Auquier, Christophe Lancon, and Mireille Bonierbale. 2012. Is hormonal Therapy associated with better quality of life in transsexual? A cross-sectional study. *The Journal of Sexual Medicine,* 9(2): 531–41.

Gorin-Lazard, Audrey, Karine Baumstarck, Laurent Boyer, Aurélie Maquigneau, Jean-Caude Penochet, Djm Pringuey, Frederique Albarel, Isabelle Morange, Mireille Bonierbale, Christophe Lancon, and Pascal Auquier. 2013. Hormonal Therapy is associated with better self-esteem, mood, and quality of life in transsexuals. *The Journal of nervous and mental disease,* 201(11): 996–1000.

Hasanovic, Mevludin and Izet Pajevic. 2015. Religious Moral Beliefs Inversely Related to Trauma Experiences Severity and Presented Posttraumatic Stress Disorder Among Bosnia and Herzegovina War Veterans. *Journal of Religion and Health,* 54(4): 1403–15.

Harry, Benjamin. 1966. *The transsexual phenomenon*. The Julian Press, Inc. Publishers, New York.

Hegeman, Elizabeth 2013. Ethnic syndromes as disguise for protest against colonialism: three ethnographic examples. *Journal of Trauma & Dissociation,* 14(2): 138–46.

Jeffries, Joel J., and Vivian M. Rakoff. 1983 ECT as a form of restraint. *The Canadian Journal of Psychiatry,* 28(2): 661–3.

Kirmayer, Laurence J. Robert Lemelson and Mark Barad. 2007. *Understandig Trauma Integrating Biological, Clinical, and Cultural Perseptives*. Cambridge University Press.

Koci, Anne F., Judith McFarlane, Sandra Cesario, Lene Symes, Ann Bianchi, Angeles Nava, Heidi Gilroy, Fuqin Liu, René Paulson, Nora Montalvo-Liendo and Hossein Zahed. 2014. Women's Functioning Following an Intervention for Partner Violence: New Knowledge for Clinical Practice from a 7–Year Study. *Issues in Mental Health Nursing,* 35(10): 745–55.

Matsumoto, Kinzo, Giulia Puia, Erbo Dong and Graziano Pinna. 2007. GABA(A) receptor neurotransmission dysfunction in a mouse model of social isolation-induced stress: possible insights into a non-serotonergic mechanism of action of SSRIs in mood and anxiety disorders. *Stress*. 10(1): 3–12.

Packard, Pau A., Antoni Rodríguez-Fornells, Lilian M. Stein, Berta Nicolás, and Lluis Fuentemilla. 2014. Tracking explicit and implicit long-lasting traces of fearful memories in humans. *Neurobiology of Learning and Memory,* 2014 Sep 22. pii: S1074–7427(14)00166–X. doi: 10.1016/j. nlm. 2014.09.004. [Epub ahead of print]

Pfaff, Donald W. 1997. Hormones, genes, and behavior. *Proceedings of the National Academy of Sciences of the United States of America,* 94(26): 14213–6.

Pinna, Graziano, Erminio Costa and Alessandro Guidotti. 2009. SSRIs act as selective brain steroidogenic stimulants (SBSSs) at low doses that are inactive on 5–HT reuptake. *Current Opinion in Pharmacology*, 9(1): 24–30.

Schonfeld, Lawrence, Lawrence A. Braue, Sheryl Stire, Amber M. Gum, Brittaniy L. Cross and Lisa M. Brown. 2014. Behavioral Health and Adjustment to College Life for Student Service Members/Veterans. *Journal of American College Health* 2014 Sep 25: 0. [Epub ahead of print]

Shipherd, Jillian C., Shira Maguen, W. Christopher Skidmore and Sarah M. Abramovitz. 2011. Potentially Traumatic Events in a Transgender Sample: Frequency and Associated Symptoms. *Traumatology* 17(2) 56–67.

Terr, Lenore C. 1991. Child traumas: An outline and overview. *The American Journal of Psychiatry*, 148: 10–20.

## インターネット資料

A Promising New Policy for Transgender Inmates. New York Times, The Opinion Pages By Anna North September 11, 2015 6: 10 pm at
〈http://takingnote.blogs.nytimes.com/2015/09/11/a-promising-new-policy-for-transgender-inmates/?smid=fb-share&_r=0〉

David S Byers and Joel Coburn: Do the New APA Guidelines for Transgender-Affirmative Care Go Far Enough? at slate.com:
〈http://www.slate.com/blogs/outward/2015/08/28/new_apa_guidelines_for_transgender_care_do_they_go_far_enough.html〉

Delaying Puberty with the Help of the State at
〈http://www.theatlantic.com/health/archive/2014/10/delaying-puberty-with-the-help-of-the-state/381366/〉

Guidelines for Psychological Practice with Transgender and Gender Nonconforming People Adopted by the Council of Representatives, August 5 & 7, 2015.（PDF is available on
〈http://www.apa.org/practice/guidelines/transgender.pdf〉）

Iran's Sex Change Solution
http://www.bbc.co.uk/programmes/b04pkr3v

Video news also available on You Tube at
〈https://www.youtube.com/watch?v=Wg51RnpGn9k〉

Johns Hopkins Psychiatrist: Transgender is 'Mental Disorder;' Sex Change 'Biologically Impossible' at
〈http://www.cnsnews.com/news/article/michael-w-chapman/johns-hopkins-psychiatrist-transgender-mental-disorder-sex-change〉

Kenneth J. Zucker on transsexualism at
〈http://www.tsroadmap.com/info/kenneth-zucker.html〉

National Academy Press claims regarding the scientific quality of Bailey's book on
〈http://ai.eecs.umich.edu/people/conway/TS/Bailey/BaileyQuotes.html〉

VATICAN-TRANSSEXUALS. Vatican says 'sex-change' operation does not change person's gender. By John Norton Catholic News Service Jan–14–2003 (710 words) xxxi

With Out. ban on transgender conversion therapy, counseling may change on
〈http://www.ctvnews.ca/canada/with-ont-ban-on-transgender-conversion-therapy-counselling-may-change-1.2419823〉

# 第11章　日本の都市部におけるＨＩＶ
## ――シンデミクス理論を用いた文化人類学的分析

アンソニー・ディステファノ
萩原卓也・桜井良太　訳

## *1*　はじめに――ＨＩＶ問題を読み解く

### （1）日本におけるＨＩＶの疫学

日本はＨＩＶの発症が低い水準にある国として広く認識されている[Suguimoto et al. 2014; Wada et al. 2013; Koerner and Ichikawa 2011]。日本政府による報告書のなかに提示されている調査データは、この認識を支持している。しかしながら、その報告書の内容を綿密に検証してみると、そこには重要な情報が含まれていないことがわかる。

公式な診断数が初めて報告された一九八五年から二〇一三年までのあいだに、累計二万三〇一五件のＨＩＶ感染者

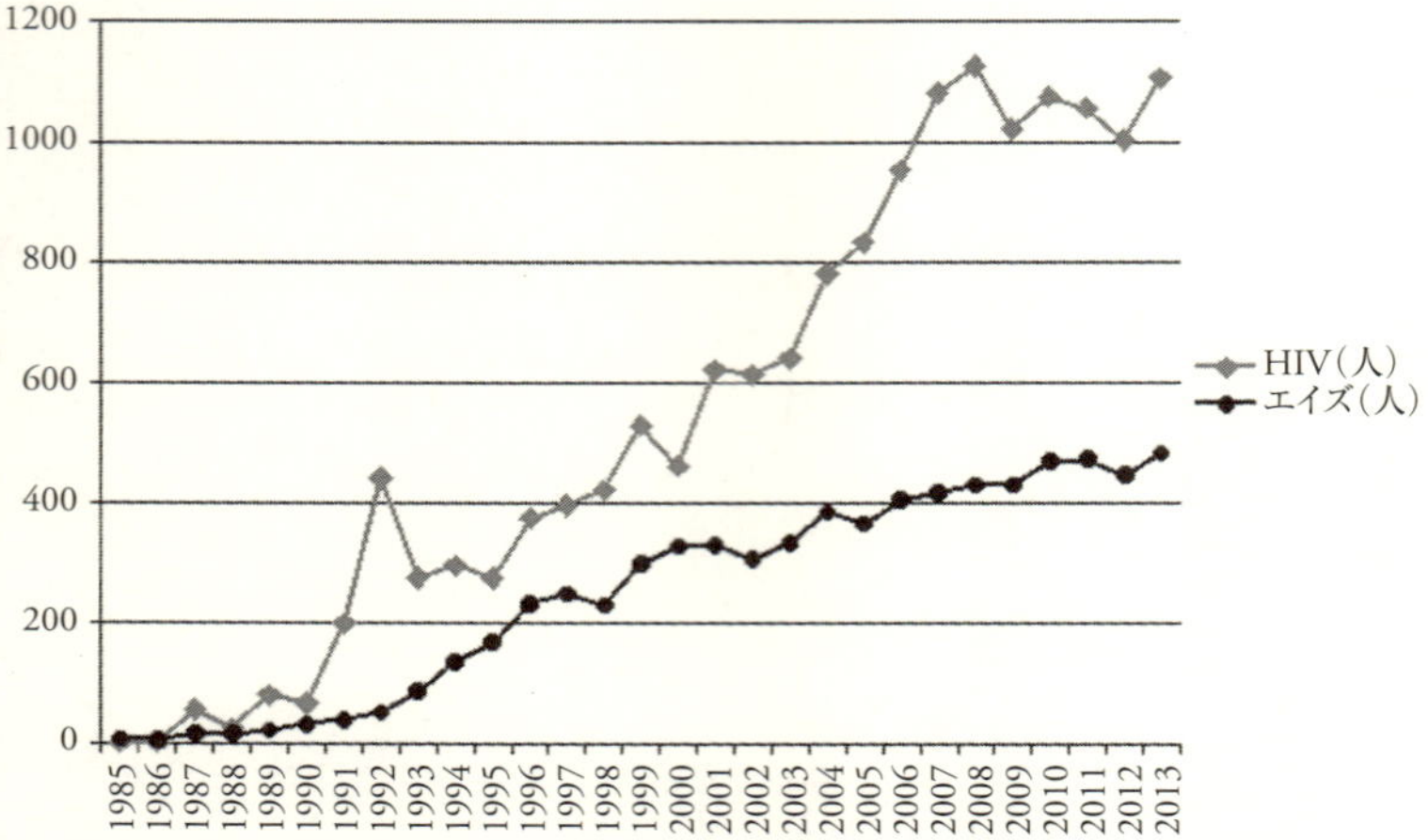


図１　日本における新規 HIV 感染者および AIDS 患者報告数の年次推移（1985 年–2013 年）

出典：厚生労働省エイズ動向委員会による平成 25（2013）年エイズ発生動向（2014 年 5 月 23 日）

数が報告されており、そのうち七二〇三件（三・三％）はＡＩＤＳ患者数である［厚生労働省二〇一四ａ］。注目すべきことに、日本の調査制度はＨＩＶ感染者とＡＩＤＳ患者とを初期診断時の感染ステージにもとづいて定義している。つまり、いったんある人がＨＩＶ感染者として報告されると、たとえその人がのちにＡＩＤＳを発症させたとしても、調査データには「ＨＩＶ」と定義されたまま残る［Yoshikura 2014］。それに加えてこれらの数値は、厚生労働省の調査制度とは別に管理されている、血液凝固因子製剤をとおして医原性感染したＨＩＶ・ＡＩＤＳ血友病患者たち一四三二件の累積報告件数を含んでいない。そのうち七四四人（五・〇％）は二〇一三年の時点でいまだ存命である［日本エイズ予防財団二〇一四］。

発症数に関していえば、二〇一三年には一五九〇件の新規ＨＩＶ感染者とＡＩＤＳ患者が確認された。これは、日本における年間報告件数のなかで過去最多であった（図１）。そのなかで、一一〇六件（六九・六％）は新たなＨＩＶ感染者数であり、記録のなかで二番目に高い数値である。それにもかかわらず、HIVのみを考慮すると、日本国内の感染は実際のところ、近年は安定化の様相を呈している［厚生労働省二〇一二、二〇一三a、二〇一四a］。一九八五年から二〇〇八年にかけて、新規HIV感染者数は明らかに上昇していた。新規感染者数は例外の年（一九九三、一九九五、二〇〇〇、二〇〇二）を除き、毎年増加していた。二〇〇八年には新規HIV感染者数は過去最高を記録したが、二〇〇八年から二〇一三年までの五年間は、新規HIV感染者数は毎年約一〇〇〇件と平行に推移している。もしこの流れがつづくとすると、重要かつ肯定的な転期となるだろう。

二〇〇八年という年は、新規HIV感染者数が頂点に達したことに加え、日本におけるHIV検査件数が最大値を記録した年でもあった（一七万七一五六件）。このあと、検査件数は二年つづけて減少し、二〇一〇年から二〇一二年にかけては、約一三万一〇〇〇件と平行線をたどった。そして、二〇〇八年の水準には達しなかったものの、二〇一三年にはやや増加した（一三万六四〇〇件）［厚生労働省二〇一四a］。

反対に二〇一三年という年は、一五九〇件の新規HIV感染者数とAIDS患者数のうち、四八四件（三〇・四%）が新規AIDS患者数と、過去に報告されたなかで最高であった。新規AIDS患者数は、一九八五年から例外の年（一九九八、二〇〇二、二〇〇五、二〇一一）を除き増加傾向にあり、また新規HIV感染者総数の三〇%超を占めつづけている［厚生労働省二〇一四a］。

**感染経路の傾向**

二〇一三年の新規HIV感染者のうち、七〇・五%は同性間の性的接触（そのほとんどが男性間）によるもので、つづいて異性間の性的接触（一七・五%）、不明（九・六%）、その他（二・一%）、静注薬物使用（〇・二%）、母子感染（〇・一%）となっていた（厚生労働省二〇一四）。日本におけるHIV感染の初めての大規模な発生は、先に記した血友病患者のあいだで一九八〇年代前半に起こったものである。彼らは一九九〇年代半ばまで、ＨＩＶと共に生きる人びとの大部分を占めていた［花房二〇〇八；Kihara et al. 2003］。しかし、血液凝固因子製剤が熱処理され始めた一九八五年以降、性行為が主要なＨＩＶ感染経路になってきた。一九八五年から一九八八年にかけては、ＭＳＭ（men who have sex with men：男性と性行為を有する男性）のあいだでの性的接触が主要な感染経路であり、つづいて一九八九年から一九九九年にかけての一一年間には、異性間の性的接触が主な感染経路であった。そして二〇〇〇年から現在に至るまで、ＭＳＭ間の性的接触がほかの感染経路を上回っている。感染の当初から二〇〇八年にかけて（一九八八、一九九〇、一九九五を除く）、ＭＳＭ間の新規ＨＩＶ感染者数は上向きであった。過去最高を記録した二〇〇八年以降、人口全体における新規ＨＩＶ感染者数と同様に、ＭＳＭ間のそれはグラフにおいて、横ばいになっている。実際、二〇〇二年以降、ＭＳＭの感染者数を示す曲線のかたちと人口全体におけるそれはほぼ同一である。

日本における異性間の感染経路で報告されているＨＩＶ感染者のなかでは、少なくとも過去一〇年間において、女性と比べて男性のほうが非常に多い［厚生労働省二〇〇六、二〇一三b、二〇一四b］。さまざまな異性間の文脈において、女性はＨＩＶ感染に対して生物的にも社会的にもより弱い立場に置かれやすいなかで、日本のこの傾向はほかの国々と比較しても稀である［UNAIDS（国連合同エイズ計画）2014a, 2014b; CDC（アメリカ疾病予防管理センター）2015］。実際のところ、日本において外国国籍をもつ異性間のＨＩＶ感染者数をみると、男性に比べ女性のほうが多く、より国際的に典型的な傾向を反映している。また、注目すべきは、ＨＩＶ流行の始まり以降、性的接触をとおしてＨＩＶに感染したすべての日本人男性において、診断された時点での年齢が高かった人ほど異性間感染したとされる傾向がみられることである［厚生労働省二〇一四a］。

## 調査データにおける欠落

三つの重要な調査項目が厚生労働省によって報告されておらず、認知されてもいないと確信をもって指摘できる。その三つとは、すなわち、感染ステージにかかわらず現在ＨＩＶと共に生きている人すべてを含んだ日本国内の総人口における有病率、国内の総人口における（たとえば一〇万人当たりの）ＨＩＶ罹病率、そしてＡＩＤＳ関連死の比率である。杉本ら［Suguimoto et al. 2014］は、日本エイズ予防財団（ＪＦＡＰ）がシンポジウムにおいて提示した、二〇一三年国内有病率を〇・〇一八％とする推定値［Japan Foundation for AIDS Prevention（日本エイズ予防財団）2013］を最近引用していた。これはおそらく誤った推定値であろう。というのも、この値は、医療従事者からの任意報告書の提出のみにもとづいて作成された厚生労働省のＡＩＤＳ死亡者数という、不完全なデータをもとに試算されているからである［National Institure of Infectious Diseases（国立感染症研究所）2010］。厚生労働省が死亡者数を初めて報告した一九八九年と二〇一三年のあいだに、ＡＩＤＳで死亡した人は九二二件報告されているのみである［厚生労働省二〇一四ａ］。過去数年間のうちで入手可能な、そのほかで唯一のＨＩＶ有病率の推測値としては、二〇一〇年の全国紙に掲載された〇・一一五％という著しく高い値がみられる［長尾二〇一〇］。ただし、出典が明記されていない。

厚生労働省は総人口における国内ＨＩＶ罹病率を報告していないが、都道府県別や年齢別、また献血協力者間における罹病率は報告されている。二〇一三年の罹病率は東京都でもっとも高く、大阪府がそれを追う。年齢別では、二五歳から二九歳でもっとも高く、三〇歳から三四歳が次につづいていた。それぞれの羅病率は一〇万人中三・〇人を下回っている［厚生労働省二〇一四ａ］。総人口における罹病状況について把握するのにもっとも適切な調査報告は、献血協力者間での罹病率であり、二〇一三年は一〇万人中一・二一人であった［厚生労働省二〇一四ａ］。さらに、おおまかな国内罹病率を推定するのに簡単な試算をすることができる。二〇一三年の新規ＨＩＶ感染者数と新規ＡＩＤＳ患者数である一五九〇件を同年の日本の総人口数一億二七二九万八〇〇〇人［Ministry of Internal Affairs and Communications, Statistics Bureau（総務省）2014］で割ると、一〇万人中一・二五人という未調整の値が導き出される。

## 国際的な状況

データの出所が政府機関であろうがそれ以外であろうが、そこで示されている数値は国際的な比較のなかでは低い値である。先に挙げた日本における二つのHIV有病率の推定値（〇・〇一八％、〇・一一五％）は、それらの値どうしでは六倍以上の差がみられるが、全世界の推定値である〇・八％、アジア太平洋地域の推定値である〇・二％より実質的には低く、そして国連合同エイズ計画によって報告された一一六国中九七国における最近の推定値よりも低い。それらは、東南アジア諸国の〇・二％から一・一％、インドの〇・三％、オーストラリアの〇・二％［UNAIDS 2014c］、そしてニュージーランドの〇・六二％［UNAIDS 2014e］といった値を含む。日本における二つのHIV有病率推定値のうち、より高い値を示す〇・一一五％という数値は、東アジアにおける近隣諸国のそれと類似している。たとえば、韓国の〇・一四一％［Korea Centers for Disease Control and Prevention（韓国疾病管理予防センター）2012］、香港の〇・一％［Department of Health, Hong Kong Special Administrative Region（香港衛生部）2014］、台湾の〇・〇九五％［Centers for Disease Control, R. O. C.（台湾疾病管理センター）2014; Department of Statistics, Ministry of the Interior, Government of Taiwan（台湾統計局・内政省）2014］、中国の〇・〇五八％［Ministry of Health of the People's Republic of China（中国衛生部）2012］、モンゴルの〇・〇三％［UNAIDS 2014f］といった値である。しかし、日本エイズ予防財団（厚生労働省から事業を請け負ってはいるが、厚生労働省を代表しているわけではない）が提示する、二つのうち低い値の〇・〇一八％という推定値は、これらのどの国の値よりも低い。

ＨＩＶの累積報告件数を考える際、日本で報告されている二万三〇一五という件数は、アジア太平洋地域内外の複数の国々と比べて低いようである。たとえば、人口が日本の五分の一以下の台湾では、感染当初から二〇一三年までのＨＩＶ感染者の累積報告件数は二万七三六六件で、日本の件数を四三五一件も上回っている[Centers for Disease Control, R. O. C. 2014; Department of Statistics, Ministry of the Interior, Government of Taiwan 2014]。アメリカ合衆国と比較すると、その差異はもっと著しい。感染当初から二〇一三年までにアメリカでＡＩＤＳと診断された人の累積推定値は一一九万四〇三九人であった。この値は、アメリカ疫病管理予防センター（ＣＤＣ）が報告していない値、すなわちＨＩＶと診断された累積報告件数を含んでいない[CDC 2015]。一九八五年以降の日本におけるＨＩＶ感染者数とＡＩＤＳ患者数の累積報告件数（血友病患者の二万四四五四件も含む）は、アメリカにおけるＡＩＤＳ患者数のみの累積報告件数と比べて四九分の一と少なかった。二〇一三年の日本の総人口（一億二七二九万八〇〇〇人）はアメリカのそれ（三億一七二九万二四八七人）と比較して五分の二であるにもかかわらず、である[U.S. Census Bureau（アメリカ国勢調査局）2015; Ministry of Internal Affairs and Communications, Statistics Bureau（総務省）2014]。

日本の総人口における公式なＨＩＶ罹病率を代理する値として、厚生労働省によって報告された献血協力者間の一〇万人中一・二一人という値と、また試算によって導き出された総人口の一〇万人中一・二五人という推定値は、そのどちらも東アジア諸国における最近の罹病率より低い。それらはたとえば、台湾の一〇万人中九・六〇人[Centers for Disease Control, R. O. C. 2014; Department of Statistics, Ministry of the Interior, Government of Taiwan 2014]、香港の一〇万人中八・九一人[Department of Health, Hong Kong Special Administrative Region 2014; Census and Statistics Department, Hong Kong Special Administrative Region（香港国勢統計調査部）2014]、中国の一〇万人中三・五六人（Ministry of Health of the People's Republic of China 2012; National Bureau of Statistics of China（中国国家統計局）2012）、韓国の一〇万人中一・八人[Korea Centers for Di sease Control and Prevention 2012］といった値である。モンゴルのみが日本よりも低い罹病率、一〇万人中〇・七八人［UNAIDS 2014f; National Statistical Office of Mongolia（モンゴル国家統計事務局）2014］を記録している。日本における代理推定値は、国連合同エイズ計画によって報告されている東アジア諸国以外の国々、一一七国中八八国における最近の推定値よりも同様に低い。それらはフランス、イギリス、スイス、カナダといった高所得国を含み、それぞれの値は一〇万人中約二・〇人［UNAIDS 2014e］であった。二〇一三年のアメリカにおけるＨＩＶ罹病率は一〇万人中一五・〇人［CDC 2015］であり、それに比べると日本における代理推定値は非常に小さいものであることがわかる。

## （2）入れ子状態のサブスタディ

まとめると、総人口における非常に低いＨＩＶ感染リスクの程度など、これらの疫学的な情報は、日本におけるＨＩＶ関連の負担の軽さを示唆しているともいえる。もしくは、とてつもなく大きなＨＩＶ感染症の実態が覆い隠されている、ということを意味しているのかもしれない。入手可能な調査データが日本におけるＨＩＶの現実をどれだけ正確に把握しているのかについては、わからないことが多い。それゆえに、最近みられる傾向がなぜ起こっているのかというその理由について、多くを追究する必要がある。したがって、大きな目的を二つ掲げて研究を実施した。

第一の目的は、二つの大都市部（関西と東京）のそれぞれにおけるＨＩＶ感染症の公式疫学データが、二〇一三年にその現場で生きる人びとのあいだで理解され経験されているそのさまをいかに正確に表しているのかを見極めることである。調査をとおして、さまざまな関係団体を代表する調査協力者たちが、彼らの現場および日本国内におけるＨＩＶ感染症に悲観的であること、現場において経験され理解される感染症の実態は厚生労働省の公式報告書が示唆するよりも深刻であることが見えてきた。さらに、厚生労働省によって開示されている調査データに潜む重大な問題も明らかになった。具体的には、分析によって七つの疫学的な難題を突き止め、それに対して文化人類学的な説明を付した。分析結果は、日本におけるＨＩＶの低発生率について広く共有されている信条と、ここ最近の感染者数の平行推移を含んだ感染傾向についての公式報告に疑問を呈することになった。これらの内容の詳細は別稿（Distefano［2016］）にゆずる。

第二の目的は、なぜＨＩＶ感染症は現在に至るまでそのように拡大していったのか、その背景因子を同定することである。この目的に沿う形で、ＨＩＶ感染を促した、もしくは抑制した主な要因を突き止めることができた。このうち多くの促進要因とすべての抑制要因は、先に言及した別稿に記述されている。促進要因のうち二つは、とくに複雑で大量なデータに根拠を置いている。一つの要因は、（1）ＨＩＶ以外の社会問題・健康問題とＨＩＶとの密接なつながりである。もう一つの要因は、（2）スティグマ化された環境と社会格差・健康格差とのつながりである。これら二つの主な要因は相互に関連しており、より広範囲の調査研究のなかに位置づけられる入れ子状態のサブスタディにふさわしく、よって本章の核をなしている。

## 2　理論的な枠組み――シンデミクス

一九八〇年代後半より、社会疫学者のロドリック・ワラスは、貧困地区における都市の衰退が、薬物注射、ＨＩＶ、殺人、そして公衆衛生全般の悪化を引き起こしていくなかで、「疫病の相乗作用」という概念を提唱した［Wallace 1988］。

ワラスの説にもとづいて、医療人類学者のメリル・シンガーは、相互に増強しあう健康問題と社会問題のあいだの密接な結びつきを描写するために、「シンデミクス」という用語を採り入れた［Singer and Snipes 1992］。シンデミクスとは、とくに健康格差・社会格差がみられる状況下において、二つかそれ以上の健康問題が相乗的に作用し合い、その相互作用の結果として、人口における疾病の負荷を超過させることにつながる事態である、と定義されている［Singer and Clair 2003］。

そのもっとも初期の使われ方から、シンデミクスという概念は、アメリカの都市部に住む低所得者層における薬物使用、暴力、ＨＩＶの三要素間のつながりといった［Singer 1996］、ＨＩＶの社会的および衛生的な生態の重要な構成要素とＨＩＶとの相互関係において例示されてきた［Singer 1994］。シンデミクスに関する他分野にもまたがる興味関心は、シンガーの初期の論考が発表されてから急速に高まってきたし、ＨＩＶ関連のシンデミクスについての研究成果も複数公表されてきた。ＨＩＶ–アルコール摂取–Ｃ型肝炎［Prakash et al. 2002］、ＨＩＶ–薬物注射–マラリア［Bastos et al. 1999］、ＨＩＶ–ほかの性感染症［Singer and Clair 2003］、ＨＩＶ–結核［Cain et al. 2007］、ＨＩＶ–殺人行為–結核［Freudenberg et al. 2006］、ＨＩＶ–親密な間柄における暴力–薬物使用［Gielen et al. 2007］などがその例である。

二〇〇〇年代初頭以来、シンデミクスという視角を用いたＨＩＶ関連の研究のほとんどが、主にＭＳＭやトランスジェンダーの女性におけるＨＩＶ感染リスクおよび臨床結果に与える「シンデミック要因」の影響力に焦点を当ててきた［Stall et al. 2003; Mustanski, et al. 2007; Dyer et al. 2012; Brennan, et al. 2012; Santos et al. 2014; Friedman et al. 2015; Wilson et al. 2015］。さらに、一般市民のなかで感染リスクに曝されている人びと、またＨＩＶと共に生きる人びとにおけるＨＩＶ感染リスクおよび臨床結果に及ぼす「シンデミック要因」の影響力にも注目してきた［Koblin et al. 2015; Wawrzyniak et al. 2015; Oldenburg, Perez-Brumer & Reisner 2014］。これらの先行研究におけるシンデミック要因は、薬物使用とアルコール摂取、暴力と虐待とトラウマ、心理的苦痛と精神障害（とくにうつ病）、同性愛者やトランスジェンダーに対するスティグマと両親からの拒絶、低学歴、低所得と食糧不足、失業、不安定な住宅環境とホームレス、混沌とした日常生活、セックスワーク、軟禁、健康保険の欠如、などである。多くの事例では、これらの要因の二つもしくはそれ以上が「心理社会的な健康問題」もしくは「社会的疎外の指標」としてまとめられている。概して、シンデミック要因は、無防備な性行為、ＨＩＶ感染リスクをともなう行為、ＨＩＶ感染、ウィルス量の増大、治療アドヒアランスの低下、そして診療予約受診率の低下と関連しているということを、先行研究は示してきた。さらに、これらの影響力はそれぞれのシンデミック要因と相加的であることも明らかにしてきた。

以前、私は同僚の研究者と、アメリカにおけるＨＩＶと暴力・虐待とのシンデミックなつながりを研究したことがある。そこでは、そのつながりを防ぎ、対処するために医療従事者や社会福祉士が行っている取り組みを調査した［DiStefano and Cayetano 2011; DiStefano and Hubach 2011; DiStefano et al. 2014］。したがって、日本におけるＨＩＶの発生を促す主な要因の二つが、社会問題・健康問題とＨＩＶとの密接なつながりと、スティグマや環境格差とＨＩＶとのつながりであることがわかったとき、データを解釈したり理解したりするうえでの枠組みとしてシンデミクス理論は当然の選択であった。以上から、本研究の目的は（1）ＨＩＶは日本における社会問題・健康問題と潜在的にどのように交錯しているのかを明らかにすること、（2）シンデミクスの定義に合致するような相乗作用的なつながりがみられるのかを確認すること、（3）そのような交錯した状況に対して、鍵となる現場関係者が取り組んでいる事例がもしあるならばそれらを描写することである。

## 3 調査方法

本研究は医療の社会科学的アプローチを採用し、そのなかで疫学に大いに依拠すると同時に、文化人類学的な調査手法を主に用いた。二〇一三年の七ヶ月間（一月から八月にかけて）、私は関西の四都市（大阪、京都、神戸、奈良）と首都圏（東京を中心に神奈川、千葉といった近隣の県も含む）において文化人類学的なフィールドワークを実施した。データの収集方法は観察、公式な質的インタビュー、資料調査からなり、電子メールや電話も補足的に利用した。本研究の実施要綱は、私が所属するアメリカの大学の研究審査委員会と私が所属していた日本の大学の研究所により承認された。

### (1) 観察

観察は全時間を投入するデータ収集技術であり、非干渉的な観察と参与観察の両方からなる。その場で起きている現象をとらえ、観察されているという意識から生まれてしまう反応を軽減するために、非干渉的な観察は被観察者との直接的なやりとりを介することなくひそかに実施された。参与観察は表立って行われ、被観察者の自然な状態において、しばしばインタビューの形式をとった非公式で会話的な口頭でのやりとりを含んでいる。研究の初期段階には、政府によるＨＩＶ調査報告書と私が集めた初期の観察データを照らし合わせ、注目すべきグループとしてＨＩＶ感染をめぐる現場関係者を七つのカテゴリーに分類した。それらは、（1）医療従事者、メンタルヘルス・ケアの支援者、社会福祉士といったスタッフおよびコミュニティのまとめ役としてＨＩＶ問題に直接働きかける関係者、（2）ＭＳＭとトラ

表1　観察場所と被観察者

| 観察場所 | 被観察者 |
|---|---|
| 感染症病棟、外来患者向け診療所、薬局、公立の市民病院、HIVやSTI（性感染症）に特化した私立の総合医療クリニック | 医師、看護師、薬剤師、医学生のインターン、受付係やその他スタッフ、HIVやSTIの検査や治療を受ける患者 |
| 公立医療センター、市庁や区役所の健康福祉課 | 運営管理者、プログラムのコーディネーター、保健師、コミュニティ健康推進者、HIV検査・カウンセリング・その他医療サービス・社会福祉サービスを利用している市民 |
| HIVに特化した地域主体の組織、コミュニティ・センター | 責任者、プログラムのコーディネーター、HIV医的症例管理者、検査カウンセラー、社会福祉士、その他スタッフ、ボランティア・スタッフ、HIV検査・カウンセリング・衛生教育・HIV陽性者のためのプログラムを利用する患者 |
| HIVやSTI検査のための備品を生産する民間企業 | 会社の従業員 |
| 街頭活動主体のHIVアウトリーチ・イベント、MSMやトランスジェンダーのコミュニティ・イベント | コミュニティ・イベントのまとめ役、参加者 |
| 性的マイノリティが集まる地域の路上、ゲイ・セックスクラブ、性的マイノリティのバー、レストラン、その他店舗 | MSM、トランスジェンダーの女性、ほかの性的マイノリティのコミュニティ・メンバー、店舗の経営者、従業員、顧客 |
| 異性愛者を対象とした売春宿、ラブホテル、風俗街、バー | セックスワーカーと顧客、その他性産業の従業員、バーの経営者、従業員、顧客 |
| 親密なパートナーから受けた暴力被害の避難所 | 避難所の症例管理者、電話相談員 |
| ホームレスの野営地、貧困の割合が高い地域 | ホームレス、住居不安定者、失業者、不完全就業者 |
| 選挙の街宣活動、政治的なデモ運動 | 政治家、立候補者、イベント参加者 |
| そのほかの公共の場：行政の建物、資料館、ホテル、団地、店舗、電車の駅構内、空港、カフェ、大学構内 | 移民と若者層[1]、重度の薬物・アルコール依存者、暴力や虐待・侵害・破壊行為の加害者・目撃者・被害者、警察官、警備員、地域のパトロール隊員、大学教員、研究者、学生、心理カウンセラー、グローバル・ヘルス分析家 |

[1] 政府によってHIV感染予防の最優先グループとして指定された4つのグループのうちの2つ。残りの2つはMSMとセックスワーカーのグループである。

ンスジェンダーの女性、（3）ＭＳＭもしくはトランスジェンダーの女性のために活動するスタッフ、コミュニティのまとめ役、その他関係者、（4）ＨＩＶと共に生きる人、（5）ＳＴＩ（性感染症）診断されている人、もしくはＨＩＶやＳＴＩの検査やカウンセリングを受けに訪れる人、（6）暴力、虐待、自殺行為、自傷行為を経験したもしくは経験しかけた人、（7）暴力、虐待、自殺行為、自傷行為にとらわれた人のために活動するスタッフ、コミュニティのまとめ役、その他関係者である。そして私は、各グループの人びとが活動したり、交流したり、医療やほかのサービスを求めたり、もしくは集団として集まったりする、現場コミュニティにおけるそういった場を特定するために、文化人類学的なマッピング調査を行った。調査対象グループの観察は、関連するデータが得られるであろうことが明白なときに、しばしば上記のカテゴリーから漏れてしまう人びとの観察にもつながった（表1参照）。一七五人を観察するなかで書き溜めたフィールドノートは、合計で四五九頁にも及んだ。

### （2）公式な質的インタビュー

この研究では、日本語で、もしくは回答者の好みに応じて日本語と英語の組み合わせで、三二人の調査協力者に公式な質的インタビューを実施した（表2参照）。インタビュー協力者の選出方法については、上述した七つの調査対象カテゴリーから回答者を募るために意図的サンプリングを行うと同時に、フィールドワークの最中において生まれた論理的理解との隔たりを埋めるために、理論的サンプリングも採用した。これは、追加の調査協力者によってもたらされる情報をもとに、データが飽和状態になるまで、探究され挑戦されつづける必要があった。インタビューを受けたすべての人びとは調査対象カテゴリーの少なくとも一つに属していて、五九％の人びとは二つもしくはそれ以上のカテゴリーに

表2　公式インタビュー回答者の社会人口統計学的特長（$n$ = 32）

| 特徴 | 値（%） |
|---|---|
| 年齢（平均値 = 40.9; 標準偏差 = 9.9） | |
| 25–34 | 10（31.2） |
| 35–44 | 11（34.4） |
| 45–61 | 11（34.4） |
| 性別 | |
| 男性 | 16（50.0） |
| 女性 | 13（40.6） |
| トランスジェンダーの女性（MTF） | 3（9.4） |
| 国籍 | |
| 日本国籍 | 26（81.2） |
| 日本国籍ともう一つ以上の国籍 | 3（9.4） |
| その他 | 3（9.4） |
| HIV 血清ステータス | |
| 陰性 | 23（71.9） |
| 陽性 | 2（6.2） |
| 不明 | 1（3.1） |
| 回答なし | 6（18.8） |
| セクシュアル・オリエンテーション（性的指向） | |
| ストレート（異性愛者） | 15（46.9） |
| ゲイもしくはレズビアン（同性愛者） | 11（34.4） |
| バイセクシュアル（両性愛者） | 2（6.2） |
| その他 | 4（12.5） |
| 雇用ステータス | |
| フルタイム（正社員） | 21（65.6） |
| パートタイム | 8（25.0） |
| 失業者 | 3（9.4） |
| 個人収入の平均 : ¥4,429,938[a]（中央値 = ¥3,000,000）[b] | |
| 世帯収入の平均 : ¥6,396,774[c]（中央値 = ¥5,000,000）[d] | |
| 結婚のステータス | |
| 未婚者 | 23（71.9） |
| 既婚者 | 9（28.1） |
| 学歴 | |
| 高校、中等教育以上 | 4（12.5） |
| 専修学校もしくは短大 | 4（12.5） |
| 学士号 | 13（40.6） |
| 修士号、博士号 | 11（34.4） |

[a] $43,236（2013 年の通貨換算率による）
[b] $29,280.
[c] $62,432; 世帯あたりの課税対象者平均値 = 1.9（中央値 = 1.0）人
[d] $48,800.

表3　分析に使用した資料（$n$ = 115）

| 資料と内容 | 値（%） |
|---|---|
| 完全にもしくはほとんどがHIVの内容を扱ったもの | |
| HIVプログラムの情報、予防・治療・症例管理サービスを実施する団体の情報 | 27（23.5） |
| HIVに関する保健教育の教材 | 23（20.0） |
| HIVに対して活動する、HIVと共に生きる、HIVとコミュニティを作っていく、そういったHIV陽性者のための情報 | 6（5.2） |
| HIVやSTIの臨床サービスを受ける患者に配られた文書 | 5（4.3） |
| HIVの薬物治療の手引きと治療ガイドライン | 4（3.5） |
| HIVをめぐる統計データ（HIVの動向を扱った政府の疫学報告書を除く） | 3（2.6） |
| 政府の統計調査に対する市民のブログへの書き込み | 3（2.6） |
| HIV感染症に関連したほかの内容を扱ったもの | |
| STIの保健教育教材とサービス情報 | 9（7.8） |
| 性的マイノリティを対象とした健康やメンタルヘルスに関する教材、コミュニティが組織するイベントや開催場所に関する情報 | 14（12.2） |
| 暴力、虐待、自殺願望、トラウマに関する教材とサービス情報 | 4（3.5） |
| 薬物、アルコール、その他依存症のためのサービス、サポート情報 | 2（1.7） |
| そのほかの健康問題に対するサービスのための衛生教育の教材、情報、申込書 | 6（5.2） |
| 献血規則と同意書 | 2（1.7） |
| 公立学校のための性教育ガイドライン | 3（2.6） |
| 身体的かつ社会文化的な環境を反映したその他関連文書 | 4（3.5） |

該当していた。「公式な」という用語がここで使われている理由は、これらは綿密なインタビュー（平均二・三時間）であった一方で、参与観察の一部において行われた非公式な会話形式のインタビューもまた綿密であると見なすことができるからである。公式なインタビューと非公式なそれとを区別するものは、事前にインタビューの予約をお願いしていたか否か、それと半構造化インタビュー手法を適用したか否かである。インタビューでは、厚生労働省による最新のＨＩＶ調査報告書を持参し、インタビューを受ける人びとが報告書に目を通しているあいだ、口頭で報告書の要約を説明した。それから、疫学的な視点からのデータがＨＩＶ感染をめぐる彼らの実際の経験とどう同じでどう違うのか、そして（公式報告書でそう報告されているような）いかなる要因がこの感染症を説明しうるのかについて質問した。インタビュー内容は録音し、後日、文字化した。

## （3） 資料調査

後述の人びとを対象にした、HIVの内容もしくは実際の現場におけるHIV感染に関連のある内容を含む、一一五件の資料が収集された（表3）。HIVと共に生きる人びと・彼らのパートナー・家族・友人・雇用者、より高いHIV感染リスクに曝されている人びと（MSM、トランスジェンダーの女性、セックスワーカー、暴力・虐待からの生存者、性感染症のための医療サービスを求める人びと、薬物・アルコール・セックス依存症を抱える人びと）、医療従事者と社会福祉士、性感染症とは関係のない医療と社会福祉サービスを利用する人びと、性的マイノリティ全般、思春期と青年期の人びと、高齢者層の人びと、献血協力者、一般市民。資料は、政府機関、コミュニティを基盤にした非政府組織、民間の非営利団体、また企業によって作成されたものである。

## （4） 補足調査と調査協力者による妥当性の確認

日本に滞在していた二〇一三年のあいだ、私は一連の電子メールのやりとりをとおして、ある保健師から補足的なデータを収集した。また、研究全体をとおして、データに対する発展段階にある私自身の理解を確かめたり、それに疑問を投げかけたり、それを改めたりするために、調査協力者に私の理解や解釈の妥当性を尋ねた。調査協力者に確認したいことをインタビュー項目に載せ、公式なインタビューおよび参与観察のなかで行われた会話形式のインタビューの両方において、とくに調査の後半によく実施した。日本から米国に帰国したあと、電子メールや電話でのやりとりを介して、私の理解や解釈の妥当性を厚生労働省のＨＩＶ調査の専門家と最終的に確認した（二〇一四年の一二月にかけて）。

## （5） 分析手法

本研究では、言語の正確性を期すため、研究助手たちが日本語で録音されているインタビュー・データを文字に起こし、それを英訳した。さらに、収集した文献からＨＩＶに関する内容とほかの重要な情報を抽出し、それらを英訳してもらった。それから、ATLAS. ti7を使用して、三方向に異なったデータ（観察時のフィールドノート、録音された日本語と英訳されたインタビューの両方が文字化されたデータ、それと資料の重要箇所の抜粋）に対して、グラウンデッド・セオリーにおける三段階のコード化を実行した。[1]

本研究では、二段階目の手順が異なることを除いて、全般的にバーニー・グレイザー［Glaser 1978］とキャシー・シャーマズ［Charmaz 2006］によって確立された一連の手順に従った。第一の段階である暫定的コード化は、データ収集の最中に始まり、それはその後も継続され、すべての質的データの集積に対して、仮の階層的コードのセットを生み出す。この段階はまた、重要な点を再確認したり、矛盾から生じる疑問を解決したりするために、同じ種類のデータおよび異なる種類のデータ、さらに調査協力者から集められたデータ、それらを継続的かつ複眼的に比較検証する機能も果たしている。暫定的コード化は、帰納法と演繹法のあいだを往来し、データに対して可能な解釈を考え、予備的な仮説を立て、そしてフィールドに戻り理論的サンプリングを用いながら経験的にその仮説を検証するといった、仮説生成的な推論をともなっている。第二段階では、グレイザーやシャーマズらの理論のなかでは通常第二の手順であるとされる「焦点的コード化」というデータ処理とは異なり、私が「拡張的コード化」と名付ける手法を採用した。拡張的コード化では、新しい種類のカテゴリーが生成されるたびに新たなコードを加えていき、最大で一九三個のコードを生み出した。第三段階である理論的コード化は、データにはっきりとした輪郭を与え、一貫性のある分析的な物語を創出し、具体的な結果を導き出すという、データ処理の統合的な過程であった。メモを取ることは、三段階すべて（とくに最終段階）のコード化作業の一部であった。

## 4 調査結果

この研究を実施した都市部において、HIVはメンタルヘルス、薬物使用、暴力ともっとも関連性をもっていた。そして、それぞれの関連の仕方は実に多方向的であった。具体的には、影響を受けているグループにおいて、HIV感染リスクをともなう行動にかかわることやHIVと共に生きることは、ときに社会問題・健康問題が生じる以前から起こっていた。また、ほかの事例では、それらの問題が先に存在し、それにつづいて起こるHIV感染リスクをともなう行動や実際の感染とそれらの問題が関連しているということ、そして各々の社会問題・健康問題はHIVだけでなく、それぞれが相互に関連しているということも見受けられた。事実、メンタルヘルス、薬物使用、暴力は非常に相互関連性が高く、それらの影響力は相乗作用的であるため、それらを完全に切り離して考えることはできない。こういった関係性は、とくにMSM、トランスジェンダー、移民、そしてHIVと共に生きる人びとに対するスティグマ、および彼らが直面する社会格差・健康格差が存在する状況下で現れる。トラウマはこれらすべてに共通する要因であった。HIVと共に生きること、HIV感染リスクをともなう行為、薬物使用、スティグマと社会的かつ衛生面での環境格差が存在する場所で生きること、これらすべては生涯のなかで複数の心理的トラウマを生み出した。多くの場合において、心理的トラウマはそれにつづく形でメンタルヘルスの悪化や薬物使用につながっていた。そしてまた、それらはＨＩＶ感染とさらなる暴力被害の両方のリスクを増大させていた。したがって、トラウマは脆弱性の悪循環を可能にしてしまっていた。

## （１） メンタルヘルスとＨＩＶ

ＨＩＶ感染リスクをともなう行為とＨＩＶと共に生きることは、どちらもメンタルヘルスの悪化と密接に関係していた。もっともはっきりとした関連は、うつ病、自尊心の低下、ストレスにみられた。また、少量のデータではあるが、統合失調症や発達障害といったメンタルヘルスの悪化を示すほかの兆候とＨＩＶとのつながりも示唆されていた。メンタルヘルスの悪化とＨＩＶとの重なりは、ＨＩＶの状態とは関係なく、とくにＨＩＶと共に生きる人びと、ＭＳＭ、トランスジェンダー、セックスワーカーといった複数のグループに影響を与えていた。たとえば、あるＨＩＶ関連ＮＧＯのスタッフは、彼の患者たち（全員がＨＩＶ陽性）に、この明らかなつながりを見出している。

あぁ、精神的な問題、非常に多い、大きな影響を与えていると思います……、うつ（病）だとか……、結果的にＨＩＶに感染してなければ、それは、そういうことはなかったわけなんで（ＮＧＯスタッフ、四〇代）。

複数の調査協力者は、彼らのマイノリティとしての身分と関連した、ＭＳＭ間に広く浸透している抑圧感が年齢を重ねていくなかでどのように形成されていったのか、そして、それがいかに不健全な感情の状態をもたらしたのかについて説明してくれた。彼らは、いざ男性と性交渉をもち始める時期になると、感染予防を放棄する傾向があった。その主な要因は自尊心の低下であり、それはＨＩＶに関する知識と感染予防行為とのあいだにある有益な結びつきを壊してしまう。事実、自尊心の低下は知識を打ち負かす傾向にあり、本研究でインタビューを受けた人びと・観察された人びとのあいだでさまざまな事例が見受けられた。ＨＩＶに関する知識をわりと備えている人びとにとってでさえ、もし自尊心が低かったとしたら、知識を携えているということだけでは自分自身を守るのに不十分なのであった。自尊心の低下は通常、感染の恐れのない安全な性交渉に対する自己効力感の低下や、それにつづいて生じる感染リスクをともなった行為に移行していく。先の組織とは異なるＨＩＶ関連ＮＧＯで活動するカウンセラーは、若い人たち、とくにＭＳＭのあいだに見受けられるこの傾向についてこう述べている。

じゃなんで、それができひんのか、って話になってきたら、大抵まぁ、ちょっと　まぁ考えたりするのが、これは、若者とかの啓発とかで僕たちが特に言ったりするんですけど、自分自身を大切にするってことが大事なんじゃないかと…。というのも、やっぱり自分自身のことを大切にできなかったら、やっぱり自分の将来のこととか、自分の命の事を、どうしても軽視してしまう、軽く見てしまう、というのがある。そしたら、性の場面になっても、相手のことも考えられないし、自分のこともどうでもいい、自分の健康とか命のこともどうでもいい、っていうふうなことも考えてしまう、っていう状況があるんじゃないかな、と思います…。ＭＳＭの方が予防とか、ＨＩＶに関しての、さっき言ったみたいに、コミュニティ・センターもあったりして、知識とかはあるぶん、ただやっぱり自分自身を肯定したら、自分自身を大切にするっていう、自身の健康を守りたいっていう気持ちが少ないぶん、予防っていうのにあんまり結びつかないんじゃないか、というふうに思っています（ＮＧＯカウンセラー、二〇代）。

比較的多くの性的マイノリティやＨＩＶと共に生きる人びとを選挙区民として抱える、ある地方の政治家は、そのコミュニティにおける彼の長年の経験に基づき、そこに同じパターンを見出している。

これ、エイズに限った話じゃないと思いますけども、基本的にセクシュアル・マイノリティが生きづらくて、で、セルフ・エスティーム、自己肯定感が低い人が多くなってしまっている。で、その結果、自分の体を守るであるとか、そうしたことができ、しづらくなってしまっているところはあるので、そこにも本当はアプローチしなくてはならないだろうな、と（地方政治家、三〇代）。

ＨＩＶ関連のメンタルヘルスの問題は、共通して薬物使用や自己に向けられた暴力ともつながっていた。複数の調査協力者によれば、ＭＳＭが経験する自己肯定感の低下とそれに関連した社会的な抑圧は、長生きしようとする彼らの意志をもまた削いでいた。このことはつづいて、ＨＩＶ感染リスクをともなう行為という点で、自殺願望や不健全な決断につながる深刻なうつ病を引き起こす傾向にあった。当然のことながら、深刻なうつ病や自殺傾向は、ＨＩＶと共に生きるＭＳＭのあいだでＨＩＶより大きな問題でさえあった。ＨＩＶと共に生きるＭＳＭ以外の人びとにとって、この関連性はＨＩＶ、心理的な苦悩、薬物使用のあいだでより強力であった。たとえば、ＨＩＶ陽性患者の世話をした看護師によると、この関連性は多くの場合において、経済的な不安や食糧不足といった状況下で生じる。

さっき言いましたけども、いま、日本の経済は非常に悪くて、で、その収入に応じて、それ、まぁ、日々の精神的に不安定な部分もあって、たとえば今日はご飯食べれて、明日食べれるかどうかわかりません、とか、あの、病気はどうなるのか、それも含めてストレス抱えているから、じゃ、そのストレスから逃れるとしたら、じゃ、一時的にその薬を使って興奮して、我を忘れる。(看護師、四〇代)

HIVと重なるほかの問題について述べる一方で、HIV関連NGOを運営する同性愛者の男性は、彼自身が経験した深刻なうつ病や、アルコール依存症、社会的な引きこもりとのつながりについてこう語る。

まぁ、確かに、ねぇ、自分も1回うつ病になって、1年半会社に行けなかったのがあるけども……。ゲイの人たちは、っていうと、その、陽性の人たちは、ほかの人たちより多い。……で、それがまぁ、起因して、たとえば、その、アルコールに依存するっていう人たちも当然いるし、うつ病になってなかなか街に出てこれない、まぁ、引きこもりって状態の人もまぁ、なかにはいるし(NGO運営者、三〇代)。

HIV感染リスクに曝されている人びと、またHIVと共に生きる人びとのあいだに見られる精神の健康状態の悪化は、彼らの行動、経験、そして彼らが生活する社会文化的な環境に多くの場合起因していた。しかし、日本だけに限ったことではないが、HIV感染症によって引き起こされる神経系の変化もまた、ウィルスと共に生きることや性的マイノリティとして生きていくことの心理的な負荷を彼らに与えていた。HIV感染症専門医は以下のように説明している。

HIVの病気自体が、医学的にその、精神面に何かメンタル・ステータスのチェンジをきたすんじゃないか、とよく言われているのが、ＨＩＶ関連の神経認知障害ですね。わりと、早期でも起こり得ます。僕の経験した人は、ディプレッション（うつ病）の方。とにかくまったくもう、何も、ごはんも食べれなくって、何もやる気がなくなって、…まぁ、それはひとつ、医学的なもの。ＨＩＶと共に生きてるから、っていう人も多いです。ちょっと僕は、ねぇ、データが、集計がわからないけど、すごい多い…、経験では、たくさん、います。みんなやっぱりストレスと感じている。ＨＩＶ、さらにはその、セクシュアル・マイノリティであるっていう、ふたつの、最低限ふたつのストレスがあるっていうのは。（医師、三〇代）

残念なことに、精神的な健康問題と格闘している人たちは周縁に追いやられている。そしてメンタルヘルス・ケアは、都会の中心部でさえスティグマ化されたままであった。観察結果とインタビューによると、性的マイノリティのグループやＨＩＶ予防プログラムといった、多様な人間のあり方を受容することが期待されている集団内でさえ、ときにそういったことが起きていることを示唆している。

そんななか、ＨＩＶとメンタルヘルスの重なりに対処するための取り組みは、関係者たちによって着手されてもいる。調査協力者によると、この問題に対して目に見える改善を見せてはいるものの、いまだ改善が進んでいないところもあるという。たとえば、ある引退間近のセックスワーカーは、セックスワーカーにおけるメンタルヘルス・ケアの需要が満たされていないことについて語っている。

やっぱ、セックスワーカーになる人たちのなかには、その、メンタル面でしんどい人たちもやっぱいると思うし、そういうことも全部含めて全部診てくれるような人がいたほうが、実際にはとても良いと思う（セックスワーカー、四〇代）。

ＨＩＶ関連ＮＧＯのスタッフは、彼自身が看ているＨＩＶ陽性患者の精神面の健康問題に対処するのがどれほど難しかったかを教えてくれた。

あの、どうしても難しいのは、そういう、自分は、精神的な、まぁ、メンタルな部分で問題抱えてる、っていう認識を本人がなかなかもってくれないと、あの、精神科に受診できないので、そこをどう理解していただければいいのかな、というのは、本当に難しいところで（ＮＧＯスタッフ、四〇代）。

患者たちをメンタルヘルス・ケアの専門家に紹介しないのか、と私が彼に尋ねたとき、彼はそうするためにほかの人たちの助けを借りるのだと答えた。

直接はないです。その病院の、まぁ、感染症のその、ＨＩＶを診ている先生だとか、まぁ、ナースの方に、看護師の方をつうじて、こう、お願いする形にはなるんですね（ＮＧＯスタッフ、四〇代）。

彼はこのように答えたが、観察結果、インタビュー、彼の団体とは異なるＮＧＯ、さらにＨＩＶに焦点を当てているコミュニティ・センターに関する資料などを分析すると、いくつかの施設は精神面の健康問題に対して仲間どうしやカウンセリングを介してより直接的に対処していることがわかった。また、ＨＩＶとメンタルヘルスの重なりの問題は、そこで働く関係者たち自身に及んでいることも明らかになった。ＨＩＶの現場で働くことは、感情面における多大な犠牲を必要とする。ＨＩＶ感染の現場に介在する医療従事者、社会福祉士、その他関係者は、実際に利用するかどうかは別にして、定期的なメンタルヘルス・サポートの必要性を訴えていた。

### (2) 薬物使用とＨＩＶ

ＨＩＶと薬物使用のあいだには強い関連性があった。そして、それよりも程度の低いつながりがＨＩＶとアルコール摂取のあいだに認められた。飲み過ぎを含むアルコール摂取は、本研究で取り上げた都市の至るところでみられ、そして比較的受け入れられていた。人びとに受容されているというこの状態は、ＨＩＶとそれとの重なりを、少なくとも調査協力者の語りにおいてはある程度隠滅してしまっているようであった。それとは対照的に、薬物使用は非常にスティグマ化されており、その存在は公式の記録やほとんどのおおやけの言説のなかでほぼ確実に過少報告されていた。薬物とアルコールはどちらもＨＩＶ感染リスクを増大させる決定要因であり、ＨＩＶと共に生きている人びとにとってはＨＩＶへの対処方法であった。

感染リスク増大の決定要因としての、薬物使用とアルコールの大量摂取は、感染リスクのある性行為と一般的に関連がみられた。また、それほど一般性はないが、汚染された注射針のまわし打ちが感染の直接的なリスク要因になっていた。本研究の実施期間中、ＨＩＶ陰性とＨＩＶ陽性の人びと、とくにＭＳＭやセックスワーカーのあいだで、ＨＩＶ感染リスクをともなう行為ともっとも関連していた薬物は、メタンフェタミンやいわゆる合法ハーブであった。ほかに報告されている薬物は、マリファナや得体の知れない「錠剤」だが、これらに関するデータはまだ少ない。サイケデリック・トリプタミンの「ゴメオ」や、亜硝酸アルキルの「ラッシュ」といった、人気が高くほんの少し前まで感染リスクのある性行為とかかわりがあった複数の薬物は、現在では法律により禁止されており、手に入りにくくなっている。しかし、ほかの薬物がその空白を埋めている。感染リスクに曝されている人びとのために活動していた、あるNGOのスタッフは、そのことについての考えをたくさん教えてくれた。

まぁ、最近、ちょっと変わったなと思うのが、えーっと、アディクションの問題をやってる人たちのあいだで、まぁだいたいセットとしては、ゲイで薬物依存、で、HIVっていう人がすごい増えてるから、どうしても、そのアディクションのコミュニティっていうなかでHIVを考えないといけないことになったなぁ、うん、それは避けては通れない雰囲気にはなったと思う。で、日本は基本的にあの、注射のまわし打ちで感染するんじゃなくて、まぁ、性感染だよね。えーっと、こうハイになって、たくさんの人たちと一緒にヤリまくってHIVになるっていう人がすごく多い……。結局なんで、なんだろう、自分を忘れていろんな人とヤリまくって、薬物をやって、そんな状態にならないといけないのか、っていうと、まぁ、しんどいから、っていう人がもともとすごく多いから……、生きにくいんやろなぁ……、まぁ日本はだいたい覚醒剤と、まぁ、最近合法ハーブ、ハーブとか……、そのマリファナに入ってる、えっと、カナビスの、同じ作用をするものを人工的に合成する、化学で、……人間のいろんなつくり方があって、何が入っているのかがわからない……。で、法律は、だいたい何とか何を禁止しますってなってるけど、何が入ってるかわからないから禁止できない……。最近それがすごい流行ってる……。すごい簡単に買える。で、一応ラッシュとゴメオが禁止になってるから(NGOスタッフ、三〇代)。

セックスワーカーの健康問題に尽力する組織で働いていたある調査協力者は、ただやるべき仕事をやり抜くためだけに薬物を使用したり、客ではない親密なパートナーたちと娯楽的に薬物を使ったりするセックスワーカーの現状について語ってくれた。

薬を飲んで働いたり、セックスワークしたりとかする人とか、あの、あとはパートナーとセックスしたりする場合に、きちんと意識が保てないから、完全な行為ができないっていうことがあるんじゃないかな。で、薬飲んでる友だち、知り合いとかが、精神的なね、あの、病院でもらった薬とか飲んでるから、非常に不安定になったりとか、すごいなんか、ハイってていうか、なって、こういう状況でもしセックスしたら、あの、完全な状況でできないんじゃないかって（ＮＧＯスタッフ、三〇代）。

病院と同じような状況でＨＩＶと共に生きる人びとの世話をする医療従事者は、ＭＳＭのＨＩＶ陽性患者の多くが、性行為の最中の快感を求めるために、またＨＩＶと共に生きることの重荷に対処するために、薬物を使用していたことを報告している。インタビューに応えてくれたある看護師のコメントは、この問題の状況や、医療従事者によるスティグマ形成と理解不足の両方を表している。

ＨＩＶとかエイズの患者さんは、その、麻薬とか、そういう薬物に手を出すのは、非常に多いし、一般の患者さんは、もうちょっと冷静に物事を考えて、えーと、薬に手を出してはいけない、とか、一般の患者さんは、そういうふうに考えているんですけど、でも、ＨＩＶ、エイズの患者さんは、そこまでは考えないですよね。で、もう、勧められたから使ってみて、気持ち良かったからそれでつづけて使う、とかね、そういうのは、すごいそういう物事の考え方、すごい簡単に、単純にしてしまう、っていうのは、すごいＨＩＶ、エイズの患者さんの特徴かな、って私は思います（看護師、四〇代）。

本研究の多くのデータは、日本においては注射薬物の使用は稀であること、また注射薬物使用者のあいだで注射針をまわし打ちすることはさらに稀であるという有力な言説を支持している。しかしながら、つねにそうとは限らない。ある調査協力者たちは、注射したり、注射針を知人や客、患者たちと共有したりした経験を報告している。このことは、「ハーム・リダクション」という実践（たとえば、薬物の根絶を何としてでも優先させるというやり方よりもむしろ、注射薬物使用者のＨＩＶ、Ｃ型肝炎、ほかの健康リスクを減らすことに焦点を当てること）が、まったく適用されていない状況で起こっていた。たとえば、あるＮＧＯでＨＩＶ陽性者の支援サービスを提供しているそのプログラムの管理者は、注射薬物使用者と注射針のまわし打ち行為の増加について言及している。

すごくたくさんのドラッグ使用者がいて……、ドラッグ使用者がいないから、ＨＩＶ、ドラッグ経由して、ＨＩＶが感染しなかったわけじゃなくて、あの、ドラッグを使う人たちがいて…、注射するよりもあぶりが多かったですね、前ね。でも今は注射もする……、注射する人が多くなってる……、注射針を手に入れるのが難しいから、一緒に使う人が多くなってて……。前は、ドラッグと一緒に注射を手に入れるのがすごく簡単で、今は難しくって…、それが私が街で聞くことかな。……それとドラッグを売ってる人たちを知ってます。ほら、（ＨＩＶ）陽性でドラッグ使ってる人ってすごく多いから、その人たちのあいだでＨＩＶが広がるチャンスってありますよね？　けどそれってあまり報告されてなくって……、けど少し増えてきてますよね。少しずつ少しずつ（ＮＧＯプログラム管理者、三〇代）。

注射をする人たちは薬局で清潔な注射針を購入できないのか、もしくは注射針を取り換えてくれる機関はないのか、と私が尋ねると、彼女はこう答えた。

いやいや、いやいや、ハーム・リダクションの方法なんかはここにはちゃんとなくって……、人びとはそのことを知ってるけど、もっと多くの人たちが知るようになってて、けど日本政府が許可するなんてあり得ないから（NGOプログラム管理者、三〇代）。

これらの問題への取り組みに関して言えば、とくにMSMに対して、薬物使用とHIVとが関連しているといった認識が広がってきたようである。たとえば、私が東京で観察したあるHIV関連NGOの責任者によると、彼の組織における二〇一三年の優先課題は、HIVと共に生きる人びとのあいだで拡大し重要度が増している薬物使用の問題であるという。同じように東京では、HIV感染予防に力を入れているMSMのためのドロップイン・センターが、HIVと依存症、薬物、アルコールとの関連性について特化したパンフレットを作成し配布していた。また、そのパンフレットには関連するサービスの照会先が記載されていた。大阪では、あるHIV関連NGOが、薬物使用が原因で刑務所に服役中のHIV陽性者のために訪問支援プログラムを実施していて、その対象範囲をHIV陽性を示す現在および過去の薬物使用者へと拡大する予定を立てていた。大阪におけるそのほかの試みとしては、薬物依存リハビリセンターや、HIV感染予防に主眼を置くMSMのコミュニティ・センターで、薬物中毒に関するミーティングが月に二回開かれていた。薬物使用とHIVとの密接なつながりに詳しい、インタビューに応えてくれたあるMSMは、こういった前向きな進展具合に対して期待を寄せている。

アディクションのグループに通ったりとか、薬物をやめたいと思うときに、HIVの薬も飲まないといけないし、HIVと付き合わないといけないから、その支援がすごいセットになってる。で、今までそのアディクションの支援のなかで、あの、あんまりセックスの話はしたくない、とか、セクシュアリティの話をしたくないって思ってた人たちがいっぱいいるんだけど、もう、しないといけないことになった。で、そこがすごい変わってきた気がするな（ＭＳＭ、三〇代）。

しかし、こういった取り組みは必要とされるすべての場所で実施されているわけではない。何かしらの努力が試みられている場所でさえ、それらは目に見える成果を残しているとは限らない。さらに、ＨＩＶと薬物使用とのつながりに悩んでいる人びとが、そのことを話し合いの主題として取り上げることが歓迎される、というような確かなきっかけはほとんどない。その一例は、ＨＩＶとそのほかの性感染症に焦点を当てる、私立の総合医療クリニックで見受けられた。そのクリニックは、セックスワーカーやその顧客がよく出入りする地域に位置していて、大きなゲイバーやクラブのある区域に隣接していた。そこの内科部長は、彼の患者の多くはセックスワーカー、性的マイノリティ、現薬物使用者もしくは元薬物使用者であることを把握していた。度重なるクリニックへの訪問をとおして、私は来院者が読んだり持ち帰ったりできる、それぞれの症状に特有の多種多様なパンフレットを見つけた。それは、子宮頸がんワクチン、避妊、勃起障害、皮膚の症状、そしてニコチンパッチに関する資料に至るまで多岐にわたっていた。しかし、薬物やアルコールに関するものは一つもなかった。

ＭＳＭのコミュニティにおいては、最近の警察による、薬物使用を根絶する目的でのＭＳＭセックスクラブ（「ハッテン場」）の摘発が、ＨＩＶ感染予防において潜在的に抑止力をもった「ハッテン場」という存在を弱体化させてしまうことにより、間接的にＨＩＶ感染リスクを増幅させるといった予期せぬ結果をもたらしうるのではないか、という懸念もあった。性的マイノリティである二人は以下のように語る。

回答者その1：反対に考えたら、ハッテン場なんかが、本当はコンドームを広めたりとか、セーファーセックスの文化を作る、すごく大事なチャンスだとは思ってるけど……。みんな安心して使えないから、なにかすごく、セーファーセックスについても逆効果だと思うけどね……。一応その、たぶん警察がすごく興味をもってるのは、コンドームには興味がないと思う。ドラッグにはすごい興味があるけど（ＭＳＭ、三〇代）。

回答者その2：薬物の取り締まりっていうのを、ひとつ、目的として、で、それでターゲットになってるんかなぁっていうのは、まぁそれはあるんかも知れんけど、やっぱり、ＨＩＶと薬物って、すごく近いんでしょ、じゃ、そういう形であの警察が介入するっていうことは、かえって本当に、何て言うか、闇に潜るって言うたら、おかしいんやけど、あの、危険な状況になるんじゃないのかなぁというのはすごい思ってる。で、（ＭＳＭは）居場所がなくなるんじゃないのかぁ、と（女性同性愛者、三〇代）。

### （3）暴力とＨＩＶ

ＨＩＶは、暴力と区分されるのがふさわしい、三つ目の問題とも重なり合っている。ここでは、暴力は広く定義される。たとえば、はっきりとした加害者が存在して、いじめや「虐待」、犯罪行為までをも含む、身体的・性的・心理的なかたちで表される個別的な出来事からなる直接的暴力を指している。本研究において確認された直接的暴力は、他者によるものと、自殺行為や自傷行為といった自分自身によるものの両方からなり、これは世界保健機関が用いる暴力の定義と一致している［Krug et al. 2002］。関西都市部と首都圏においてみられるＨＩＶと交錯する複数の問題点は、構造的暴力の定義にも合致する。構造的暴力とは、身体面かつ感情面での苦痛を負わせ、社会的に周縁に位置づけられた人びとの生存、幸福、アイデンティティ、自由といった基本的な権利への十分なアクセスを拒否する、社会経済的および政治的な組織による一連の行為のことである［Galtung 1969, 1980; Farmer 1996］。直接的もしくは構造的暴力を正当化してきた現在の日本文化のある側面、すなわち文化的暴力によって、これらの暴力すべては維持されてきた。こうした文化的な側面は永久に固定化されることはないとしても、文化の根本的な部分は通常ゆっくり変化することを考慮すると、文化のそうした側面は比較的長いあいだ変わらずに在りつづけることになる。複数の情報源から集められたデータを複眼的に検討することをとおして、広い意味での暴力の概念とＨＩＶとの重なりがはっきりと認められた一方で、調査協力者においてはそのような重なりに対する認識が大きく異なっていたことは注目に値する。幾人かを除き、多くの人は認識していなかったのである。

自殺行為と自傷行為は、ＨＩＶともっとも著しい関係にあった。たとえば、ある感染症専門医は、ＨＩＶ陽性患者にみられた一件の自殺（完遂）と三件の常習的なリストカットについて報告している。この話題について話すとき、彼は（彼の主張によると）自殺行為があまりみられないというＨＩＶと共に生きるアフリカの人びとと、日本のＨＩＶ患者とを比較している。

アフリカも、あの、苦しいはずなのに、そこでは自殺を考えた人がほとんどいない、と。で、日本は、今ね、日本はお金の面では、身体障害者とかで、すごくメリットがあって、治療費はほとんどかからないし、病院でもいろんなサービスが受けれて、いるのに、患者さんはこんだけ自殺考える人がいる、っていう、この違いは何なんだろう、と……。やっぱり日本っていう国は、このＨＩＶの人は生きづらいのは確かで、それはやっぱりその世間のスティグマだったり、まぁ、その、セクシュアリティに関するスティグマだったり、HIVそのもののスティグマだったりするのかなぁ、と（医師、三〇代）。

調査協力者の話によると、自殺という問題はHIVと共に生きる人びとにとってHAART療法が実施される前（一九九六年以前）の、すなわちHIVであるという診断が死の宣告を意味していた時代のほうがより大きな問題であったという。しかしながら、自殺願望は研究実施期間中も継続してみられ、HIVと共に生きることにより積み重なった複数の困難と関連していた。自殺願望は、彼らが感染したとわかったとき、また親密な関係を築いたり維持したりするのに苦労しているときに生じる傾向があった。これは二重に周縁化された状況に直面しているHIVと共に生きるMSMにとってとくに問題化していた。あるHIV関連NGOのスタッフは、日本の都市部における同性愛者のコミュニティのなかでHIV陽性であることはとくに難しい状況であると考えていた。同性愛者は、HIVと共に生きる異性愛者よりもさらに周縁に追いやられていて、そのスタッフの話によると、それは「完全なる社会的な死」と同等であるという。「社会的な死は、ここでは身体的な死よりも状況が悪い」とも。

自傷行為とHIV感染リスク行為とのつながりは、至るところに散見された。たとえば、暴力被害からの生存者のために設けられた電話相談所に相談してくる人について話していたとき、インタビューに応えてくれた人はこう述べている。

リスクはすごくある。だから本人がすごくしんどくなって、いろんな人、まぁ、自傷行為だよね、いろんな自傷行為をする人のなかには、いろんな人とセックスをする、で、コンドームは使わない、っていう相談をしてくれた人はいる（NGOスタッフ、三〇代）。

自傷行為の方法に関しては、ＨＩＶ陽性の人が治療を拒否するといった事例が複数報告されており（これによって自分を殺してしまった人もいた）、典型的な方法は自分自身を切りつけるというものであった。ある看護師はそういった事例について以下のように語っている。彼女の経験によると、自身を切りつけることの主な理由は、ＨＩＶ陽性患者が定期的な通院のために病院に足を踏み入れるときや、ＨＩＶであることを思い起こさせられるときに生じるショックと、それにともなう継続的な耐え難い苦痛であるという。

本当にここにきれいにナイフの跡が、二〇センチぐらい、本当に二〇センチぐらいある人が三、四人ぐらいいらっしゃいます……。ＨＩＶって無症候期のときは、症状がないので、なんで来なあかんねんやろ、とか……、病院に来たら数字を見て……、ウィルスがなんぼで、ＣＤ４細胞がなんぼですよ、って言われて、ＨＩＶを思い出す、っていう、それが耐えられない、って言って、その病院に来た次の日に自傷行為になったりとか……、こう、カッターで切っていく人もいます（看護師、五〇代）。

対人関係において起こる暴力はいくつかの形態をとる。それはしばしば性的であったり心理的であったりするが、ＨＩＶの状況においては性的でない身体的な虐待や、ほかの形態の暴力行為なども報告されている。暴力とＨＩＶとの重なりは、性的マイノリティ、セックスワーカー、またＨＩＶと共に生きる人びとにもっとも影響を与えており、彼らは両親もしくは近親者による児童虐待、もしくは仲間からのいじめといったかたちで、しばしば人生の比較的早い段階で暴力を経験していた。成人期には、ＭＳＭに対する家庭内暴力や、セックスワーカーに対する客からの暴力といった事例も見受けられた。

たとえば、ある調査協力者は、家庭内暴力および性暴力のための二四時間電話相談所や、児童虐待問題に取り組む組織で働いていた。彼女によると、彼女が関わった子どもの「初体験」は高校入学以前と早く（平均は高校在学時）、そういった子どもたちのあいだには家庭内暴力、虐待、そして一般的な家族内でのいざこざがより多く見受けられたという。ほかの例では、いかにトランスジェンダーの人びとが幼いときにとくに虐待を受けやすく、そしてそのことがいかに以後の人生において脆弱性の連鎖（メンタルヘルスの悪化、家庭内暴力、自殺願望、HIV感染リスクのある行動の増加）を引き起こしてしまうのか、ということを家庭内暴力避難所の医的症例管理者が教えてくれた。

だからすごい虐待にも遭いやすいし、そのなかでやっぱり若いときに生きるのがすごいしんどかったら、大人になって家を出てもやっぱりリスクの高い行動をとったりとか、死にたい気持ちもすごく大きいし、精神も、精神疾患の可能性もすごい高いし、で、DVにも遭いやすいって言ったらおかしいけど、自分を守ることがやっぱりできないから、すごくつけこまれやすかったり、とか、あの、我慢してしまう、とか、被害を受けることが当たり前というか、慣れている、というか、遭いやすい、で、傷がどんどん深まっていく、そういう関連性はすごくあると思う（家庭内暴力避難所、医的症例管理者、三〇代）。

彼女の同僚である家庭内暴力避難所の医的症例管理者は、こう加える。

もとの家がたとえば、暴力の家とか、ネグレクトの家だったりすると……、トランスジェンダーの人もそうやし、いま言ってたお父さんの暴力から逃れてきた人とかも……、すごく、愛されたい、大事にされたい、ほんで、彼氏が欲しい、ほんでけっきょく誰でもいいってわけじゃないけど、とにかく大事にしてくれる人ならオッケーって感じで、そのなかでまぁ、ＤＶだとか、セーファーセックスができないとか、自分のほうから何も言えない、ということがすごく……、たぶんね、相手が（コンドームを）勝手につけたらオッケーなんやけど、使いましょう、まで言わない……、相手に任せる（家庭内暴力避難所、医的症例管理者、三〇代）。

セックスワーカーのために活動するある関係者は、セックスワーカーが仕事場において、また仕事場よりも私的な関係性において、暴力とＨＩＶの重なり合ったリスクに直面していることを説明してくれた。

お客さんからの暴力、叩いたり……、あとはゴムを付けてくれなかったりとか、性的な暴力とか……、セックスワークしてるときよりも、プライベートのほうがゴムしづらい、付けにくい、とか、プライベートのときのほうが暴力受ける、とかいうのがあるから、だから、セックスワーカーとして危ないのか、セックスワーカーじゃなくて一般人として危ないのか、っていうのはちょっと（ＮＧＯスタッフ、三〇代）。

治療に当たった医療従事者によれば、少なくとも片方がＨＩＶ陽性であるＭＳＭのカップルにおける家庭内暴力も報告されている。たとえば、ある看護師は、強制的な性行為や、さらには片方のパートナーがもう片方のパートナーのＨＩＶ治療薬を取り上げ、それを服用できないようにさえする事例を教えてくれた。ＨＩＶ感染症専門医も、ＤＶ、殺人的行為の被害体験、彼らが若いときに経験した同性愛嫌悪によるいじめといった、ＨＩＶ陽性のＭＳＭが受けてきた暴力について説明してくれた。

暴力についての質問を受けたとき、複数の調査協力者は、どのような暴力が構造的暴力もしくは文化的暴力として特徴づけられるのかにより力点を置いていた。例をあげると、公立の医療センターの運営管理者やスタッフは、HIV感染リスクに曝されているか、もしくはHIVと共に生きている人びとが経験する暴力のほとんどは言葉によるものであり、それらは差別をともなっていることを指摘していた。ほかの関係者たちは、間接的なつながりにのみ気づいていた。たとえば、あるインタビューにおいて、児童暴行防止プログラムの世話人は、暴力を貧困へと、そして貧困をHIV感染リスクのある性行動へと結びつけていた。HIVと暴力との直接的なつながりについて明確に述べてはいないが、彼女は横浜でのHIV会議においてDVに関する発表を組織・実行していて、そのことはHIVと暴力との関連性を少なくとも暗黙のうちに認識していることを示しているようであった。しかしながら、ほかの関係者は、その関連性をまったく認識していなかった。たとえば、HIVと共に生きている患者およびHIV感染リスクに曝されている多くの患者を抱え、さらにさまざまな形態の虐待被害体験をもつ患者を診察してきた医師が語る次の言葉は、注目に値する。

私はまったくわかりません。現在の私のHIVの患者には、虐待や暴力の犠牲者はいません…。私は暴力と関係性のあるHIVのケースに関する経験はほとんどなくて……、HIVに侵されたり感染したりした被害者なんていないから、私はこの問題について語ることなどできません（医師、四〇代）。

その一方で、調査協力者による複数の語りは、HIVと暴力とのシンデミックな結びつきを非常にはっきりと指摘している。以下に記すフィールドノートからの抜粋は、先にも引用した家庭内暴力避難所で働く二人のスタッフとの会話を書き残したものである。ここに書き留められていることのほとんどは、音声レコーダーの電源がオフだったとき、つまり、公式なインタビューの外で起こったことである。私が性的マイノリティへの暴力に関する本研究とは別の研究に取り組んでいた一〇年前に、二人のうちの片方であるBさんに聞き取りをしたことがあった。

性的マイノリティへの暴力、暴力に専門的に対処するサービス（避難所など）、HIV問題などに関して、10年前と比べて大きく改善したと私（調査者）に言うことができたらよいのに、とBさんが言ったとき、彼の声にはあきらめと当惑が混じっていた。しかし、状況はそんなに変わっていない、少なくとも良い方向には。インタビューをとおして、BさんとCさんは彼らの仕事内容や私が質問した問題点について真剣に答えてくれていた。それだけでなく、とくにBさんから、彼らが直面している多くの誤解や正しい知識の欠如といった、人びとの知識についての限界に対して、激しい憤りも感じられた。Bさんは、HIVの予防とケア、暴力・虐待の予防とケア、薬物使用、性的マイノリティの問題、またホームレスのための対面および電話での相談や医的症例管理などを過去から現在にわたり行っている。インタビューが終わったあと、最後に、私に対して何か質問があるかどうかを尋ねたとき、私がここで厳密には何を調査しているのかという話題にいつの間にか移っていった。私はいつも用いる二つの円からなるベン図を描き、そしてここに描いたモデルは私がアメリカで発見したことに基づいていると説明した。するとすぐにBさん、つづいてCさんも、彼らの経験によると、実にそのことは日本でも当てはまると言った。彼らの理解は、繰り返すが、非常にシンデミック、であった。彼らも私もその用語自体は使わなかったし、私もそのことを一般的な原理として説明しなかったにもかかわらずである。彼らのそれについての理解の仕方は、まさに彼らから生まれたものであったのだ（フィールドノート抜粋）。

暴力とHIVの結びつきに対処するための取り組みに関して言えば、関係者たちはよく、HIVもしくは特定の形態の暴力と重複する諸問題を扱う専門家に照会していた。その重なり合う問題に取り組むためのプログラムを自ら作成しているNGOもあった。たとえば、セックスワーカーのために活動するNGOは、暴力行為の予防とHIV感染の予防の両方を強調していたし、またHIVに焦点を絞る新設のNGOは、恋愛関係におけるDVに関するセミナーを組織していた。さらに、HIV、暴力、性的マイノリティの問題に取り組む現場の組織のあいだには、概して良好な関係と相互に協力する姿勢が見受けられた。また、異なるデータは、組織の関係者にとって研修がきっと役に立つであろうことを示している。たとえば、あるHIV関連NGOにおけるプログラムのコーディネーターは、彼の患者にみられる暴力の問題に適切に対処するためには、準備不足であると感じていたことを認めている。

身体的暴力で何か問題になったことって、あまりこう、仕事のうえでもプライベートでもそんなに経験はないですね。ただまぁ、その被害に遭った方が、やはりいろんな意味で傷を、心にも傷を負うでしょうし、大変だろうな、と思うんですけどね。それを具体的にどうケアしたらいいのか、っていうことは、やはりそこに対してはあんまり専門的な知識がないので、そういうところにもしあの、直面したら、どうしたらいいのかなぁ、というのは、いま現在では、よくわからないでいますね（NGOプログラム・コーディネーター、四〇代）。

研修が役に立つであろうもう一つの例をあげる。DVと性暴力被害者のための二四時間電話相談所で働いていたある女性は、（性的暴行以外の）性行動、HIV、また性感染症について、相談者とはいっさい話さなかったと述べている。彼女は、性暴力に対するフラッシュバックを引き起こさせてしまうのではないかと恐れていたという。

相談業務においてそういう話はしないです。まずあの、その、性的な行動について、どんなことをしてるか、っていうことを話すときに、それが暴力であった場合、フラッシュバックを起こすので、そういう話は、相談業務のなかではしないですね（暴力被害電話相談所ボランティア、三〇代）。

性的マイノリティに特化した暴力被害者を受け入れる避難所はいまだ見当たらないのが現状だが、トランスジェンダーの人びとがアクセスできる場所は東京に存在する。しかし残念なことに、ＭＳＭはどのグループの人びとよりも避難所へのアクセス権がなかった。本研究で注目した医療施設、ＮＧＯ、政府機関、またそのほかの場所のどれもが、ＨＩＶと暴力との結びつきに対処するための方針や実施要綱を成文化していなかった。それでも複数の機関は、問題が生じたときは臨機応変に対応していた。

サービスを受けることに対する障壁もまた存在する。先述したように、メンタルヘルスの問題は非常にスティグマ化されており、そのことがメンタルヘルス・ケアを受ける際の障壁になっていた。たとえば、男性から女性へと性転換（ＭＴＦ）したＤさんに対する参与観察において、私たちのやりとりにおける彼女の情緒や行動は正常ではなく、精神健康障害と予想される兆候を示していた。彼女は成人期において二回の自殺未遂歴があり、そのうちの一回は一年前に起こっていた。しかし、彼女はカウンセラー、心理学者、精神科医に診てもらったことは一度もないと言い、これはメンタルヘルス・ケアに対するスティグマの影響力を連想させる。法の執行力や刑事司法制度によって創られた、ほかの障壁もまた存在していた。たとえば、セックスワーカーは、そういった制度に対する不信感から、彼女たちが直面する暴力への助けを求めることはほとんどなかった。セックスワーカーのために活動していた調査協力者の一人は、この問題について以下のように説明している。

セックスワーカーの場合、助けを求めにくい。自分が犯罪者にされてしまう可能性があるから、警察に。自分が被害者なのに、セックスワークしてるってことで、社会的な信用がなくて、悪く思われてしまう可能性があるから、あと、家族に自分の仕事を隠しているときに、それでバレてしまう可能性があるから、言いにくいっていうことがある。あと、法の施行のことで言ったら、裁判官自身が、偏見を、セックスワーカーに対して偏見をもっているために、セックスワーカーに対して不利な判断をすることをよく聞く（NGOスタッフ、三〇代）。

## （4） スティグマ・社会格差・健康格差とHIV

既出のデータから容易に判断できるように、HIVと社会問題・健康問題との結びつきは、主にMSM、トランスジェンダーの人びと、HIVと共に生きる人びと、さらに本章で触れていなかった移民の人びとが直面する社会格差・健康格差を継続的にスティグマ化しつづける環境のなかにまさに存在し、それによってさらに助長されていた。観察データ、インタビュー・データ、そして資料データ全般から導き出された本研究の主要な発見の一つは、ヘルスケアの質という点において、関西都市部と東京はHIVと共に生きる人びとにとって、比較的良好な場所であるということである。医師、看護師、薬剤師らは非常に優れた技術をもち、多くの場合HIV治療に対して有効的なチーム単位での取り組みを行う。ほとんどの人にとって、そういったケアへのアクセス権は望ましいことであるし、治療のために患者にかかる直接費用は比較的安くすむ。しかしながら、日本はHIVと共に生きる人びとにとっては、望ましくない場所である。現実的に何よりも重要である社会的なレベルにおいて、そうなのである。それは、HIV感染リスクが高いグループにとっても、同様に当てはまる。

調査期間中、この社会環境の構造を支えていたのは、長引く同性愛嫌悪、トランスフォビア、人種差別、外国人恐怖症、そして血友病のＨＩＶ患者を「良性のＨＩＶ」の代表とみなす息の長い言説であった。そこから生まれる格差は、社会からの疎外であったり、ＨＩＶ感染リスク、ＨＩＶケア、そしてメンタルヘルス・ケアにおける健康格差であったり、雇用における差別、就職難、貧困、不安定な住宅環境といった経済的苦難の不平等な分配であった。

移民が直面している困難は、ＨＩＶにおける健康格差に対するそういった力の影響力を例証している。ラテンアメリカ人やフィリピン人、そのほか多くの移民集団にとって、言語の問題が、日本社会のほとんどの機関をほかの人と同じように利用しようとする際の主な障害となっていた。しかし、言語の問題だけが不平等を説明できるわけではない。残念なことに、人種差別や外国人恐怖症もまた一役買っていた。過去と比較すれば大幅に改善されたとはいえ、本研究で集められた相当な量のデータが、こういった暴力は現代の日本の都市部に残存していて、移民や人種・民族的マイノリティへの格差を助長していることを確証している。事実、ＨＩＶケアへのアクセスは良好であるという法則に、移民は例外的に当てはまらなかった。あるＨＩＶ関連ＮＧＯにおける、移民のためのプログラムの管理者は、違法滞在や期限切れの査証が表沙汰になることを恐れる移民の人びとが、いかにヘルスケアを避けてしまっているのかを説明してくれた。ある特定の移民グループである、ＨＩＶと共に生きるラテンアメリカ系移民のＭＳＭは、このことに関するもう一つの事例を提供している。日本におけるＨＩＶ感染症の全体の歴史を目の当たりにし、数十年にわたって政府によるＨＩＶ対応に携わってきたある男性は、この葛藤について語ってくれた。彼は、ＨＩＶケアの利用可能条件は移民にとって非常に不都合であること、さらにＨＩＶと共に生きるＭＳＭのラテンアメリカ系移民が東京でヘルスケアを利用するのを助けるために、彼自身の内部関係者としての身分を使わなければならなかったことを教えてくれた。

彼はまた、MSMの移民の多くは、自分たちがHIV陽性であると知ると同時にAIDSでもあることを知る、という傾向を指摘している。そのことは、「はじめに」で言及したように、厚生労働省による公式調査データに反映されている。

日本のMSM共同体にはたくさんの南アメリカ人、ラテン人がいますね……。多くがHIV陽性で、それで彼らは日本の医療施設を利用するのがすごく難しい。だから私が個人的に彼らをいくつかの病院に連れてったなんてことすらあって……。「組織E」で働いてたから、私は病院に行くのにたくさん言い訳できたのだけど、実際は、友人とかほかの人たちを連れて行きました。それで、私はそこで有名でした。なぜって、彼らは「またペルー人をここに連れてきたの？」とか何とか言うから……。ほとんどは日本人で、あの、日本系移民の子孫です。彼らは健康保険はある、ああ、何人かはもっていないです。それか何人かは自分の健康保険を共有して使っていたりします（HIV予防事業顧問、五〇代）。

これまでにも挙げたデータの多くが示すように、性的マイノリティは非常にスティグマ化された集団として疎外されている。たとえば、私が二〇〇二年に初めて性的マイノリティへの暴力についてインタビューした、京都にあるゲイバーのベテラン経営者は、一一年前に比べて二〇一三年においてはゲイ・バッシング（「ホモ狩り」）はそれほど大きな問題になっていないことを教えてくれた。それは良い知らせであった。しかし、京都は非常に伝統的で保守的であるがゆえに、性的マイノリティにとって暮らすのが難しい場所であるのは変わらない、と彼は付け加えた。本研究で集められたデータによると、東京、大阪、神戸といったほかの都市も、社会格差・健康格差に関しては、京都に比べてほんのわずか小さいにすぎなかった。日本の都市部において、性的マイノリティのいくらかは結婚に代わる合法的なつながりの形としてがいに養子縁組を組むことを選択するが、基本的には結婚できなかったり、養子を迎えたりすることができなかったりという、そういった社会環境のなかで暮らしている（調査の終了後、婚姻関係に相当するものとして、同性愛者どうしのパートナーシップ制度が東京都渋谷区において日本で初めて認められた）。性的マイノリティの多くは、成人になったあとでさえも、自分の性的アイデンティティについていまだに語ることができない。日本のＨＩＶにおける重要な側面として残っている匿名性の問題もまた、性的マイノリティのコミュニティに浸透していて、ＨＩＶと性的マイノリティ両方に対する長きにつづくスティグマを代表している。実際、ゲイバーや性的マイノリティが集まる場所、またＨＩＶの検査所において、「撮影禁止」という目立ったサインを私は参与観察をしているとき頻繁に目にした。性的マイノリティや移民のために何年も活動していた、あるＨＩＶ関連ＮＧＯのコーディネーターは、日本においてＭＳＭが耐え忍んでいるスティグマと格差について詳細に語ってくれた。それを彼女は「生涯にわたる苦しみ」と呼び、スティグマや格差がいかにＨＩＶの問題と密接につながっているのかを、以下のように指摘する。

彼らは自分の兄弟とか近親者から性的虐待を受けてて、そういうふうに育ってるので……、私は生涯にわたる苦しみについて聞いてる……、ＨＩＶの人たちかＭＳＭのあいだでの精神的な問題とか。それは私が前に話したことと関係してて、その、彼らが長く生きたくないのも無理ないよね。完全に関連があると思う……。もちろん彼らは精神的な問題を抱えるし……、もちろん薬物にも手を出すし……、もちろん同じ理由で無防備なセックスもする……。なぜって彼らは自分の人生を生きたくても生きてないから……。抑圧されてるから……。それとゲイのＨＩＶの人たちに関しては、一般の人にとってよりも大きな問題だと思う……。普通の人たちは、ＨＩＶであっても、ほかの人たちはだいたい、あの、理解するよね。自分のコミュニティも失うこともないし……。ゲイのコミュニティでは何かこう、社会的にもっと重荷なんだと思う。もちろん、それも大変だけどね、仕事失うのってすごく辛いから。だから通常は自分らがＨＩＶ陽性だって明かさないんだ（ＮＧＯプログラム・コーディネーター、三〇代）。

ある外来看護師は、ＨＩＶ陽性であるＭＳＭの患者たちに対して、同じような見解をもっている。

家族のなかで、その、セクシュアリティが違う、という、えっと、親、兄弟にしたら、違う、という認識を受けて、疎外感、一人ぼっちを体験してる……。それは、辛いと思います。セクシュアリティが認めてもらえない、と。それと、あと、そういう、コミュニティで、陽性と判明したときに受ける、その、何かな、ネット上の虐待、えーっと、公表されたり、写真を出されたりとか、これ暴力ですよね……。そういう被害を受けたり（看護師、五〇代）。

家族におけるスティグマ化は等しく両方の親に端を発するとは限らないかもしれない、ということもデータは示している。たとえば、あるＨＩＶ関連ＮＧＯは、ＨＩＶと共に生きる人びとの母親や彼らのＨＩＶ陰性パートナーに対して、グループ支援のプログラムを提供していた。注目すべきは、ＨＩＶ陽性の人びとの父親に対するプログラムが一つもなかったことである。このことに関するスタッフとの会話によると、とくに自分の息子がＭＳＭであったときには、父親はＨＩＶや性の問題にはかかわりをもたない、これは日本の伝統文化の変わらない一側面であるという。

スティグマはヘルスケアの領域にまで拡がっていた。公立の医療センターの運営管理者とスタッフによると、近隣の診療所においてＨＩＶ陽性患者の治療を断った医師がいたとのことである。ほかには、ＨＩＶ担当の看護師とのインタビューにおいて、彼女は明らかに自分がそうであるとは思っていないのだが、彼女の会話のほとんどが非常に同性愛嫌悪的であった、ということがあった。あるとき彼女は、成長期における虐待と愛情の欠如が、彼女が看るＨＩＶ陽性患者を女性との関係から遠ざけさせ、その結果として彼らはＭＳＭになったのだという、彼女なりの理解を語ってくれたことがある。

残念なことに、差別はＨＩＶ関連ＮＧＯのなかにもまた存在していた。そのなかには性的マイノリティによって運営されている団体すら含まれていた。たとえば、トランスジェンダー（とくに男性から女性へ転換）の人びとは、集団としてＭＳＭと同じように比較的高いＨＩＶ感染リスクに曝されているが、彼らはセンターの活動から排除されていること、さらにＭＳＭのみがその活動の対象になっていることを、ＨＩＶ感染予防に力を入れるコミュニティ・センターの責任者は指摘していた。ほかの事例では、別のＨＩＶ関連ＮＧＯの責任者（ＭＳＭ）の語りのなかにトランスフォビアがみてとれた。

> トランスジェンダーについては、何ていうんだろう、別に対象外、というわけではないんだけど……、精神疾患的な要素であったりとか、そういう面もあるので、なかなかその対応が難しい……。だからその、ゲイとか、レズビアンとかと、同じふうには僕たちは見ていないですね（ＮＧＯ責任者、三〇代）。

ＨＩＶと共に生きるＭＳＭとトランスジェンダーの人びとに着せられたスティグマとは対照的に、一九八〇年代と一九九〇年代の「ＡＩＤＳパニック」時代の遺産の一つは、血友病のＨＩＶ患者に対する支配的な言説である。それは「薬害エイズ問題の被害者」を公衆からの共感に値する無実な人びととして描き出す。そのこと自体は理解可能である。たとえば、血友病に力点を置いたあるＮＧＯは、彼らの二重の症状（そのほとんどがＣ型肝炎も抱えていた）を効果的に治療できる病院の利用を含む、長期療養の問題としてこの課題に取り組んでいた。このことは、田舎に住んでいて、東京や大阪といった大都市にある大病院までしばしば長い時間をかけて通院しなくてはならない人びとにとって、とくに問題である。もし一九九六年にあった薬害エイズ訴訟への被害者の努力とその結果としての勝利がなかったのなら、日本におけるＨＩＶの状況はもっと悪いものになっていただろう、と信じている人たちもいる。この議論は、もし訴訟が起こっていなかったら、ＨＩＶ感染予防とケアの両方に対してとりわけ厚生労働省は今よりもはるかに対応しなかったに違いない、とつづいていく。しかしながら、一四三九件という血友病ＨＩＶの累積報告件数は、日本におけるＨＩＶ全体のわずか五・九％にすぎない。これは、もちろん重大な数であり、それぞれの件数は実際の人間の数でもある。そして、薬害エイズ事件は日本に特有なＨＩＶの歴史の重要な一部でもある。しかし、この薬害エイズ問題を強調しすぎるあまり、新規および既存のＨＩＶの大部分を占める、注視と資源をより必要とするグループから意識を反らすことは、問題である。こういった傾向におけるもう一つの不運な副産物は、それが性行為や薬物注射によってＨＩＶに感染した人びとに対するスティグマを促してしまうことである。薬害エイズ問題をめぐる言説の相対的な重要性は時とともに減少してはいるものの、いまだに影響を与えつづけている。ＨＩＶ関連ＮＧＯのプログラムの管理者であり、かつ自分自身もＨＩＶと共に生きるＭＳＭの彼は、この問題についてこう述べている。

当初日本でも、血友病の人は、あの、良性のＨＩＶで、性接触の人は、悪性のＨＩＶみたいなふうに言われていた時代があるので、どうしてもその、性感染で（ＨＩＶと）わかった人が表には出にくい環境がずっとあったんです……。一般の人から見ると、ＨＩＶはただただ怖い、あの、エイズ・パニックのときのイメージしかないので、今もエイズ・パニック。だから、そこが書き換えられていない（ＮＧＯプログラム管理者、五〇代）。

ある血友病ＨＩＶ患者のために働いていた関係者は、このことに共鳴しており、この言説のヘルスケアへの悪影響を認めている。

やはり、薬害エイズの人っていうのは、感染させられてしまった。でも、それ以外の人というのは、もう、自分のせいだろう、自業自得、みたいな、意見があって、これは、医師の方もはっきりとおっしゃるんですけど、やっぱり、薬害の人は救わなければいけないと思うけれども、それ以外の人は、やっぱり自業自得なんだから、まぁ、っていうことで、何て言うんですかね、まぁ、こう言っちゃいけないんですけど、医師のなかでも……、同性愛者のＨＩＶ感染者に対して、あまり良いイメージはもっていない、っていうのは確かにあると思います（ＮＧＯスタッフ、四〇代）。

フィールドノートからの以下の抜粋もまた、資料館のような公共教育機関での血友病ＨＩＶ患者に関する支配的な言説の描写が、いかにＨＩＶに対する一般認識を非建設的な仕方で形作りうるのかを示している。

偶然にも、彼らは「ＨＩＶコーナー」で集中展示を始めようとしているところだった。私たちはそこに行った。そこには、ＨＩＶ感染症に関する古い疫学のグラフを集めたものがあった。いくつかのグラフは中学や高校の性教育の授業で使われているものであったり、エイズ・キルトの一部であったりした。なかでも、もっとも問題だったのは、一九八〇年代に輸血経由でＨＩＶに感染した血友病患者という、ＨＩＶを抱えて生きる人びとのほんの一部分にとても大きな焦点が当てられていたことである。焦点は、血友病およびＡＩＤＳで亡くなった若い独身男性に当てられていた。展示物のなかには、彼の鉛筆入れなど個人的な遺品が含まれていた。それは感傷的であった。しかし、ＨＩＶの展示という点では、誤った注意の向けさせ方であった（フィールドノート抜粋）。

ＨＩＶ感染リスクに曝されている人びとやＨＩＶと共に生きている人びとが経験している経済的困難は、社会格差・健康格差の主な要因となっていた。本研究の調査期間中、そういった経済的困難は、二〇〇八年に始まった深刻な世界規模の経済危機につづくかたちで生じた、長引く日本経済の不景気からのゆっくりとした回復という広い文脈のなかに存在していた。さらに、二〇一一年の東日本大震災と津波被害のあとに起こった、日本政府にとって好ましくないとみなされていた全般的な雇用状況も影響を与えていた。この経済環境下では、ＨＩＶ陽性の人びとは、雇用に際し頻繁に差別に遭っていた。病気の状態を理由に誰かを解雇するのは違法である。しかし、ＨＩＶと共に生きる人びとは、それとはほかの（多くの場合捏造されベールで覆われた）公的な理由をもとに辞職へと追い込まれていることを、研究データは示唆している。

事実、ＨＩＶ陽性の人びとの多くは、さまざまな理由から、収入の点でもっとも実りが多いであろう年齢期に、正社員として雇用されていなかった。ほとんどの人は治療薬やほかの形態の治療のために何らかの補助金を受けとっていたが、それは正社員としての安定した雇用から得られるはずの「失われた収入」を補うには不十分であった。一九九六年の法廷において厚生労働省との和解から特別な補償金を得た薬害エイズ事件の被害者でさえ、働けないことによる深刻な経済的困難に直面していた。聞き取りによると、補助金制度における所得制限をきちんと下回るのを確実にするために、実際に仕事を辞めて、ＨＩＶ治療に対する政府からの補助金を利用できるようにする人たちもいた。しかし、彼らにとって、仕事を辞めることが生き延びるための不可欠な戦略なのかどうか、もしくは彼らがこの制度の利点をいかそうとしたのかどうかは、はっきりとしない。ＨＩＶ陽性患者のために働く感染症担当の看護師は、この問題について以下のように語っている。もっとも、そういった補助金をもらっている人びとのほとんどは、それでも治療費の一部を自分たちで支払わなければならない、ということは明記しておく必要があるが。

一番多いのは、やっぱりＨＩＶの人が多くて……、いま現在日本の場合は、えー、ＨＩＶの患者さんは、低所得者で、給料少ない。でもそのなかの一部は、ちゃんと仕事して収入あるんですけども、やっぱり、きちんと定職就けてない、仕事がきちっとしてなくて、収入不安定で、けっきょく最後は仕事を辞めてしまう、っていうことが多いですね……。日本のこの医療制度について、えーと、お薬、抗ＨＩＶのお薬を飲むと、国から、えー、お金、補助金として出してもらえるので、えー、働いて、年収いくら超えると、あの、医療費、あるいはほかのお金は全部自分で払わないといけない。で、逆に、働かないほうが、収入全くゼロの場合は、医療費タダ、生活費、国からもらえるので（看護師、四〇代）。

ＨＩＶ感染リスクに曝されている人びとにとって、経済的困難はよくほかの諸問題と絡み合ってそのＨＩＶ感染リスクを増大させてしまう。たとえば、ＭＳＭのためのコミュニティ・センターの責任者とスタッフは、ＨＩＶ感染リスクに曝されている多くのＭＳＭのために活動してきた数十年にもわたる経験をもとに、感染リスク増大についての見解を共有してくれた。貧困と不安定な住宅環境がメンタルヘルスの問題と合わさって、ＨＩＶへの脆弱性が非常に高められてしまうという。

回答者その１：ひとつは、メンタルヘルスの問題を、患っている人は、来ます。で、もうひとつは、えーっと、ワーキングプアとか、あと、あの、お金がない、お金がない、ホームレスの人もいらっしゃいます。とか、生活保護とか。まぁ、すごくお金がない人たちが来ます。あと、あの、問題だな、と思うのは、発達障害…、メンタルヘルスが悪化している人たちは、えっと…、自暴自棄になりやすくて…、無防備なセックスとか、コンドームを使わないセックスとかをして、なんか、自分なんてどうでもいいや、みたいな、ふうに思って、そういう行動に出る…。その、ホームレスの人たち…、金のない人たちの問題っていうのは…、はっきり言ったほうがいいかな、体を売る、あの、売春をして、っていう形態で、それでお金をもらう。個人的に、お店とかじゃなくて……、ナマのほうがお金をもらえるから、って言って……、関連性はまだよくわからないですけど、ここに来る人たちのなかで、リスクがあるだろうと思われる人たちのなかには……、ＨＩＶだからお金がない、っていうわけでもないですし……、お金がないからＨＩＶになる、っていうわけでもないと思う（コミュニティ・センタースタッフ、二〇代）。

回答者その２：なんとなく、関連性はある。もっとも、だから、ある意味、ヴァルネラブル（vulnerable）な人たちね。その、ヴァルネラブルな意味は、要因はひとつではなくて、ある人は、その、発達障害だし、ある人は、貧困とか貧乏だし、ある人は、メンタルヘルス。まぁでもこの三つかな。（コミュニティ・センター責任者、六〇代）

## 5　おわりに——交錯するＨＩＶ問題を解くために

本研究には三つの目的があった。一つ目は、関西都市部と首都圏において、ＨＩＶが社会問題・健康問題とどのように潜在的に関連しているのかを明らかにすることであった。集められたデータは、ＨＩＶとメンタルヘルスの悪化、薬物使用、また暴力とが多分に重なり合っていることを示していた。また、これらの関連性は多方向的であった。つまり、メンタルヘルス、薬物使用、暴力とＨＩＶとの結びつきに加えて、メンタルヘルス、薬物使用、暴力のそれぞれの問題もたがいに密接に関連していた、ということである。

二つ目の研究目的は、相乗作用的な結びつきがシンデミクスの定義に合致するかどうかを見極めることであった。現時点での分析によると、答えは「イエス」である。シンデミックな結びつきは、社会格差・健康格差の文脈における薬物使用、メンタルヘルス、暴力、そしてＨＩＶのあいだに存在するという確かな証拠が見受けられた。ＨＩＶとメンタルヘルスの悪化、ＨＩＶと薬物使用、ＨＩＶと暴力、またメンタルヘルス・薬物使用・暴力のあいだ、それぞれの関係は相互作用的であった。たとえば、メンタルヘルスの問題に苦闘することが、ＨＩＶ感染につながる行動を引き起こしていたのと同じように、ＨＩＶ感染リスクをともなう行動にかかわることやＨＩＶと共に生きることは、メンタルヘルスの悪化を引き起こしていた。このことは、先述したそのほかすべての関係性においてもあてはまる。ＨＩＶと社会問題・健康問題との交錯は、とくにＭＳＭ、トランスジェンダーの人びと、移民、そしてＨＩＶと共に生きる人びとに対するスティグマと、彼らが置かれている社会格差・健康格差の環境のなかで生じていた。トラウマは、これらのグループにおける諸問題を交錯させるのに中心的な役割を果たしていた（本章での議論は、第1章立木論文、第3章直野論文、第7章木下論文、第8章田中論文、第10章高垣論文と密接に関係する）。

三つ目の目的は、そういった問題の交錯に対して取り組まれてきたことがもしあるとすれば、鍵となる現場関係者によって何がなされてきたのかを把握することであった。関西都市部と首都圏において、ＨＩＶ感染症問題に取り組む公立・私立・民間の現場関係者たちは、ＨＩＶ、メンタルヘルス、薬物使用、暴力のあいだの相関関係に対処するために尽力していた。彼らの活動は、そういった問題どうしの重なりがはっきりと顕在化したときに、臨機応変に対処するという傾向をもち、その多くは体系化された方針や実施要綱に従うというものではなかった。

ＨＩＶ、メンタルヘルス、薬物使用、暴力の相乗作用的な結びつきの特徴は、少なくとも三つのＨＩＶシンデミクスの定義に合致する。文化人類学的調査によって導き出されたこれらの関連性を評価するためには、さらなる量的な調査が必要である。論理的な次の段階は、無防備な性行為、ＨＩＶ検査、ＨＩＶ罹病率、ＨＩＶウィルス量、ＣＤ4細胞の数値、薬物治療アドヒアランス、また臨床サービスの利用といった行動面や臨床面において鍵となるＨＩＶ治療効果の変数に対して、それぞれの社会問題・健康問題の付加的な影響があるのかどうかを調べることであろう。冒頭で取り上げたいくつかの先行研究は［e.g., Mustanski et al. 2007; Oldenburg et al. 2014］、本研究から導き出されたのと同様の変数を使って、そういった付加的な「シンデミック効果」を主にアメリカの事例によって示している。また、それらの先行研究は、そのような調査を実施するための方法のひな型を供給してくれてもいる。日本のＨＩＶをめぐるシンデミクスの困難に効果的に対処するために、おそらくいまもっとも早急に必要なことは、ＨＩＶ、メンタルヘルスの問題とそのケア、同性愛、トランスジェンダーのアイデンティティ、および移民グループに対するスティグマを積極的に軽減することであろう。これらの問題にねらいを定めた協調的かつ大規模なソーシャル・マーケティング運動が、はじめの一歩になるのではないだろうか。日本における今後のシンデミクス研究は、ＨＩＶとほかの健康問題・社会問題を結びつける性質をもつトラウマの役割を、さらに深く追求していく必要があるだろう。

**謝辞**

本研究は、在東京日米教育委員会が管理する、アメリカ合衆国国務省からのフルブライト研究奨励金とカリフォルニア州からのジュニア学内研究奨学金の助成によって実施された。私は本研究に協力してくれた人びと、本章を日本語に翻訳してくれた桜井良太氏と萩原卓也氏、研究助手の武田麻紀子氏、栗本あや子氏、小村しほり氏、京都大学人文科学研究所の田中雅一氏、日本でのデータ収集のあいだ私を招き支援してくれた京都大学、宝塚看護大学の日高康晴氏、早稲田大学のグレンダ・ロバーツ氏、そしてカリフォルニア大学ロサンゼルス校のケヴィン・ライリー氏に心から感謝の意を表する。

## 注

（1）質的調査におけるデータの分析手法の一つ。インタビューや観察などで得られた質的データを文字化し、それらを細かく分断したものに具体的なコードを付ける。そして、それぞれコード化されたものをまとめてカテゴリーを作っていき、カテゴリーどうしを体系的に関連づけることで社会現象の分析を試みる。これにより、ある現象の相関関係を明らかにすることが可能になるとされる。

## 参考文献


花房秀次　二〇〇八「血友病ＨＩＶ感染者の特徴と今後求められる医療」『日本エイズ学会誌』一〇（三）：一三七－一四一。

Bastos, Francisco. I., Barcellos, Christovam., Lowndes, Catherine. M. and Friedman, Samuel. R. 1999. Co-infection with malaria and HIV in injecting drug users in Brazil: a new challenge to public health? *Addiction*, 94(8): 1165–1174.

Bourgois, Philippe., Martinez, Alexis., Kral, Alex., Edlin, Brian. R., Schonberg, Jeff and Ciccarone, Dan. 2006. Reinterpreting ethnic patterns among white and African American men who inject heroin: A social science of medicine approach. *PLoS Medicine*, 3(10): e452.

Brennan, Julia., Kuhns, Lisa. M., Johnson, Amy. K., Belzer, Marvin., Wilson, Erin. C. and Garofalo, Robert. 2012. Syndemic theory and HIV-related risk among young transgender women: the role of multiple, co-occurring health problems and social marginalization. *American journal of public health*, 102(9), 1751–1757.

Cain, Kevin. P., Kanara, Nong., Laserson, Kayla. F., Vannarith, Chhum., Sameourn, Keo., Samnang, K., L Qualls, M., Wells, Charles. and Varma, Jay. K. 2007. The epidemiology of HIV-associated tuberculosis in rural Cambodia. *The International Journal of Tuberculosis and Lung Disease*, 11(9): 1008–1013.

Charmaz, Kathy. 2006. *Constructing grounded theory: A practical guide through qualitative analysis*. Thousand Oaks, CA: Sage.

DiStefano, Anthony. S. 2016. HIV in Japan: Epidemiologic puzzles and ethnographic explanations. SSM – Population Health, 2(2016), 436–450.

—— . and Cayetano, Reggie. T. 2011. Health care and social service providers' observations on the intersection of HIV/AIDS and violence among their clients and patients. *Qualitative Health Research*, 21(7): 884–899.

—— . and Hubach, Randolph. D. (2011). Addressing the intersections of violence and HIV/AIDS: A qualitative study of service providers. *Violence and Victims*, 26(1): 33–52.

—— . Gill, Jasmeet. K., Hubach, Randolph. D., Cayetano, Reggie. T and Hilbert, Cary. J. 2014. HIV testing in an ethnically diverse sample of American university students: Associations with violence/abuse and covariates. *Journal of Behavioral Medicine*, 37(5), 1030–1046. doi: 10.1007/s10865–013–9540–7

Dyer, Typhanye. P., Shoptaw, Steve., Guadamuz, Thomas. E., Plankey, Michael., Kao, Uyen., Ostrow, David., Chmiel, Joan. S., Herrick. Amy. and Stall, Ron. 2012. Application of syndemic theory to black men who have sex with men in the Multicenter AIDS Cohort Study. *Journal of Urban Health*, 89(4): 697–708.

Farmer, Paul. 1996. On suffering and structural violence: A view from below. *Daedalus,* 125(1), 251–283.

Freudenberg, Nicholas., Fahs, Marianne., Galea, Sandro. and Greenberg, Andrew. 2006. The impact of New York City's 1975 fiscal crisis on the tuberculosis, HIV, and homicide syndemic. *American Journal of Public Health,* 96(3), 424–434. doi: 10.2105/AJPH. 2005.063511

Friedman, M. Reuel., Stall, Ron., Silvestre, Anthony. J., Wei, Chongyi., Shoptaw, Steve., Herrick, Amy., Surkan, Pamela. J., Teplin, Linda. and Plankey, Michael. W. 2015. Effects of syndemics on HIV viral load and medication adherence in the multicentre AIDS cohort study. *AIDS*, 500, 14–00141.

Galtung, Johan. 1969. Violence, peace, and peace research. *Journal of Peace Research*, 6(3): 167–191.

—— . The basic needs approach. In Katrin. Lederer, David. Antal, & Johan. Galtung (Eds.), *Human needs: A Contribution to the Current Debate* (55–125). Cambridge, MA: Oelgeschlager, Gunn and Hain.

—— . Cultural violence. *Journal of Peace Research*, 27(3): 291–305.

Gielen, Andrea. C., Ghandour, Reem. M., Burke, Jessica. G., Mahoney, Patricia., McDonnell, Karen. A. and O'Campo, Patricia. 2007. HIV/AIDS and intimate partner violence intersecting women's health issues in the United States. *Trauma, Violence, & Abuse*, 8(2): 178–198.

Glaser, Barney. 1978. *Theoretical sensitivity*. Mill Valley, CA: The Sociology Press.

Japan Foundation for AIDS Prevention（JFAP- 日本エイズ予防財団）. 2013: November. *Japan: HIV/AIDS update*. The 11th International Congress on AIDS in Asia and the Pacific, Bangkok, Thailand.

Kihara, Masahiro., Ono-Kihara, Masako., Feldman, Mitchell. D., Ichikawa, Seiichi., Hashimoto, Shuji., Eboshida, Akira., Yamamoto, Taro and Kamakura, Mitsuhiro. 2003. HIV/AIDS surveillance in Japan, 1984–2000. *JAIDS Journal of Acquired Immune Deficiency Syndromes*, 32: S55–S62.

Koblin, Beryl. A., Grant, Shannon., Frye, Victoria., Superak, Hillary., Sanchez, Brittany., Lucy, Debbie., Dunbar, Debora., Graham, Parrie., Madenwald, Tamra., Escamilia, Gina., Swann, Edith., Morgan, Cecilia., Novak, Richard. M., Frank, Ian. and HVTN 906 study team. 2015. HIV sexual risk and syndemics among women in three urban Areas in the United States: analysis from HVTN 906. *Journal of Urban Health*, 1–12.

Koerner, Jane., & Ichikawa, Seiichi. 2011. The epidemiology of HIV/AIDS and gay men's community-based responses in Japan. *Intersections: Gender and Sexuality in Asia and the Pacific,* 26: 1–16.

Krug, Etienne., Mercy, James., Dahlberg, Linda. and Zwi, Anthony. 2002. *The World Report on Violence and Health*. Geneva, Switzerland: World Health Organization.

Mustanski, Brian., Garofalo, Robert., Herick, Amy., Donenberg, Geri. 2007. Psychosocial health problems increase risk for HIV among urban young men who have sex with men: Preliminary evidence of a syndemic in need of attention. *Annals of Behavioral Medicine*. 34(1): 37–45.

Oldenburg, Catherine. E., Perez-Brumer, Amaya. G. and Reisner, Sari. L. 2014. Poverty matters: contextualizing the syndemic condition of psychological factors and newly diagnosed HIV infection in the United States. *AIDS*, 28(18): 2763–2769.

Prakash, Om., Mason, Andrew., Luftig, Ronald. B. and Bautista, Abraham. P. 2002. Hepatitis C virus (HCV) and human immunodeficiency virus type 1 (HIV–1) infections in alcoholics. *Frontiers in Bioscience: a Journal and Virtual Library*, 7: e286–300.

Santos, Glenn-Milo., Do, Tri., Beck, Jack., Makofane, Keletso., Arreola, Sonya., Pyun, Thomas., Hebert, Pato., Wilson, Patrick. A. and Ayala, George. 2014. Syndemic conditions associated with increased HIV risk in a global sample of men who have sex with men. *Sexually Transmitted Infections*, 90(3): 250–253.

Singer, Merrill. 1994. AIDS and the health crisis of the U.S. urban poor: The perspective of critical medical anthropology. *Social Science & Medicine*, 39(7): 931–948. doi: 10.1016/0277–9536(94)90205–4

— . 1996. A dose of drugs, a touch of violence, a case of AIDS: Conceptalizing the SAVA syndemic. *Free Inquiry Creative Sociology*, 24(2): 99–110.

— . and Clair, Scott. 2003. Syndemics and public health: Reconceptualizing disease in bio-social context. *Medical Anthropology Quarterly*, 17(4): 423–441.

— . and Snipes, Charlene. 1992. Generations of suffering: Experiences of a treatment program for substance abuse during pregnancy. *Journal of Health Care for the Poor and Underserved*, 3(1): 222–234.

Stall, Ron., Mills, Thomas., Williamson, John., Hart, Trevor., Greenwood, Greg., Paul, Jay., Pollak, Lance., Binson, Diane., Osmond, Dennis. and Catania, Joseph. 2003. Association of co-occurring psychosocial health problems and increased vulnerability to HIV/AIDS among urban men who have sex with men. *AJPH*. 93(6): 939–942.

Suguimoto, S. Pilar., Techasrivichien, Teeranee., Musumari, Patou. M., El-saaidi, Christina., Lukhele, Bhekumusa. W., Ono-Kihara, Masako. and Kihara, Masahiro. 2014. Changing patterns of HIV epidemic in 30 years in East Asia. *Current HIV/AIDS Reports*, 11(2): 134–145.

Wada, Kiyoshi., Funada, Masahiko. and Shimane, Takuya. 2013. Current status of substance abuse and HIV infection in Japan. *Journal of Food and Drug Analysis*, 21(4): S33–S36.

Wallace, Rodrick. 1988. A synergism of plagues: "Planned shrinkage," contagious housing destruction, and AIDS in the Bronx. *Environmental Research*, 47(1): 1–33.

Wawrzyniak, Andrew. J., Rodríguez, Allan. E., Falcon, Anthony. E., Chakrabarti, Anindita., Parra, Alexa., Park, Jane., Mercogliano, Kathleen., Villamizar, Kira., Kolber, Michael. A., Feaster, Daniel. J. and Metsch, Lisa. R. (2015). Association of individual and systemic barriers to optimal medical care in people living with HIV/AIDS in Miami-Dade County. *JAIDS Journal of Acquired Immune Deficiency Syndromes*, 69: S63–S72.

Wilson, Erin. C., Chen, Yea-Hung., Arayasirikul, Sean., Fisher, Marla., Pomart, W. Andres., Le, Victory., Raymond, Fisher. and McFarland, Will. 2015. Differential HIV risk for racial/ethnic minority trans* female youths and socioeconomic disparities in housing, residential stability, and education. *American Journal of Public Health*, (0): e1–e7.

Yoshikura, Hiroshi. 2014. Analytical review of HIV/AIDS in Japan from 1985 to 2012: infection detection pattern different in homosexuals and females and in heterosexuals. *Japanese of Journal of Infectious Diseases*, 2014 Nov 25, doi: 10.7883

インターネット資料（すべて二〇一六年一〇月二一日閲覧）

厚生労働省二〇〇六「平成一七（二〇〇五）年エイズ発生動向年報エイズ動向委員会委員長コメント、四半期」
〈http://api-net.jfap.or.jp/status/2006/0601/coment.pdf より検索〉
—— 二〇一二「平成二三（二〇一一）年エイズ発生動向年報」
〈http://api-net.jfap.or.jp/status/2011/11nenpo/nenpo_menu.htm より検索〉
—— 二〇一三 a「平成二四（二〇一二）年エイズ発生動向年報」
〈http://api-net.jfap.or.jp/status/2012/12nenpo/nenpo_menu.htm より検索〉
—— 二〇一三 b「第一三二回エイズ動向委員会委員長コメント、平成二四（二〇一二）年第４四半期」
〈http://api-net.jfap.or.jp/status/2013/1302/20130222_coment.pdf より検索〉
—— 二〇一四 a「平成二五（二〇一三）年エイズ発生動向年報」
〈http://api-net.jfap.or.jp/status/2013/13nenpo/nenpo_menu.htm より検索〉
—— 二〇一四 b「第一三六回エイズ動向委員会委員長コメント、平成二五（二〇一三）年第４四半期」
〈http://api-net.jfap.or.jp/status/2014/1402/20140228_coment.pdf より検索〉
長尾和宏二〇一〇「最近のエイズ動向」
〈http://apital.asahi.com/article/nagao/2013081400019.html より検索（二〇一〇年九月二六日）〉
日本エイズ予防財団二〇一四「平成二五（二〇一三）年血液凝固異常症全国調査報告書」
〈http://api-net.jfap.or.jp/library/alliedEnt/02/index.html より検索〉
CDC（アメリカ疾病予防管理センター）. 2015. Diagnoses of HIV infection in the United States and dependent areas, 2013. *HIV Surveillance Report, 25.*
〈http://www.cdc.gov/hiv/library/reports/surveillance/2013/surveillance_Report_vol_25.html〉
Census and Statistics Department, Hong Kong Special Administrative Region（香港国勢統計調査部）. 2014. Year-end population for 2013.
〈http://www.censtatd.gov.hk/press_release/pressReleaseDetail.jsp?charsetID=1&pressRID=3405〉
Centers for Disease Control, R.O.C. (Taiwan)（台湾疾病管理センター）. 2014. *HIV/AIDS, 1984-2013/12/31.*
〈http://www.cdc.gov.tw/english/list.aspx?treeid=00ED75D6C887BB27&nowtreeid=F39ED5D1D8F3DE28〉

Department of Health, Hong Kong Special Administrative Region（香港衛生部）. 2014. HIV surveillance report −2013 update.
〈http://www.info.gov.hk/aids/english/surveillance/sur_report/hiv13.pdf〉

Department of Statistics, Ministry of the Interior, Government of Taiwan（台湾統計局・内政省）. 2014. *Resident population by month, 2013.*
〈http://www.moi.gov.tw/stat/english/monthly.asp〉

Korea Centers for Disease Control and Prevention（韓国疾病管理予防センター）. 2012. *HIV/AIDS control in the Republic of Korea.*
〈http://www.unaids.org/sites/default/files/country/documents//ce_KR_Narrative_Report%5B1%5D.pdf〉

Ministry of Health of the People's Republic of China（中国衛生部）. 2012. *China AIDS response progress report.*
〈http://unaids.org.cn/pics/20120614140133.pdf〉

Ministry of Internal Affairs and Communications, Statistics Bureau（総務省）. 2014. *Current population estimates (as of October 1st, 2013).*
〈http://www.stat.go.jp/english/data/jinsui/2.htm〉

National Bureau of Statistics of China（中国国家統計局）. 2012. *China's total population and structural changes in 2011.*
〈http://www.stats.gov.cn/english/pressrelease/201201/t20120120_72112.html〉

National Institute of Infectious Diseases（国立感染症研究所）2010. HIV/AIDS in Japan, 2009. *Infectious Agents Surveillance Report, 31*(8), 226–227.
〈http://idsc.nih.go.jp/iasr/31/366/tpc366.html〉

National Statistical Office of Mongolia（モンゴル国家統計事務局）. 2014. *Social and economic situation of Mongolia, 2013.*
〈http://www.en.nso.mn/content/1〉

U.S. Census Bureau（アメリカ国勢調査局）. 2015. *Population estimates.*
〈http://www.census.gov/popest/data/historical/2010s/vintage_2011/index.htm〉

UNAIDS（国連合同エイズ計画）. 2014a. *The gap report.*
〈http://www.unaids.org/sites/default/files/media_asset/UNAIDS_Gap_report_en.pdf〉

—— . 2014b. *Methodology - Understanding the HIV estimates.* Geneva: Joint United Nations Programme on HIV/AIDS.
〈http://www.unaids.org/sites/default/files/media_asset/UNAIDS_methodology_HIVestimates_en.pdf〉

—— . 2014c. HIV estimates with uncertainty bounds 1990–2013.
〈http://www.unaids.org/en/resources/documents/2014/HIV_estimates_with_uncertainty_bounds_1990-2013〉

—— . 2014d. *Gender-responsive HIV programming for women and girls.*
〈http://www.unaids.org/sites/default/files/media_asset/genderresponsiveHIVprogramming_en.pdf〉

——. 2014e. *Country progress report: New Zealand.*

〈http://www.unaids.org/sites/default/files/country/documents//NZL_narrative_report_2014.pdf〉
——. 2014f. *Country progress report: Mongolia.*
〈http://www.unaids.org/sites/default/files/country/documents//MNG_narrative_report_2014.pdf〉

# 第12章　クィアな記憶の継承
## ——森井良「ミックスルーム」論

岩川ありさ

## 1　はじめに

二〇一一年三月一一日午後二時四六分、未曾有の大震災と津波が東日本を襲った。そして、その翌日には東京電力福島第一原子力発電所で水素爆発が起きる。その時の記録は、報道各社やジャーナリスト、カメラマンたちの努力によって、今も手にとることができる。宮城県を中心に東北の六県を主な発行地域にしている「河北新報」は、二〇一一年三月一三日付けの「社説」で、次のように書いた。

生きてほしい。
この紙面を避難所で手にしている人も、寒風の中、首を長くして救助を待つ人も、絶対にあきらめないで。あなたは掛け替えのない存在なのだから。

巨大地震発生から二日が経過しようとしている。太平洋沿岸から街が消えた。木造の家屋は土台しか残されていない。余震が続き、津波も繰り返し押し寄せる。「この世の地獄」としか言いようがない、むごたらしい光景に言葉を失う［河北新報社二〇一二：六］。

目の前に広がる瓦礫を見ながら、記者たちは何を思っただろうか。被災地で取材を行う中で、まず記者たちが行ったのは、「手がかりとなる人」を探しながら、三月一一日の記憶を繋ぎあわせる作業だったという。一人だけでは真偽が定まらない記憶。記者たちは、一つ一つの証言を丹念に掘り起こした。公立志津川病院に取材した記事では、一人の記者が一五名もの人に取材を行ったという。

「まだ心の整理がつかない」「今は勘弁してほしい」。重い口を開いてもらうため一ヶ月以上、現場と関係者のもとに通った。津波にのまれた患者がつかまったカーテンレールはどれか。どの階段で避難したのか。一五人の記憶を突き合わせ、一つ一つの事実を固めて回った。「今でも病院に残ったヘドロの臭いが鼻にこびりついている」と記者は言う［河北新報社編集局二〇一二：三一二–三一三］。

医師や看護師といった医療従事者、避難してきた住民、そして患者。それぞれに立場が違う人々の記憶を「突き合わす作業を行うことで、記録は、より正確に、より多声的に描かれるようになる。「河北新報」の記者たちが行った取材は、生者の声を通じて、死者たちの記憶をとどめておこうとするものだったといえるだろう。患者が、最後につかもうとした「カーテンレール」がどれだったかまでも間違いがないように、記者たちは記憶を繋いだ。

河北新報社の記者たちの実践を見ていると、記憶の風化に抗うということは、複数の人によって行われる、複数の語りを可能にする方法によってなされなければならないということがよくわかる。風化してゆく記憶と向かいあいながら、トラウマをめぐる語りは、どのような言葉によって行われてゆくのか。本章では、震災後に発表された詩歌や小説を扱いながら、文学の言葉が記憶を伝達するということの意味について考察する。その上で、性、身体、欲望をめぐる、様々な約束事や規範を問いなおすための学問領域であり、特定の生が不当な暴力、死に、不平等にさらされていることを問題にしてきたクィア・スタディーズの視座をとり入れ、第一一九回文學界新人賞を受賞した森井良の小説「ミックスルーム」［二〇一四］をめぐって、「嘆かれるに値する生」と「嘆かれるに値しない生」を峻別する枠組み自体を問う。

## *2*　「震災後文学論」の問いかけ

日本文学者の木村朗子は、二〇一三年に刊行した『震災後文学論――あたらしい日本文学のために』（青土社）の中で、東日本大震災と東京電力福島原子力発電所の爆発事故ののち、次々と生み出される小説や詩歌などの文学作品群を、「震災後文学」と名づけた。木村は、「震災後文学」を、「言論統制のような圧力に抗って書かれたものであり、震災という出来事を追い詰め、考え抜こうとした作品」と定義し、「簡単には単純化されない構造」を持っていると指摘している［木村二〇一三：二三六-二三七］。木村は、同書の中で、川上弘美「神様 2011」（『群像』二〇一一年六月号）、高橋源一郎「恋する原発」（『群像』二〇一一年一一月号）など、早い時点から震災と向きあおうとした文学作品や表象作品を多数とりあげた。木村と同じく日本文学が専門の藤井貞和、小森陽一らも同時期に、出来事を単純化して伝えようとする言葉に文学の言葉で抵抗しようとする批評を著わし、その後も、「震災後文学論」が積み重ねられていった［藤井二〇一三：小森二〇一四：限界研編二〇一七］。

彼らの多くが共通してとりあげるテクストの一つに、詩人・和合亮一の「詩の礫」がある。二〇一一年三月一六日から、和合は一四〇文字という制限がかかったインターネット上のツール Twitter において、夥しい短詩を書いた。それらは、後に『詩の礫』（徳間書店、二〇一一）としてまとめられ、多くの人びとに衝撃を与えた[1]。

震災に遭いました。避難所に居ましたが、落ち着いたので、仕事をするために戻りました。みなさんにいろいろとご心配をおかけいたしました。励ましをありがとうございました。　　2011年3月16日4：23

本日で被災六日目になります。物の見方や考え方が変わりました。　　2011年3月16日4：29

行き着くところは涙しかありません。私は作品を修羅のように書きたいと思います。　　2011年3月16日4：30

放射能が降っています。静かな夜です。　　2011年3月16日4：30

ここまで私たちを痛めつける意味はあるのでしょうか。　　2011年3月16日4：31

ものみな全ての事象における意味などは、それらの事後に生ずるものなのでしょう。ならば「事後」そのものの意味とは、何か。そこに意味はあるのか。
2011年3月16日4:33

この震災は何を私たちに教えたいのか。教えたいものなぞ無いのなら、なおさら何を信じれば良いのか。
2011年3月16日4:34

放射能が降っています。静かな静かな夜です。
2011年3月16日4:35

［和合二〇一一：一〇‐一一］

放射性物質による汚染の可能性が否定しがたくなった中で、和合は刻々と変化してゆく「福島」にいる自らに見えている世界を短詩として綴った。原発事故についての政府による発表は一貫しないまま、何が危険なのかすらも報じられない状況において、和合の詩は放射能が降る「静かな夜」を伝える。それまでと同じように見える空の下で、それまでとはまったく異なる、放射能が降り積もる土地に生きているということ。和合の詩が伝えるのは、決定的に、「物の見方や考え方が変わ」らざるをえない「事後」の時間である。しかし、それと同時に、和合が描く「事後」という時間には、「震災以前」の記憶も含まれている。最初のツイートで、二日前に震災が起こったということが生々しく描かれ、「避難所」で生活せざるをえなくなった「震災以後」の時間が描かれる。しかし、「仕事をするために戻る」という言葉が現れることで、「震災以前」の時間が呼び起こされ、変化してしまった時間の中に混入している「以前」の時間が示される。「マンウォッチング」が好きだったという祖母、シベリアに抑留されて死した祖父、「ホームビデオ」に残ったはしゃぐ自分の姿、そして、今は避難した息子にしてあげたこと、してやれなかったこと。「震災以後」という時間は、この詩において、過去の時間を内包して現れる。[2]そうした輻輳的な時間性は、木村の『震災後文学論』の時間の認識においても現れている。

新しい文学が興っている。戦中の文学と戦後文学がまったく異なるように、東日本大震災を経て、なにかが失効し、なにかが生まれた。世界の皮がぺろりとめくれて、価値観が更新されたのだ［木村二〇一三：九］。

これは『震災後文学論』の冒頭だ。ここには二つの異なるメッセージが現れている。一つは、「戦中の文学」と「戦後文学」と並べて示されるように、「以前」と「以降」との断絶である。しかし、一方で、「世界の皮」がめくれてしまうときに見えてくるのは、「失効」したものの瓦礫であり、立ち去ることなく、響き続ける「以前」の時間である。[3]本章で行いたいのは、危機においてクィアな人々の生がどのように位置付けられているのかについての考察である。私たちが本当の意味でトラウマと向かいあうためには、ジェンダーとセクシュアリティによって刻まれたひきつれを見つめるよりほかない。

## 3　地震で足場組めねぇからさ

二〇一四年に第一一九回文學界新人賞佳作を受賞した森井良の小説「ミックスルーム」は、心臓の病気のために東京から「故郷の町」に帰った主人公の弓生が、久しぶりに訪れた東京で、「部屋」と呼んでいる有料発展場を訪れる場面からはじまる。「故郷の町」に帰る高速バスは夜一一時一五分に新宿西口から発車する予定だが、時間は午後七時前。新宿の「部屋」でよい出会いがなかった弓生は、かつて自分が住んでいた「東京の東」の街にある雑居ビル二階の発展場へと向かう。「東京の東」の街の駅前広場には人がおらず、「総武線は通常のダイヤで運行しておりません」というアナウンスが流れている。この小説の冒頭には、かつて自分が住んでいた「東京の東」の様子が「地震」によって決定的に変化した後の時間が刻まれている。

この街の「部屋」で弓生が出会うのは、「地震」で足場が組めなくなった「土方」の男である。「湯を含んだように熱いキスをしてきた男について、弓生は、「かなり遊んでる」と「相手の素性」を見積もる。弓生が挿入する側になったセックスが終わった後で、相手の男は「最近こっち来たばっかとか?」と弓生に尋ねる。男は、弓生の体が硬かったためにこの問いを発したのだが、この言葉は、弓生が東京に来たのが最近なのかという意味だけではなく、ゲイやバイセクシュアルの男性と異性愛者(ノンケ)の男性とを区分し、仲間意識を作り出すときに用いる「こっち」という意味としても響いている。「土方」の男は弓生も「こっち」の人間だということを強く匂わせ、執拗に共犯関係を作り出そうとする。目を舐めてほしいと望んだ弓生は、「変態そうな人」に頼むのだというが、男とのやりとりの中で、「変態」という言葉は一方的に弓生を呼ぶ呼び名に変わる。


「けっこう堅い仕事してんでしょ」

「そうかなぁ。そんなことはない」

「絶対そうだろ。そうじゃなきゃこんなエロくねぇよ」

「エロくないって」

「変態なんだろ」

「ねぇ、何やってる人？」

「土方やってんだよ。この近くの建築現場で」

「ああ、だからこんな体いいんだ。胸筋すごいもんね」

「おまえ、細いよな。肌、女みてぇ」

「ねぇ、いつもこのぐらいの時間に来んの？」

「今日はちょっと早かった。仕事早く終わったから。地震で足場組めねぇからさ。やることねぇんだよ」［森井二〇一四：一〇一］

アナルに挿入してほしいと求めた男は、「それ以上やられると、あれ、欲しくなるから」と「女のように喘いで言った」のだが、性行為が終わると、弓生のことを「女みてぇ」と言いはじめる。この場面で、男は、「こっち」の一員として弓生を扱い、女性性を付与し、「変態」だと呼ぶが、男は、「女」と結婚していることを持ち出し、子どもの話をすることで、同性とのセックスをしながらも、異性愛主体として生きてゆくことができる自己を作り上げる。一方の弓生は、これまでのように東京で暮らすことができなくなり、「故郷の町」にある実家に帰っても、心臓の病のため働くことができない「ままならなさ」を抱えている。「けっこう堅い仕事してんでしょ」と男が弓生にいうとき、弓生は労働できない存在であることを突きつけられる。


「こんな時なのに、みんな来るんだね」

「バカだな、こんな時だから来るんだろ。むらむらすんだよ」

「そんなもの?」

「そんなもんだよ」

「俺らも――」[森井二〇一四:一〇二]

男の言葉は、男性は危機において性欲が高まるのだというステレオタイプな言説を反復している。弓生は同意せず、男同士の連帯を匂わせる男の言葉について、「そんなもの?」と問いかけるが、「俺らも――」といいかけた弓生の言葉は途切れ、その後、弓生は「感傷に浸りたい気分」になって「激しく抱きあいたい」という「強い衝動」にかられる。しかし、この「感傷」は男にとっては「カマトトぶる」ことにほかならない。男にとって弓生の「感傷」は「女みてぇ」な男がするものであり、屈強な男である自分が「感傷」に飲み込まれることがあってはならないことだ。しかし、男は「女のように喘いで」いたのであり、男が言い張ろうとする男性性や男性の性欲をめぐるステレオタイプな言説はそれほど強固ではない。あっち/こっち、男性的/女性的などの二項対立は不安定であり、恣意的である。イブ・コゾフスキー・セジウィックは、『クローゼットの認識論――セクシュアリティの20世紀』の中で、秘密/発覚、知識/無知、私的/公的などのカテゴリーには、消すことのできないホモセクシュアルとヘテロセクシュアルの刻印が残っていると指摘し、これらの二項対立はいつも不安定であり、それらの定義は一貫していないと指摘した[セジウィック一九九九]。「ミックスルーム」においても、二項対立は不安定で、線引きには恣意性がある。「土方」の男は、弓生を「変態」化させることで、自分の足場は異性愛的な家族の方に残して、性欲という名目で男性とのセックスを正当化する。弓生は、欲望を喚起する存在であり、他者化され、女性化され、周縁化されてゆく。この小説の中で、弓生はつねに周縁に置かれる。

## 4 この部屋の居心地の悪さに嫌でも向き合わなければならない

「東京の東」の街の「部屋」に滞在している「九時十分過ぎ」から「九時半」を回るまでの間に、弓生は退職してから一年余りの実家での生活のことを想起する。弓生は心臓に病を抱えて、定年を数年後に控えた父、離婚して実家に帰ってきた姉、地元の不動産屋に再就職したばかりの兄がいる実家に帰ったが、働くことができない弓生に、「もう何年も面と向かって会っていない母親」は腫れ物に触るような扱いをする。

「姉ちゃんは居座っとるし、兄ちゃんは仕事慣れんみたいやし。そこにあんたが具合が悪うなって。お母さん、夜も眠れんのよ。特にあんたは――」[森井二〇一四：一〇四]

母は、言外にほのめかすだけで、金を入れろと言うことはない。しかし、「爺ちゃん」が死んでから、年金も入らず、父や兄の仕事も先行きが不透明であることは明示される。弓生は次第に生きていることを虚しいものだと捉えるようになる。インターネットの出会い系の掲示板で地元の男たちと知りあうが、知りあった男たちは、一様に既婚者で、子どもがいる人も多い。彼らは身の上話が好きだが、弓生は何も語らない。自分は、「語るべき記憶を持っていな」いと感じていたからだ。自己を形作るものの一つが記憶だとすれば、弓生は語るべき自己を持っていない。挿入行為を待ちわびている男たちに、「あれ」を与えることだけが弓生の存在意義になってゆく。そんな男たちの一人として旧友の男が現われる。

すでに結婚をしている旧友の男は、出産のために妻が家を留守にしているあいだに弓生を家に招き入れ、家族の居場所であり、再生産の基盤となっている「新居」で弓生にペニスを挿入される。男も、葬儀場に勤めていることなど、身の上話を繰り返すが、弓生が自分のことについて話すことはない。

「もう目の前。ほら、あれ、俺んち」男は酔っぱらったように声を張りあげた。指差す方角には、真新しい白壁の一戸建てがあった。

「立派やな」

弓生は素っ気なく言った。男は額面どおりに受け取った。彼にとっては自慢の家だった。ローン三十年で、隣の土地を一部買い、両親の家に横づけするように建てた。どう、すごいやろ、どう、と得意そうに何度も叫び、弓生を玄関までエスコートした［森井二〇一四：一〇九］。

「嫁」と暮らす場所であり、もうじき赤ん坊が生まれる「自慢の家」へと弓生を招き入れようとする旧友の男は自分の家が「三十年ローン」で購入したものであることを誇らしげに話す。男は借入れをしており、家族でその「家」で暮らし続ける未来に疑いを持っていない。そして、それを担保するのは、両親の土地の一部を買いとり、両親の家の隣で異性愛的な家族の形態を維持する暮らしによってなのである。しかし、この「家」のことを弓生は冷静に見ている。「照明は明るく、壁は真白」い。男が「電気のスイッチ」を押すと「リビング」の様子が浮かびあがる。そこには、生まれてくる子どもとともに座るだろう「三人がけのソファー」が置かれ、未来において家族たちがそこで生きることが約束された部屋が現われる。弓生は、「住宅情報誌のカタログをそのまま真似したような、個性のない部屋」という印象を抱いているが、このようなリビングルームは戦後の日本においては規範的な家族の形として存在してきた。この「家」には規範化された異性愛家族のあり方が明示的に現れている。

「いい家や」
「やろ」男の唇が汚らしくめくり上がる。もう少し光が強ければ、何もかも消えてしまいそうな脆い部屋。ソファー、テーブル、テレビ、カーテン、植物、そして――。
「ベッドルームは?」冗談めかして目をきょろきょろさせていると、いきなり後ろから抱きついてくる［森井二〇一四：一〇九］。

旧友の「男」は弓生を「家」の中に「エスコート」するが、ベッドルームには入れない。ベッドルームは、プライベートな空間であり、生殖のための性行為を行う特権的な場所である。一方で、弓生が冗談をいうほど性的な要素が排除されているリビングルームにおいて、旧友の男は「獣のけはい」をさせ、それをきっかけに、「獣」の目で弓生を見つめる。弓生が、「部屋の電気を暗くするよう頼」むと、男は「暖色のルームライト」に切り替える。カーテンの隙間から夜闇が見える中で、弓生が体を差し出すと、性的な要素を排除していた空間がホモエロティックな欲望で満たされる。しかし、部屋の灯りを支配し、どこで性行為をするのかを自分で決められるのは旧友の男の方である。旧友の男は異性愛という足場を崩さないまま、弓生との「旧交」を温めることができる。

男は弓生のなかに入ってこなかった。そんな相手にじれったくなって馬乗りになった。体勢を変えることを示すと男はそれを待っていたかのように受け入れた。ソファーに寝そべらせ、仰向けると、男の体のだらしなさが否応なく目立った。腹と腰まわりの肉が余り、陰毛からきつい汗のにおいがにおった。ペニスを呑み、その裏側まで舐めると、耐えかねたように男は喘ぎ、そのままフローリングの床に転げ落ちた。続けてアナルの外側を舌で突くと、男は観念したとでもいうようにうつ伏せになり、必死で「あれ」を欲しがった［森井二〇一四：一一〇］。

男は、「体勢を変えること」を求め、「挿入すると、男は女のような声」をあげる。「土方」の男との関係においても、あっち／こっち、男性的／女性的などの二項対立は相互浸透的なものであり、流動的なものだったが、旧友の男との関係においてもそれは同じだ。しかし、旧友の男にも「嫁」がおり、まもなく生まれる赤子はこの「家」で育つ。男は、弓生が入って行けない「家」というシステムの中に身を置き、異性愛的な社会の中に自分を位置づけているのだ。「個性のない部屋」は日本中にあり、「嫁」の身体を通じて、子どもを再生産するための生殖は、国家による人口管理の一環であり、一夫一妻制を支える法や文化、社会制度によって保障されている。(4) 弓生が、「もう少し光が強ければ、何もかも消えてしまいそうな脆い部屋」として捉える「リビングルーム」は、「周縁的な性的欲望」を切り離すことによって、かろうじて異性愛を維持できる空間なのである。弓生は、「リビングルーム」に馴染まない自分を知る。

弓生は冷たい夜気に触れたかった。

一人裸のままソファーに座っていると、この部屋の居心地の悪さに嫌でも向き合わなければならない。ひとたび事が終わればあまりに明るすぎる部屋だった［森井二〇一四：一一〇］。

旧友の男には「家」があり、「三十年」という時間を生きることが了解されている。弓生を「エスコート」し、「体勢を変え」させ、「入れる」ことを求める男は、異性愛主体である自己は堅持したまま、弓生との短いセックスの時間を享受するのである。一方、異性愛的な家族の再生産の現場である「家」において、弓生は、欲望を誘発させ、それを満たす存在としてのみ規定される。

「だけどさぁ、なんかむらむらしてさぁ。こんなときだからっちゅうか。ほんなことって、人間だし、あるやろ——」
男は上唇をめくり終え、満足そうに笑った。それは相手を共犯者にしたてる笑いだった［森井二〇一四：一一二］。

旧友の男も、「こんな時だから来るんだろ。むらむらすんだよ」と「土方」の男が言ったのと同じ理屈を持ち出す。自らの性欲を正当化する「笑い」は、男同士の連帯を匂わせ、「人間」の本能的な部分とも繋げられる。男はみんなとか、人間だし、といった言葉に対して、弓生は一歩引いて冷静だ。「またせんか。旧交暖めるって、ゆうやろ。嫁おらんとき、連絡するわ」という旧友の男の言葉は、一時的な性的関係を持つ相手として弓生を「共犯者」に仕立て上げる。しかし、その理由は、「男ならみんなわかる」といった曖昧なものだ。既婚者で子どもも生まれ、居場所がある男と弓生が置かれた状況との差異はあまりにも大きい。

文化人類学者のゲイル・ルービンが、「性を考える」の中で示した「セックスのヒエラルキー」というよく知られた図を参照すれば、旧友の男は、既婚のカップルが生殖や生産に寄与する、異性愛的な「祝福されたセクシュアリティ」を約束されていることになる（図1、2）。一方、弓生は、非生産的で、カジュアルな「呪われたセクシュアリティ」を誘発するものであり、そのセックスは乱行的で不自然で、「最悪」に近い。しかし、「祝福されたセクシュアリティ」

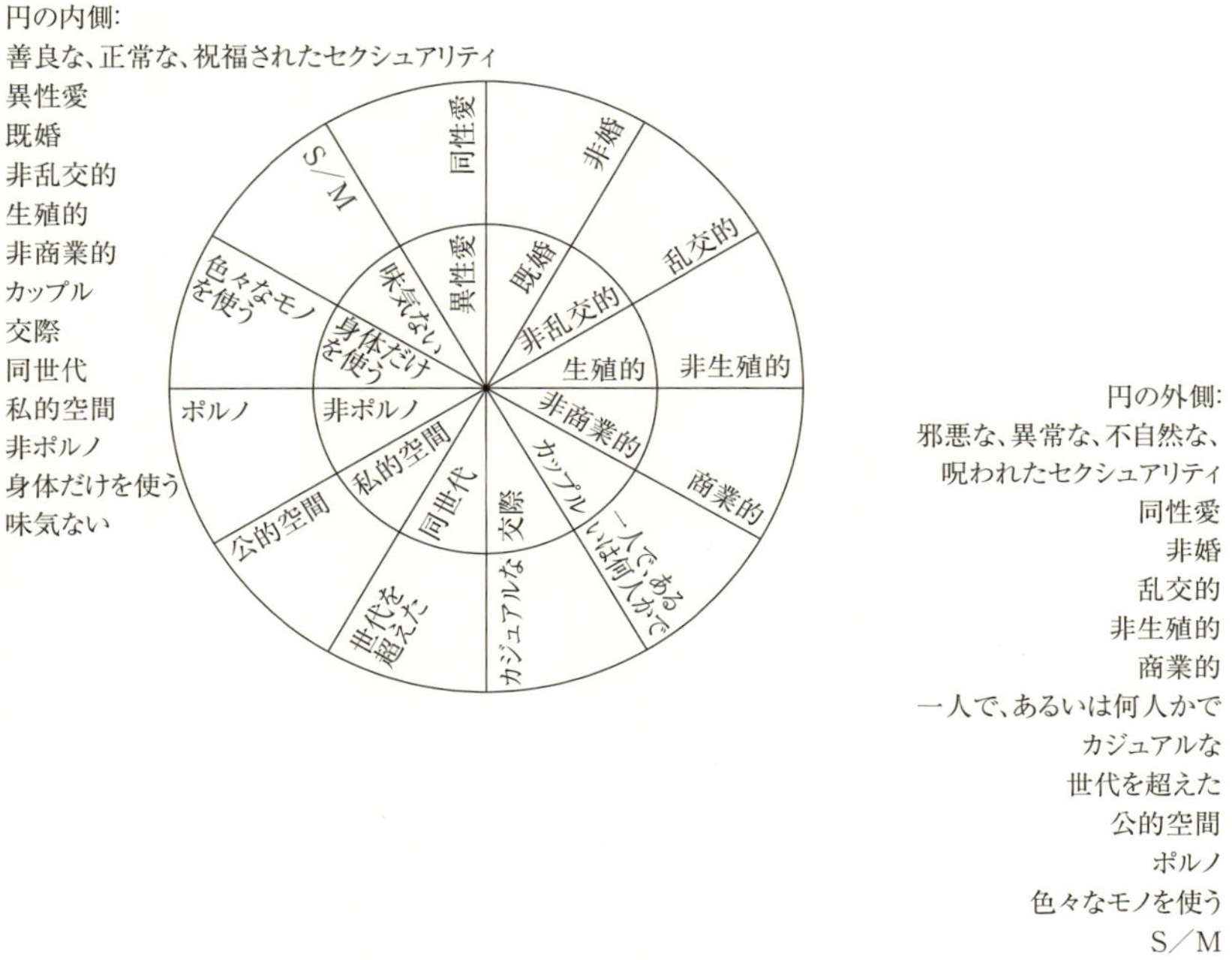


図 1　セックスのヒエラルキー：円の内側 vs 外側［ルービン 1997: 107］

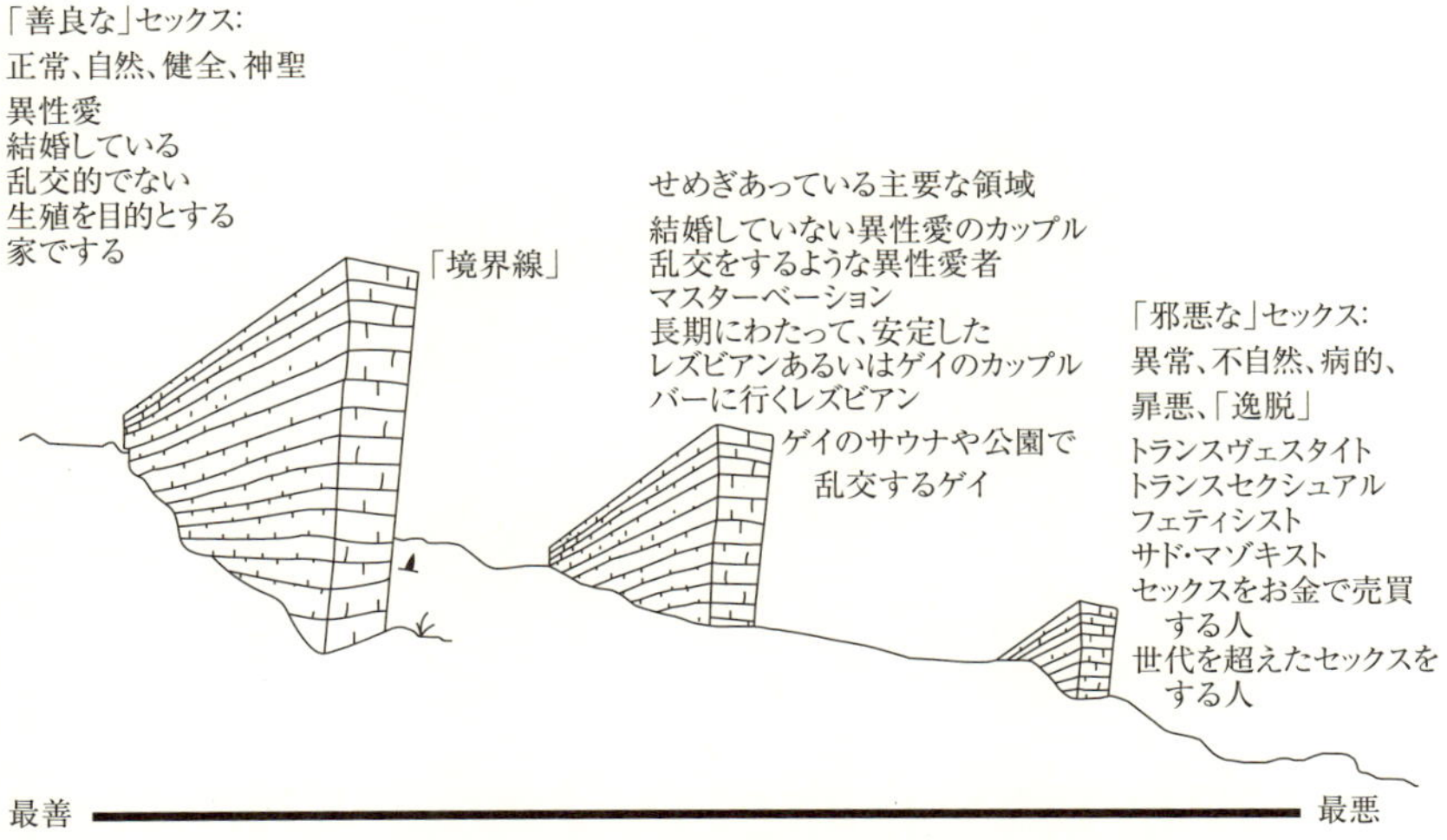


図 2　セックスのヒエラルキー：どこに境界線を引くかに関するせめぎあい［ルービン 1997: 109］

と「呪われたセクシュアリティ」は連続性を持っており、二項対立としてくっきりとわけることはできない。男たちは媒介となる弓生をクィア化し、自己を「祝福されたセクシュアリティ」の範疇に置きながら、同性同士のセックスを一時的なものとして愉しむことができる。男たちは帰る「家」を持ったまま、自らの性欲を正当化できるのだ。リビングルームの明かるすぎる光に照らされているとき、弓生は、「この部屋の居心地の悪さに嫌でも向き合わなければならない」と感じる。弓生には「家」がない。

## 5　ねぇ、大変なことが、起きとる

実家に戻った弓生は次第に心の調子を崩してゆく。不意打ちのようにして、同僚からの電話では、長くバディを組んでいた女性が子宮癌の末期であることを告げられる。この小説には、善意なのか悪意なのかわからない伝達があふれ、ブログなどで伝えられる不正確な情報は実家に帰った弓生を追いつめてゆく。これらが、東京から離れた弓生の疎外を表現していることは確かだ。しかし、一転二転する情報のやりとりは東日本大震災の後に起こった状況の縮図のようでもある。

弓生は買い物のために母を乗せて、海沿いの道を走る。すると、一〇〇羽はくだらない鷗が防波堤のテトラポットに舞い降りている。「防波堤」という言葉と「微動だにせず海を凝視している」鷗の姿は、海に大きな変化が起きている状況を暗示している。

「ねえ、大変なことが、起きとる」

「ええ？　何がぁ？」

母が両手いっぱいに抱えた袋を乱暴に床に振り落とした。

姉の肩越しに、テレビの声が聞こえてきた。悲鳴と怒号が混じり合ったような声がした。画面に映るものは、まだ見えてこなかった。

弓生は耳を澄まし、目を見張った。やがて濁流がなだれ込んできた。車や家が呑まれ、流れた。

画面が切り替わった。

そこには、狂ったように人々が行き来する、いつもと変わらない新宿の光景があった［森井二〇一四：一一五］。


テレビには濁流に車や家が呑まれる様子が映される。この世界がいかに脆いものかを突きつけられ、その中継が見慣れた新宿の光景が映し出されたときに弓生は新宿への夜行バスに乗ることに決める。西から東へ移動する高速バスの中には客が四人しか乗っておらず、いわば、東から西へと逃れる避難経路からは「逆行」している。しかし、居心地の悪さを感じる「明るすぎる部屋」ではなく、弓生はミックスルームに居場所を求めたのである。

フェミニズム、クィア理論の理論家ジュディス・バトラーは、『ジェンダー・トラブル――フェミニズムとアイデンティティの攪乱』（一九九〇年）から『戦争の枠組み』（二〇一二年）に至るまで、「嘆かれるに値する生」と「嘆かれるに値しない生」を峻別する枠組み自体を問うてきた。バトラーの念頭にあるのは一九八〇年代に起こったエイズ危機である。感染者の多くが病に倒れる中で、アメリカ合衆国政府は適切な対策をとらず、テレビニュースなどではエイズ患者の隔離を求める声が放映されるなど、「正常な私たち」と「異常な彼ら」を峻別する枠組みがつくられた(5)。この問題意識は、東日本大震災と原発事故以降の、フェミニズム、クィア理論、ディスアビリティ・スタディーズにも引き継がれた[6]。

東日本大震災以降、とりわけ問題となったのが、戦後の復興などの言説が持ち出されて、「過去」が未来へと向けてナショナリスティックなかたちで呼び出されることだ［柏原ら二〇一三］。その際、「母」や「無垢な子ども」といった形象が、傷や喪失を含まない未来、およびそれを産むものとして規定され、再生産する身体や性や欲望以外が切り捨てられることへの懸念が提示されている［清水二〇一三］。「母」と「無垢な子ども」の形象が称揚される一方で、非異性愛の人々、子どもを産まない女性、障害を持った人々、傷や喪失、痛みを抱えている人々の生は切り捨てられ、「無垢な未来」だけが寿がれる。「土方」の男や旧友の男が繰り返し話す身の上話は、「無垢な未来」を持った赤子や子どもたちの話であり、「鈍色のニッカーボッカーと作業靴」をとりだして、「部屋」のロッカールームから出てゆく「土方」の男は多かれ少なかれ「復興」に寄与する仕事をするだろう。その一方で、弓生は、「無垢な未来」という物語が切り捨てようとする闇の中に実存を賭けている。

「部屋」の中に残された弓生は静けさの中で、「すべてが遠いこと」のように思えてくる。この小説には、冒頭から、「時間の計算」をしながら、追い立てられるように街を歩く弓生の姿が描かれており、テクストには、「十一時十五分」、「七時前」、「九時十分過ぎ」、「九時半」といった刻々と経過する時間が書き込まれている。分の単位まで時を刻むテクストの運動は、「地震」が起こった後の報道と重なっており、一日のうちに起こる一つ一つの出来事が圧倒的な重みを持って迫ってくる。弓生は、「三月のまだ冷たさが残る夜風」の中を「土方」の男と再会するために走り出す。

お願い、帰れないの。今夜一晩だけ、俺と一緒にいて。間に合ったら、そう彼に頼むつもりだった［森井二〇一四：一一五］。

「一晩だけ」という切望は、これからも長い時間を生きることを前提としている男たちにとって厄介な願いかもしれない。その生は「呪われたセクシュアリティ」と結びつけられることすらあるかもしれない。しかし、弓生の三月は確かにこうしてあった。この了解こそが重要なのではないだろうか。無垢でもなく、異性愛主体でもないクィア化された生が、「地震」の起こった三月にもあふれるほどに存在したということ。そのことを記憶するための語りがこの小説ではなされている。

## 6 おわりに

「大変なこと」を経験したクィアな人々の生は忘れられてしまうのだろうか。死して、もはや、声を発しない人もいる。しかし、傷や喪失を含めた記憶を伝達し、一つの出来事に対する複数の語りを見出す回路は、弓生というたった一人の人がたどった一日によっても開かれる。弓生の腕時計は、最後の場面で、「十一時六分」を指している。夜行バスに間にあう時間は過ぎようとしている。死と隣りあわせになりながら、弓生は生命を賭けた鼓動を響かせて「土方」の男のもとへと走る。大きな物語の中で切り捨てられた切れ切れの鼓動が響くときに、震災後文学とクィア批評はともに、生を序列化する力に抗いながら、クィアな人々の生を記憶するための視座を得ることができるだろう。

注

（1）二〇一六年には、コリーヌ・アトランがフランス語に訳し、Po & Psy 社より刊行され、二〇一七年六月には、第一回ニュンク・レビュー・ポエトリー賞を受賞した。受賞理由は、「福島の原発災害という悲劇的な状況の中で湧き上がる詩的言語の奥深さと清さ。そして、外に向けて発信し、状況を伝え、そして現実／歴史を証言する緊急性がツイッターという手段と相まっている」（http://www.tokuma.jp/topicsinfo?tid=13601　二〇一七年七月三一日閲覧）ことによる。また、和合自身のメッセージの一部は、以下の通りである。

震災から6年。今回において、東日本大震災の直後から書いてきた言葉が、海外の方々の手に渡り、震災のことについて、福島のことについて語り継いでいただく機会となれば幸いです。

海外と福島とが、もっと直接に人と言葉とでつながっていくことを願ってまいりました。

震災から6年が経ち、歳月を経た震災や社会のあり方についての新しいまなざしや考え方を得て、それを伝え合うことが出来ればと変わらずに願っています。今回を機にこれらの活動にもっと意識的に取り組みたいと心を新たにしています。（http://www.tokuma.jp/topicsinfo?tid=13601　二〇一七年七月三一日閲覧）

（2）フェミニズム、クィア理論が専門の清水晶子［二〇一二］は、ジュディス・バトラー［二〇一二］『戦争の枠組み ―― 生はいつ嘆かれうるものとなるのか』を踏まえながら、「三・一一以降」と「以前」を峻別すること自体を問うている。

（3）木村は、その後も、震災後文学の変遷について考察している［二〇一四、二〇一五、二〇一六、二〇一七］。

（4）一九九〇年のいわゆる「一・五七ショック（出生率が一・五七パーセントになったこと）」を受けて加熱しはじめた政府による少子化対策の中で、国家による女性の身体のコントロールが行われ、伝統的な家族観が再び称揚されるようになった。その一方で、ネオリベラルな政治経済体制の政府は、十分な社会福祉を提供せず、家族による自助を中心にすえ、家庭というプライベートな場に再生産の負担を集中させるようになった。以下、内閣府のホームページに掲載されている少子化対策国の取組みを参照する（http://www8.cao.go.jp/shoushi/shoushika/data/torikumi.html　二〇一七年七月三一日閲覧）。二〇〇五年の合計特殊出生率が過去最低の一・二六となったことを受けて、二〇〇六年六月には、小泉純一郎内閣が、「新しい少子化対策について」という対策を決定する。その中で、「家族の日」や「家族の週間」を制定し、家族や地域の絆の再生が謳われるようになる。その後、第二次安倍内閣では、二〇一三年三月に発足した「少子化危機突破タスクフォース」では、「『少子化危機突破』のための提案」がとりまとめられ、この提案をもとにして、同年六月、「少子化危機突破のための緊急対策」が決定した。その中では、育児支援、仕事と家庭の両立支援だけではなく、「結婚・妊娠・出産支援」が新たな対策の柱として打ち出された。さらには、二〇一五年三月には、第三次安倍晋三内閣のもとで、「新たな少子化社会対策大綱の策定と推進」が行われ、その大綱では、「従来の少子化対策の枠組みを越えて、新たに結婚の支援を加え、子育て支援策の一層の充実、若い年齢での結婚・出産の希望の実現、多子世帯への一層の配慮、男女の働き方改革、地域の実情に即した取組強化の五つの重点課題」が設けられた。また、自民党の憲法改正草案第24条には、「家族は、社会の自然かつ基礎的な単位として、尊重される。家族は、互いに助け合わなければならない。」(https://jimin.ncss.nifty.com/pdf/news/policy/130250_1.pdf 二〇一七年七月三一日閲覧）とある。

（5） Gay Men's Health Crisis [GMHC] の創設者の一人であるラリー・クレイマーは、一九八三年の時点で、"1,112 and counting" という論文を発表した。その中でクレーマーは、「私たちゲイ男性の存在は危険にさらされている。命がけで闘わない限り、私たちは死ぬのだ」と強い怒りを示した。また、「エイズ危機」の時代、アメリカ合衆国では、HIV／AIDSで失われた喪失自体を社会が黙殺している状況が続いた。それに対して、AIDSで失われた生を黙殺することなく追悼しようとするネイムズ・プロジェクトがアメリカ合衆国の各地が行われた。一九八七年にはじまったネイムズ・プロジェクトは、メモリアルキルトと呼ばれる、巨大なパッチワークのキルトをつくり、そのキルトを掲げて、エイズで失われた人々を追悼した。また、近年、David Weisaman の *We Were Here* (2011) や Jim Hubbard の *UNITED IN ANGER A History of ACT UP* (2012) など、一九八〇年代の「エイズ危機」の状況を描いたドキュメンタリーフィルムが多く発表され、それまで歴史の中に刻まれてこなかった記憶が掘り起こされている。

（6） 二〇一一年一一月一二日クィア学会では、「3・11以後のクィア」というシンポジウムが行われた。性と人権ネットワークの内田有美、福島大学行政政策学類教員の高橋準、町田ヒューマンネットワーク／DPI女性障害者ネットワークの堤愛子、英語圏文学が専門の新田啓子をシンポジストとし、異性愛的な「普通」の中で切り捨てられる問題について議論した。また、二〇一二年六月には、日本女性学会が、シンポジウム「再考・フェミニズムと『母』――異性愛主義と『女』の分断」を行い、母性や再生産と結びつけられることが多い、女性の多様性について議論した。さらに、二〇一三年六月三〇日には、シンポジウム「「危機」の身体――クィア、ディスアビリティと「3・11」以降の日本」が行われ、クィア・スタディーズとディスアビリティー・スタディーズを繋ぐ形での議論が行われた。また、二〇一三年四月二〇日、脱原発！フェミニスト集合、SOSHIREN女（わたし）のからだから主催のイベント「いま はなしたい 原発と『母』と……」、五月一九日SOSHIRENの「女性手帳に反対する緊急ミーティング」、六月九日「反女性手帳デモ」など、原発と女性の置かれた状況についての集会や運動は多岐に渡り行われている。さらには、レインボーエイド (http://rainbowaid.blog.fc2.com)、「『被災地のLGBTが望むこと』のアイディア倉庫」(http://w.livedoor.jp/saigai_lgbt/) などLGBTQIの人々のニーズを汲み取った活動も行われている。

## 参照文献

柏原登希子・米津知子・清水晶子・大橋由香子　二〇一三「いま　はなしたい原発と「母」と」『インパクション』一九〇：一五五―一七六。
川上弘美　二〇一一『神様 2011』講談社。
河北新報社編集局　二〇一二『再び、立ち上がる！　河北新報社、東日本大震災の記録』筑摩書房。
木村朗子　二〇一三『震災後文学論――あたらしい日本文学のために』青土社。

――　二〇一四「『震災後文学論』のあとで」『新潮』二〇一四年四月号：一九七―二一一。

――　二〇一五「世界文学としての震災後文学」『社会文学』四二：一二〇―一三二。

――　二〇一六「五年後の震災文学論（震災から五年。忘却に抗う。）」『新潮』二〇一六年四月号：一九七―二一六。

――　二〇一七「震災後文学の悪災論（hauntology）」『新潮』二〇一七年四月号：一八五―一九九。

限界研編　二〇一七『東日本大震災文学論』南雲堂。

小森陽一　二〇一四『死者の声、生者の言葉――小説で問う日本の原発』新日本出版社。

清水晶子　二〇一一「〈危機〉の配分」『現代思想』三九（九）：一八二―一八五。

――　二〇一三「日本の再生（産）の外で」『インパクション』一九〇：一六九―一七六。

――　二〇一五「ようこそ、ゲイ・フレンドリーな街へ：スペースとセクシュアル・マイノリティ」『現代思想』四三（一六）：一四四―一五五。

セジウィック、K・イブ　一九九九『クローゼットの認識論――セクシュアリティの20世紀』外岡尚美訳、青土社。

高橋源一郎　二〇一一『恋する原発』講談社。

バトラー、ジュディス　二〇一二『戦争の枠組み――生はいつ嘆きうるものであるのか』清水晶子訳、筑摩書房。

藤井貞和　二〇一三『水素よ、炉心露出の詩――三月十一日のために』大月出版。

森井良　二〇一四「ミックスルーム」『文學界』六八（一二）：九四―一二一。

ルービン、ゲイル　一九九七「性を考える――セクシュアリティの政治に関するラディカルな理論のための覚書」河口和也訳『現代思想』二五（六）：九四―一四四。

和合亮一　二〇一一『詩の礫』徳間書店。

# 第13章　スピリチュアリティのもたらす癒し
## ――「トラウマ」からの回復と人と人とのつながり

河西瑛里子

## *1*　はじめに

本章では、現代社会における「トラウマ」体験からの回復について、当事者が生きる社会における位置づけから考える。とりわけ「女神運動」という女性の精神面でのサポートを目指して生まれた、精神的かつ社会的な運動に従事するイギリス在住者を事例として取り上げ、最後に「癒し」という営みのあり方について、考察する。

近年、「トラウマ」という言葉をよく耳にするようになった。そして、それと同時に語られるのは、その精神的ショックにいかに対処するかといった「治療法」である。精神科医で、トラウマ（心的外傷）という言葉を広めたジュディス・ハーマン（Judith Herman）によれば、トラウマに苦しむ患者は、周囲の他の人間との関係を喪失してしまったと感じており、治療に当たっては他者との関係の再構築が必要である［ハーマン一九九九］。つまり、同様の体験をもつ人々や治療者と話をして、トラウマの体験を自らの人生にくみこませたうえで、新しいアイデンティティを獲得していかなくてはならない。トラウマによって属する社会から逸脱してしまい、周縁化されてしまった患者が、過去の自分と決別し、生まれ変わったうえで、社会に統合されること、つまり社会における自らの位置の移動が、治療とされている。これは、離期、過渡時、統合期から成るアルノルト・ファン・ヘネップ（Arnold van Gennep）の通過儀礼の三段階のようだ。

ここでハーマンが想定している「治療者」は、精神科医やカウンセラーといった現代医学や心理学の専門家に限定される。しかしながら、古くから病いなどのために周縁的な存在となった人々を、社会の中に再統合させてきたのは、むしろシャーマンなどの宗教的職能者である。彼らが医療者としての役割も担ってきたことはよく知られており、その治療行為は、文化人類学の領域で盛んに研究されてきた。シャーマンが治療に成功するのは、豊富なハーブの豊かな知識の他に、人間の身体および当事者の心理や社会関係に精通しているからとされる［Womack 2010: 214］。また、シャーマンによる儀礼は、近代医療におけるプラセボ効果のように、患者に治ると確信させる、演劇的装置としての役割を担っているとされている［Womack 2010: 215］。シャーマンの治療行為とは、患者の身体そのものへの働きかけと患者の属する共同体における人間関係の修復、つまり患者個人と彼／女を取り巻く環境全体への作用という二つのレベルから成ると明らかにされてきた。

さて現在、シャーマンの実践を日常生活に取り入れる人々が先進国を中心に登場している［奥野二〇〇七：一二〇–一二一］。「シャーマン」という語はもともと、シベリアのツングース系のエヴェンキ人の暮らす地域で、スピリットと直接交信し、病いの治療や予言などを行う人物を指していたとされる。この極東の言葉が、地域は違えども、世界各地で同様の役割を果たしている人物を指す用語として、使われるようになっていった。先進国に暮らすシャーマンたちは、各地の「伝統的な」シャーマニズムを、現代の資本主義社会が実現してきた物質的な豊かさのイデオロギーとは反対の、自然との調和を旨とし、高い精神性に基づくものと理解しているのである。

　このようなシャーマンが増加している背景には、一九六〇年代の対抗文化運動以降に広がったニューエイジ(1)的な価値観や、それらに後押しされたセラピー産業の隆盛がある。というよりむしろ、彼らのシャーマニズムも現代セラピー産業の一つといえる。なぜなら、各種のワークショップでは、変性意識状態に入り、守護霊となるパワーアニマルからメッセージを受け取るなどして、自らの問題の解決が目指されるからである。伝統的なシャーマンの病い治しの実践は、現代社会の中で少し形を変え、セラピー文化の一つとして表われているのである。

　現代医学とは異なるアプローチで体の不調に対応する、このような「セラピー」が現代社会で流行する背景として、ケネディ&ケネディ（Kennedy and Kennedy）は、アンソニー・ギデンズのハイ・モダニティ論［Giddens 1991］を参照しながら、人間関係や社会的な移動の可能性が広がるハイ・モダニティの状況下では、様々な社会変化が生じ、個人はアイデンティティが不確実になっていく不安と機会を体験している、セルフ・ヘルプや幸せを謳うセラピー産業は、こうした人々に新しい生き方と意味体系を与えると述べている［Kennedy and Kennedy 2010: 69］。

　それではこのようにセラピー産業が流行している社会において、「トラウマ」はどのような事象と位置づけられるのだろうか。彼らはトラウマとセラピーの関係について、以下のように述べている。

> 重大な社会的悲劇の体験を、知り、理解し、甘受するための、主たる方法は、しばしば専門家が管理、理解、監督する、トラウマまたはトラウマ後のストレスというセラピー的な用語で、枠組み化されている［Kennedy and Kennedy 2010: 74］。

ここでいう「トラウマ」は、セラピー文化が広がりをみせていく中で、医療化され、治療が必要とみなされてきた体験と理解することができる。つまり「トラウマ」は医療者によって名づけられて初めて、社会の中で認識される類の何かなのである。そう考えると、たとえ当事者が「トラウマ」と認識していなくても、他者との関係の喪失による苦悩は、認識されていない「トラウマ」といえるのではないだろうか。本章ではこのようにトラウマを理解し、人々が他者との関係を再構築していく様子をみていきたい。なお、本章で取り上げるインフォーマントの大半は女性だが、ジェンダーとトラウマについては、紙幅の都合上、言及を避けた。この点については、本書第8章の田中論文と常田のコラムを参照されたい。

続いて、スピリチュアリティにおけるトラウマの「治療」とは、どのようなものと理解されているのかみていく。シャーマニズムにかぎらず、ほとんどすべての宗教的実践は、何らかの形で治療的な実践の形式を有している。このような宗教的実践に基づく治療の行為は、近代医療の発展とともに消滅していくと思われていたにもかかわらず、二一世紀になっても衰える気配をみせていない[Barnes and Sered 2005: 3]。その中でセラピー産業の従事者が関心をもつことが多いスピリチュアリティ(2)は、一九六〇年代に欧米の若者の間で広まった対抗文化、その中でも人間に内在するスピリチュアルなものを重視し、「意識変容が社会変革につながる」と主張する人々が源流の一つとされる[伊藤二〇〇三：四]。携わる人々は、権威の押し付けや組織の拘束を連想させる「宗教」の語になじめない思いをもっていて、むしろ個々人で「霊性(spirituality)」を追求するほうが望ましいと考えている[島薗一九九六：一六七–一六八]。日本では精神世界とも呼ばれる、スピリチュアルな事柄に関心をもつ人々は、神的な存在の力を何らかの形で意識しつつ、現代社会を牽引している資本主義消費主義や心身二元論といった価値観に疑問をもち、新しいパラダイムや生き方を探し求めている。医療の領域でいえば、彼らの大半は現代医学を否定しないが、補完代替療法から祈祷に至るまで、多様な治療方法にも関心をもっている。そして、必ずしも「トラウマ」という用語を使うわけではないが、パートナーとの別れや家族関係の不和などから、精神的な苦痛を受けたと考えている人が少なくない。このようにして「傷」を負った人は、人を形作る多様な要素（身体的《フィジカル》、感情的《エモーショナル》、精神的《メンタル》、霊的《スピリチュアル》）のバランスを失っており、正しいバランスを回復する必要があると考えられている［Prince and Riches 2000: 106］。

　スピリチュアリティに携わる人々の苦痛からの回復の研究において分析されるのは、その多くが儀式的な行為を通した身体的体験であり［cf. Bowman ed. 2000］、言語行為が導く共同体への再埋め込みに関する研究は少ない。理由の一つは、このような当事者同士の人間関係の構築は希薄だと当事者自身がみなしていたからだと思われる。スピリチュアリティは、ある一つの地域で共通の思想に基づいて、共同で実践されるというより、個々人が自分の好みに合わせて、様々な思想や実践を自由に取り入れて行われる、個人主義の傾向が強いものであるため、埋め込む先の共同体が見えにくい。その一方で、スピリチュアリティの中にも、ある程度まとまりがみられるグループもあり、彼らを対象にすれば、人間関係に基づく「治療」について、何らかの知見を得られる。そこで筆者は、ある程度の組織化がなされているスピリチュアリティの一つ、グラストンベリー女神運動に携わる人々を対象とし、トラウマ体験とその回復プロセスについて考える。

　本論に入る前に、今から取りあげる女神運動における苦しみの回復について、先行研究の知見を整理しておく。女神運動は、フェミニズムが、キリスト教到来以前のヨーロッパの古い信仰の復興運動であるペイガニズムの一つ、魔女術を取り入れて誕生した。もともとは、男性唯一神を絶対的な存在とするユダヤ教やキリスト教になじめない、女性のための精神的な拠り所の役割を果たしていた。代表的な考え方の一つは、世界で起こっているあらゆる社会悪の要因を「父権制」に求めることである。

特定の病いや疾患がなくても、父権的な世界で女性として育ったために、苦しんでいる痛みからの癒しを、全ての女性は当然のごとく必要、とされている［Eller 1995: 109］。

身体の特定の病いだけでなく、感情的な痛みや心《サイキック》の修復にも向けられている［Harris 2005: 254］。

このようにジェンダー差別に基づく心理的な痛みからの回復に「癒し」という言葉が使われている。女神運動に限らず、スピリチュアリティの実践者は苦しみからの回復を「癒し」と呼ぶことがよくある。

それでは一般的に「癒し」と訳される“healing”とは、どのような試みなのか。鈴木七美の『オックスフォード英語辞典』に基づく検討を取り上げてみる。英語の“healing”はそもそもゲルマン語の“hal”（現代英語の“whole”）から派生している［鈴木二〇〇二：一九］。辞典には三つの用法が示されていて、第一の用法としては、「蓋をする、覆いをかける」、「隠す」、「屋根を葺く」など覆う作業が挙げられている［鈴木二〇〇二：一九］。第二の用法としては、「健康の回復」、「病気からの回復」、「治療」など現代の用法に近いものが登場するが、そこでは祈りやまじないを伴いながらの回復や治療が示唆される［鈴木二〇〇二：一九］。第三の用法には、「修理する」、「魂の回復」などが記載されている。鈴木はそれを、身体だけでなく、精神をも包括する全体的な生の望ましい状態を回復するという意味が込められており、さらに多様な社会関係の修復、調和の意味ももっていたと読み解く［鈴木二〇〇二：二〇–二一］。癒し（healing）は身体と精神だけでなく、社会関係まで含めた全体性の回復を指す行為なのである。

女神運動においても、「癒し」という言葉は、「癒しとはつながり（connection）の創出であり、つながりとは癒しだと考えられている」［Harris 2005: 254］ともいわれるように、人間関係の（再）構築に伴う安らぎと解放の感情を指す言葉として、しばしば使われる。

〔女神の巡礼ツアー中〕随時開かれる集会（サークル）で、お互いの人生の悩みや現在かかえている問題を吐露しあい、共通の問題として悩みを分かち合うことがツアーの重要な一部となっている（中略）。吐露される悩みは、人生における目的意識の模索、夫との不和、両親の暴力、セクシュアリティの問題など、私生活にわたるものが多く、その身の上話を話しながら涙する参加者もあり、聞き手がもらい泣きする場面もあり、こうした集会における話し合い自体が、一種の「癒し」の機能を果たしている［佐伯 一九九八：三七二―三七三］。

佐伯順子によれば、巡礼ツアーの参加者は、ツアー中、参加者以外の人と親しく交わる機会はかなり限られている。辛い経験をもつ自分を、大半が初対面である参加者にさらけ出しながら、他人である人々と閉鎖的だが親密な関係をつくりあげていき、回復が目指される。言い換えれば、「トラウマ的な経験をもつかわいそうな自分」を提示することで、見知らぬ人との間に信頼関係を構築し、そこから生まれてくる親密な関係から、傷ついた自分を修復していくのである。女神運動では、父権制という共通の「敵」により人々は苦しんでいると考えられているため[3]、同様の関係性はワークショップ形式の集まりでも構築が目指されている。

本章では、当事者が人間関係のトラブルから、傷ついたと感じている経験をトラウマ的な経験の一つとして捉え、これを改善しようとする営みを取り上げる。そして、筆者が調査中に観察した、ある女神運動に携わる人々が、志向を同じくする人々から成る共同体を求めるという事例を示し、他者との関係性から生まれるとされる、自己の回復について分析する。最後に、女神運動における苦しみの回復としての「癒し」について考察する。

## 2　調査地と調査の概要

調査を行ったグラストンベリー（Glastonbury）はイングランド南西部地方のサマーセット（Somerset）州のほぼ中央に位置する。人口は約八九三二人で、そのうち九二・五パーセントを白人のイギリス人が占めている［Census 2011］。一九八〇年代、主要産業であった羊皮産業が人件費の高騰に伴う国内産業の空洞化のため衰退し、高学歴の若者の流出と失業者や生活保護受給者の増加が問題になっている典型的な田舎町である。

その一方で、グラストンベリーはイギリスではかなり特殊な町として知られている。なぜなら、町の中心部が、魔女の大釜や杖、ヨガや瞑想の道具、曼荼羅や仏陀の置物、薬草や香などを売る、スピリチュアリティ産業の店で占められているだけではなく、毎日、町のどこかで、ヒーリングや占いやヨガなどのワークショップが開かれているからである。スピリチュアリティ関係の専門書店やベジタリアン・カフェも複数あり、アロマセラピーやマッサージなどの代替療法を体験することもできるし、ミステリー・サークルや巨石文化の愛好家が集う祭典も開かれている。

町にスピリチュアリティ関係の店が増えたのは一九八〇年代後半からだが、このような傾向の直接の起源は一九七〇年頃、既存の価値観に反発する対抗文化運動の担い手ヒッピーの到来だった。町には、ヨーロッパの先住民とされるケルト人や正統的な解釈とは異なるキリスト教にまつわる伝説、そして中世に栄華を極めた修道院の跡地が残っているため、もともと神秘的な事柄に関心がある人々が魅了されていて、当時ヒッピーも魅かれたのだ。一九七〇年代に近隣の村で始まった、野外ロック・コンサートも訪問者の増加を後押しした。一九八〇年代からは、物質主義的な豊かさより、精神的に充足した生活を求める、都会からの移住者も現れ始める。これは地元の工場の海外移転により、町の経済が衰退し始めた時期に重なっていた。移住者たちは生活のため、スピリチュアリティ関連商品を売る店を開き、セラピーやワークショップを提供し、自宅を利用した宿泊施設を始めた。その結果、グラストンベリーはスピリチュアリティに関心をもつ人々が訪れる町として、活気を取り戻し始める。町の変貌を快く思わなかった地元民もその経済効果を認め、二〇〇〇年代に入ってからはスピリチュアリティ目的の訪問者を、積極的な誘致はしないが歓迎するようになっている［河西二〇一三 a］。

本章のデータの大半は、二〇〇九年一月～二〇一一年一月、二〇一一年九月、二〇一四年九月～一一月の合計約二年間の、女神運動にかかわる人たちの集まりの参与観察と、彼らへの構成的なインタビューから収集した。メーリングリストやフェイスブックでのやり取りも、適宜、参考にした。

## *3* 女神運動の概略

以下では女神運動の概略と、グラストンベリーで始まった女神運動について、簡潔に説明する。（イギリス由来のペイガニズムの一つ、魔女術（witchcraft）が、アメリカのフェミニズム運動に取り入れられたことが女神運動の起源だが、イギリスではアメリカほどは浸透しなかった。）

一九五一年、イングランドで魔女術令が廃止されたことをきっかけに、キリスト教に迫害されてきたとされる、魔女術（witchcraft）が徐々に社会の表舞台に出てくるようになった。この魔女術は、ヨーロッパ土着の信仰の復興を謳うが、実際にはオカルトや世界各地の先住民の文化を取り入れた折衷的なものである。一九六〇年代、オカルトブームに乗って、魔女術は、書物や実践者たちを通じて、アメリカにもたらされる。

女神という女性の神的存在を崇拝する「魔女（witch）」の存在は、ユダヤ教やキリスト教の教義を女性蔑視だと批判していた、アメリカのフェミニストの一部には新鮮に映った。彼女たちは、新石器時代には女神を中心とした母権制社会があった、中世に迫害された魔女はその人々の子孫であり、自分たちもその系譜を引いているとして、スティグマのあった「魔女」をあえて名乗った。さらに、女性の出産能力と大地の豊饒性を結びつけて、女神を自然や大地の象徴とみなし、その女神を守ろうと、環境保護運動や反核運動にも積極的に参加した。イギリスでは、一九七六年にロンドンで母研制研究グループがつくられた。一九八一年から始まったグリーナム・コモン反核運動の際、著名な女神運動の実践者で反核運動家でもあるアメリカ人女性スターホーク（Starhawk）が参加したイギリスでの広がりに大きな役割を果した。「女神運動」は、当初はフェミニズムという社会運動として、女神を象徴的に利用していたが、徐々に女神という神的存在と彼女を中心とした世界観が構築され、宗教的な性格を帯びるようになっていった。

「構築」といっても、草の根的に広がったため、女神運動全体での「女神」に対する統一見解はない。ただし、キリスト教の「父なる神」に対置する超越的存在であるとともに、実践者自身の中にある内在的存在、周囲の至るところにある汎神的存在だという理解は、実践者の間でよく共有されている。女神の名や表われ方は複数あるが、存在は一つという「多一神教」的な理解の仕方もしばしばみられる。さらに、自然や平和、直感や感性という「西洋文明」が捨象してきたとする概念と結びつけ、「西洋文明」批判の象徴としても用いられる。

実践者はただ教義を学び、女神に祈るのではない。他のスピリチュアリティの実践にもよくみられるのだが、現代の女神運動は、サイコセラピーの側面が大きく、実践者は女神のイメージを利用した瞑想や儀式的行為を通して、精神的な自己変容を目指している。この行為はしばしば「癒し」と名づけられ、自らに最適な「癒し」を遂行するため、女神のイメージや儀式のやり方は個々の実践者が各自の好みに合わせて創り出すことが強く奨励されている。そのため、女神運動として信仰のあり方を統一する試みはみられず、大規模な組織化は進みにくい。ただし、誰もが様々な女神の性格付けを行ったり、儀式を生み出したりできるほどの豊かな創造力を有しているわけではない。そのため多くの実践者は、書籍やワークショップなどを通して他の実践者の女神のイメージや儀式の創り方を参考にしている。それゆえに、著名な実践者の周りには、当人が主催するワークショップなどでの出会いをきっかけに、実践者の間でまとまりがみられることもある。

## 4　グラストンベリー女神運動

現在でも、イギリスでの女神運動は、アメリカほど盛んではないし、北米の女神運動に比べ、魔女術と一線を画している。現在のイギリスでの女神運動の第一人者が、本章で取り上げる女神運動を始めた、キャシー・ジョーンズ（Kathy Jones）である。

イングランド北東部出身のジョーンズ（一九四七年生まれ）は、一九七〇年代後半にグラストンベリーに移住してきた。一九六〇～七〇年代に対抗文化運動やフェミニズムに従事していたジョーンズは女性の意識覚醒グループを始め、先述の反核運動にも加わり、女神運動への関心を深めていく。当初は反核運動を推進するために、象徴的な形で女神を利用していたが、その関心は次第に古代にあったとされる女神文化へと移っていく。女神運動の実践者の多くは、かつては世界各地で母なる女神を崇拝する文化が存在していたが、キリスト教などの父権主義的な宗教に滅亡させられたという

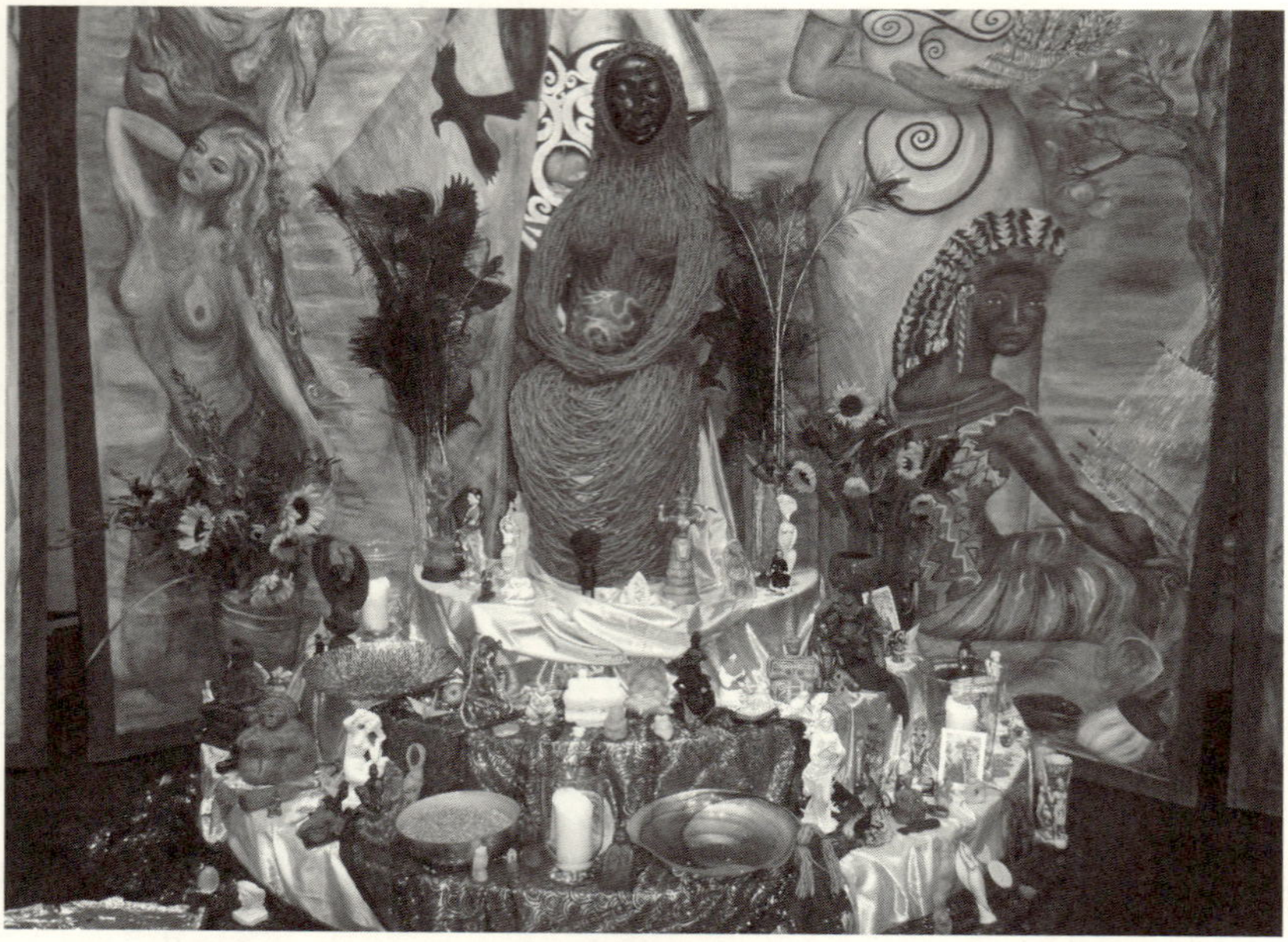

写真1　世界の女神をテーマとした2017年の女神カンファレンスのときの祭壇。参加者が持ち寄った、各地の女神像がみられる。

独自の歴史観をもっている。ジョーンズもその一人で、世界各地に神話や伝説という形でしか残されていない女神文化を「復興」させようと、一九七〇～九〇年代、女神をテーマとした演劇の創作と公演やアート作品の展覧会をグラストンベリーで行っていた。この経験に加え、個人的に続けていた瞑想中の体験、他の著名な女神運動の実践者の女神観、イギリスやグラストンベリーに伝わる神話や伝説を取り入れながら、独自の女神体系を創り出した。それをワークショップや書籍といった形で公表したところ、イギリス独自の女神体系、神秘的なイメージのあるグラストンベリーとの結びつきという点などに魅力を感じる人々が集まり始め、二〇〇〇年代からはイギリスの女神運動の牽引役として知られるようになっていった。

ジョーンズは「アヴァロンの女神（Lady of Avalon）」というグラストンベリー固有の女神と、彼女を主女神とする九女神から成る女神体系を創り出し

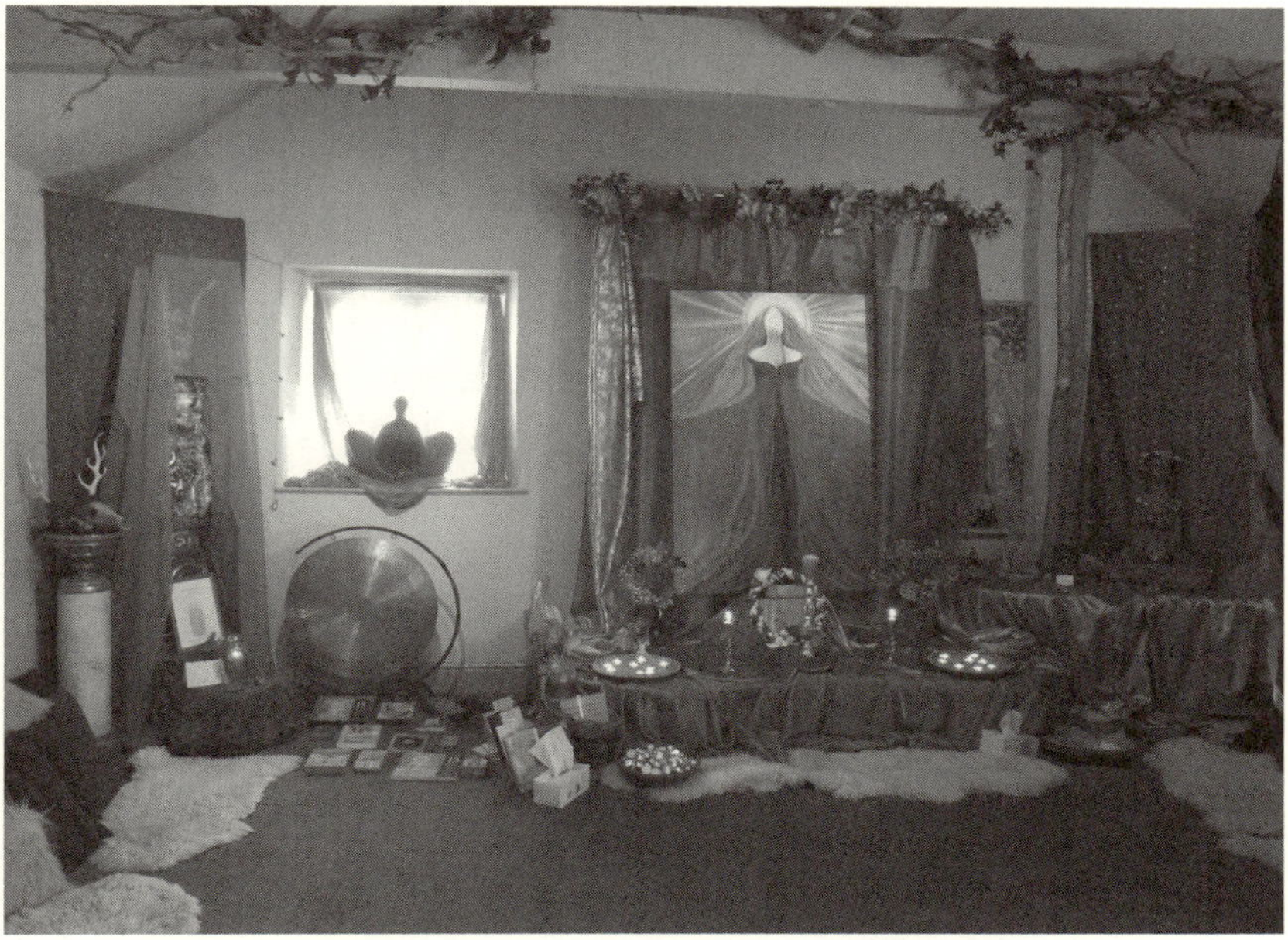

写真2　4月30日のベルテーンに合わせた女神神殿の様子。ジョーンズの女神体系にもとづき、この季節の女神リアノンが祀られ、室内はテーマカラーの赤で統一されている。

た。そのため、グラストンベリーは女神の聖地であり、当地への来訪は女神の元に還ることだと説明される。このように位置づけられたグラストンベリーでは、四季の境目と盛りを祝う季節の祝祭が年八回、女神関係の講演やワークショップを主体とする女神カンファレンスが毎年夏に開かれている（写真1）。また、町の中心部の一室を借りて、恒常的に女神を祀る場、「女神神殿」が設けられている（写真2）。

調査時点では、町の代表的なスピリチュアリティの一つとして、知られていた。ある商店主が「女神のイベントが開催される日は、観光客が増えるからよく儲かるよ」と語るように、とりわけ経済的な面から歓迎されている。教会に通う七〇代の女性信者も、「身なりも良いし、態度も礼儀正しくて、好感がもてる」と語り、地元民からの評判は悪くない。ただし、催し物の参加費の高さから「金儲け主義」と批判されたり、女神運動の

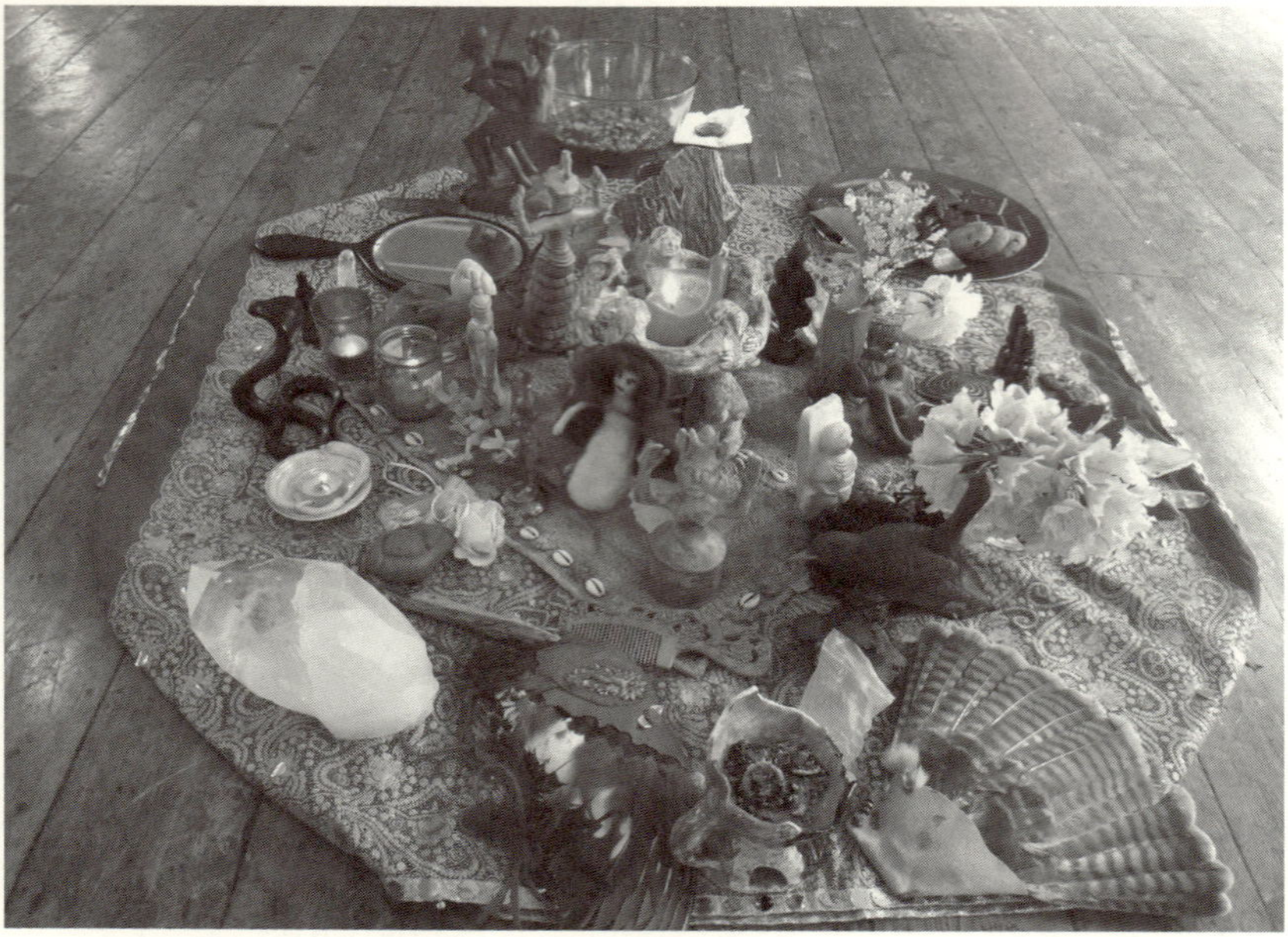

写真3　ジョーンズのプリーステス・トレーニング修了生が、ジョーンズの許可を得て始めた類似の講座の受講生が、修了式の日に創りだした祭壇。

実践者以外の町の人々と関わろうとしないとして「閉鎖的」と非難されたりすることもある。

スピリチュアリティの活動の大半が継続しにくい中、この女神運動が発展したのは、「プリーステス・トレーニング」が、新参者の確保に成功したからだと考えられる。これはジョーンズの女神体系を指針として、自己成長を目指す一年間のワークショップであり、スピリチュアリティの中では、よくあるタイプのコースだといえる（写真3）。年間二五〇ポンド（二〇一八年一月の時点で一ポンド≒一五二円）の受講料がかかり、上級コースとして、さらに二年分用意されている。グラストンベリー女神運動の活動を支えているのは、この「プリーステス」[4]と呼ばれるプリーステス・トレーニングの受講修了者、つまりジョーンズのワークショップを通して、彼女の創造した女神体系を共有する人々である。プリーステスは、受講修了生限定のワークショップを受講でき、女神カンファレンスに割引価格で参加できる。

女神運動にかかわる人は全員、町外からの移住者である。筆者の調査では、二〇一〇年の時点で積極的に携わっているプリーステスはジョーンズも含めて九二人いる[5]。男性はそのうち八人なので、調査対象も女性が中心となっている。調査時の年齢層は二〇代二人、三〇代二一人、四〇代三四人、五〇代二〇人、六〇代一四人（一人不明）となっており、四〇代を中心に山形のカーブを描く年齢構成となっている。なお、親子、兄弟姉妹で一緒に参加する人は少ない。どちらかというと中流階級が多く、白人が八八人と大半を占めている。学歴が判明したのは五七人だが、大学院修了九人、大学卒業三〇人、看護学校卒業五人、大学と看護学校卒業四人、大学未進学者九人であり、看護学校も含めれば九二人中少なくとも半分程度の四八人は高学歴である。中高年、中流階級、白人、高学歴という傾向は、スピリチュアリティ実践者の一般的傾向に一致する。

プリーステス九二人のうち、グラストンベリーとその生活圏内の町村には二九人が暮らし、その他はイングランド南西部や南ウェールズなど日帰り可能な近隣地域（一九人）、ロンドン（九人）、それ以外のイギリス（九人）、海外（二六人）に居住している。グラストンベリー在住のプリーステスに限ると、勤め人が四人と少ない一方で、自営業が九人と多い。これは、雇用先が少ないグラストンベリーの特徴でもある。その他、清掃などのパートをかけもち（一人）、専業主婦（三人）、不動産収入など（二人）、給付金受給者（八人）、年金生活者（四人）、不明（一人）である。

初期の参加者はフェミニズムへの関心から加わった人が多かったが、筆者が調査した時点ではペイガニズムへの関心から入ってくる人が多かった。それは、女性を取り巻く環境の改善と無縁ではないだろう。

## 5 「女神コミュニティ」

グラストンベリー女神運動に携わる人々の中には、パートナーとの別れや子供や両親との不和など、家族や親しい人との関係の破綻を経験し、精神的な苦痛を感じている人が珍しくない。そして、志向を同じくする女神の友人たちとの関係に、解決の可能性を見出している人が少なからずいた。

仲間との関係の重要性は、プリーステス・トレーニングの説明会（二〇一〇年九月五日）においても強調されていた。講師はこの講座の特徴を、（1）イギリスの女神が対象、（2）ジョーンズはイギリスの女神と我々との橋渡し役、（3）自己変容、（4）一生の友人ができるコミュニティの獲得、と四つに分けて語ったのだが、その一つが宗教とは無関係の友達作りであることには注目すべきである。なお、プライバシー保護のため、登場人物の名前はすべて仮名とし、プロフィールも分析に支障のない範囲で変更してある。

**〈事例1：家族に代わる「コミュニティ」の仲間たち〉**

筆者が町に滞在していた頃、グラストンベリー女神運動では在住者を中心に月に一回ほど、夕食を持ち寄って、自分の現在の状況を話し合う集まりが開かれていた。自由参加だったので参加人数は二人から一〇人、平均で六・二人だった。何を語ってもよいため、多くの場合は雑談に終わるのだが、時折、深刻な問題が語られることもあった。その一つを聞いたのは、二〇一〇年一〇月一一日のことだった。

この夜は、その数か月前にグラストンベリーに移住してきた六〇代の女性ブリジットが初めて参加していた。「ヒーラー」を名乗っていたが、年金受給者のようだった。彼女は、以前暮らしていた町にはそれほど気の合う友達はいなかったが、両親の面倒を見るために暮らしていた。しかし、両親との仲がこじれ、絶縁状態になる。そんなとき、グラストンベリーに暮らす娘に「ずっとグラストンベリーに来たがっていたんだから、引っ越してきたら?」と誘われ、移住してきたのだった。しかし、娘一家との関係はブリジットの望んだものにはならなかった。

移住してきたら、七歳になる孫が私にだけものすごく失礼な態度をとるようになったの。罵しるわ、なじるわ、わがまま言い放題。両親に捨てられて、娘のところに来たら、孫にひどい態度をとられ、家族なのに耐えられない。娘夫婦と孫の祖父〔=ブリジットの元夫〕は、孫が欲しがる物を何でも与えているのに、それに比べて私が厳しく接しているせいかもしれない。だから、女神神殿でメリッサ〔=ボランティア〕をしているときはすごく心が安らぐ。先日、〔女神神殿で出会った、ボランティアの〕ある男性から、「愛をあげよう」と言って抱きしめられ、涙が出るほど嬉しかった。今日、ここでこんな風に話をしていることも、何だか家族みたいよね。

この話に対して、この集まりの主催者のグレース(五〇代)は「来てくれてありがとう」と伝える。また別の三〇代の女性は、「誰もが生まれた家族に対してハッピーなわけではない、だからこういうコミュニティが必要なんだ」と語気を強めて話し、ブリジットは頷いていた。

これは、両親や孫といった血縁者から冷たくされたブリジットが、グラストンベリー女神運動に携わる人々から温かく迎えられ、ある種の安らぎを感じているシーンである。三〇代の女性の言葉に頷く様子からは、居心地の良さを得られる人間関係は、家族とは限らず、むしろ自分から探していくものと理解していることがわかる。ブリジットは、グラストンベリー女神運動との出会いを通して、新しい人間関係を手に入れようとしていたといえよう。

**〈事例2：失恋の痛手を支える仲間たち〉**

続いて取り上げるのは、夫の突然死をきっかけにプリーステス・トレーニングを始め、その最中の二〇〇七年にグラストンベリーに移住してきた五〇代の女性ヴィッキーである。移住後は貯金と有償ボランティアの仕事で生計を立てていた。そして、移住の理由を「子育てに忙しかったし、夫ととても仲がよかったから、故郷には友達も少なかった。だから、女神の姉妹兄弟が沢山いるグラストンベリーに引っ越してきたかったの」と語っていた。

彼女はグラストンベリーへの移住後、ある男性と恋愛関係になっていた。その一方でこの男性は精神的に不安定な状態にあった。元妻が、自分は同性愛者だと気付き、彼女ができたからと別れを切り出され、離婚したばかりだったのだ。そのため、ヴィッキーとの仲も不安定になりがちで、グレースなど数人はヴィッキーのことを気にかけていた。

先述のプリーステス・トレーニングの説明会（二〇一〇年九月五日）に、彼女は体験者として話をしに来ていた。この場で彼女は以下のように語った。

私は二〇〇四年に夫を亡くし、その翌年に女神カンファレンスに来てからプリーステス・トレーニングを始めました。〔中略〕つい最近、六年前と同じことを経験しました。以前は家族がいて、自分は十分にサポートされていると考えていましたが、実はそうではなかったんです。今は「魂の家族、姉妹、兄弟（Soul Family, Sisters and Brothers）」がいて、私を支えてくれています。

ここでいう、夫を亡くしたことと「同じこと」とは恋人と別れたことを意味していると考えられる。親しい人を失ったとき、大きな支えになったのは、家族以外にグラストンベリー女神運動の仲間たちであったと言っているのである。さらに別の個人的な集まりの場（二〇一〇年一〇月七日）でも「最近、関係が終わって、六年前に夫が亡くなったときの感情が蘇ってきた。当時は話すことができなかったが、今は話せる人がたくさんいて解放されている」と同様のことを語っており、グラストンベリー女神運動の仲間たちの存在を強く感じていたのだと推測される。

**〈事例3：辛い感情を分かち合う〉**

最後に、「コミュニティ」への帰属感を確かめ合った事例を、二〇一〇年九月二二日の午前一一時から、女神神殿で行われた秋分の祝祭の打ち合わせの場面から紹介する。参加者は祝祭でボランティアをする一三人だった。初めに行われる恒例の近況の語り合いでは、今朝階段から落ちてこけた、恋人からプロポーズされた、最近仕事が忙しい、夫婦で手掛けている家の内装のやり方に夫が口うるさい、同棲中の恋人が不在で自分の時間が取れてうれしい、など、ポジティヴな話、他愛のない話を語る者が多かった。その一方で、高校生の息子が家出を繰り返し、悩んでいると深刻に語るサラとテッドという夫婦（妻三〇代、夫四〇代）や、娘が恋人の影響で進学せず、困っていたところに、夫から好きな女性ができたから離婚したいといわれ愕然としていると涙ながらに語る、五〇代の女性もいた。彼らに対して他の参加者は、実体験に基づいたコメントをしたり、専門家からのアドバイスを受けることを勧めたりして、親身に対応していた。

この三人がかなり深刻な悩みを吐露したことを受けて、最後に主催者のグレースは次のように言った。

今日は大変な話をいろいろと聞いたので、私も感情的に辛い。けれど、外を歩いている人たちはこのようなすばらしいコミュニティをもっていないが、自分たちにはあることを感謝しよう。

そう言うと、隣の人に手を差し出す。輪になって座っていた参加者が次々と手をつないでいき、少しの間、目を閉じて瞑想をした。

この日は、催し物が増える秋分の日だったため、通常より多くの観光客がグラストンベリーを訪れていた。このような町をただ訪れるだけの「外を歩いている人たち」に対して、グレースは辛い体験を共有できる「自分たち」を対比させている。つまり、ここではグラストンベリー女神運動に携わる人たちには、辛いときに精神的に支え合える仲間たちがいることが明示され、手をつないで瞑想することでそれを感じているといえる。

## 6 考察

本章では、他者との関係の喪失に伴う苦悩を「トラウマ」と捉え、その回復について、グラストンベリー女神運動を事例に検討してきた。それでは、女神運動における「トラウマ」体験からの回復について、どのようなことが言えるだろうか。

ブリジットとヴィッキーは、移住前、家族仲の悪化や夫の死という親しい人を失う痛みを抱えていたうえ、近隣には親しい友人がいなかった。彼らは地域の共同体に埋め込まれていなかったのである。シャーマンによる治療行為には人間関係の修復が含まれていたと述べたが、彼女たちの場合、人間関係の修復ではなく、創出が必要だった。そうして新しく埋め込まれた関係性が、グラストンベリー女神運動であった。辛いときに支えてくれる、家族のような人々の集合体に埋め込まれていくことで、二人は安らぎを感じていた。この安らぎこそ、トラウマともいえる喪失の痛みからの回復であったと思われる。最後の事例で、自分たちの辛い状況を告白した三人も、親身になって悩みを聞き、対応してくれる相手がいるということが、ある種の救いになっているのだろう。

ただし、よく考えてみると、彼らが再埋め込み化されたのは、グラストンベリー女神運動という新しい人間関係の集合体であって、元の関係性が修復されたわけではない。当初とはずれたところに見出した集合体の中に自らを埋め込んでいったのである。ファン・ヘネップによる通過儀礼論でいえば、最後の統合期において、別の集合体に統合されているのである。もともといた集合体への復帰が目指されていた、伝統的なシャーマンによる治療とは、この点が大きく異なっている。

しかしこのことは、ある地域社会における新しい宗教的実践の一つの可能性を示唆している。それはつまり、他者との関係の喪失に苦しむ人々を「移動」させ、新しい人間関係を「与える」ことで、元の社会で「トラウマ」を負ってしまった人たちの受け皿になるという可能性である。本章の事例で取り上げた人々は、グラストンベリー女神運動で出会った人々と新しい関係を構築することで、ある意味「トラウマ」を解消しているのである。

最後に女神運動における「癒し」について考えておきたい。第1節では女神運動の癒しには、女神のイメージに基づいて、当事者をエンパワーするような内面的な癒しと、志向を同じくする人々とのつながりに基づく社会的な癒しがあることを述べ、本章では後者に焦点をおいて、分析を行ってきた。それでは、後者にも女神のイメージは関係しているのだろうか。つまり人と人との関係性に宗教のシンボルは影響しているのだろうか。

筆者は直接的には「ない」と言いたい。本章で具体的には触れなかったが、女神運動では瞑想や儀式を通しての「癒し」の実践は盛んで、そこでは女神という女性の神的存在、母的な存在の象徴を用いることで、男性中心の社会に苦しむ人々の「癒し」になっていると指摘されている［佐伯一九九八；Preston 1987 参照］。ただし、ここでいう「癒し」とは、心理的な安らぎのような、内面に関わるものといえる。確かに、グラストンベリー女神運動においても、創始者が生み出した「アヴァロンの女神」と瞑想や儀式において向き合うことで、実践者が自己変容を目指す様子はみられた。

その一方で、人間関係の創出と継続に「アヴァロンの女神」が貢献していたとはいいがたい。もしアヴァロンの女神が共同体の核であるならば、アヴァロンの女神を前面に出した集まりがあってもよさそうだが、そういったものはほとんど見られなかった。実は、グラストンベリー女神運動の集合体は流動的で、メンバーの入れ替わりが激しかった。ブリジットはグラストンベリーにやってきて一年ほど経った頃、女神神殿におけるボランティアをやめた。グラストンベリー女神運動の各種イベントに精力的に携わっていたグレースやヴィッキー、サラとテッドの夫妻は、創始者との確執から二〇一四年までにはいずれもグラストンベリー女神運動を去ってしまった。スピリチュアリティに携わる人々が、所属するサブグループを頻繁に変更することはプリンス＆リッチーズ［Prince and Riches 2000: 85］も指摘しており、珍しいことではない。理由としては、第1節で述べたように、スピリチュアリティの実践は基本的には個人で行うため、属する共同体の違いが、個々人の実践にはあまり影響を及ぼさないからだと考えられる。しかし去ってしまった人々はその後、必ずしも女神にはこだわらない形で、互いの人間関係を保っている。同じような志向をもつ人という認識があれば、全く同じ信仰である必要はないのである。言い換えれば、アヴァロンの女神というグラストンベリー女神運動固有のシンボルに頼らない形で、互いの関係性を深めてきたからこそ、本女神運動から離れても、人間関係を継続していくことができる。この関係性こそ、人々が創りだした癒しなのである。

## 7 おわりに

癒しという概念は、バランスが取れたとか「エネルギーの流れ」というように、しばしば医学的な用語で説明される。また、現代医学に基づく治療に対置される補完代替療法に基づく実践という意味合いもある。このような見解は、癒しという行為の理解と、多様なセラピーの利用を容易にするが、人間関係まで含む回復のあり方にも「治療」の効果があることを見落としやすくなる。このことは、セラピー文化が広がっていく中で、トラウマと同様、癒しも医療化されていったとみることもできる。その過程で、全体性の回復を目指すような、ゆったりとした治療の実践という意味合いが薄れていき、人と人とのつながりを癒しとみる視点も後退していったのではないだろうか。本章ではトラウマ体験からの回復という観点から考えていくことで、この視点を浮かび上がらせたといえる。

トラウマという体験は、心理学や精神医学の分野から研究されてきた。しかしながら、文化人類学の分野からの分析により、人と人との関係に焦点を当てる治療の可能性の検討に目を向けさせてくれるのである。

**付記**

本章は、二〇一三年に京都大学大学院に提出した博士論文［河西二〇一三b］、及びそれに基づいた刊行物［河西二〇一五a］や論文［河西二〇一五b］と一部重複しています。なお本稿は、『トラウマ体験と記憶の組織化をめぐる領域横断的研究』（二〇一二年六月、京都大学人文科学研究所）での発表原稿に加筆修正を加えたものであり、参加者の方々からの新鮮なコメントには大きな刺激を受けました。また、論文の方向性は『ＳＰＩＥＭ』（二〇一二年三月、聖心女子大学）での発表と参加者の皆様からのコメントから着想を得ました。調査の際は日本学術振興会の科学研究費補助金22・7515から助成を受けています。グラストンベリーで出会った方々には、大変お世話になりました。みなさま、どうもありがとうございました。

注

(1) 西暦二〇〇〇年頃から黄道星座が魚座から水瓶座に移ることを受けて、キリストの象徴である魚座の時代から、聖霊を象徴する水瓶座の時代という新しい時代に移るという占星術の考え方に由来する呼称である。

(2) なお欧米の文脈においては、欧米の主流の宗教であるユダヤ教やキリスト教によらず、宗教的な感覚を追求する実践を指すことが多い。またスピリチュアリティとニューエイジには微妙な違いはあるが、重なり合う部分も多く、英語文献では、一九九〇年代にニューエイジと呼ばれていたものが、二〇〇〇年代に入ってスピリチュアリティと呼ばれるという傾向もある。そのため、本章では両者を同義語として用いている。そのうえで、基本的にはスピリチュアリティと記述し、引用文中のみニューエイジと記述する。

(3) 現在では、女性だけではなく、人類全体が父権制により苦しんでいると考えて、男性も含まれることが多い。

(4) Jones [2006：12] に倣って、本章でも、「プリーステス」は女性も男性も含む言葉、「プリースト」は男性のみを含む言葉として用いている。

(5) プリーステス・トレーニング受講修了者が必ずグラストンベリー女神運動と関わり続けるわけではなく、実質的に関わっているプリーステスの数も把握されていない。そのため、活動中のプリーステスの人数を以下の手順で便宜的に特定した。まず筆者の調査に基づき、様々な催し物に繰り返し参加しているプリーステスのリストを作成した。そのうえで、観察から漏れているプリーステスを追加するため、メーリングリストの登録者を調べた。リストにいない人の場合、メーリングリストへの投稿状況を確認した。続いてプリーステスの利用率が非常に高いフェイスブックの該当者の個人ページを閲覧し、「友達」リストに他のプリーステスが多数登録されているか、書き込みの様子や投稿された写真から他のプリーステスとの交流があるかどうかを確認した。メーリングリストとフェイスブック両方の確認作業から、該当すると思われる人をリストに追加した。最後に、プリーステスのみが招待されるフェイスブックのページを閲覧し、リストにいない登録者について、先述と同じフェイスブックでの確認作業を行い、リストを更新した。以下「プリーステス」は、この積極的に携わっているプリーステスを指すものとする。

## 参照文献


伊藤雅之　二〇〇三『現代社会とスピリチュアリティ』溪水社。

奥野克己　二〇〇七「シャーマニズム――シャーマンは風変わりな医者か」池田光穂・奥野克己編『医療人類学のレッスン　病いをめぐる文化を探る』九九–一二四ページ、学陽書房。

河西瑛里子　二〇一三a「オルタナティヴと対峙する地元民――イギリスのグラストンベリーにおけるニューエイジ産業をめぐって」『宗教と社会』一九：一–一五。

――　二〇一三b『女神運動から紡ぎだされるつながり――イギリス南西部グラストンベリーにおけるオルタナティヴ・スピリチュアリティの文化人類学的研究――』（京都大学大学院人間・環境学研究科博士学位論文）。

――　二〇一五a『グラストンベリーの女神たち――オルタナティヴ・スピリチュアリティの民族誌』法藏館。

――　二〇一五b「つながりへの希求と忌避――イギリス南西部グラストンベリーの女神運動にみる共同性のあり方」『文化人類学』八〇（三）：四〇六–四二六。

佐伯順子　一九九八「女神を求めて――アメリカにおける「女性の霊性」運動と日本」田中雅一編『女神　聖と性の人類学』三五七–三八九ページ、平凡社。

島薗進　一九九六『新宗教時代5』大蔵出版。

鈴木七美　二〇〇二『癒しの歴史人類学』世界思想社。

ハーマン、ジュディス　一九九九（一九九二）『心的外傷と回復』（中井久夫訳）、みすず書房。

Barnes, Linda L. and Susan S. Sered. 2005. Introduction. In Linda L. Barnes and Susan S. Sered eds. *Religion and Healing in America*. Oxford and New York: Oxford University Press, pp. 3–26.

Bowman, Marion ed. 2000. *Healing and Religion*. Enfield Lock: Hisarlik Press.

Eller, Cynthia. 1995. *Living in the Lap of the Goddess: The Feminist Spirituality Movement in America*. Boston: Beacon.

Giddens,. Anthony. 1991. Modernity and self-identity：Self and society in the late modern age, Cambridge：Polity Press.

Harris, Grove. 2005. Healing in Feminist Wicca. In Linda L. Barnes and Susan S. Sered eds. *Religion and Healing in America*. Oxford and New York: Oxford University Press, pp. 254–263.

Jones, Kathy. 2006. *Priestess of Avalon Priestess of the Goddess*. Glastonbury: Ariadne Publications.

Kennedy, Peter and Carole Ann Kennedy. 2010. *Using theory to explore Health, Medicine and Society*. Bristol: The Policy Press.

Preston, James J. 1987. Goddess Worship: An Overview. In Mircea Eliade ed. *Encyclopedia of Religion* vol. 6. New York: The Macmillan Press, pp. 35–45.
Prince, Ruth and David Riches. 2000. *The New Age in Glastonbury: The Construction of Religious Movements*. New York: Berghan Books.
Womack, Mari. 2010. *The Anthropology of Health and Healing*. Plymouth: Altamira.

インターネット資料

Census2011. http://www.somersetintelligence.org.uk/census2011.（二〇一四年八月八日閲覧）

## コラム 女性のトラウマ経験と文学――インド・パキスタン分離独立時の記憶と創作

常田夕美子

インド・パキスタン分離独立時の際には、一二〇〇万人が故郷から追放され、一〇〇万人近くが死亡したといわれている。七万五〇〇〇人の女性が強姦、拉致、誘拐され、強制的に「他者の宗教」の男性によって妊娠させられた[Butalia 1998: 44-45]。しかしながら、当時に関する政治的歴史研究が豊富であることとは対照的に、社会的歴史研究は少なく、分離独立がもたらした「文化的、心理的、社会的な問題に関する調査の欠如」が指摘されている[Menon and Bhasin 1998: 6]。そのかわり、インドの歴史のなかでも、分離独立時の経験は大量の文学作品を生み出した[Menon and Bhasin 1998: 7]。それは、一九四七年当時の体験者による創作にとどまらず、後世の文学作品にも大きな影響を及ぼしている。

一九九九年に英語で出版された小説『身体が記憶していること』(What the Body Remembers)は、分離独立時前後の物語であり、女性の視点から描かれている。作者ショーナ・シング・ボールドウィン(Shauna Singh Baldwin)は、一九六二年にカナダで生まれ、インドで育ち、現在米国に住むシク教徒の女性である。本小説は、女性のトラウマ経験が、痛み、悲しみ、怒り、屈辱の体験として、個々の女性の身体に記憶され、継承される様子を描く。

主人公は、英領インド・パンジャーブ州の村に生まれ育ち、二五歳年上の裕福なシク教徒の第二婦人になるループである。彼女の嫁ぎ先には、賢く誇り高い第一夫人サティヤーがおり、二人は互いを姉妹として接するように夫に指示される。サティヤーには子宝に恵まれないため、ループが新たに嫁いできたわけであるが、ループが産む子供たちは、最初はサティヤーによって育てられる。その後、ループの嘆願により、夫がループと子供たちを連れてサティヤーと別居するようになると、サティヤーは自ら望んで結核に感染し、死亡する。

サティヤーの死の瞬間、ループはサティヤーが彼女の身体の中で生き続け、自らがサティヤーの器になったことを感じとる。そうして、それまで夫のかわいらしい飾り物にすぎなかったループは、サティヤーの身体が記憶していた憤りを自らの身体に受け継ぐ。このことによって、後に分離独立時の混乱の際には、ループは女性が直面する暴力に対して強い怒りの気持ちを持つようになる。彼女は「男は、女の皮膚に自らの怒りを刻み、女の血に自らの自尊心を溶かして飲み込むのだ」[Singh Baldwin (1999) 2000: 492] という認識のもとに、男性に対する軽蔑の念を持つようになる。

男が自らの怒りや自尊心を癒すために女の身体を傷つけるのに対して、女は自らの身体を傷つけることを通じて癒しを求める。女性の身体が記憶する痛みや悲しみは、語ることが許されず、目に見えない痛みを、まずは認知し、可視化することから始まる。ループは幼少期に実母を亡くすが、女子であることから火葬場へ母を見送ることができない。そのことはループをひどく傷つける。母の死の直後、腕輪売りが売りに来る色とりどりの腕輪にも興味を示せず、かわりに手首の内側に自らの名前の入れ墨を入れてもらう。入れ墨の針が肌を刺すと、彼女は「青のインクは母の匂いのように肌の下に浸透していく」ように感じる。そして手首の痛みには原因があり、その原因は目に見えるが、「心の痛みは目に見えず、そのような痛みのためには誰も泣かない」と思う [Singh Baldwin 2000: 70]。ループは、身体に痛みを与えることにより、目に見えず、語ることができない痛みに形を与え、可視化し、癒そうとするのである。

分離独立時における女性に対する暴力の詳細は、公の歴史では沈黙に覆われてきた。それに対して、文学などの創作活動は、公の歴史においては語ることができない暴力の経験について記述し、当時の人びとの痛みや悲しみを可視化し、その記憶を継承するものである。文学においては、女性だけではなく、男性も痛み、悲しみ、無力感を表現する。しかし、本作品で見られるように、女性に対する暴力に関する男性の理解は偏ったものであり、自己の宗教や集団の名誉の問題に還元される。

ループの兄ジーヴァンは、独立インドの軍人として、パキスタンの領土となった故郷の村に戻り、そこで見たことをループに涙ながら語る。ジーヴァンは、家族の行方を求めにいったが、そこで彼が遭遇したのは、妻クスムの変わり果てた姿であった。クスムの身体は、六つに切り取られ、元の形に戻されていたが、その死に顔の穏やかな表情や手足のしなやかさからは強姦された様子はなく、かわりにその死体からは子宮がえぐりとられてなくなっていた。

そこでループは、兄が自らの妻の死を目の当たりにしても、妻をただの女としてしか見えていないことを知る。ジーヴァンはいう「女をまず強姦せずに切り裂くのは、無駄ではないか。強姦は男から男へのメッセージである『おまえの（チェスの）ポーンは俺が取った。次はお前の番だ』」[Singh Baldwin 2000: 511]。彼は、妻の死体から子宮が取り除かれたことを敵からのメッセージとして受け取る。それは、すべてのシク教徒の繁殖を妨げ、集団を全滅させるという全面的戦争の意図であった。ジーヴァンは、妻の痛みより、妻の身体を使って敵が発したメッセージに対して怒り嘆くのである。

ジーヴァンは、語り終わった後、ループに自分たちの父には村の恐ろしい様子について黙っておくように指示し、父には村が平和であったときのことだけ思い出に残してほしいという。しかしその後、クスムの死の真実は、さらに悲劇的であることをループは知ることとなる。ジーヴァンの話を聞いた後、ループはデリーで一人暮らしをするようになった父の話を聞きに行く。父が当時の悲惨な状況を語り始めた瞬間、彼女はクスムを死に追いやったのは父であることを直感的に悟る。そして父の認識も、女を単に血筋を継続させるための道具とみなす、他の多くの男たちとさほど変わらないことを知る。

ループの父によると、クスムはまだ若く自分の庇護のもとにあったので、自分が責任を取らなければならなかった。父はムスリムの男性の手が息子の嫁に及ぶことを恐れ、クスムにシク教徒としてなすべきことを説明すると、従順な彼女は理解した。クスムは、子供たちに聞こえないようにと、義父に自分を別部屋につれていくように頼んだ。そして、刀を持つ義父に顔を見せないよう背を向け、スカーフを取って首を露わにし、神の名をとなえながら、義父に首を切られて死を迎えた。

ループは、父の語りの最中、叔母の言葉を思い出す。父は良い女性にとっては不名誉より死のほうが望ましいと思っているのだ。ループは、父から聞いた話をいつかはクスムの息子たちに語らなければならない。それは、母が一族の名誉を守るために自ら望んで死んでいったという父の語りである。分離独立時に行われた女性に対する暴力は、敵である他者の宗教の男性によるものだけではない。多くの女性たちは、親族やコミュニティの名誉を守るために、自らの家族の男性の手で殺害された。男たちの語りによると、女たちは自ら進んで死を選んだことになっている。ループの父の語りもその典型である。

しかし、それらは死んでいった女たちの語りではない。ループは、クスムが来世において同じ家族に生まれ変わり、自らの死について、父の言葉ではなく、自らの言葉で語ることができるように、神に祈る。そうでないと、クスムの息子たちは、他の男たちと同じく、馬が目の前にあるものに対して盲目であるように、母の痛みを直視できないままになってしまうとループは危惧する。ループが思うには、クスムが死んでいったのは、それまで義父や夫に対して一度も口答えをしたことがないため、死を目の前にしても拒絶する言葉が出てこなかったからである。

ループは、父の懺悔をすべて聞き終わった後、「なぜ女性は死を選ぶのか?」と自らに問いかける。そうすると、サティヤーであると思われる影のような女性が、ループの耳元にささやく「妹よ、私たちが死を選択するのは、死ぬことによってのみ、私たちの声は届き、姿は目に見えるようになるからよ」[Singh Baldwin 2000: 526]。

女性たちは、自らの身体を傷つけることによって、痛みや悲しみを可視化する。また、彼女たちは死ぬことによって、自らの存在を周囲に知らしめ、思い起こさせる。しかし、存在を認知されるのは、不名誉より死を選んだ「良い女性」たちだけである。性的暴力を受けた後、生き残った女性たちは沈黙に葬られる。ループは三人の子供たちと女中一人を連れて、パキスタンの領土になったラーホールからインドの領土であるデリーへ車で避難し、後から列車で到着した夫と合流し、デリーの住居を難民のために開放する。そこで彼女は大声で嘆き悲しむ寡婦たちを慰めようとするが、そこには悲しみをただ内に秘め、沈黙する女性たちもいた。彼女たちは強姦された女性たちであった。寡婦たちでさえ、名誉を重んじる家族から見捨てられた彼女たちの不幸を憐れんでいた。

分離独立時に関する文学は、公の歴史から排除された女性たちを可視化し、彼女たちの声や姿に形を与え、当時の人びとの痛みや悲しみについて語り継ぎ、後世の記憶に残す。本作品では、死んでいった女たちの声は、彼女たちの言葉ではなく、男たちの言葉で語られるが、男たちの言葉を怒りと悲しみをもって聞き、自らの身体に記憶させる主人公の女性の姿がある。さらに重要なのは、性的暴力を受け、沈黙する女性たちの姿が描かれていることである。女性のトラウマ経験をテーマとする文学は、女性たちの思いを言葉にし、その姿を見えるようにするだけではなく、痛みや悲しみを内に秘めた、声にならない声をもつ女性たちの存在を示すことに意味がある。沈黙する女性たちの経験は、とてもではないが言葉では表現できない。彼女たちの身体が記憶する痛み、悲しみ、怒り、屈辱は、言語による象徴体系に還元されず、沈黙され続けるからこそ、暴力に対する強力な批判になり、私たちの心に響くのである。

参考文献表


Butalia, Urvashi. 1998. *The Other Side of Silence: Voices from the Partition of India*. New Delhi: Penguin Books.
Menon, Ritu and Kamla Bhasin. 1998. *Borders and Boundaries: Women in India's Partition*. New Delhi: Kali for Women.
Singh Baldwin, Shauna. 2000 (1999). *What the Body Remembers*. Anchor paperback edition. London: Transworld Publishers.

# 第Ⅲ部

# 他者／死者とともに生きる

# 第14章　トラウマと時間性——死者とともにある〈いま〉

松嶋　健

そうそう、ふたつでひとつ。だから生きている僕は亡くなった君のことをしじゅう思いながら人生を送っていくし、亡くなっている君は生きている僕からの呼びかけをもとに存在して、僕を通して考える。そして一緒に未来を作る。死者を抱きしめるどころか、死者と生者が抱きしめあっていくんだ。『想像ラジオ』［いとう二〇一三］

## 1　はじめに

「トラウマ」という概念は、現代世界を語るためのグローバルな共通語となった。それは、非日常的な戦争や地震の経験から、日常的な虐待や挫折の経験についても使われる。だが、自然災害から戦争や事故、性的暴力にいたる多様な経験や苦しみを一つの概念のもとにまとめることにどのような意味があるだろうか。民族精神医学者のロベルト・ベネドゥーチェは、ローカルな伝統的治療システムがカバーしえなくなった空白が「トラウマ」と名指され、それが増殖しているのではないかと指摘している[Beneduce 2010]。確かに「トラウマ的」と呼べるような経験は人類の歴史のなかでずっとあっただろうし、それが土着の治療システムのなかで対処されてきたことは間違いない。だがそれでもなお、トラウマが近代と深く結びついた経験であるという側面は抜きがたくある。

なかでも無視できない二つの事柄があるが、その第一は技術革新による速度と規模の拡大である。現代的な意味でのトラウマの最初の事例が鉄道事故であったことは、このことをよく示している[Leys 2000]。大勢の人を一箇所に集めて乗せ高速で移動する運搬装置による事故の経験は、当時の人たちにとってそれまでの馬車などとは異なるものであった。産業革命によるエネルギーと技術の革新は、日常生活にも戦争にも未曾有の次元を開いたが、それは新たな豊かさと悲惨を同時にもたらしたのである。私たちは近代のこの帰結のなかにいる。それは、いたるところにトラウマの可能性が見出されるような世界であり、そうした世界に生きていることに私たちは薄々気づきながらもそれを見ないようにして毎日を生きている。だがいくらリスク・マネジメントをしたとしても、トラウマから逃れることはできない。進行するグローバリゼーションは、同時に世界を「トラウマの帝国」[Fassin and Rechtman 2009]としてもいるのであり、私たちはその帝国の住人なのである。

ただトラウマがここまで遍在化しているということは、それがある特殊な出来事なのではなく、人間にとって何か根源的なものを示唆しているのかもしれない。ここにトラウマと近代を結びつける二つ目の重要な点がある。それは、トラウマという概念そのものが、一九世紀末の「外傷性記憶(traumatic memory)」という特異な記憶の発見にその起源をもつことと関わっている。アラン・ヤングは『PTSDの医療人類学』[二〇〇一]において、外傷性記憶が太古から存在するものではなく、身体医学における「神経性ショック」と心理学における「抑圧/解離」という二つの発見が交錯したところに誕生した比較的新しい概念であることを明らかにしている。通常の意味での記憶とは全く異なる、忘れることができない記憶、あるいは忘れていることすら忘れているような記憶。それが私たちの存在の根幹を形づくっているかもしれないという自覚は、人間という存在を根本的に考え直すことを要請する。

昨日の私と今日の私が同じ私であると言えるのは記憶のおかげである。記憶は私たちの自己の形成に深く関わっている。トラウマを考えるとは、記憶について考えることであり、言語をもった人間における自己のあり方について考えることである。したがってそれは、PTSD（Post Traumatic Stress Disorder 心的外傷後ストレス障害）という診断名で名指されるようなある特殊な病態について考えることにとどまらず、人間という存在の根源について考えることなのである。ただ、PTSDという精神医学的診断のおかげで、記憶に関する研究、特に脳の神経科学的研究が大幅に進展したことも否定できない。PTSDをめぐる研究や新たな治療法の実践は、トラウマについて、外傷性記憶について、興味深い示唆を与えてくれる。本稿では、そうした成果も取り入れながら、外傷性記憶の時間性に焦点を当てて考察することにしたい。通常の意味での記憶とは過去に関わるものである。だが過去の出来事が現在に反復し侵入してくるような記憶は、どのような時間性をもっていると言えるだろうか。過去の出来事を記憶し、未来を予期しうるというのは、人間という存在にとって根源的な基盤である。外傷性記憶の時間性を通して、人間における時間性の問題を問うのが本稿の意図するところである。

## 2　PTSDにおける因果関係と時間性

精神科医のローレンス・J・カーマイヤーらは論集『トラウマを理解する』において、きわめて多様な出来事をトラウマとして一つにまとめる意義を三つの点から指摘している。第一にそれは、精神保健の専門家が自分たちの領域を規定するのにこの概念をいかに動員したかということを反映している。そこではトラウマというのは首尾一貫したカテゴリーであり、それに基づいて先進国ならびに発展途上国における精神保健サービスを方向づけるのに用いられている。第二の点は、トラウマ的とされる状況に何らかの共通性があるということ。そのためにトラウマという隠喩が狭義の心理学的な範囲を超えて、社会的・文化的な次元にまで拡張されたのである。最後の点は、トラウマという概念の使用を比較検討することで、病いと健康についての隠された仮定なり一般化を浮き彫りにできるというものである［Kirmayer, Lemelson and Barad 2007］。

このうち第二点に関しては、トラウマ的とされる状況や出来事の共通性に加えて、それへの反応の共通性を考慮に入れる必要がある。トラウマと呼ばれるものには、（1）トラウマ体験、（2）トラウマ反応、（3）トラウマ体験とトラウマ反応の因果関係、の三つのレベルが混在しているからである［宮地二〇一三］。DSMが規定するPTSDの診断基準は、DSM-Ⅲから5にいたるまで基本的には変わっていない。それは、（A）トラウマ的出来事を直接体験ないしは目撃すること（B）トラウマ的な出来事の再体験（C）トラウマ的な出来事に関連する刺激の回避または麻痺（D）過覚醒（E）これらの症状が一ヶ月以上持続することである。このうち症状の（C）と（D）については、危機的な状況に直面したときの生存反応として理解されるもので、非常事態における正常な反応と言える。PTSDの異常性は、非常事態が去った後も非常時反応が持続する点にある。それがPost（後）の第一の意味である。

反応の持続に関連しているのが、（B）の再体験である。再体験といってもいくつかの異なる形式があり、DSMでは、トラウマ的出来事の反復的・不随意的・侵入的な想起、夢、フラッシュバックに見られるような解離状態、トラウマ的出来事に類似または象徴する誘因をきっかけとする心理的苦痛または生理的反応、が挙げられている。これらはすべて出来事の体験の記憶に関わるものである。ということはつまりトラウマには、（1）トラウマ的出来事、（2）トラウマ体験、（3）トラウマ体験の記憶、（4）トラウマ反応、（5）トラウマ体験およびその記憶とトラウマ反応の因果関係、という少なくとも五つのレベルが存在することになる。

ヤング［二〇一六］は、DSM-Ⅲではトラウマ的出来事は誰にでも苦痛をもたらすものと考えられていたためトラウマ的出来事とトラウマ体験は区別されていなかったが、トラウマ的とされる出来事に晒されてもPTSDを発症しない人の方が多いという疫学調査の結果、トラウマ的出来事と体験が区別されるようになったと指摘している。[1] 彼は、病因となるトラウマ的出来事（A）とその後の症状（B、C、D）のあいだの因果関係が「記憶の論理」によって結びつけられているとして、その経路を次のように示している。

（A）→（B）→（C＋D）

トラウマ的出来事（A）は、反復する不随意で侵襲的な記憶（B）を創り出す。この外傷性記憶は自律神経を刺激し、生存反応を引き起こし、睡眠障害や、過剰な驚愕反応、過覚醒（D）を生じさせ、被害者は回避や麻痺（C）というかたちで適応するというわけである［ヤング二〇一六：二三四］。この「記憶の論理」は、知覚と感覚の経路であり、因果関係であり、時間性でもある。過去の出来事が、現在において反復され、侵入してくるというイメージである。DSM-Ⅲから DSM-5にいたる PTSD 診断の一貫した特徴は、トラウマ的出来事をあくまで病因として措定し、そこから結果としての症状が生み出されるという一方向的な因果の流れに存する。しかし、トラウマ的出来事と症状をめぐる因果関係は、この典型的な外傷性記憶の経路に限られるわけではない。

すでに一世紀以上前から知られていた外傷性記憶の他の五つの擬態にヤング［二〇一六］は言及している。第一のものは、ジャン・マルタン・シャルコーの有名な症例「ル・ログ──」氏[2]の場合のように、自分が遭遇した馬車との衝突事故の後に起こるであろうことを本人が予期し、そのいわば「未来の記憶」による恐怖が症状を引き起こすというものである。第二と第三は、人工的記憶と虚偽記憶である。ともに実際には体験していない出来事の表象に同一化するものであるが、前者は本人が自覚していないもの、後者は本人が気づいているものである。ただし、この両者の境界はきわめて曖昧である。いわゆる詐病は後者に該当し、すでに一九世紀後半にはフルニエによる子供の「空想虚言症」のようなかたちで虚偽記憶についての問題提起がなされていた［ヴァン・デア・コルクら編二〇〇一：六九］。詐病の問題は、戦争神経症においても PTSD においても経済的・社会的補償の問題と関わるかたちで常に論争になってきたが、そこには記憶にまつわる根本的な困難が示されていよう。

本章にとってとりわけ興味深いのは、最後の二つの擬態である。まず第四のものは、実際の体験であり当初経験されたときには特に辛いものではなかったのが、時を経て想起される段階で不穏なものとなる場合である。この場合、普通ならうつ病やアルコール依存症と診断されるような症状がまずあり、治療の過程において患者と治療者は過去の記憶のなかからもっともらしい出来事を掘り出してきて、それを病因として見出す。

(C + D) → (B) → (A)

この因果の流れがさらに進展すると第五の擬態が現れる。想起された外傷性記憶が、それ自体苦悩をもたらし、外傷的なものとなる場合である。

(C + D) → (B) → (A) が (B) → (C + D) となる

この転換においては、「出来事は新たな文脈に位置づけられ──すなわち、まったく新しいものとして理解され──、当初なかったような情緒的力と心理的重要性を帯び、感覚的な外傷性記憶を単に擬態化するのではなく二重化する」のである[ヤング二〇一六:二三八]。ヤングは、これはフロイトの「事後性(Nachträglichkeit)」の概念に近いものであり、「遅発性」PTSDと呼ばれるのは誤りであると言いきっている。「事後性」とは、本人にとって大した意味を持たなかったある出来事が、その後に起きた別の出来事の経験を通して意味を持つようになり、事後的にトラウマとして作用するあり方を指す概念である。(3) そこでは、出来事の体験ではなく、その体験の記憶が外傷的となる。言い換えれば、トラウマの原因はトラウマ的出来事そのもの(そのようなものがあるとしてだが)や出来事の体験自体にではなく、あるいはきっかけとなった二番目の出来事の経験でもなく、最初の出来事の体験の記憶にこそ見出されるのである。

外傷性記憶が有するこうした性格は、PTSDを含むトラウマ一般を考える際の困難を示唆する。なぜなら、記憶とはその定義上、過去の出来事に関するものであるが、それを想起するのは常に現在だからである。過去の出来事の記憶が原因となるということは、それが現在に関わっていることを意味している。このことは因果の関係をも混乱に陥れる。通常の意味での因果関係というのは、原因→結果という出来事の継起が、そのまま時間的な前後関係と同一視される。つまり、原因が過去であり、結果は(過去から見た)未来にある。しかし、トラウマはこの因果関係と時間の並行関係に疑問を突きつける。そこからトラウマをめぐる因果論は、PTSDに見られるような、出来事(原因)に対する反応としての症状(結果)という通常の因果性と、症状(結果)の方が出来事(原因)に先立ち、主体における想起という契機が能動的に働く因果性に分かれることになるのである。[4] その際、症状の出来事に対する先行性に注目するのが先の第四の擬態であり、想起における過去の出来事の症状形成的な強度に注目したのが第五の擬態ということになろう。

PTSDという診断概念は一貫して、(A)基準、つまり病因としてのトラウマ的出来事の存在を措定しているが、実はDSM-5の作成時にこの基準を取り除くという提案がなされたことがあった。結局この提案は採用されなかったが、その理由としてヤングは、そこにこめられた社会的とりわけ法的な意義を挙げている。(A)基準は、退役軍人が補償やケアを受けるための、あるいは西洋諸国における難民のステータスを認めるための選択基準という役割を担っている。その基準を削除することは、社会的な観点からも、経済的な観点からも妥当ではないという判断が働いたというわけである[ヤング二〇一六:二三五-二三六]。

しかし、トラウマ的出来事をあくまで原因として重視するという政治的判断は、その出来事へと注意の関心が向けられることで、[5] 社会的影響の別の側面を軽視することになりかねない。それは過去の出来事の記憶が外傷的な作用をもたらすのは、その記憶を想起する現在の問題でもあるということだ。例えば、レイプが外傷的となるのはレイプ被害者に対するその後の差別の問題であり、戦闘体験が外傷的となるのは戻った社会における元兵士の社会的排除や無視の問題であり、沖縄戦が外傷的となるのは現在の沖縄が置かれた状況の問題であるという側面である。だからこそヤングは、「遅発性」PTSDという呼称は誤りだと言ったのである。そのような精神医学的概念によって、現在の社会的文脈を死角に置く効果があるからである。「患者は被害者に二度なる。第一回は本来の加害者の犠牲であり、第二回は冷淡無関心な社会の犠牲になる」というわけである［ヤング二〇〇一：二〇一］。

それは同時にまた、トラウマの問題が、ある時点でのある社会が何を恥辱とみなすかという文化の問題を無視できないということでもある。例えばジュディス・L・ハーマン［一九九九］は、レイプと戦闘が女性と男性の典型的なトラウマだと述べ、「戦争の外傷神経症」と「性の戦争における戦闘神経症」としてのヒステリーを本質的に同一だとしているが、これは偶然ではない。なぜなら、男性における戦闘体験と女性における性暴力体験というのは、当該社会における男らしさや女らしさをめぐる理想や恥辱と強く結びついているからである。(6) 鈴木［二〇〇五］もまた、兵士のトラウマと性暴力被害者のトラウマが隠蔽されてきたというよりも、これらがむしろ政治的・文化的反応を引き起こすような事柄だったからこそ、トラウマとして機能したと考える方が自然だと指摘している。

このように、PTSDにおける因果性は、病因となるようないわば特権的なトラウマ的出来事に固執することで、逆説的にもトラウマがもっている特異な性格を取り逃がすかもしれないのである。重要なのは、Post（後）をどう考えるかである。それらはともに出来事の「後」なのだが、心的外傷後ストレス障害の「後」と事後性の「後」では、有している意味合いが異なる。前者が「出来事の後」としての症状という線的な因果関係に注目した「後」なのに対し、後者の場合は、前の出来事が後の出来事の後になって意味をもってくるといういわば螺旋状の因果関係を示しているからである。そこでは現在が過去を規定し、その過去が当の現在を規定するという螺旋状の往還のなかに因果性が折りたたまれている。その意味では、「事後性」という呼び方さえミスリーディングかもしれない。ともかく、こうした螺旋状の因果性がトラウマにあるのだとすると、診断には常に不確定性がつきまとうことになる。前の出来事と後の出来事のどちらが第一の病因であるかを特定することが実質的に不可能となるからである。『PTSDの医療人類学』には、米国の復員軍人局のＰＴＳＤ治療施設での診断の様子が描かれているが、そこではこの問題が浮き彫りにされている。

ジェンセン（診断面接を行なった職員）「私の考えでは、戦闘関連ＰＴＳＤになるより前に何らかの非常に重大な問題をすでに抱えていたと思います。子どもの時に継父に性的虐待と身体的虐待とを受けていたように思われます。（後略）」

デュロシェ（精神科医、診療部長）「きみの言いたいことは、彼の（ＰＴＳＤ）再演が――たとえばバーの一件だが――遠く継父に受けた小児期外傷に関連しているということかな？」

ジェンセン「そのとおりです。（中略）私はベトナムでの事件を継父との関係で理解しているのです。（中略）何よりもまず、彼のベトナム体験は別の（小児期）外傷のメタファーであり、治療から（この病院で）彼が受ける利益は戦闘によるＰＴＳＤの治療にならないでしょう。（後略）」

デュロシェ「ベトナムでの侵入的イメージはあるのか。」

ジェンセン「衛生兵だった時のことで、担当の患者たちに、腕と脚がもうないよと告知してまわらなければならなかったという夢をみると申します。彼はこれはベトナムで実際していた任務だったと申します。しかし、私も（ベトナムで）衛生兵でした。ところが、兵士に腕や足を失っていることを告知せねばならなかったことなど一度もありませんでした。これは軍医だけに許される任務でした。」

デュロシェ「すると、他のものが入り込んでいる悪夢ということになる。（中略）ベトナム体験に似ているからということで小児期の体験を使っている（利用している）ことも考えられるな。継父との関係の物語、その記憶がベトナム体験の一つの表現法ということもありはしまいか。（中略）そこで（正しい）結論は、彼のベトナム体験が、自分の幼少年時代の事件についての考えやことばをとおして表現されているということだ。」

ジェンセン「はあ、たしかにベトナムの外傷のほうを優先しております。けれども、ベトナムの外傷をとおして表現しなかったら、母親への憎しみと怒りの感情を認めるしかなくて、それこそ彼が回避していることだということもできませんか。エドワードがするベトナム体験の話の多くが、継父との関係のメタファーのように聞こえるのです。」
デュロシェ「メタファーということには賛成だ。疑問はどちらがどちらのメタファーかなということだ。私はベトナム関連のＰＴＳＤの患者として（外来治療プログラムに）加えることにしたいが、どうかね。」
ジェンセン「両方（小児期外傷とベトナム外傷の被害者）としたらいけない理由がありますか。」
デュロシェ「彼のＰＴＳＤは両方の混合だ。」［ヤング二〇〇一：二二六–二三〇　傍点原文］

螺旋状の因果性を、直線的な因果関係に基づく診断に落とし込まねばならないとしたら、「両方の混合」にならざるをえないだろう。さらに言うなら、トラウマ的出来事の記憶そのものがない場合もあるのであり、そうすると、戦争に行ったとか自然災害にあったという事実さえ何らかのかたちで確認できるのであれば、症状が当てはまるどのようなものでもＰＴＳＤと診断されうるということになる。ＰＴＳＤを規定している因果関係にはこのような問題が含まれているのである。

## *3*　外傷性記憶の時間性

これまでの議論から、外傷性記憶というのは実は、過去の出来事と想起する現在とのあいだの往還の運動自体が内包された概念だということが了解されるだろう。しかしながらそれは普通、ヤング［二〇〇六］も指摘するように、心や脳のなかに保存され検索されるのを待っているモノのような何かとして表象されることが多い。以下では、外傷性記憶が現在のＰＴＳＤをめぐる議論のなかで、脳科学や神経科学における研究を参照しながらどのように位置づけられているかについて、時間性に注意を払いながら見ることにしたい。

まず外傷性記憶とは、通常の記憶と違い、全く記憶から排除されてしまうか、逆に極端な鮮明さで蘇ってくるものだとされる。後者の場合、内容の変化や忘却といった時間による影響を受けないと言われてきた。例えば、代表的なＰＴＳＤ研究者の一人であるベッセル・ヴァン・デア・コルクは、ある被験者が、トラウマ的出来事の一場面を一五年ものあいだ全く同じ内容の夢として何度も繰り返し見続けた例を挙げながらこう述べている。

> 日常的な出来事の記憶は時間の経過とともにその明確さが失われて他の記憶と融合していくものであるが、トラウマとなった出来事のある局面はまるで心の中で凝結したかのような状態となり、いかに時間が経過しようとも、あるいは、その後の経験がいかなるものであろうと、変化を生じることがないように思われる［ヴァン・デア・コルクら編二〇〇一：三二九］。

わが国の精神科医の中井久夫もまた、外傷性記憶の非文脈性に言及している。この非文脈性が不変性、反復出現性、前後関係と時空的定位の不可能性となって現れ、夢の場合は加工が行われず、何十年経っても昨日のごとく再現されるという。それは鮮明性を特徴とするがその代わり言語化が困難であり、いつもすぐ隣りの「控え部屋」にいるようにそっくりそのまま出てくる［中井二〇〇四：六三―六五］。

こうした外傷性記憶の典型とされるのが、フラッシュバックである。もともとは映画用語で、ある映像のなかに別の映像が瞬間的にごく短く挿入される技法を指す言葉であり、すでに無声映画の時代から使われていた。ＰＴＳＤの診断基準においては、再体験症状のひとつとして、解離状態のなかで過去のトラウマ的出来事が今まさに起こっているかのように感じられる、もしくは行動するというエピソードを指している。それは映画、とりわけ無声映画時代に発明された編集技法からきていることが示唆するように、言語化されがたい視覚的・映像的記憶である場合が多いが、視覚だけにかぎられたものではなく、音や声、匂いなど他の感覚的記憶の場合もある。共通しているのは、それらが断片的で、かつ圧倒されるような強い情動を伴っている点である。この「激越な情動」こそ記憶を外傷的としている当のものである。ヴァン・デア・コルクらは、外傷性記憶について初めて体系的に研究したのはピエール・ジャネ（Pierre Janet 1859–1947）だとしつつ、ジャネの「これらの激越な情動と心理システムの破壊を伴う（過去の）出来事が、痕跡を残すのだ」という言葉を引いている［van der Kolk and van der Hart 1989: 1532］。外傷的なこうした痕跡が、清算されない意識下の固着観念としてとどまり、それが強迫観念や身体反応としてフラッシュバックしてくるのである。それはその情動的強度ゆえに、加工されない断片のまま蘇ってくるか、もしくは観察する自己を体験する自己から分離する解離（dissociation）のような特殊な状態でしか想起できない（したがって通常の意識や人格のときには完全に忘却している）ものなのである。

ここで重要なのは、ジャネがトラウマ的な出来事そのものではなく、それに対する情動反応の方を重視している点である。激越で圧倒的なこうした不快な情動を抑えこみ回避するために心的エネルギーの多くの部分を絶えず費やす、その結果として患者は疲弊し消耗しきってしまう。解離や無感覚、麻痺といった症状もこのような文脈における心理的統合不全として捉えられる必要があるというのである。ヒステリー患者におけるカタレプシーや夢遊病状態、感覚麻痺などを観察したジャネは、人間の精神活動のなかに、動物に見られるような自動症的活動があることを認め、それを「心理学的自動症（automatisme psychologique）」の名で呼んだ。ジャネが明らかにしようとしていたのは、人間の意識や人格が単一のものではなく階層構造をなしていて、高次の意識が機能不全を起こしても、低次の層は意識化されないまま自動的に働いているということであった。逆に言うと、高次の意識が働いているときには、こうした下位の層の働きは隠されているのだが、何らかの異常な状態においてはこの働きが見えるようになるというわけである。ジャネは、フランス革命期の政治家にして哲学者でもあったメーヌ・ド・ビランにしばしば言及しており、メーヌ・ド・ビランが動物的生、人間的生、精神的生として区別した知性の各段階がすべて人間のなかで働いていると考えていた。ジャネは、メーヌ・ド・ビランが情動（感情）について語っている次のような一節をきわめて重要なものとして引いている。

感情（affection）とは、完全な感覚から人間的同一性つまり自我―それとともにあらゆる時間・空間の形式―を取り除いたときに残るものである。（中略）この純粋感情状態は、単なる仮説によるものではない。それは、私たちの存在全体をその起源において形成した実証的かつ完璧な様態であり、多数の生き物の存在を構成しているものであり、私たちの知的思惟が減弱し、思考が眠り、意思が萎え、自我が感覚的刺激の中に埋没したようになり、人格がもはや存在しなくなるようなときに近い状態である［ジャネ二〇一三：四一―四二（Maine de Biran 1859）傍点原文］。

ここで、人間的同一性つまり自我とともに「時間・空間の形式」が取り除かれときに残るものが感情（情動）だとされていることに注意を促しておきたい。それはすなわち、純粋感情状態と呼べるような激越な情動に見舞われた状態においては、時間が無化されることを意味している。

先に見たように、外傷性記憶の大きな特徴は、過去の出来事が今ここで起こっていると感じられるような鮮明性、不変性、反復性にある。ただそれは、過去の出来事が現在において反復しているというよりも、過去における「現在」が現在においてもそのまま「現在」として経験されるといったほうが適切であり、その時間性の特質はいうなら圧倒的な現在性にある。この圧倒的な現在性は、別の言い方をすれば、そもそも時間化されていないということではないか。つまり外傷性記憶の時間的特徴は、その非時間性にあると言える。解離のようなかたちでの忘却もまた、時間のうちに定位されないということであるから非時間的な特徴をもっていると言えよう。

ここから導き出されてくるのは、私たちの通常の「自己」や「意識」を形づくっている記憶とは異なる外傷性記憶の存在は、「自己」というものが、意識化された次元とは別の次元をもっており（ジャネの「下意識（subconscience）」概念はここから出てくる）、それが何らかのかたちで時間性と関わっているということにほかならない。そしてそれは、言語の習得ということと関わっているはずである。外傷性記憶と幼児記憶の類似性が指摘される［ハーマン一九九九：中井二〇〇四］のはその証左である。「それ」について語ることができないのは、「それ」が外傷性記憶だからというよりも、言語によって語ることのできないものが外傷性記憶として見出されたからだといったほうが適切である。ジャネ自身このように記している。

> ある出来事にたいし固着観念をもっている人は、正確にはその出来事の記憶をもっているとはいえない。先に外傷的記憶という言い方をしたのは、ただ言葉を単純にしようとしたからで、患者はそのような出来事にたいし記憶と呼べるような言語表現《ディスクール》を形成しえない［ジャネ一九八一：一六五］。

つまり通常の記憶は、意識的にアクセスできるとともに、何らかのかたちで言語に関わりがあり、時間性をもったものとなっているのに対し、外傷性記憶は意識的にアクセスできず、言語化できないものであって、非時間的なのである。

外傷性記憶に関するこのような捉え方の延長線上に二つの動きが交差してくる。一つは、言語による顕在記憶とは異なる潜在記憶についての生物学的・神経学的研究であり、もう一つは外傷性記憶の想起とその言語化をめぐる治療論である。

## 4　外傷性記憶の生物学的基礎

米国の復員軍人局医療センターの精神科医であるラリー・スクワイアによると、意識的にアクセス可能な記憶とそうではない記憶とが根本的に異なっているという見解に合意が見られたのはようやく一九八〇年頃のことである。しかしながら、その後の生物学的研究の進展によって今では、意識的／無意識的という二分法を超えて、脳の異なった部位の活動に支えられた複数のネットワーク・システムが別々に作動することで人間の記憶が構成されているという見解が主流となっている。言語によって語ることのできる陳述記憶は内側側頭葉に、言語化できない非陳述記憶のうち、手続き記憶は線条体、知覚学習は大脳新皮質、連合学習は反射路、古典的条件付けのうち感情反応は扁桃体という具合に、記憶のあり方によって異なる脳の回路を使っているというのである［Squire 2004: 171-173］。

記憶に関するこうした生物学的研究の進展の一つの要因としてＰＴＳＤについての研究に予算が投じられたという事実があるわけだが、ＰＴＳＤの生物学的説明は三つの発想に基づいているとヤング［二〇〇二］は指摘している。第一に、通常のストレス反応についての生物学的説明でＰＴＳＤの病因、症状、慢性性を説明することができる。次に、通常のストレス反応が一過性であるのに対し、ＰＴＳＤの場合はそれが長期にわたって持続する神経生理学的変化になる。最後に、この症状と慢性性を説明するためには心理学的説明を考慮に入れる必要がある。

この三つの発想を簡単にまとめて言うとこういうことである。何らかの危険や脅威を知覚すると大脳辺縁系が活性化し、扁桃体が視床下部に警告を伝える。そこから二つの経路が発動する。一方の経路は交感神経系を活性化、さらに副腎を活性化してアドレナリンとノルアドレナリンを放出させ、直面している脅威に対して戦うのか逃げるのかという緊急態勢を発動させる。もう一方の経路は脳下垂体を活性化するので、そこから副腎皮質刺激ホルモンが放出される。これがまた副腎を活性化させ、今度はコルチゾールを放出させる。脅威が去ると、このコルチゾールがアドレナリンとノルアドレナリンの生産をストップし、身体は元のホメオスタシス状態に戻る。これが通常のストレス反応である。PTSDと診断された患者を調べると、コルチゾールの値が有意に低く、このことから緊急反応を停止させるに足る充分な量のコルチゾールが放出されていないと考えられる。結果としてノルアドレナリンが生産され続け、その大量放出が緊急反応の経路を増幅することで、交感神経系が過敏となり自律神経系が覚醒しやすくなるわけである。これがPTSDのケースの説明である［ロスチャイルド二〇〇九：二六–三〇］。

戦うことも逃げることも不可能な場合には、大脳辺縁系は副交感神経を作動させ、緊張性静止状態と呼ばれる凍りつき反応を生じさせる。いわゆる「狸寝入り」として知られている、哺乳動物に広く見られる仮死反応である。興味深いのは、凍りつき反応が作動すると、突然時間が極端にゆっくりと流れ出し、恐怖も苦痛も感じなくなるという点である。事故の経験がある人なら知っていると思うが、あっと思った瞬間、世界が急にスローモーションのようになって、通常の時間性とは異なる時空に入る。意識ははっきりしているのだが、まるで夢の中にいるかのように感じられるあの不思議な現実感である。PTSDを凍りつき反応で説明するのは、第一次世界大戦に従軍したウィリアム・H・R・リヴァーズが『本能と無意識』のなかでイギリス兵におけるヒステリーと神経衰弱を説明したのと基本的に同じである。生命が脅威にさらされたときの本能的反応は、逃げるか、戦うか、その場に立ちすくむか（flee, fight or freeze）である。

しかし兵士にとって、遁走と闘争の衝動は禁圧されている。そこで神経系の機構が切り替わって唯一可能である不動のスイッチが入る。この反応が身体表現をとると、ヒステリーの典型的症状である運動麻痺や知覚麻痺となる［Rivers 1920; ヤング二〇〇一］。

ＰＴＳＤの生物学的説明における三つ目の発想、心理学的説明を考慮に入れるべきと言われる際の心理学理論とは、基本的に学習理論、とりわけ条件付けのことである。トラウマ的な出来事は過覚醒状態をもたらすが、その状態で知覚した色や音や匂いが条件刺激となってもともとの無条件刺激への反応と同じ反応をするようになる［ヤング二〇〇一：四一二］。こうした条件刺激は意識化されていない場合が多いため、本人はどうして自分がそのような反応を起こしているのかわからない。そうすると今度は二番目の状況そのものが外傷的となる。このようにして条件刺激はさらに連鎖的に増殖していく可能性がある。こうした条件刺激をすべて回避しようとすると、結果的に本人の活動はきわめて制限されたものになってしまうわけである。「条件付けられた感情反応」と呼ばれるこのようなＰＴＳＤの生物学的・神経生理学的基礎を最初に明らかにしたのは、『戦争ストレスと神経症』を書いたエイブラム・カーディナーの弟子で、自身も第二次世界大戦に軍医として参加したローレンス・コルブである［Kolb 1987; ヴァン・デア・コルクら編二〇〇一］。

このような「条件づけられた感情反応」が現在のＰＴＳＤの生物学的説明の基礎を構成していることから、外傷性記憶をめぐる身体論の連続性が見えてくる。それはイワン・パヴロフと彼の同時代の米国のライバルである生理学者ジョージ・Ｗ・クライルとウォルター・Ｂ・キャノンを介してである。英国の外科医ジョン・エリクセンが一八六六年に『神経系の鉄道事故および他の原因による傷害について』を刊行して以来、ショックによって引き起こされた「目に見えない」微細な損傷が身体の解剖学的構造のどこかにあるはずだという確信に基づく探究は継続してきた。その座が神経系であり、そして最終的には脳なのである。それは、「恐怖」という心理現象と「器官の損傷」という一種の物理現象がどのようにしてつながっているのかを説明しようとするものである。この両者は因果関係にあるというのではなく、恐怖によって引き起こされる症状と受傷によって引き起こされる症状が似ているならば、その両者が使っている同じ回路があると考えることができ、その回路を通じて両者が連絡しているはずだという論理である。

そこで持ち出されるのが、今日で言うところの進化心理学的な説明である。つまり恐怖という感情は、単に主観的な心理現象なのではなく、進化論的意味があるということだ。ハーバート・スペンサーは一九世紀半ばに恐怖とは「痛みの記憶」であると述べているが、それはつまり、そこには近づくな、回避せよという警告である。(7) この警告は具体的な行動に直結している。クライルとキャノンは恐怖とそしてその正反対の表現である怒りの機制を、外部環境の変化や挑戦に対して内部環境、とりわけ自律神経系と内分泌系を活性化することで対応しているのだと考えた。まさに感情こそが、逃げるか(回避するか)、闘うかという次の行動を決定するのである。

しかし生存のためのこうした有機体のメカニズムは、反対に生体にとっての病因にもなりうる。第二次世界大戦中に『アメリカン・アンソロポロジスト』誌に発表された有名な「ヴードゥー死」に関する論文[Cannon 1942]は、なぜ呪術や妖術にかけられた人が実際に死ぬことがあるのかについて、この機制に基づく情動的・生理的・社会的な絡み合いの結果として説明しようとしたものである。それは、生き残ったにもかかわらず戦場でのショックによって死亡する兵士と同様の機制のもとにある[ヤング二〇〇一:一五-二〇]。

目に見えない「傷」は、神経の傷なのか、心の傷なのか。心と身体の関係という古くて新しい問題が、トラウマをめぐって回帰する。それは、fMRIなどニューロイメージングの技術によって脳の機能が「目に見える」ものとなった現在においても変わらない。ジャネやブロイアー、そしてフロイトによって心理学化されたトラウマは、(8) 一世紀ののちに再び身体化され脳の神経ネットワークの中に埋め込まれたように見える。だが、それは器官の目に見えない物理的損傷ではなく、あるネットワークのパターンとしてである。現在の記憶に関する研究が明らかにしつつあるのは、記憶がネットワークのパターンとしてあるということであり、外傷性記憶もまたひとつのネットワークのパターンとして記述されうる。それはもはや、言語に絶する表象不可能な特別な何かではない。

ではこのネットワークのパターンを変えるにはどうすればいいのか。パターンを変えるには、超ナノテクノロジーによって脳の神経系に直接介入しても意味がない。ネットワークのパターンを変えるには、薬物か身体か言葉か、私たちに与えられたこのいずれかのメディアを使って間接的に行うしかないのである。そしてもちろんその目的は、脳神経ネットワークのパターンを変えること自体にあるのではなく、本人の生なのである。

## *5* 外傷性記憶をめぐる治療論とその時間性

ＰＴＳＤをめぐる治療の現場では、どれか一つの治療技法だけが用いられるわけではなく、使えるものなら何でも使われる。「外傷症候群にはこれ一発で効くという「魔法の弾丸」はない」［ハーマン一九九九：二四三］のである。生物学的、心理的、身体的、社会的な次元に異なる仕方でまたがる複数の方法が用いられるのが普通である。ただ概ね意見の一致を見ているのは、回復にはいくつかの段階があり、各段階に応じて（そしてもちろん個々人の症状や置かれた文脈の固有性に応じて）、異なるアプローチが必要だということである。この回復と治療の段階は、考え方によって様々なものがあるが、そこには大枠での共通性が見られる。ハーマンがそれを表にしていて、おおよそ次のような三つの段階に分けることができる。（1）安定化、安全の確立、信頼関係の構築（2）外傷性記憶の想起、再体験、統合（3）新たな人格の統合、社会生活との再結合［ハーマン一九九九：二四二］。

こうした共通構造のもとにあるのは、基本的にジャネの治療論における段階論である。ヴァン・デア・コルクとヴァン・デア・ハートが、それを以下のようにまとめている。（1）安定化、症状指向的な治療と外傷性記憶の清算のための準備（2）外傷性記憶の同定、探索と変更（3）再転落の予防、残余症候の軽減、人格の再統合とリハビリテーション［van der Hart and van der Kolk 1989: 3］。ただ注意したいのは、構造的に似ていたとしても、それぞれの臨床家や論者によって、強調点の置きどころが違うということである。

例えば、ハーマン自身の段階論は、（1）安全の確立（2）想起と服喪追悼（3）通常生活との再結合、であり基本的にジャネの段階論をふまえているが、その強調点は（2）のトラウマ的な体験の想起とその服喪追悼に置かれているように思われる。体験についての解離された記憶を認知された記憶へと、外傷性記憶から物語記憶（narrative memory）へと転化させることが回復の中心に置かれていて、そのために外傷のストーリーを「完全に、深く、具体的細部にわたって」語ることが重視されている。トラウマの治療というとまず思い浮かぶのは、こうした本人にとってつらい体験を治療者の前で、あるいは自助グループのメンバーの前で語るというイメージではないだろうか。

しかし例えば江口［二〇〇三］は、ハーマンによるＰＴＳＤ治療の定式化に対して、ジャネ自身は異議を唱えるだろうと書いている。どうしてだろうか。確かにあるところでジャネはこう記している。

外傷的記憶を探り、それを明るみに出して変化させることを旨とする治療活動を理解することはさしてむずかしくないだろう。それら治療法は、すでにみてきたように、患者のおかれていた特別な状況を系統的に探求することからなり、動揺をひき起こした出来事にかんする記憶をできうるかぎり再現させ、それらの記憶を自覚させ現実にたいする確信をとり戻させるよう患者に働きかけることからなっている。ほとんどの場合、意識に呼び戻された記憶は、奇妙にも無害なものとなり、それがひき起こしていた混乱は消退するのである［ジャネ一九八一：一六六］。

しかしながら、ジャネの治療論の中心は、外傷性記憶の想起そのものではなく、（1）の安定化の段階、とりわけ外傷性記憶の清算のための準備というところにあるように思われる。ジャネは、外傷性記憶が有害であるのは、情動を揺さぶる出来事に対して患者が対応できなければ古い基本的な対応に頼るしかないが、この機能は動員される心的力が大きいからだとしている。古い基本的な反応とは、人間における「低次の」心的傾向であり、恐怖と怒りという情動と生存本能のことを指している。この情動の動揺は、それを引き起こした当の状況がなくなればすぐに消滅するはずなのだが、過度な心的力の出費に由来する疲憊が残る。しかも、原因となる状況が完全になくなることは稀であり、問題が未解決のままに残されることが多いのである［ジャネ一九八一：一六二－一六三］。

ジャネが、心的力の経済論として治療を構想しているのは、時間性の観点から見てきわめて興味深い。なぜならそれは、過去の外傷的体験よりも、その記憶が心的力を浪費させ、結果として疲憊してしまうという本人の生の現在に重きが置かれているからである。そこから導き出される治療論が「心理的清算」である。つまり、過去の外傷体験が問題なのは、体験そのものの悲惨さというより、その負債が現在の生に重くのしかかっているため、その利子を払うのに精一杯で、それ以外のことに振り向ける心的力の余裕がなくなるからというわけである。ジャネは別のところではこれを「心理学的貧困」と呼んでいる［ジャネ二〇一三：四三六］。

外傷性記憶をめぐる治療論には、端的に言って過去指向と現在指向のものがある。過去指向というのは、過去に起きたトラウマ的な出来事に焦点を当て、それを言語化し顕在記憶にするか、あるいは想起してもネガティヴな情動反応が起こらないようにしようとするものである。対して現在指向というのは、あくまで〈今ここ〉に焦点を当ててそこからアプローチしようとするものである。実際にはこの二つの指向性は混在しているのだが、興味深いのは、そこに未来指向のものが見られないという点である。心理療法には、未来のある時点に飛んでそこから現在を振りかえるという技法があるが、この技法をPTSDの患者には使うことができない。なぜならそもそも未来に飛ぶ、未来を想像するということがほとんど不可能になっているからである。PTSDの診断基準のなかに、「未来が縮小した感覚をもつ」という項目があるのはこの点と関連があるだろう。DSM-Ⅲ-RからDSM-Ⅳ-Rにいたる版ではその例として、自分が仕事に就いたり、結婚したり、子供をもつこと、寿命を全うすることを期待しなかったり、あるいは未来に何か不吉なことが起こるという確信などが挙げられている。だが、未来を想像することができないというのは一体どういう事態なのだろうか。

現在に重きをおくジャネの心理的経済論は、この問題についても示唆を与えてくれる。

非常に健康な人は、人生における多くの事がらに興味を抱くものである。（中略）ところが疲れた人はこれらの興味を喪失することは、われわれが直ちに気づくところである。彼は言うであろう。「おお、わたしは音楽会には行くまい。わたしは音楽に興味をもつだけの時間も勇気ももたない。わたしは外国語はやめにする。フランス語を話すだけでも、すでに相当な負担である。」次いで彼は読書をやめ、多読をやめ、哲学をやめ、多くの事柄をやめる［ジャネ一九五五：四七三―四七四］。

このようにして現在の生活が制限され、縮減してしまえば、未来が縮小した感覚になってしまうのは当然であろう。過去に囚われて未来を想像できないというのは、過去が清算されておらず現在を圧迫しているという事態を示しているのである。そうするとまずは、ゆっくり休息できるようにするとか、そのために関係性を最小限にする、あるいは生活を簡素化するといった方法で心的力の支出をおさえつつ、外傷性記憶に向き合うことを可能にするだけの力を蓄えることが必要となる。先の第一段階の安定化と外傷性記憶の清算のための準備、というのはこのように理解することができる。そこから導き出されてくる治療の論理は、以下の引用に見られるように、ジャネ＝外傷性記憶＝外傷体験の想起という一連の連想からイメージされるものとはかけ離れたものである。

疲憊が過去の外傷性記憶とは関係なく、むしろ日々生じてくる現在の出来事に由来していることも多い。（中略）一つ一つは重要でなくはっきりと有害な外傷を残してはいないにしても、それらに伴う些細な感情の動揺や疲労の積み重ねから徐々に生じている場合も多い。（中略）これらの場合、生活史上の出来事はとくに重要ではなく、患者の過去を探偵のように探ることは、少なくとも治療という観点からは、意味がないように思われる。

以上のような反省があって、私は、研究の当初から、外傷性記憶の追究には特に慎重であろうとしてきた。そうした記憶の発見は、ある種の神経症の解釈や治療には重要であり、それが存在するときは発見すべく努力することも大切であろう。しかし、そのような記憶がない場合も当然あり、存在しない場合には発見すまいとする努力もまた大切である。このように考えれば、外傷性記憶が神経症や精神病に重要な役割を果しているのは一部にすぎない。[9] 外傷性記憶に囚われずその存在さえ無視する人たちと、いたるところにそれを想定しようとする人たちの中間に、一定の症例にのみそれを認めようとする人たちがいてもいい。（中略）どんな患者もすべて同じタイプとみなし、すべてを外傷性記憶からくる衰弱であると説明することに固執さえしなければ、心的疲憊には、いろいろな原因のあることがわかる。実際、患者たちが疲憊の状態にあるのは、かつての出来事の記憶によるのでなく、彼らの心理的能力を超えるあまりに複雑な現実生活の煩わしさによることの方が多い。その都度、あまりに大きな障害が生れてくるので、患者たちは〈ひっかかって〉しまうのだ［ジャネ一九八一：一三五］

二三八]。

「存在しない場合には発見すまいとする努力もまた大切である」という言葉を、先のＰＴＳＤ治療施設での診断をめぐるやりとりと比べてみてほしい。ジャネのような慎重さを持ち合わせていなければ、トラウマという概念には、その特異な定義のゆえに、いたるところにそれを見出してしまうという落し穴が内包されているのである。ジャネは、過去の出来事の記憶よりも、現在の「現実生活の煩わしさ」のほうが疲憊の原因になることが多いとしているが、彼が挙げている現実生活の例は、ごく平凡な出来事がなぜトラウマになりうるかをわかりやすく説明するものである。

私が一通の不愉快な手紙を受けとり、返事を書くのが煩わしくかつ辛い場合を考えてみよう。私は返事を書こうと思案をめぐらし、頭の中ではほとんど完全に構想を練ったとする。しかし、それをそのまま文章にする勇気がなく、机の上に受け取った手紙を置いておく。しかしその後はといえば、机の前に坐るたび、机の傍を通るたび、さらに部屋に入るたびに、いやがうえにもその手紙が目につき、その手紙のあることを考えてしまい、返事を考える努力を幾度となくしなければならない。この返事は、当初なら十分程で書けたかもしれない。もし私がその返事の構想を練るために幾時間も費し、虚しい努力をし、そのために心の動揺が生ずるとすれば、それは、結局返事を書けぬまま幾時間もの苦痛な作業を行なったからであり、数日後には書けなかったこの呪わしい手紙ゆえに疲れきってしまうこともさして驚くにあたらないことであろう。実際、こうした外傷の反芻から生ずる病気は、なにもこと新しいものではなく、煩わしい状況の中で際限なく格闘しなければならない人たちにみられる疲憊とまったく同じ現象なのである［ジャネ一九八一：一六五］。

このような経験はおそらく誰もが多かれ少なかれ経験しているだろう。返事を書かなければずっと気持ち悪さが残るのだからさっさと書けばいいのだが、それができないために頭のなかでぐるぐる考えてしまい、それだけで疲れきってしまってますます書けなくなるという悪循環である。重要なのは、返事を書かないと気持ち悪いと感じてしまうこの「気持ち悪さ」とは何か、ということである。それは人間が社会をかたちづくる根本にある情動と深く関係するものかもしれない。もらったら返さないと気持ち悪いし、返事を返さなかったら気持ち悪いからこそ、人はコミュニケーションに駆りたてられる。借りたものを返す、負債を返済するときに用いる「清算（liquidation）」という言葉を用いてジャネが「心理的清算（liquidation psychologique）」と言っているのは、その意味できわめて意義深いものがある。[10]

さらに、ジャネが挙げている例が手紙だというのも興味深い。なぜなら、返事を書いただけではこの「気持ち悪さ」は部分的にしか解消されず、返事を出して相手に届かなければ心理的な清算は行われないからである。このことはトラウマ的な体験を想起し言語化することの意味を考えなおさせる。つまり、体験を言語化すること自体に主眼があるのではなく、語る相手、その宛先のほうがより重要なのではないかということである。

## 6 語り・記憶・過去

トラウマ的な体験について語ることを本人が拒否する場合、それがまさに外傷性記憶に対する心理的抵抗だと解釈される場合がしばしばある。ハーマンは、一般に、患者は治療者には自分を助ける能力がないか助ける気がないという「いわれのない仮定」を置いていると言う。治療者は真に悲惨な話を聴くと後ずさりをして逃げてしまうし、逃げてしまわない治療者には、例えば搾取的だったり覗き魔的だったり倒錯的な意図や動機があるのではないかと患者は疑うものだとも書いている［ハーマン一九九九：二一三-二一四］。そこから、信頼関係に基づく治療関係を構築していくという話になるのだが、しかし患者の疑いや不信は本当に「いわれのない仮定」なのだろうか。

心理的清算という観点からすると、治療者に微に入り細をうがって外傷経験を話すというのは、そもそも宛先が違うのではないかという可能性をまずは考えるべきであろう。もちろん外傷性記憶の場合は、最初から被害があったかどうかもわからない場合が多いし、被害があったとわかっていても加害者を特定できなかったり、遠くにいたり、すでにこの世にいなかったりする場合もある。あるいは自然災害のようにそもそも加害者が存在しない場合もある。そのような場合でも、人は何らかの象徴的な敵を作り出すことで心理的な負債を清算しようとするのではないだろうか。人類史上多くの社会において、相手に殴られたら殴り返してよいという論理や復讐権が何らかのかたちで社会的に認められていた意味は再考されるに値する。

では自らが加害者の場合はどうだろうか。例えば人を殺すことが何らかの制度的なかたちで認められている社会においては、その制度に則っているかぎり殺人行為が外傷になる可能性は低いであろうが、戦場において非戦闘員である市民を殺してはならないとされている社会の場合、戦場で市民を殺害した兵士が社会に戻った際、兵士が当該社会の価値や理想を内面化していればいるほど、その殺人行為が外傷的に働く可能性は高い。そうした兵士が自殺するケースが多いのは、自分の心的負債を清算するためには、殺された相手になり代わって自分に「お返しする」しかないという動機が働くためだと考えることができるだろう。

では、「お返しする」ことによって清算する相手がいない場合はどうなるのか。その場合、象徴的なかたちで身近にいる人がまずは宛先になることが多い。スクール・カウンセラーの小野修は、子どもが自分の記憶を遡れる限りの幼児期から現在までの間に親の言動で傷ついたことがらを列挙して親を非難し攻撃することを「トラウマ返し」と呼んでいる。それは例えば、「お母さんは、危ないから絶対に川に入ってはいけないと言っていたでしょう。幼稚園からの帰りに皆はザリガニを取りに川に入って楽しそうに遊んでいたのに、僕だけは入れなかった。だから皆と仲良くなれなかった。どうしてくれるのだ」とか「お父さんは、小さい子が騒ぐのは嫌いでしょう。だから私は小さい時から友達を家に呼べなかった。だから私も友達の家に遊びに行けなかった。それで友達が少ないし、社会性もない人間になってしまった。これ、お父さん、どうしてくれる?」といった類のものである［小野二〇〇七：二〇―二四］。

親としては全く覚えていないことであったり、心当たりはあったとしてもそのことで自分が非難される筋合いはないと感じられるようなものが多いため、受け止めるのが難しい。だがそれをきちんと受け止めることができると、子どもは心的清算を行ない、身軽になって次に進んでいけるのである。それは親がいわば社会を象徴する対象だからであり、この受け止めに失敗すると、社会全体に対する恨みと化して、有名人のような別の象徴的対象に矛先を向けたり、あるいは対象化すらされず無差別的な攻撃性と化す可能性があるだろう。

治療者はこのような文脈においてまず、負債を返済すべき宛先の不在に代わる象徴的な宛先となる必要がある。このことを確認した上で、ではそこで外傷性記憶について語ることにはどのような意味があるか考えてみよう。例えばハーマンは、「ジャネは正常な記憶を「ストーリーを語る行動」であると述べている」として、外傷のストーリーを「完全に、深く、具体的細部にわたって」語ることを回復の第二段階の中心に据えている［ハーマン一九九九：二七三］。だが、正常な記憶がストーリーを語る行動であるとは一体どういうことだろうか。

二重人格の患者の記憶喪失について記述した部分でジャネは、「記憶の本質的現象は語ることである」と述べている［ジャネ一九五五：四五九］。この一文はしばしば引用されるが、微妙なかたちで誤読されているように思われる。まず知っておくべきなのは、記憶が人類の進化においてどのような機能をもつものとジャネが考えていたかということである。これを知るには、一九二七年から翌年にかけて行われたコレージュ・ド・フランスでの講義『記憶と時間概念の進化』を参照するにしくはない。そのなかでジャネは、人類の進化において携帯可能性がもった意義について触れている。持ち運びできるようにすることは、人類の夢の一つであった。空間的に離れたところに重い物を運ぶために例えば車輪のついた荷車が発明されるわけだが、中には持ち運びのできないものもある。一例として、仲間のいる場所から離れた見張りが敵のやって来るのを見たとしても、仲間のところに敵そのものを運んでくるわけにはいかない。だが幸運なことに、人類は言葉と記号を発明した。おかげで敵を運ばずとも、敵の襲来を知らせることができるようになった［Janet 1928: 237–238］。

だがより持ち運ぶのが難しいのは、時間のなかでの運搬である。ここに記憶の進化上の意義がある。興味深いのは、その記憶の生成の場面をジャネが次のように描いている点である。先の見張りが戻ってきて敵がやって来たことを上官に報告する。上官はそれに対して言う。「私の副官はここにはいない。私に言ったことを彼に伝えよ」そうして見張りに口頭での命令を言伝し、復誦するように言う。ここでジャネは、復誦（récitation）こそが記憶の基本形式だと述べている［Janet 1928: 239］。文字を持たない口承社会について知っている者にとっては至極納得のいく話である。その要点は、自分が知覚したものや経験を覚えておくという内的契機によって記憶が生じたのではなく、誰か他の人間に伝えるという社会的な契機があってはじめて記憶が生じたという点にある。ジャネにとって記憶とは、知覚したものを覚えておくことなのではなく、そのときに不在である誰かに、その物事がすでに不在である別の〈今ここ〉において伝えようとする、という二重の不在のあいだの社会的行為なのだ。だとするなら、「記憶の本質的現象は語ることである」という言葉の意味は、言語化するということそのものよりも、その場にいなかった誰か他の人に語るというところに力点があることになるだろう。

このような語りと記憶についてのジャネの考え方から見えてくるのは、外傷性記憶について語るという行為には、二重の構造があるということである。一つは、トラウマ的な出来事の現在においては存在したが、語りの現在においては不在の相手を宛先として心的清算を行うということ。もう一つは、出来事の現在においては不在だったが、語りの現在においては存在している相手に出来事について語ること。この二重構造のなかで、聴き手である治療者（に限る必要はないが）もまた二重の役割を引き受けねばならないことになる。前者に対応する役割は、先ほども述べたように、本人の心的清算の象徴的な宛先としてのそれである。後者に対応するのは語りの第一の聴き手としての役割である。なぜ「第一の」聴き手というのか。それはそこに「第二の」聴き手がいるからである。いったいどこに？第二の聴き手とは実は語り手自身にほかならない。トラウマ的な出来事の体験について語る当の本人こそ、第二の、そして治療的にきわめて重要な聴き手なのである。彼／彼女は、目の前の具体的な相手に語ることによって、語る自分自身の声を聴く。それによって、トラウマという記憶ならざるものが、はじめて記憶になるのである。よく言われるような、外傷性記憶なる特殊な記憶の物語記憶への書き換えでは決してないのである。前にも引いたジャネの言葉を再び引いておこう。

> ある出来事にたいし固着観念をもっている人は、正確にはその出来事の記憶をもっているとはいえない。先に外傷的記憶という言い方をしたのは、ただ言葉を単純にしようとしたからで、患者はそのような出来事にたいし記憶と呼べるような言語表現《ディスクール》を形成しえない［ジャネ一九八一：一六五］。

記憶とは二重の不在のあいだの社会的行為だと先ほど書いた。それはつまり、体験の現場にはいなかった不在の誰かに語るという社会的行為が自分自身に折りたたまれたものこそが記憶なのだということを示唆する。

記憶の本質的現象は語ることである。われわれが自分の一生のある時期を思い出したということは、それをちょうど他人に語るように自分自身にむかって語ることである。われわれは話をする。よい記憶とは要するに一種の文才である。それは語る才能である［ジャネ一九五五：四五八-四五九］。

では第一の聴き手としての治療者の役割とは何か。それは、治療することでも、アドバイスを与えることでもなく、まさしく「聴く」ことそのものにほかならない。だがこれは簡単なことではない。良い聴き方というものがあるのだ。ジャネも言うように、ほとんどの人は自分のことを話すのが下手だからである。語りをうまく引き出す良い聴き手は、自分がその語りの第一の宛先になっているが、その先にもう一つ宛先があってそれは語る本人だということを知っている人である。だから、過去のトラウマ的な体験の細部を、微に入り細を穿って尋ねるのは良い聴き方とは言えない。おそらくそれは、聴き手の二重の役割を混同しているのだ。不快な体験について語ると強い情動が引き起こされる。この情動を引き出しておいて清算させるということと、体験を語ることで記憶にしていくという二つのことが一つに重ね合わされているからである。

こうした点から考えると、近年様々なかたちで発展してきたトラウマ治療の技法に、サイコソマティックなアプローチが多く見られるということは大変示唆に富んでいる。ＥＭＤＲからマインドフルネス、ニューロフィードバックから演劇を使ったものにいたるまで、それらは情動の清算を、言語以外の回路を使って行なうものだからである［ヴァン・デア・コルク二〇一六：四〇八-五八〇］。なかでも興味深いのが、ソマティック・エクスペリエンシングである。その提唱者であるピーター・ラヴィーン［二〇一七］はその機序をこう説明している。脅威に直面すると、逃走／闘争、凍りつきなどの生まれつき備わった生存反応が喚起される。この緊急反応が、脅威が去った後も何らかのかたちで（例えば、脅威が完全に去っていない状態で長期間宙吊りにされたりすることで）継続すると、それは一種の手続き記憶と情動記憶として固定的な行動パターンを形成する。こうした不適応な手続き記憶と情動記憶が長期にわたって存続することが、社会的あるいは人間関係上の問題の根幹をなしているというのが、トラウマの主要な作用機序である。だがこうした固定された行動パターンは、前頭野領域からの選択的な抑制を受けることで修正が可能である。そのためには、出来事が起こった当時、未完了のままであった緊急反応を完了させることが決定的に重要である。

生物学的な防御反応の完了を促進させることで、極度の覚醒状態を低減させ、自己調整を促す。セラピストが作り上げた安全で支持的な文脈の中で、クライアントはイメージと、時には内的に行われるだけの精妙な動きによって、阻害された自己防御反応を完了する。これによって自律神経系の解放が起こるが、それはしばしば、熱、わずかな震え、涙およびその他の自発的な動きを伴う。いったん固有受容性の生物学的完了を体験すると、その記憶の強烈なエネルギーは消失する［ラヴィーン二〇一七：一八五］。

ラヴィーンは、現代の心理療法において主流をなしている精神分析と認知行動療法では、トラウマへの対処に関して限界があると指摘している。それらは両方とも、トラウマに関連する一部の機能不全には確かに対処しているが、原因の根本には到達していないというのである［ラヴィーン二〇一七：五］。この指摘はとても重い。私たちは、身体を蝶番にして、一方の端には言語システムがあり、[11]他方の端には脳神経ネットワークがあるような連続体を相手にしているわけであるから、どこに働きかけても一定の効果はありうるが、効果的であろうとするなら、働きかけるメディアをその都度変える必要があるだろう。その際、最も重要なのは、身体があらゆるものの蝶番になっているということであり、それが〈今ここ〉に定位しているということである。

ラヴィーンは、過去の記憶を探ることではなく、〈今ここ〉の身体感覚を探索することを基本に置く。「トラウマの記憶は、比較的静かで落ち着いている「今・ここ」の経験という基盤から取り組んでいかなくてはならない（中略）。これはトラウマセラピーにおいて今まで認識されていなかった非常に重要な点で、これはいくら誇張してもし過ぎることはない」というわけだ［ラヴィーン二〇一七：一七八］。彼は、トラウマの記憶とは、過去の圧倒された経験によって刻まれた記憶痕跡であり、脳、身体、そして精神に深く刻み込まれているとして、ウィリアム・フォークナーの「過去は決して死なない。過去は過ぎ去ることもない」という言葉とユージン・オニールの「今も未来も存在しない。あるのは何度も繰り返し起こる過去だけだ」という言葉を引用している［ラヴィーン二〇一七：三、一七］。つまり、過去が「過ぎ去ったもの」という意味での過去にならず現在に生き続けているがために、「今」を生きることができず、人生に流れも生まれないし、未来も生まれないというのである。

では、過去を文字通り過去のものとするには、どうすればよいのだろうか。そのためには、過去というものが、過去・現在・未来という直線的な時間軸として表象されるような線上の点なのではなく、過ぎ去ったもの、つまり完了しているかどうか、という点に関わる時間性だということに注目すべきである。ソマティック・エクスペリエンシングではそれを、かつては未完了のままであり、そのために刻印と痕跡を身体にも脳にも精神にも残している身体の緊急反応を〈今ここ〉において完了させることで行おうとする。これはまさにジャネにおける心的清算にあたるものである。現在を圧迫していた過去の負債を返すことで、過去の支配から解放されようとするのである。だが、過去を過去のものにするには、もう一つのやり方がある。それが「語ること」に関わるものである。

## 7 現在化――現在をつくり出すことで過去と未来をつくり出す

『記憶と時間概念の進化』のなかでジャネは、「語ること」をめぐる二つの重要な概念を提唱している。それが、「想話（fabulation）」と「現在化（présentification）」である。「想話」とは、江口〔二〇〇六〕の言葉を借りれば「人間は時に現実との間にずれが生じても、真偽を離れて、語りに語ってしまうという独特な行為を行なうということ」である。そこでは、事実であるかフィクションであるかよりも、面白く語ることが重要である。吟遊詩人であれ民話の語り部であれ、聴衆の興味を惹きつけておくためには、どういう順番で物事を語るかが肝となる。出来事の継起の順序ではなく、物語と復誦の順序である。ジャネは、人間の記憶のメカニズムのなかで最も基本的なものは前後の観念であると言う。出来事を一定の順番に配列することとは、この前後、つまり先／後の系列に置くことである。

想話に対して、「現在化」の方はわかりやすいようでいて実はわかりにくい概念である。なぜならば、そもそも「現在」という時間性が謎に包まれているからである。現在化は普通に考えると、出来事の系列を過去―現在―未来という時間の系列に置くことである。物語の秩序に対して、歴史の秩序と言い換えてもよい。なぜなら、物語には出来事の前後の系列はあるが、時間性からは自由だからである。時間性から自由だということは、物語の時空には、本質的に過去―現在―未来はないということである。そこに時間性をもたらすのが現在化という作業である。それはひとつの行為である。私たちは、現在をつくり出すことで、過去とそして未来をつくり出すというわけである。これは、それだけ聞くと、出来事を過去–現在–未来という直線的な時間軸という表象の上に配列する想話に比べてより客観的な作業のように聞こえるだろう。ところがジャネが言っているのは、そういうことではないのである。そのように聞こえるのは、私たち自身が通常、時間性を「過去→現在→未来」という一方向に流れる矢印のようなものとして表象しているからにほかならない。

この問題のポイントを明らかにするために、補助線を引いておこう。それは、時間に関するジョン・マクタガート［二〇一七］のよく知られた議論である。「時間の非実在性」と題されたその論文のなかでマクタガートは、時間を二つの体制に分類している。一つは、それぞれの位置は他のもろもろの位置のあるものよりは前にあり、別のあるものよりは後にあるというかたちでの区別である。これを彼は、B系列と呼ぶ。それに対してA系列とは、それぞれの位置が、過去であるか、現在であるか、未来であるかのいずれかであるような仕方で区別されるような系列である。哲学的あるいは宗教的な時間論にしばしば見られる見解、すなわち、A系列によって時間上の諸々の位置のあいだに導入された過去・現在・未来の区別は私たちの心の恒常的な錯覚にすぎず、時間の実在的な本性にはB系列の、より前とより後の区別しか含まれていないといったたぐいの見解は支持できないとマクタガートは言う。なぜなら、B系列をA系列に還元することはできるが、逆はできないからであり、もう一つの理由は、B系列だけでは「変化」を説明できないからである。それゆえ、B系列よりもA系列の方がより基底的だとマクタガートは主張する。

先のジャネの記憶についての考え方だと、前／後、先／後の観念の方が、過去–現在–未来よりも基礎的だとされていた。これは奇妙なねじれではないだろうか。このねじれがどこに由来するのか考えてみるとそれは、前／後ないしは先／後の系列であれ、過去–現在–未来の系列であれどちらも、それを絵に描いたもののように私たちの外側に表象することもできれば、自分の身体がある〈今ここ〉に定位しそこを基準として考えることも可能であるという点にあると思われる。そもそも、〈今ここ〉だけが持続している宇宙に、時間の先／後の観念が生じたのは、身体を基準とした前／後の身体感覚に基づいて「身分け」したところに由来するのではないだろうか。

そうだとするなら、ジャネの「現在化」とは、身分けされたところから生じた、先／後という時間性を、語るという行為を通じて、さらに「言分け」するというところにポイントがあると考えることができる。つまり、現在をつくり出すことで過去とそして未来をつくり出すというのは、過去は現在の〈わたし〉と結びつけられなければ過去にならないし、未来もまた現在の〈わたし〉と結びつけられなければ未来にならないということである。そのとき意味されている過去と未来というのは、時間軸上の位置とは関係がない。それは、現在の〈わたし〉から見て、過ぎ去ったことなのか、未だ到来していないかによって区別される時間性にほかならない。したがって、過去の出来事が現在に回帰するというのは、タイムマシンのようなことを意味するのではなく、その出来事が本人にとってまだ完了していないということを意味しているのである。

こうした解釈が妥当である証拠として、ジャネが挙げている文法の事例を参照しておこう［Janet 1928: 364-366］。それは小児科医のエドゥアール・ピションが趣味として行なっていた文法研究で、フランス語の時制には二つのカテゴリーがあるというものである。一方は真面目で合理的な時間であり、他方は不真面目でおかしな時間である。そして後者は物語るために用いられる。真面目な時制と彼が言うのは、「現在」と「真の過去」と「真の未来」であり、その例として挙げられているのは、“Je fais”“J'ai fair”“Je vais faire”である。対して不真面目な方の時制には、“Je fis”と“Je ferai”が挙げられていて、それは「偽の過去」、「偽の未来」と呼ばれている。興味深いのは、この偽の時制が感情に関わる時制とも呼ばれていることと、そこに現在形が存在しないことである。文法的には、まず前者の真面目な時制は、現在、複合過去、近接未来にあたり、後者の方は、単純過去と単純未来にあたる。これらの時制を私たちが学習するときには、複合過去と近接未来は現在の状態と関係がある場合、単純過去と単純未来は現在の状態とは無関係な場合と説明されることが普通だろう。このことから、ジャネが「現在化」ということで何を言おうとしているかは明白である。つまり、それは、現在と関係づけることによって、そこから見た過去と未来をつくり出す働きにほかならない。それは文字通りひとつの行為である。複合時制を形づくっている動詞が、複合過去の場合は avoir（持つ）、近接未来の場合は aller（行く）という行為を表す動詞であることもそれを裏づけている。つまり、すでに完了したことを〈いま〉保持している、ということと、いまだ起こっていないことに対して〈いま〉向かって行こうとしているという、ともに現在における行為や構えを示しているのである。英語における現在完了形の have、現在進行形の go も同様である。

それに対して、偽の時制、感情に関わる時制の場合には、現在との関係づけがない。これは物語の時制、想話の時制であるとジャネは言う。想話の記憶においては、現在は存在せず、現在はいかなる役割も果たしていない。吟遊詩人がトロイア戦争について語るのに聴衆が魅了されているとき、その戦争は聴衆の現在とは何の関係もない。「その」戦争は、「あの」戦争なのであって、「この」戦争ではない。

したがって、語りとか物語とかいっても、この二つの時制、二つの記憶を混同してはならないのだ。一方は想話としての語りであり、他方は現在化としての語りだからである。そして、トラウマをめぐる語りに関してより根本的なのは、現在化の方である。ジャネによると現在化とはひとつの根源的な作業である。私たちはこの作業を行なうことによって、現在と過去とそして未来をその都度つくり出しているのである。この作業は、二重になっている。一つは今まさに行なっている行為であるが、その瞬間に同時に、あたかもその行為を消し去るように語るというもう一つの作業が重なり合っているのである [Janet 1928: 350–351]。

これは、人間が言葉をもち、記憶をもったがゆえのことである。すること（行為）と言うこと（語り）は、実は全く別の世界に属している。想話においては、語りはいくらでも飛翔することができる。それは、それ自身の世界の論理にしたがっていればよいからである。「現在化」は、この二つの世界、二つの地平を接合しようとする。私たちは、「私は歩いている」とか「私は食べている」と四六時中言っているわけではないが、「時々はとまって行為すると同時に復誦し、行為と話を統一するものである」〔ジャネ一九五五：四六二〕。だが、「すること」の地平と「語ること」の地平を統合しようというのは、しょせん不可能な試みなのではないか。だとすると、トラウマ的体験を被った者だけが、「それ」を語ることに困難を覚えるというのではなく、言葉をもってしまった私たちは誰もが同じ運命に置かれているのではないだろうか。

## *8* 自己を二重化し、過去を受け入れる

トラウマをめぐって臨床の現場で行われている語りを、現在化の観点から考察すると何が見えてくるだろうか。最も根本的な二点を指摘しておこう。第一点目は、自分の体験を語るという行為は、現在化に照らすと二重の行為だということである。この二重性は、それが行為であると同時に、語りであるという点に存する。つまり、それは、〈今ここ〉に定位している身体をもった私が、目の前にいるあなたに語るという行為である。だがそれは同時に、言葉による語りというかたちで、目の前の聴き手を貫いて別の宛先に届くだろう。それは誰か。語っている私自身である。

これをもう少し丁寧に跡づけるとこういう機序である。〈今ここ〉にいる私は、あの時には不在だったが〈今ここ〉にいるあなたに語ることを通して、自分の語る声を聴く。それを聴く私は、あの時にも存在し、〈今ここ〉にもいる私である。だがこの語るという現在化の作業を通して、その私は二重化する。〈今ここ〉で語っている私と、あの時に行動

していた〈あるいは行動することができなかった〉私である。この作業を通じて、〈今ここ〉の私は現在化され、〈あの時〉の私は過去化される。そのようにして、〈今ここ〉の私は過去を過ぎ去ったものとすることができる。過去は忘れ去られるのではなく、現在と関係づけられ、つながりをもつというかたちで、過去になるのだ。〈今ここ〉の私は、過去による支配から解放され、身軽になるだろう。時が流れ出す。過去-現在-未来という時間性は、決して図に描かれた表象などではなく、私たちの内部感覚における現在と過去の関係性と現在の未来の関係性のことにほかならないのだ。その関係性が、時間の流れとして経験される。〈今ここ〉において、過去は現在とともにあり、未来もまた現在とともにある。現在化はこのような過去と未来をともなった現在としての〈いま〉として達成されるのである。言い換えれば、それは非時間的なものの時間化そのものである。

それは言われているような外傷性記憶の自己への統合ではない。逆に、自己を二重化することである。解離というかたちで人格を二重化して対応していたものを、語りによる現在化の機能を用いて、時間性として二重化しなおすということである。ジャネが、二重人格に見られるような解離について、それを物語の疾患だと言うのはこのような文脈においてである。シャルコーの患者であった二重人格のD夫人が、完全な健忘症のように見えたがそうではなかったというエピソードを紹介しながらジャネはこう書く。

だから記憶は存在する。それはしかし、時々ある条件のときに再現する。それは消えた風をもつだけである。このような記憶の消滅および再現の様子、このような記憶出現の変化は、物語の特殊な疾患にもとづいている。(中略)二重人格の病気はこの話術の疾患である。物語と復誦の疾患である[ジャネ一九五五:四五八-四五九]。

ただ、もちろん誰もがこうした現在化と過去化に成功するわけではない。ジャネは、新しい適応には、三つのやり方があると述べている。それは、（1）単純に行動を再開すること（2）心理的力と持続、また行動の組み合わせを変えてやり直しを試みること（3）諦めること、の三つである。ジャネがとりわけ重視しているのが、第三の解決法である。

> それはしなければならないができないという感情を伴った諦観であり、そこから心的階層のより高度な新しい行動が生まれるはずのものなのである。（中略）抑うつ者の特徴について私がもっとも興味深いと思う点の一つは、彼らができないということを理解せず、したがって諦めることができないということである［ジャネ一九八一：一六三］。

これは大変興味深い観察である。諦めるとはどういうことだろうか。それは過去を受け入れるということであろう。過去が現在に回帰してくるとはどういうことだろうか。それは諦められないということにちがいない。私たちは、日常生活のなかでしばしば、「ああ、しまった。何でこうしておかなかったのだろう」とか「あのときこうしておけばよかったのに」とか思うことがある。だがそういう出来事のほとんどは時間が経つと忘れてしまう。忘れてしまうのは、それらの失敗が大したことではなく、それがあってもなくても〈今ここ〉の現在に影響を与えることはなかったはずだと思っているからにちがいない。それに対してトラウマ的な出来事が忘れられないのは、その出来事が〈今ここ〉の現在をまさに今あるようなものとして規定しているからである。どうしてあの時私は「やめて」と言わなかったのだろう。あそこでその一言さえ言っていれば、今の私は幸せだったはずなのに。どうしてあの時私は子供の左側を歩いていたのだろう。私が右側を歩いてさえいれば、あの子は死ななくてもすんだのに。どうして、どうして……。

諦められないということは、主体の能動性や自己効力感と関わっている。それは「できたはずだ」という気持ちである。私にはあの時、別様に行動する可能性があったはずである。あのようにではなく、このようにもできたはずなのだ。だが実際にはそうしなかった。あの時あったはずの別の可能性は実現しなかったのだ。なぜ私はそうしなかったのだろう。なぜ、なぜ……。

可能的なものを考えているうちは、人は諦めることはできない。なぜなら可能的なものとは、すでに現実化したものから見た別の可能性のことだからである。だが事がこうなってしまった以上、やはり私には選択の余地はなかったのだ。こうなる以外仕方なかったのだ。他にはどうしようもなかったのである。そこに主体的な能動性が入り込む余地は皆無だったのだ。それは人間が単に受動的な存在ということではない。人間のレベルの能動性が関与することのできない次元があるのである。

何年何月何日というような暦から離れて過去という時間性を考えてみると、それはいったいどのような様態だろうか。それは、もはや変えることができないという世界の一様態である。過去とは「過ぎ去った」ということであり、不可逆であり変更不可能だということである。逆に未来とは、「未だ来らず」ということであり、現在の行為次第で変更が可能であるという世界のもう一つの様態である。世界は〈今ここ〉の私を境にして二つの様態に分岐しながら生成している。したがって「諦める」というのは、もはや変えることのできないものをそのようなものとして認めるということにほかならない。そのことで、心的力をいたずらに消費するのをやめ、変えることのできる未来に振り向けようということである。もちろんそれは簡単なことではない。だからこそ、AA(アルコホーリクス・アノニマス)やSA(スキゾフレニクス・アノニマス)では、ニーバーの祈りの一節が掲げられているのであろう。「神よ、変えることのできるものについて、それを変えるだけの勇気をわれらに与えたまえ。変えることのできないものについては、それを受け入れるだけの冷静さを与えたまえ。そして、変えることのできるものと、変えることのできないものとを、識別する知恵を与えたまえ」。

これはまさに、現在化の、時間化の祈りにほかならない。

## 9 「ないものとしてある」という次元を含みこむ〈いま〉

過去を受け入れるということに関して、語りによる現在化には、目の前の聴き手と語り手自身の他にもう一つの宛先がある。あの時は不在で今目の前にいる聴き手と、あの時存在して今も存在している語り手の他に三人目がいる。それは、あの時には存在していたが今は不在の者。生き残った者の傍らで死んでいった者たちである。過去を変えることができない、取り返しがつかないということの最たるものがこの死者たち、いやより正確に言うなら死者とはなっていない亡霊たちである。したがって、トラウマの語りはこの亡霊たちに向けられたものでもなくてはならない。亡霊たちの無念の思いを鎮め、自分がすでに死んでいることを自覚してもらう言葉でなくてはならない。弔うとか鎮めるという行為には、亡霊を過去化し、きちんと死者とするという意味がこめられている。したがってトラウマと時間性をめぐる考察は、どうしても最後に亡霊と死者についての考察を欠くことができない。

森茂起は『埋葬と亡霊』と題された論集のまえがきで、「トラウマ＝傷」というイメージの狭さこそがトラウマを理解する障壁になっているのではないかと指摘した上で、なぜ亡霊というイメージを使うかについてこう述べている。「トラウマはかつて埋葬されながら繰り返しよみがえろうとすること、また常に埋葬され続けていながら現在の人間の在り方を密かに決定していることを示そうとして選ばれた言葉である」〔森編二〇〇五：二〕。この指摘は、生者と死者の関係を考える上できわめて示唆に富んでいる。それは本章での時間性への関心と絡めて言うなら、現在と過去との関係のことでもあるからである。

では死者を埋葬するというのは、どういう行為だろうか。興味深いことに、ジャネはあるところで、レヴィ＝ブリュルやデュルケムの研究を参照しながら、死者の二重埋葬について語っている。

人は個人が死ぬと、これを埋葬する。そしてしばらく経って、半年か一年経つと、これを完全に死なせるために再び葬式をする。これは死者の思い出の発達に応ずる。未開人は常に死者をまだ生きている者と考える。死後の人はしばしば危険であり、また親切である。人はしばしばこれを危険と見なす。死者は生きている者を迫害することがある。生きている者の話を聞き、それを監視し、害を加えることがある。これはなだめて、それから身を護ることが必要である［ジャネ一九五五：五〇八–五〇九］。

ここまでは通常の人類学的理解であるが、そこから先がジャネらしい。

人はしだいに死者が戻って来ないことを悟る。事実、死者は戻って来ない。われわれの行為はこの世の事件に順応しなければならないから、われわれはこの消失に対しても順応しなければならない。そのためには同じ傾向をいつまでも続けていてはならない。われわれはある人に対し、非常に古い行為によって得た習慣をもっている。しかし、その人が死んだ場合には、その習慣を保存すればするほど、むだに疲れるだけである。人は死者に対して社会的行為を清算することを学んだ［ジャネ一九五五：五一〇–五一一］。

心的清算と同じ論理をもって、いわば共同体の社会的な清算が語られている。その代表的なものとして挙げられているのが、相続行為である。財産は生きているあいだはその人に属するものだが、死んだ暁にはその人にはもはや属さないということを示しているのが相続である。『東京物語』の杉村春子演ずる娘のように、生者は死者に頓着せず財産の一部を相続することしか考えない。だが相続し、埋葬をすませてもそう簡単に事が終わるわけではない。死者は亡霊として甦ってくるからである。だがなぜ死者は亡霊として甦るのか。

川村［二〇一三］は、「弔い」の原点として、シベリアに抑留されていた詩人石原吉郎の「人は死において、ひとりひとりその名を呼ばれなければならないものなのだ」という言葉を引用している。だがこうした弔いの本義は、それが制度化され政治的に利用されるなかで逆のものと化す。すなわち死者の声を聴かないため、死者と生者をはっきりと分断して交渉をもたないための儀礼へと転化してしまうのである。死者は体よく祓われ、声を奪われ、代わって、死者の代弁者を僭称し相続権を主張する者が続出することになる。

死んだ者の名をひとりひとり呼ぶとは、式典において全員の名前を読み上げるというようなこととは全く違う。それは、それぞれの死者を、〈今ここ〉において語る私に対する「あなた」として遇するということ、私の語りの宛先にすることで〈今ここ〉に在らしめるということである。だがそうすると何が起こるか。未完了の思いがあるのは、生き残った私だけではなく、死んだ者の方だということを悟る。それゆえ、語り手のほうが今度は、亡霊が語る言葉に耳をすます聴き手にまわることになるのである。だが、亡霊が語る言葉は生き残った者にどう届くのか。

日本列島の人々はこの問題を真剣に受け止め、亡霊の声を聴く方法を発明してきた。その一つの例を能のなかに見ることができるだろう。とりわけ、修羅能と呼ばれる二番目物や雑能と呼ばれる四番目物にそのような思いの発露が見出される。

例えば『敦盛』。この曲においては、一ノ谷の合戦で熊谷次郎直実に討ち取られた平家の公達平敦盛の霊が後シテであり、出家して蓮生と名乗り諸国をめぐっている直実がワキである。その終わりの場面、最後の宴で敦盛の霊が舞を舞った後、直実との闘いが再現され、敦盛は討死する。だがふと気がつけば、いま目の前にいる僧こそ、まさしく憎っくき直実ではないか。直実＝蓮生を討とうとするも敦盛は思いとどまる。この場面で地謡はこのような声を響かせる。

後ろより。熊谷の次郎直実。遁さじと。追っ駈けたり敦盛も。馬引き返し。波の打ち物抜いて。二打ち三打ちは打つとぞ見えしが馬の上にて。引っ組んで。波打際に落ち重なって。ついに。討たれて失せし身の。因果はめぐり逢いたり敵はこれぞと討たんとするに。仇をば恩にて。法事の念仏して弔わるれば。終には共に。生まるべき同じ蓮の蓮生法師。敵にてはなかりけり。跡弔いて。賜び給え。

最早、敵ではないと直実＝蓮生を赦す敦盛。水面では異なる花であっても、根を同じうする一蓮托生の存在として「終には共に」と言って回向を頼み去っていく。ここでは殺した者の回心と、殺された者の赦しと癒し、そして殺した者の癒しが鏡像のように反射し合う。直実は、敦盛と水面下でつながっている蓮生として、生きながらにして死者を傍らに感じつつその後の生を生きていくことになる。直実と敦盛という二人の生者は、蓮生という一人の生者のなかに多次元的に同居しながら生きることになった。それは、生者が死者を内部に統合するのでも、生者が死者によって取り込まれるのでもないような新たな主体の生成と言えるだろう。

もちろん、『敦盛』のようにシテとワキが仇同士であるというのは、数ある能のなかでも例外的なケースである。多くの場合ワキは、諸国をめぐる「諸国一見の旅僧」であり、シテとして現れる「亡霊的身体」〔川村二〇一三〕とは無関係であることがほとんどである。それでも亡霊は、自分の思いをただ聴いてくれる僧がいてくれることによって成仏するのである。いや、必ずしも成仏するわけではない。成仏しきらないからこそ、能は何度も何度も繰り返し演じられなければならないのだ。それは、現在化は一度行えばそれで済むという話ではなく、常にし続けなければならないのと同様である。過去は現在と新たに関係づけ直されることによって、過去として更新されるのである。亡霊もまた生者と新たに関係づけ直されることで、死者として在らしめられ死者として鎮まるのである。

だからそれは、「なかったものにする」という意味での忘却とは違うのだ。トラウマ的な出来事を「なかったことにする」というのは、亡霊を文字通り「亡きものにする」ことになるとともに、生き残ったサバイバーや遺族をも「亡きものにする」ことである。そうすればするほど亡霊はよみがえってくる。言わなければならないことがあるからである。だから、「なかったものにする」という意味での忘却とは違ったかたちでの忘却が必要なのだ。死者とともに生きるとは、死者を記憶することで死者を忘れることである。

そもそも忘れるとは、どういう働きだろうか。それは、形見のようなかたちでしまっておくということではないだろうか。形見としてしまっておくというのは、それを索引としてたぐることで、いつでも想起し対話できる状態に保持しておくということである。だがそれこそまさに、記憶するということではないか。私たちが記憶することができるのは、まさに忘れることによってである。だから記憶とは忘却でもある。外傷性記憶が記憶と呼べないのは、それが記憶されえないからというよりも、それがちゃんと忘却されていないからである。過去のものとしてしまわれていないのである。記憶は想起されるごとに更新され、現在は過去との相互作用のなかでしか存在しない。ジャネが「現在化」という概念で表現しようとしたものは、ノーベル賞を受けた生物学者ジェラルド・エーデルマンの「想起される現在（remembered present）」という考え方にも受け継がれている［Edelman 2001］。

最後に時間性と死者についてのジャネの言葉を引いておこう。ジャネは、時間とは空間に似た一種の拡がりだと書いている。だが空間とちがって時間は、その運動を遅らせたり進めたりすることができない。

われわれはみな同じ速度で、われわれの変えることのできない運動によって、ひきずられて行くのである。かかる時間観念から、重要なことが起る。それはわれわれが過去と呼び、過去として構成するものは、必ずしも無ではないこと、必ずしも消滅したのではないことである。われわれはその証拠をもたない。われわれが進行し、現在の時を過ぎ、そこにいないとしても、ある瞬間にあったものが、もうないとは言えまい。（中略）パリからマルセイユへ走り、決して後戻りすることのできない列車の比喩を出した。この列車は決してメランやフォンタンブローに帰ることはない。ところで列車がフォンタンブローを過ぎたとしても、フォンタンブローが存在しない、フォンタンブローが消滅したと言うことはできない。われわれはなぜ死者は存在しない、死者は無である、と言うのであろうか。われわれは後にもどることができないから、逆行することはできない。そこでわれわれは人が消滅したというのである。われわれは死者をあたかも存在しないもののように語るのである。しかし、われわれの精神は近視眼であるかもしれない。過去の全体が消失しないかもしれない。過去は残存しているかもしれない［ジャネ一九五五：五一六–五一七］。

トラウマを考えるとは、現在が過去とともにあり、過去が現在とともにあるとともに、未来が現在とともにあり、現在が未来とともにあるという、時間の謎を考えることである。それはまた同時に、生者が死者とともにあるような時間性としての〈いま〉を、〈今ここ〉において開くことでもあるのだ。

## 注

(1) DSM-ⅢおよびDSM-Ⅲ-Rでは、「人間の通常の経験の範囲を越える出来事（event that is outside the range of usual human experience）」であって、「ほとんどの人々（most people, almost anyone）」に苦悩を引き起こすとされていたのが、DSM-Ⅳでは削除された。それは、PTSDに罹患した個人の主観性や、その個人特有の脆弱性が伴ってはじめて「トラウマ体験」となることを意味している。この点に関しては、本書第3章の直野論文も参照。

(2) ヤング論文の邦訳では「丸太」氏となっているが、シャルコーの臨床講義録では"Le Log—"と実名の一部が伏せられたものである。御教示いただいた江口重幸氏に感謝する。

(3) 「事後性」についての詳しい説明は、本書第1章の立木論文を参照。

(4) この点に関しては、本書第3章の直野論文も参照のこと。

(5) これは、想起された記憶が本当にあった出来事なのかどうか、という問いに収斂する傾向がある。ハーマンによるフロイト批判もこの点に関わっているが［ハーマン一九九九：二一-二四］、事実か否かという問い方は、先に挙げた虚偽記憶と人工的記憶という外傷性記憶の擬態からどのように外傷性記憶を区別しうるかという困難に逢着する。より広い文脈では、「ホロコーストはなかった」「南京大虐殺はなかった」という言説に見られるような歴史修正主義の問題でもあり、さらには現在のフェイク・ニュースの問題にもつながっている。

(6) トラウマがある社会における文化的な価値づけと深く関わっているという見逃されがちな論点については、本書第8章の田中論文、第15章の田辺論文、常田によるコラムなどを参照してほしい。

(7) 中井久夫もまた同様の見解を示している。もはや現前しない危険への警報を鳴らし続けるのは記憶であり、そもそも記憶とはもともと警告の一つの形態として誕生したものではないかというのである。もしそうなら、外傷性記憶と幼児記憶の類似性はこの観点からも説明しうる。「どうして、幼児型記憶が外傷性記憶と多くの点で同じスタイルをとるのであろうか。この疑問の答えは一つであると私は思う。すなわち幼児型の記憶は何よりもまず危険への警報のためにある」［中井二〇〇四：五四　傍点原文］。

(8) 元来は身体的外傷を意味していた「トラウマ」が心的外傷として心的領域の問題に移された経緯については本巻第1章立木論文を参照。

(9) この部分は、フロイトの精神分析に対する批判と読める。実際ジャネはフロイトを認めつつも、外傷理論の一般化には強く反発している。上尾［二〇一三］は、外傷の重要性を相対化しようとしたジャネが外傷よりも一次的だとみなしていたのは、出来事を外傷として発展させる病的精神状態のほうだったと指摘している。

(10) ただし人間の関係性全般を「負債」の論理のもとで捉えることには問題もある。「負債」をめぐる人類の歴史とその問題性については、グレーバー［二〇一六］を参照のこと。

(11) 精神科医の鈴木國文は「シニフィアンの体系」である言語システムについて、「外なる臓器」と呼んでいる［鈴木二〇〇五：七六-七九］。

## 参照文献


いとうせいこう　二〇一三『想像ラジオ』東京：河出書房新社。

上尾真道　二〇一三「心理的窮乏 ― Janet の精神療法の射程をめぐって」『精神医学史研究』一七（一）：一六―二一。

ヴァン・デア・コーク、ベッセル・A　二〇一六『身体はトラウマを記録する ― 脳・心・体のつながりと回復のための手法』柴田裕之訳、紀伊國屋書店。

ヴァン・デア・コルク、ベセル・A＆マクファーレン、ラース＆ウェイゼス、アレキサンダー・C編　二〇〇一『トラウマティック・ストレス ― PTSDおよびトラウマ反応の臨床と研究のすべて』西澤哲訳、誠信書房
江口重幸　二〇〇三「心的外傷と記憶をめぐって ― Janet の議論を手がかりに」『臨床心理学』三（六）：八四〇―八四七。

――　二〇〇六「臨床場面における物語と声 ― ジャネの「想話機能」を手がかりに」江口重幸・斎藤清二・野村直樹編『ナラティヴと医療』金剛出版、三一―四八。

小野修　二〇〇七『トラウマ返し ― 子どもが親に心の傷を返しに来るとき』黎明書房。

川村邦光　二〇一三『弔い論』東京：青弓社。

グレーバー、デヴィッド　二〇一六『負債論 ― 貨幣と暴力の５０００年』酒井隆史・高祖岩三郎訳、以文社。

ジャネ、ピエール　一九五五（1929）『人格の心理的発達』関計夫訳、慶応通信。

――　一九八一（1923）『心理学的医学』松本雅彦訳、みすず書房。

――　二〇一三（1889）『心理学的自動症 ― 人間行動の低次の諸形式に関する実験心理学試論』松本雅彦訳、みすず書房。

鈴木國文　二〇〇五『トラウマと未来 ― 精神医学における心的因果性』勉誠出版。

中井久夫　二〇〇四『徴候・記憶・外傷』みすず書房。

野間俊一　二〇一二『身体の時間 ―〈今〉を生きるための精神病理学』筑摩書房。

ハーマン、ジュディス・L　一九九九『心的外傷と回復（増補版）』中井久夫訳　みすず書房。

マクタガート、ジョン・エリス　二〇一七『時間の非実在性』永井均訳　講談社。

宮地尚子　二〇一三『トラウマ』岩波書店。

森茂起編　二〇〇五『埋葬と亡霊 ― トラウマ概念の再吟味』人文書院。

ヤング、アラン　二〇〇一『PTSDの医療人類学』中井久夫他訳　みすず書房。

――　二〇一六「人類学・精神医学・科学 ― PTSDにおける記憶の生成」鈴木晃仁・北中淳子編『精神医学の歴史と人類学』南学正仁・北中淳子訳、東京大学出版会、二二六―二四八ページ。

ラヴィーン、ピーター　二〇一七『トラウマと記憶 ── 脳・身体に刻まれた過去からの回復』花丘ちぐさ訳、春秋社。
ロスチャイルド、バベット　二〇〇九『ＰＴＳＤとトラウマの心理療法 ── 心身統合アプローチの理論と実践』久保隆司訳、創元社。

Beneduce, Roberto. 2010. *Archeologie del Trauma: Un'antropologia del Sottosuolo*. Roma, Bari: Gius. Laterza & Figli.

Cannon, Walter B. 1942. 'Voodoo' Death. *American Anthropologist* 44: 169–181.

Edelman, Gerald. 2001. Consciousness: The Remembered Present. *Annals New York Academy of Sciences* 920: 111–122.

Fassin, Didier and Rechtman, Richard. 2009. *The Empire of Trauma: An Inquiry into the Condition of Victimhood*. Princeton, New Jersey: Princeton University Press.

Janet, Pierre. 1928 *L'évolution de la Mémoire et de la Notion du Temps*. Paris: Chahine.

Janet, Pierre. 1929 *L'évolution Psychologique de la Personnalité*. Paris: Chahine.

Kirmayer, Laurence J., Lemelson, Robert and Barad, Mark. 2007. Introduction: Inscribing Trauma in Culture, Brain, and Body. In Laurence J. Kermayer, Robert Lemelson and Mark Barad eds. *Understanding Trauma: Integrating Biological, Clinical, and Cultural Perspectives*. Cambridge: Cambridge University Press, pp. 1–20.

Kolb, Lawrence C. 1987. A Neurophysiological Hypothesis Explaining Post-Traumatic Stress Disorder. *American Journal of Psychiatry*, 144, 989–995.

Leys, Ruth. 2000. *Trauma: A Genealogy*. Chicago: University of Chicago Press.

Rivers, W. H. R. 1920. *Instinct and the Unconscious: A Contribution to a Biological Theory of the Psycho-Neuroses*. Cambridge: Cambridge University Press.

Squire, Larry R. 2004. Memory Systems of the Brain: A Brief History and Current Perspective. *Neurobiology Learning and Memory*, 82: 171–177.

van der Hart, O., Brown, P. and Bessel A. van der Kolk. 1989. Pierre Janet's Treatment of Post-traumatic Stress. *Journal of Traumatic Stress*, 2: 356–380.

van der Kolk, Bessel A. and Onno van der Hart. 1989. Pierre Janet and the Breakdown of Adaptation in Psychological Trauma. *The American Journal of Psychiatry* 146: 12, 1530–1540.

# 第15章　生き延びてあることの了解不能性から、他者とのつながりの再構築へ
## ――インド・パキスタン分離独立時の暴力の記憶と日常生活

田辺明生

## *1*　はじめに――言語化できない暴力の経験

本章では、トラウマをめぐる諸問題について、インド・パキスタンの分離独立時の暴力とその記憶を主な題材として論じる。特に、虐げられた女性たちが、暴力のトラウマ経験を経て、いかに日常生活を再構築しようとしたかに着目したい。

第二次世界大戦後、英領インドの脱植民地化は不可避となったが、独立後の政治と社会をみすえ、ヒンドゥーとムスリムのあいだの対立は激しさを増す一方であった（地図1参照）。そこで一九四七年六月四日、英領インドの最後の総督

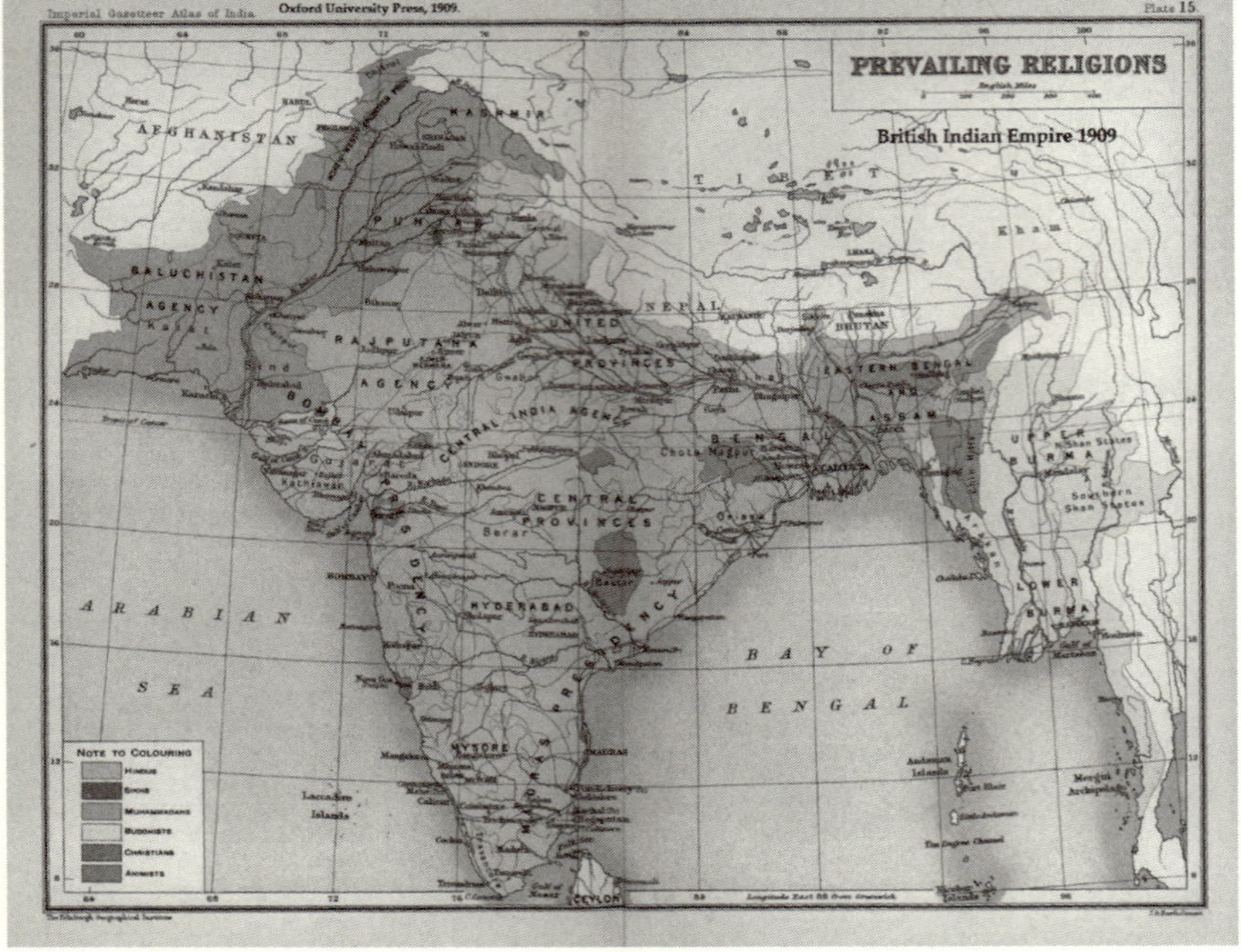


地図1　英領インドにおける宗教分布（1901年国勢調査結果に基づく）。ビルマのもっとも薄いグレーは仏教徒を示す。その他の地域では、薄いグレーがヒンドゥー、やや濃いグレーがムスリム、もっとも濃いグレーがアニミストを示す。パンジャーブ地方の斜線部はシク教徒、ゴアの縦線部はキリスト教徒。

出典：John George Bartholomew, The Imperial Gazetteer of India, Oxford University Press, 1909

ルイス・マウントバッテンはついに、英領インドはインドとパキスタンに分離して独立するという案を発表した。その後、一九四七年七月一八日にはインド独立法が施行され、英領インドの分離独立が定められたほか、インドとパキスタンのそれぞれの憲法が施行されるまで、両国はイギリス連邦の自治領（ドミニオン）とされることとなった。そして一九四七年八月一四日にパキスタンが、一五日にインドが独立を果たした。

　しかし、分離独立は大きな痛みを伴うものであった。パンジャーブとベンガルの両地方では、ヒンドゥーとシクはインドへ、逆にムスリムはパキスタンへと、分離独立の前後に大規模に移動した（写真1参照）。居

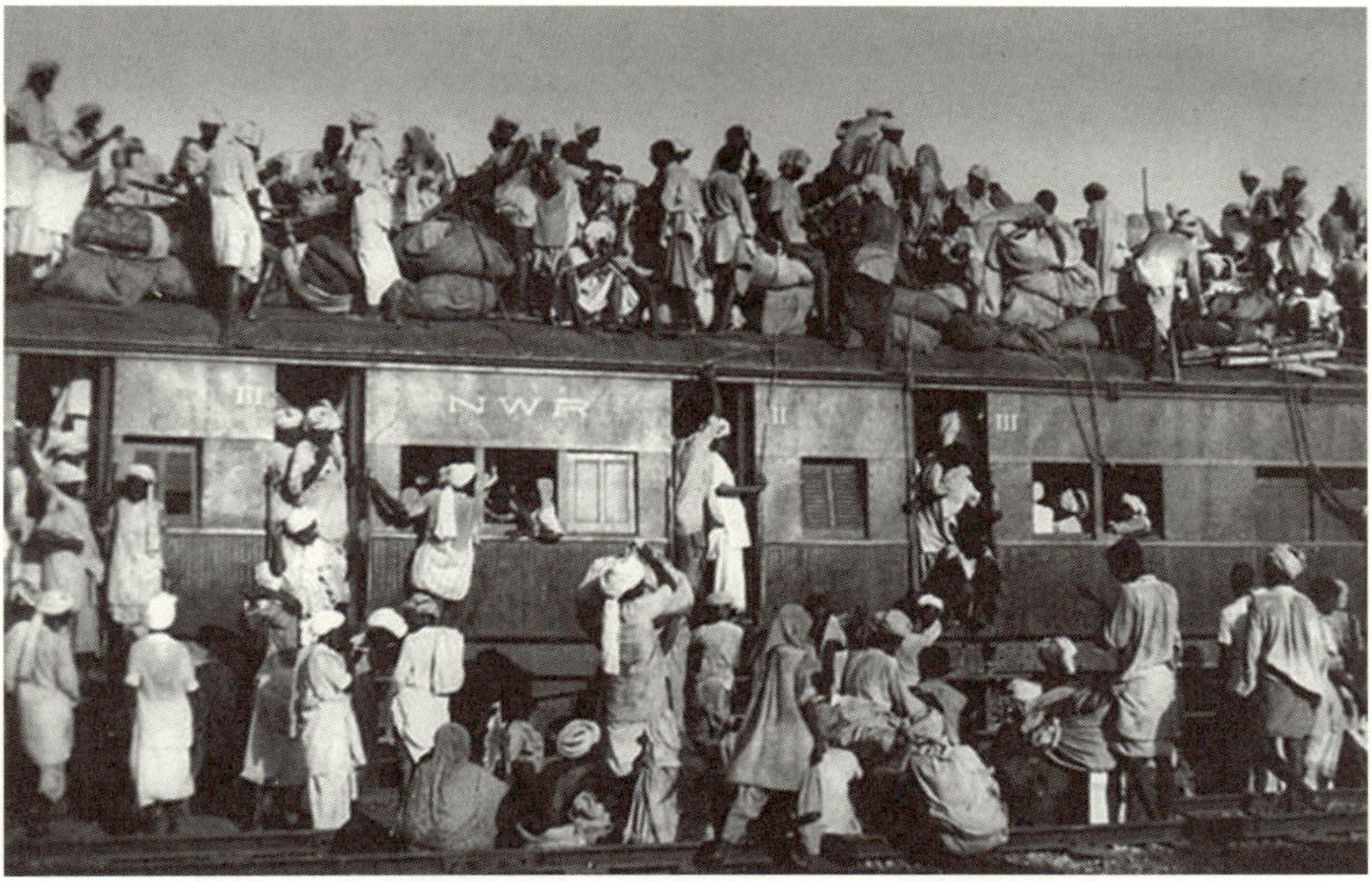

写真 1　難民であふれかえる列車（1947 年）

出典：www.columbia.edu

住地を去って移動した者たちの数は、一二〇〇万人ほどにのぼり、その多くのものが難民化を余儀なくされた（写真2参照）。また短期間のあいだにきわめて大規模の人間が移動したために、激しい混乱が生じ、そのなかで大暴動が発生した。死者数は百万人ほどと言われており、少なくとも七万五〇〇〇人の女性が誘拐・強姦された［Butalia 1998: 1-6］（写真3参照）。印パ国境は分離独立後の二日後まで画定せず、暴力は九月頃まで続いた。一九四九年一二月一五日のインドにおける制憲議会では、三万三〇〇〇人のヒンドゥー／シクの女性がムスリムにさらわれたと報告された。一方、パキスタン政府は、五万人のムスリム女性がヒンドゥー／シクによってさらわれたと述べた［Das 1996: 67］。その後、一九四七年から一九五七年までに、二〇七二八人のムスリム女性がパキスタンへと「回復」（recover）され、九〇三二人のヒンドゥー／シク女性がインドに「回復」された［Menon and Bhasin 1993: 7］。

　分離独立時の暴力は、国家によって組織的に行われたのではなく、人びとのあいだに自然発生的に起こったもので

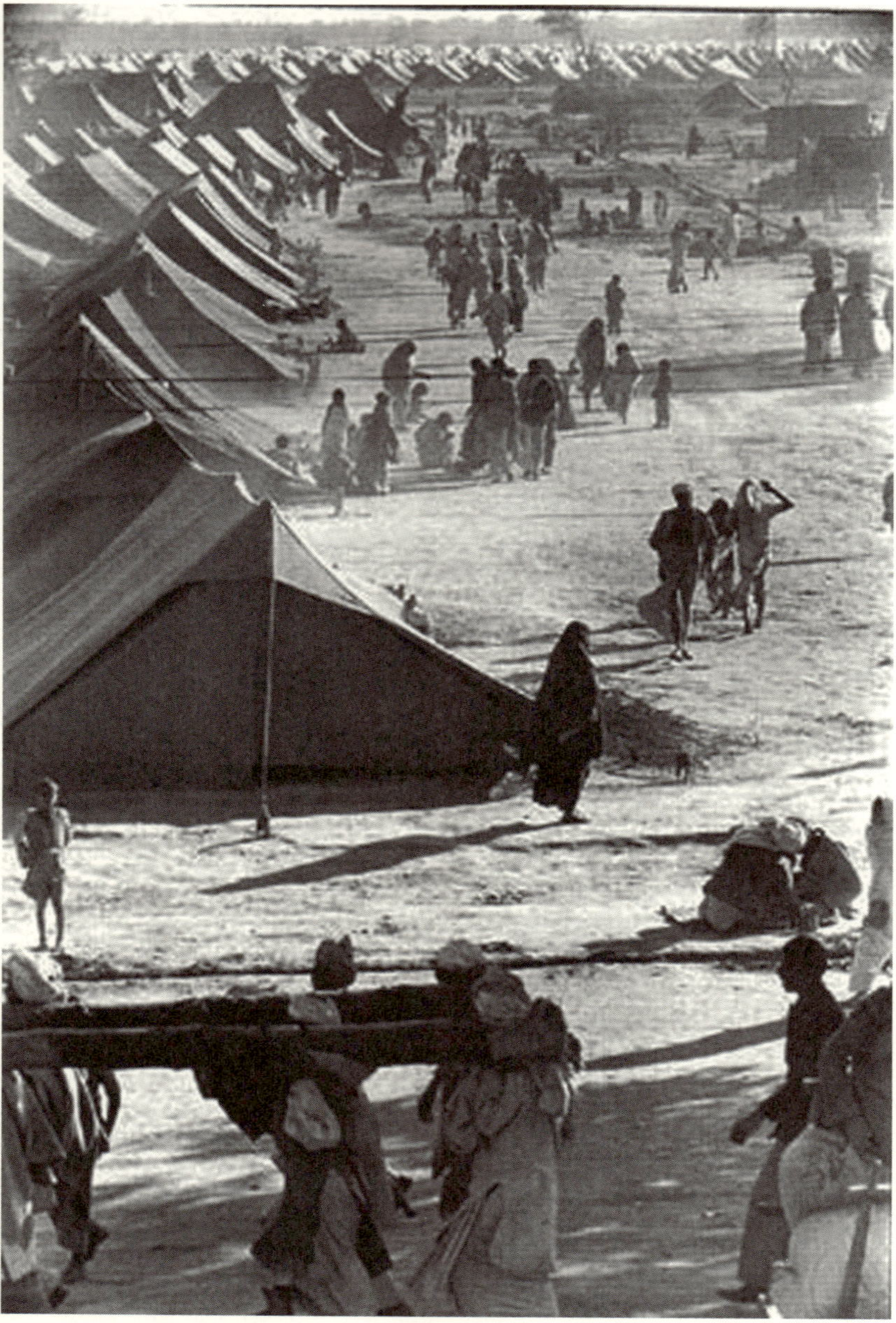

写真２　難民キャンプの様子（パンジャーブ、1947年）
出典：www.columbia.edu

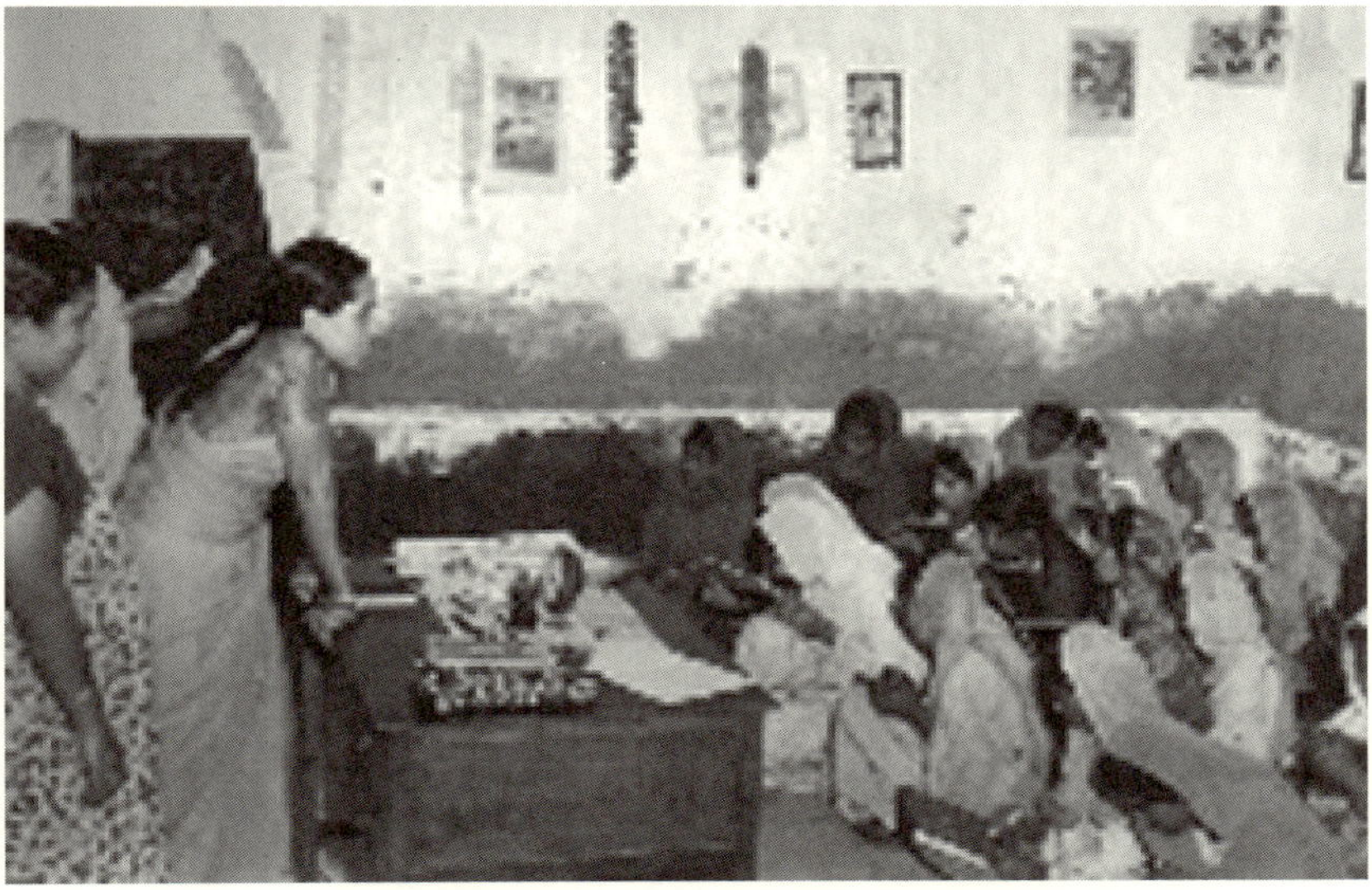

写真3　誘拐された女性たちのための成人教育
出典：www.nationalarchives.gov.uk

ある。つまり責任主体を他の何者でもなく人びと自身に求めざるを得ない。そしてその暴力は、社会秩序を構築するためというよりも、ネーションの分離に即して他者を抹殺（cleansing）しようとするものであった［Gilmartin 1998: 1086］。ネーションの出発点において、このような大規模なエスノサイドを人びとが自発的に行ったことから、この出来事は、ホロコーストよりもさらに歴史化・言語化をこばむ記憶となっている［Pandey 2001: 45］。ホロコーストの場合は、ナチスそしてヒトラー以下幹部たちという責任主体をとりあえずは名指すことができる。その者たちを断罪したうえで、ドイツ・ネーションは自己を新たに立ち上げることが可能である。しかし分離独立時の暴力については、インド・パキスタンの人びとは、自分たち以外に断罪できる者がいない。歴史の語り（ナラティブ）が現在の公的秩序を正当化するためにあるとすれば、分離独立時の暴力は容易に言語化できるものではないのである。

そのなかでも記憶の言語化がもっとも難しいのは、暴力を生き延びた女性たちをめぐってである。暴力により亡くなった女性たちについては、ネーション設立のための犠牲者として語られることがしばしばある。しかし、暴力を生き延びた女性たちはどうすればよいのか。彼女たちはしばしば、自分を誘拐した者たち、蹂躙した者たち、あるいは裏切った者たちのあいだで生きていかざるをえない状況に置かれる。そこでは、暴力の記憶は決して語りえない。そうした状況において、女性たちはいかに生きられる世界を再構築したのか。

分離独立の暴力を経験した女性たちは、従来言われてきたようなトラウマ経験の言語化によってではなく、暴力の経験のわからなさ、そして、生き延びてあることの了解不能性を抱えたままに、実践的に他者とのつながりを再構築し、自己の生きられる環境をつくっていかざるを得ない。そうした生のありかたは、トラウマを乗り越える方法についてわたしたちに再考を迫るものである。

## 2 トラウマとは

トラウマの本質は、死や暴力に直面したことであるよりも、その経験について了解不能なままに、それを生き延びてしまったことにある。キャシー・カルースは次のように語る。

トラウマという現象は、外に向けて叫び声を発する場であり、それ以外の方法では伝えることのできない現象や真実をわれわれに語ろうとする試みそのものであると言えよう。〔中略〕トラウマの本質は、死に直面したことにあるのではなく、われ知らずのうちにその危機を生き延びてしまったことにあるということである。人はフラッシュバックの中で過去のある地点に立ち戻るが、そこは、死の一歩手前までいったことが理解不能であるという地点である。別の言い方をすればこうも言える。反復とは、自分が死にかけた瞬間を繰り返しつかむことではない。どんなに謎につつまれていようとも、自分が生き延びたことを主張するまさにそのために、人は反復という動作を行なうのである。歴史とはトラウマの歴史だと言うことができるとすれば、歴史は、生き延びたことを自分自身のものとして把握しようとして果てしなく繰り返すこととして体験される［カルース二〇〇五：七、九三］。

このようなトラウマ経験から人はいかに解放されるのだろうか。従来の説は、その経験に言語を与えること、つまりそれを語ることによってであるという。

> トラウマとは、衝撃的な出来事を体験したとき、人の心が、その場所とその瞬間とに閉じ込められて、時間が経ってもそこから脱出できなくなることだ。その瞬間の記憶は、トラウマ記憶として、その人の心の中に凍結され、以後、五感による直裁な記憶となって繰り返し日常にたちもどる。本人を苦しめるＰＴＳＤの治療は、閉じ込められ身動きができなくなっている自分から脱出し、もう一人の自分のポジションをつかむことから始まると言われている。トラウマにとらわれている自分を眺めることによって、トラウマ記憶への回路を聞き、五感の記憶として凍り付いていたものに言語を与えるのである。こうして「トラウマ記憶」は「物語記憶」に翻訳される。そのとき初めて、それは他者からアクセス可能な「歴史」という一言説として誕生するのである［下河辺二〇〇六：二〇八-二〇九］。

つまり、ここでは、トラウマ経験を言語化することによってトラウマ記憶を物語記憶へと変換し、了解不能な反復への固着から自己を解放すること、物語の流れのなかで自分の歴史を語れるようになることが重要視されるのである。「歴史叙述の役割は、タブーとされる領域の沈黙を破ることにあるとしばしば考えられている。さらには、女性が語れるようにエンパワーし、声なき者に声を与えるというイメージにはヒロイックな趣さえある」とヴィーナ・ダスは指摘する[Das 1996: 88]。また「強姦からジェノサイドまで、欧米の研究者は真実を暴く意義を信じ続け、それが個人とコミュニティにとってよいのだという政治的な信念をもってきた。「記憶する」とは定義上「公に語ること」であるという、記憶研究におけるこのイデオロギーはきわめて根強い」とエドワード・マロットも指摘する[Mallot 2006: 168]。

しかし、分離独立時の暴力の被害者にとって、その経験を言語化することはきわめて困難である。その暴力は、社会や文化の秩序構築のためではなく、秩序体系が崩壊し、意味の枠組みが喪失するアノミーの状態で経験されたものだからだ。そこでの経験は言語体系の中に場所をみいだすことはできない[Das and Nandy 1985: 194; Gilmartin 1998: 1070]。この暴力の経験は、証人がいないから語れないのではない。語る言葉がないから語れないのだ(1)。必要なのは、それを言語体系のなかに位置づけ理解しようとすることではなく、当事者の痛みを承認し、それを身体的なレベルでわかちあおうとすることではなかろうか[Das 1996: 88]。

## *3* 分離独立の暴力をめぐる記憶と語り

言語化される暴力は常に他者のものとして語られる。コミュニティ内部の暴力は決して公に語られることはない。というのは、公に語られる歴史は常に、コミュニティ秩序を構築するための語りだからだ。その言説秩序においては、暴力とはコミュニティの内と外の境界を区切るための行為であり、定義上、コミュニティ内部の暴力はありえない[Pandey 1997: 2037]。だがもちろん実際には、女性は身内の男性からの裏切りや暴力を経験している。女性たちはそれらの経験を言語化するのではなく、忘れておくように覚えておくのだ。

シク農民を支配カーストとするガロアン村の事例をとりあげよう。ここを調査したギャーネンドラ・パーンデーたちが一九四七年の出来事について尋ねると、「この村では何も起きなかった」「われわれの(村の)ムスリムはいっさい傷つけられていない」「女性や子供は一人たりとも触れられていない(誘拐されても強姦されてもいない)」といった答えが返ってきたという。かれらによると、暴力はすべて村の外で起こったことであった。しかし同時に、村人たちの話から、たくさんの女性や子供が誘拐されてこの村に連れてこられたことは事実であり、四〇人から五〇人(あるいは人によっては二〇人から三〇人)のムスリム女性がこの村の男性の襲撃によってとらえられ、村のグルドワーラー(シク寺院)に少なくとも一晩留め置かれ、そして村外れのグルドワーラー境内で処刑されたということもわかった[Pandey 1997: 2039]。こうした出来事があっても、そうした暴力は村のなかで起きたことではない、とされるわけだ。

また一九四七年の三月六日から一三日にかけて、ラワルピンディ地域では非常に多数——四〇〇〇から五〇〇〇人といわれている——のシクが殺された。その地域のトア・カルサー村では、九六名もの女性が井戸に身を投げて自殺したという。強制改宗を避け、自らの宗教の「聖性」と「浄性」そしてコミュニティの「名誉」を守るためだったという。人びとの語りによると、ムスリムにとらえられたシクの女性たちは、のどが乾いたので井戸に連れて行ってほしいと要求した。井戸に行くと、ひとりの女性が「サッチェー・バードシャー(真なる主よ)」と唱え、井戸に身を投げた。その後、八〇名以上が次々と井戸に身を投げた。井戸はすぐに女性の身体でいっぱいになり、最後の女性は身を投げても死ぬことができず、四回も身を投げなおしたが、それでも死ねずに生き残ったという[Butalia 1993: 14]。

さらに別の語りでは、暴動から逃げる途中で大きな用水路があったところで、男たちが自分の娘や妻を殺して水の中に投げ入れていたという。女たちの中には自ら入水して自殺した者たちもいる。「先に行ってムスリムたちによって辱められる危険をどうして冒すのか」というわけである［Talbot 2006: 9］。

デリーの難民キャンプで働くソーシャルワーカーの女性は、以下のように語った。「女の子が殺されたり傷つけられたりした。いい「獲物」は警察や軍人のあいだで分けられた。二流のものは他の人に分けられた。これらの女の子はひとりからまた別の人へと渡される。そしてそこに救い手の警察がやってくるのだ。この男はその女の子の裸の身体に自分が身につけていた布をかけてやる。そうするとその女の子は、母親の切られた喉や、父親の血だらけの死体や、自分の夫の震える身体のことをすべて忘れてしまい、この救い手に感謝するのだ。そして彼女がどうして感謝しないわけがあるだろう。この男はひどい男たちから彼女を救い、自分の家につれて帰ってきてくれたのだ。その男は彼女を敬い、結婚してほしいと言う。どうして彼女が一生彼の奴隷にならないことがあろう。しかしたくさんの男のなかでこの男だけが無実であったはずがない、警察のなかで彼だけが紳士のはずがない、ということに気がついたころにはもう遅すぎる。もう彼女にはどこにも行くところがないのだ。この頃にはもう、彼女は母親となっているか、あるいは何人かの手を経ている。何人もの男の顔をみた後で、このヒンドゥスターンの娘はどうやって自分の両親や夫の顔をみることができるだろう」［Butalia 1993: 17］。

分離独立後の一九四七年九月三日、インドとパキスタンの政府は、誘拐された女性たちを「回復」することを決定した［Menon and Bhasin 1993: 4］。一二月には、インター・ドミニオン条約が締結され、次のことが決められた。（1）誘拐された女性や子供は家族のもとにできるだけ早く戻すこと。（2）一九四七年三月以前に誘拐されたものの改宗は承認されず、自分の国に戻されること。当事者自身の希望は考慮されず、したがって、その者の証言は裁判官の前で記録されることはないこと［Butalia 1993: 16　強調は Butalia による］。

この決定によって、誘拐されて新たに妻や母になった女性は、その同居中の家族からは引き離され、「本来の」家族のもとに戻されることになったのである。それはつまり、現在その女性がいるところは間違った場所であり、彼女は虐待され屈辱を受けているのだということを意味していた。そこから本来いるべき場所に帰り、そもそものアイデンティティを回復することについて、彼女自身の意思がそれを妨げるということなどあってはならない。よって当事者の希望は考慮されないわけだ。女性が本来の家族に戻ることによってのみ、社会秩序および共同体とネーションの名誉は回復される［Menon and Bhasin 1993: 11］。しかし、本人の意思を無視した「回復」は、さほど容易なことではなかった。中には抵抗する女性たちもいた。再び力ずくで移動させられること、改めて別のトラウマを経験すること、家族に受け入れられないことを恐れてのことだった。そしてまた、新しい家族のもとで幸せだった者も多くいたからだった。ただもちろん元の家族のもとに帰れることを喜ぶ女性たちもいた［Butalia 1993: 17］。

ある女性はソーシャルワーカーに対してこのように語った。「誘拐はモラルに反しているから、あなたはわたしを救ってくれるという。でももう遅いのよ。人が結婚するのはいちどだけ。自分で望んでであれ、力づくであれ。わたしたちは結婚しているのよ。そのわたしたちをどうしようっていうの？　もう一度結婚しろっていうの？　それはモラルに反していないの？　わたしたちが誘拐されたときわたしたちの親族はどうしていたの？　どこにいたの？　…あなたたちはわたしたちを殺すことができるわ。でも絶対に行かない」［Menon and Bhasin 1993: 6］。ムスリムによって「ケガされた」女性たちが帰ってくるのを歓迎しない家族も多くいた。ソーシャルワーカーによるとこの問題は非常に深刻になったので、救済・社会復帰省は、この問題について公衆を教育するためのパンフレットを印刷し配布したようである。そのパンフレットには「水の流れがそれ自体を浄化し、汚れをすべてきれいにするように、月経中の女性も生理期間が終われば浄化される」と記されていた[Menon and Bhasin 1993: 7]。

女性の暴力をめぐる過去についての沈黙は、分離独立の痛みとトラウマについての沈黙一般とは異なり、国家をめぐる問題だけではなく、アイデンティティ、主体性、宗教、セクシュアリティに関わるものである。国家の立場からすれば、女性たちはその宗教的アイデンティティによって区分される。つまり彼女たちはヒンドゥーなのか、それともムスリムなのか、が問題とされるのだ。しかし、誘拐の後に生まれた「混血」の子供たちは、こうしたカテゴリーにうまくあてはまらない。そしてまた女性たち自身が、自分たちをこうした固定的なカテゴリーではみていなかった。自分は、「コミュニティのメンバーであり、シク、ヒンドゥー、ムスリムであり、母であり、女性であった。そしてこれらのアイデンティティを場合に応じて使い分けたのである」[Butalia 1993: 19]。

分離独立後、インド各地のグルドワーラーにおいて行われた記念儀礼では、女性が自らの命を捧げたという英雄的な行為がたたえられたものの、女性たちの誘拐についてはほとんど触れられることはなかった。勇敢な女性たちの話は、小さなブックレットや絵本のようなものにまとめられ、無料かきわめて廉価で配布されるようになっていた。それらの本は、子供たちに、自らの宗教を信じそれを実践することの重要性を教えるために用いられたのであった[Butalia 1993: 24]。こうした女性の自己犠牲は家族史の語りにおいて賛美されたが、一方、いったん誘拐されてから自宅に戻ってきた女性たち、あるいは誘拐されたまま改宗して、その男と新しい家庭を築いた女性については、これらの語りにおいて触れられることはなかった。分離独立をめぐる文学作品においては、こうした女性たちのことがしばしば取り上げられるにも関わらずである[Das 1996: 84]。

アナンニャ・ジャハナラ・カビールは、分離独立をめぐる記憶には共有された公共的な記憶とより深い私秘的な記憶があり、それぞれが公共的主体と私秘的主体の構築と関わるのだと論ずる[Kabir 2005: 251]。そして、公共的主体は国家独立を祝福し、分離独立のトラウマを隠蔽する一方、私秘的な主体はごく限定された範囲で哀悼を行うのである。

ここには語られる歴史と語られない記憶がある。語られる歴史は国家と共同体を定義する機能を果たし、語られない記憶は、深いところで人びとの暮らしに影を落としている。

## *4* 日常世界の再構築——沈黙の了解、承知のうえの否認

ではトラウマ経験を言語化できないなかで、人びとはどのように日常の生きられる世界を再構築しているのだろうか。それは、歴史語りに解消されない痛みの記憶が存在することを認め、その経験の了解不能性を受け入れることによってである。そのなかで暴力の経験は、当事者にとって「傷」というより「毒」としてある［Das 2006］。その毒を安易に外に漏らすことなく、自らの一部として共に生きることが、ここでは模索される。人生における毒を内面にためたまま、それでも生を肯定すること、他者とつながりなおそうとすること。そこにトラウマとともに生きていく希望はある。

文化人類学におけるアプローチでは、語ることによってトラウマ経験を解消するのではなく、語ることのできないトラウマ経験をむしろ関係性のなかで分かち合いながら、日常の生きられる世界をいかに再構築しているかに着目する。そこでまず必要なのは、歴史語りに解消されない痛みの記憶が存在することの承認である。

暴力を経験することにより、何かが失われる。言語と身体を通じて、その失われたものへの哀悼をすることによって、つまり言語と身体の双方を紡ぎ合わせながら痛みを感じ直すこと、悼むことを通じて、自己と世界の再構築はありうる［Das 1996］。それは自らが経験した暴力に対して、証人として向き合い語ることではない。そのような客体化や言語化

では、哀悼をもって痛みを経験しなおすことはできない。ダスによると、暴力を経験した女性たちがしばしば用いたメタファーは、毒を飲んで自分のなかに保っておくということであった［Das 2006］[2]。「自分の夫の欠点を自分のなかに深く隠せるように女の身体ができているのとちょうど同じく、女はすべての痛みを飲みこむことができる。そして沈黙を保つのだ」［Das 1996: 85］。ダスは言う。「女性の身体はテクストが読み書きされるための表面とされた。つまり新しいネーションのイコンとしてである。しかし女性たちは、妊娠のメタファーを用いることによって、この受動性を行為主体性へと変容したのである。ちょうど胎児が女性の身体のなかで落ちつきどころを与えられているように、女性は痛みにもその落ちつきどころを提供するのである」［Das 1996: 85］。

ここで重要なのは、痛みの経験を客体化し言語化することではなく、その経験の多面性、重層性、了解不能性を大事にすることである。分離独立の暴力の経験は、ひとつのマスター・ナラティブに回収しうるものではない。それがいかにネーションや共同体の道徳的秩序を価値づけるものであっても、痛みの経験はそうした決まり切った語りによって超越されることはない。分離独立という出来事の理解をめぐっては、モラル・コミュニティの構築のための言説構築という課題と、諸個人の多様で意味不分明なさまざまな痛みの経験とのあいだに存在する緊張と矛盾にこそ着目することが重要であろう［Gilmartin 1998: 1070］。

ここでダスの紹介する事例を紹介しよう。ひとつめはマンジートの場合である。

ここでマンジートと呼ぶ女性は、インドの分離独立時には一三歳だった。ラホールから逃げる途中で、彼女の両親は宗教紛争のなかの襲撃で亡くなった。彼女と兄はムスリムによって救いだされ、ソーシャルワーカーの手に最終的に渡された。そのソーシャルワーカーがアムリトサルに連れてきてくれたのだ。二人の子どもたちは、母方の叔父の家に住まいを与えられた。叔父はルディアナの公立病院に勤める医者だった。〔中略〕叔父はマンジートの結婚をできるだけ早くアレンジすることで責任を果たそうとした。そしてマンジートは遠い親戚に嫁にやられた。マンジートは、やってきた新たな国では沈黙を保つのがよいのだと、しばしばわたしに語った。というのは、「女が結婚して幸せでいるときに、うっかり発した言葉で世界のすべてを台無しにすることがあるからだ」。〔中略〕マンジートが、襲撃された村での経験を語ることを拒否し、彼女の経験を社会的に「忘れる」ようにすることで、社会のほうも、彼女を伝統的な目的論にしたがって生きる女性として扱うことを許したのだ。このような人生観は、トラウマは言語で表現することによってのみ克服できるという見方とはまったく逆のものである。〔中略〕分離独立の場合、女性たちは、敵の男からの攻撃についてだけでなく、自分たちの男からの裏切りをも隠さざるを得なかった。〔中略〕マンジートの場合には、兄が自分で殺人と強姦という陰惨なゲームに参加しながら、若いマンジートのところに一包みの毒を残していったことが、最も恐ろしいことだった［Das 1991: 65–77］。

もうひとつはアシャの場合である。

アシャは一九四一年に二一歳で寡婦となった。夫は腸チフスで、病気になって三週間で亡くなった。夫は父系の大家族のなかで末っ子だった。そして夫は、彼を実際に育てあげたのとも等しい二人の姉と非常に近しかった。というのは夫の母は出産の時になくなっていたからだった。アシャが言うには、夫の姉たちの悲しみは、自分自身と悲しみと同じぐらい大きかった。〔中略〕アシャは義理の兄の家族と（分離独立の時まで）一緒に暮らし続けた。〔中略〕アシャはその（分離独立）後の四年間、自分の実家、義兄の家族、夫の姉たちの家族のあいだを行ったり来たりした。（アシャは次のように語った。）「わたしはどこでも役に立つように頑張った。〔中略〕しかし我慢できなかったのは、男やもめになっていた自分の姉の夫が、性的な誘いをかけてくることであり、それを拒否するのはきわめて困難だった。わたしは、自分の死んだ夫への貞節、そして愛していた自分の姉への忠義と、新たな関係のなかで芽生えてきた新たな必要とのあいだで引き裂かれていた。〔中略〕姉の夫は、結婚のことは口にしなかった。それはスキャンダルになっていただろう。結局、わたしはプーナに住んでいる自分の夫の親友に手紙を書いた。その人は自分を訪ねてくるようにと言った。プーナに行くと、人生はまだ長いのだから、みさげられたくなかったら再婚したほうがいいと言ってくれた。プーナには裕福な男がいた。その人は妻に先立たれていた。彼はわたしよりずっと年上だったが、この夫の友人は、わたしたちの結婚をアレンジしてくれた。わたしは自分の実家と夫の家族に、自分は再婚したと手紙を書いた。彼らは完全に怒ってしまい、わたしには二度と会わないと言った。わたしの行動が彼らの名誉を傷つけたというのだ。」〔中略〕アシャは再婚して二人の子供を産んだが、前の夫の家族との関係を忘れることができなかった。〔中略〕（アシャは前の夫の家族にずっと手紙を書いていたが、）再婚後、八年たってからようやく、彼らを訪問するように招待された。

（アシャにとって、夫の姉妹との関係は特別なものだったという。）では、再婚はどういう意味をもっていたのだろう。（アシャは語った。）「わたしは結婚してくれるすばらしい人をみつけられて、とても幸せでとてもラッキーだった。彼はわたしの面倒をとてもよくみてくれたし、わたしも自分の良心にかけて、彼が気持ちよくいられるように気遣った。だけど、わたしが再婚したのは、この身体の必要のためだった。身体には必要があるのよ。それはわたしがコントロールできないものなの。わたしが言っているのは、単に自分の必要ということではないの。男たちが目に欲望をたぎらせながら、わたしをみる時に、わたしのほうではどうすることもできない。男たちにとって魅力的だったのは、わたしではなくてこの身体だった。もし姉の夫がわたしにちょっかいをかけてこなかったら、わたしは夫の家で、未亡人にふさわしい禁欲的な生活を送っていたかもしれない。しかし彼とのあいだで起こったことがあった後で、どうやって夫の姉たちに会うことができる？　死んだ後に、どうやって夫に顔向けできる？　夫とは永遠の関係なのよ。」［Das 1996: 63, 69, 70 72］

アシャのような女性にとって分離独立の暴力は、暴動で起こったことにあるのではなく、日常的な家族関係に対する裏切りとしてあった。自分の姉の夫が、自分を妹としてではなく、性の対象としてみるようになったということである。それは、自分を守ってくれるはずだった身内が自分を利用する側に立ったという裏切りである。そうした過去は、傷（トラウマ）というより、毒として自分のなかに残る［Das 2006: 72–73］。

そうした毒と共に人はいかに生きられるのか。ダスは言う。「古い世界の喪失は、身体と内的な存在そして日常生活への侵犯として経験される。新しい世界は、沈黙という暗黙の契約において構築される。しかしその沈黙は、身体に現れる徴候によって破られるのだ。こうした複雑な再定式化において、女性のコミュニティは、言葉と沈黙の複雑な交渉を通じて、それぞれの絶望を承認しまた同時に否定することによってお互いを支えるのである」［Das 1991: 77］。そこでは、お互いに起こったことについて、沈黙の了解があり、そして承知のうえの否認がある。身内の裏切りという毒は語られないままに了解され、そしてお互いに承知したまま、まるでなかったことかのように振るまわれる。

ここでは、語ることのできない痛みを他者とわかちあうことが、生きられる世界をつくるために必要であることが示唆される。しかしわたしたちが他者の痛みを感じることは可能なのだろうか？　ルートヴィヒ・ヴィトゲンシュタインは言う。「今わたしが或る痛みを感じ、その痛みだけに基づいて、というのは例えば眼を閉じたままで、それは私の左手先の痛みだと言うような痛みだったとする。誰かが私にその痛い場所を私の右手で触わってみよという。私はそうする、そして［眼をあけて］見まわすと、隣の人の手（隣の人の胴につながっている手の意味）に触っているのを認識する」［ウィトゲンシュタイン一九七五：九四–九五］。このような間身体的なつながり、間感覚的なコミュニケーションこそが、毒を内面に抱えて生きざるを得ないわたしたちの希望であるように思われる。

## 5 おわりに

語ることのできない経験を抱えて生きる生は、いかなる意味をもつのか。生き延びてあるわたしたちの生の潜在的可能性を十全に理解するにあたっては、生の起源にある暴力の捕捉不可能性をこそ直視し受け入れる必要がある。生きるとはあいまいさを耐えるということであり、知性とは生の多面性・重層性を認識し、肯定することである。

生の起原にある暴力とはいかなるものか。ヴァルター・ベンヤミンは神話的暴力と神的暴力の違いについて次のように論ずる。

手段としての暴力はすべて、法を措定するか、あるいは法を維持する。……法の措定は権力の措定であり、そのかぎりで、暴力の直接的宣言の一幕にほかならない。正義が、あらゆる神的（göttlich）な目的設定の原理であり、権力が、あらゆる神話的（mythisch）な法措定の原理である。…神話的暴力が法を措定すれば、神的暴力は法を破壊する。前者が境界を設定すれば、後者は限界を認めない。前者が罪をつくり、あがなわせるなら、後者は罪を取り去る。前者が脅迫的なら、後者は衝撃的で、前者の血の匂いがすれば、後者は血の匂いがなく、しかも致命的である。……たしかに、たんなる生命が終れば、生活者にたいする法の支配も終る。神話的暴力はたんなる生命にたいする、暴力それ自体のための、血の匂いのする暴力であり、神的暴力はすべての生命にたいする、生活者のための、純粋な暴力である。前者は犠牲を要求し、後者は犠牲を受けいれる。……非難されるべきものは、いっさいの神話的暴力、法措定の――支配の、といってもよい――暴力である。これに仕える法維持の暴力、管理される（verwalter）暴力も、同じく非難されねばならない。これらにたいして神的な暴力は、神聖な執行の印章であって、けっして手段ではないが、摂理の（waltend）暴力とも言えるかもしれない［ベンヤミン一九六九：二一、三一―三三、三七]。

つまり、神話的暴力が秩序と境界をつくるための暴力であるとすれば、神的暴力は秩序を破壊し、人を限界から解放する純粋な暴力である。分離独立にみられた暴力は、新たなネーションという秩序をつくるための神話的暴力であったという側面と、それまでの秩序のすべてを破壊し、人を解放するという意味での神的暴力であったという側面があったといえるかもしれない。もちろんこれは、暴力に走った人びとの行為が正当化されるということをよもや意味しない。しかし誰にも説明がつかないこの暴力を経験した人びと自身が、自らに加えられた暴力を、生の肯定への可能性とするために、神的暴力として受け止めることは可能である。人生に傷や毒は避けられないものであろう。とすれば、それを受け入れつつ、それでも生を肯定すること、他者とつながりなおそうとすること、そこに祈りと希望はあるのかもしれない。

ジャック・デリダ[一九九九]は、正義とは脱構築である、と論じる。つまり正義とは、決まった秩序を維持したり、それに服従したりすることであるよりも、既存の秩序を脱構築し、新たな秩序の再編を模索することなのである。それはつまり古い関係に固執することなく、新たな生きられる世界をつくろうとする営みであるといえよう。

現在の生政治において、ガバナンスの働きは、トラウマを生む可能性のあるすべての経験をコントロールしようとする。しかしそれは、わたしたちの生を安定させるかもしれないが、生のありかたをシステムの要素に還元して浅薄化してしまうものでもある。しかし、わたしたちの生の経験は、何かの要素に還元できるものではなく、多元的な拡がりと重層的な深みをもつものである。それは言語的な秩序論理を超えた豊かな潜在的可能性を有する。トラウマ経験を、ＰＴＳＤという医療化した言説や制度に還元することなく、わたしたちの生における死と暴力の位置付けと意味をもういちど考え直すための参照点とできないだろうか。(3) 分離独立時の語り得ない暴力を生き延びてきた女性たちの姿勢は、現代世界においてわたしたちがトラウマ経験に向き合う態度を再考することを要求する。

トラウマの了解不能性とは、畢竟、生と死の了解不能性ではないだろうか。

死を了解するとは、分節世界のなかに死者を位置付けることである。つまり死者に場所を与えることは、歴史を語ることであり、それは必然的に政治的な営みとなる [Pandey 2001: 10]。ここで政治的な営みであるというのは、コミュニティを構築するということであり、死の意味をそのコミュニティの永続性におくということである [Pandey 2001: 104]。

死や暴力をコミュニティ構築の語りのなかに回収するのではなく、つまりコミュニティのための犠牲(ホロコースト)と解釈するのではなく、その了解不能性を、人間の生の潜在的可能性の源としてとらえられないだろうか。癒しということを、単純にトラウマを生きなおすことと考えるのではなく、「死との関係」を再構築することとしてとらえられないだろうか [Das 1996: 78]。これは分節体系のなかに場所のないものと関係をもつということであり、自己および世界のなかの未分節の領域と関係をもつということである。

これはいかに達成されるのか。それは、わたしたちが言語秩序を超え、イマージュの世界を経て、無意識の領域へと至り、そこから深い想起をすることによってのみ可能となる。井筒俊彦の言葉を借りるならば、「無意識」そして「意識のゼロポイント」という、わたしたちの存在の普遍的地点にまで自分自身を掘り下げることによってである(図1参照)。その地点は、あらゆる秩序体系を超えているという意味で了解不能なものであり、同時に、新たな関係と新たな世界を構築するあらゆる潜在的可能性の源でもある。トラウマ経験の了解不能性は、死の了解不能性であり、しかし同時にあらゆる生の潜在的可能性を指し示すものであるかもしれない。そうだとすれば、わたしたちの了解不能な経験を振り返り、そうした未分節の領域を深く想起することをもって、自己と世界のオルタナティヴを想像しようとすること

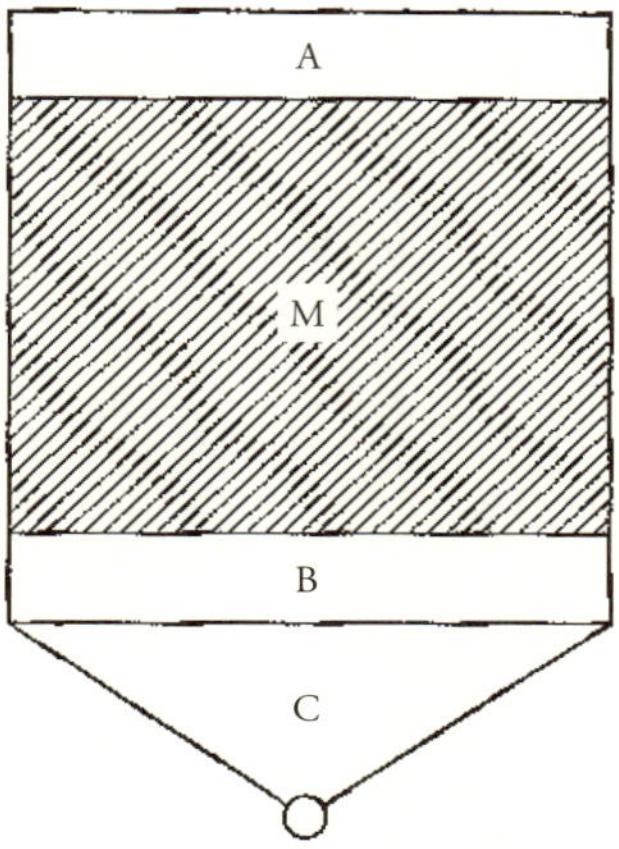


Aは表層意識
Mは「想像的」イマージュの場所。B領域で成立した「元型」は、このM領域で、さまざまなイマージュとして生起し、そこで独特の機能を発揮する。
Bは言語アラヤ識の領域。意味的「種子」が「種子」特有の潜勢性において隠在する場所。集団的無意識あるいは文化的無意識の領域。
Cは無意識の領域
○は意識のゼロポイント

図1　意識の構造モデル
出典：井筒　1983: 222

こそが、新たな歴史と政治の営みとして現れる。

その場合、歴史学はどのような学問になるのか。カルロ・ギンズブルクは、資料は「歪んだ鏡にたとえることができる」という［ギンズブルグ二〇〇一：四八］。同じように遅塚忠躬も、資料とは「歪んだレンズ」であるという［遅塚二〇一〇］。たしかに資料は現実を映し出す。しかし、それをレトリックに吸い上げるとき、そこに映る歪んだ像がさまざまな形を提示する。そこでは、ひとつのレトリックの向こうに、また別のレトリックの可能性が浮かび上がる。ひとつの歴史言説を立ち上げる象徴界（記号体系、言説秩序）のかなたに、もうひとつ別の次元の現実とのかかわりを想像すること、歴史のエシックスはここにある、というわけである［下河内二〇〇六：二一六］。こうした考え方は、ギンズブルクや遅塚も示唆するものである。つまり、「現実」は複雑であり、資料は歪んだものであるので、現実のさまざまな語り方の可能性を考えることが歴史学的には必要だということである。ここには、レトリック化される以前の「現実」は厳然としてそこにある、という前提がある。

しかし、ここで資料が映し出す「現実」とは何かを考える必要があるだろう。そこに現実化している世界とは、ただたまたまそうなってしまった関係性である。その背後には、「こうであったかもしれない」という別の潜在的可能性がある。つまり、ひとつの動かない現実のさまざまな言語化の可能性があるというだけではなく、たまたま現れたひとつの現実の背後にはさまざまな別の現実の潜在的可能性があるということである。そうした別の潜在的可能性の全体を想起すること、それが歴史学のより深い使命かもしれない。それは、ベンヤミン［一九七二b］の言う、語られなかった歴史を回復することともつながるだろう。ベンヤミンがなそうとしたことは、哀悼の想起によって、ありえたかもしれない歴史を浮かび上がらせる試みであった［ベンヤミン一九七二a、一九七二b］。歴史のなかに忘れ去られた希望なき死者たちの声を聞き取ることにこそ、ベンヤミンの希望はある。それが「歴史を逆撫ですること」ことだ［ベンヤミン一九七二b：六五二］。そこにおいて、ありえたかもしれない歴史の根源がよみがえる。それは過去と未来の潜在性のすべてである。(4)

このように考えたとき、具体的に現実化した自己と他者の関係、あるいは自己と世界との関係は、動かせない現実として固定化されたものではなく、より深く広い潜在的な世界の、いわば影のようなものでしかない［Das 2006: 4, 6–7］。そしてさらに、自己が他者そして世界と関わるその関わり方は、身体が環境に対してある特定の態度をもつこと、いいかえれば一定の視角（パースペクティブ）をもつことを抜きにしてはありえない。つまり、わたしたちは、自己というひとつの身体の視角から他者との具体的な関係をつくり、それを通じて、世界のなかで生きるということとはどういうことなのかを学んでいくのである。わたしたちは生きていくために、他者との具体的な関係を結んでいかざるを得ない。自己と他者とのつながりを通じて、自己と世界の関係はつくられる。つまり、つながりによって自己の「生のかたち」はつくられるということである。そして、他者と関係をつくり、他者の視角を学んでいくこと、現実の別の潜在的可能性に気づいていくことで、世界はその陰影と深みをみせていく。そうした過程のなかで、現実化された世界の奥深い底にあるゼロポイントの地点から、わたしたちは自己と他者にとってのオルタナティヴの世界を想像することができるようになるのかもしれない。それがひとつの希望である。

神的暴力によってすべてが壊されたあとに残るもの——それは生そのものでしかない。語りえない暴力こそが、つまり言語を超えているという意味で非人間的な暴力こそが、言語を取り去っても残る人間性というものを示すものなのかもしれない。それは単に動物としてゾーエーの生を生き残るというのではなく、また物語言語によって語られるビオスの生に還元されるものでもなく、人間として非人間的な生を肯定するということである。これが言語秩序を超えた人間性のエッセンスである。「人間は人間の後も生き残ることのできるものである」とジョルジョ・アガンベンは言う［アガンベン二〇〇一：一八二］。それは正しい。しかしそれは、人間性が破壊された者（アウシュヴィッツにおける「回教徒」）のみが、人間的なものについて真に証言することができる、ということだけではないだろう。そもそも証言にこだわる必要もない。言葉にできない非人間的な人間性を引き受けつつ、その毒と共に生き延びること、その生そのもののなかに人間性の根源はある。説明のつかない、徹底的な暴力の後で、人間はあらゆる秩序を超えて残る、人間性のゼロポイントを知ることができるのかもしれない。つまり、喪失と哀悼こそが、ほんとうに大事なものにわたしたちの目を向けさせる。

失われたもの——それはつまり起こってしまったこと、とりかえしがつかないこと——との対話のなかでのみ、わたしたちは自分のアイデンティティをゼロから構築していくことができる。それはつまり、世界の未分節の領域、ゼロポイントに戻ることによって、あらゆる潜在的可能性を想起することである。振り返りながら、深く想起し、自己と世界の関係性を変えていくことが、そこから可能となる。

たまたまできあがってしまった象徴界——そこに現実化した秩序体系——を超えて、真に普遍なる現実界——意識のゼロポイント——との出会いを新たなる潜在的可能性の源として生きていくことは、人間にとっておそらく誰しも必要なことであろう。その意味で、言葉にならない「死との出会い」を通じて、「自分が生きてあること」の不思議を感じて生きることは、わたしたちにとって必要な経験である。そして、生き延びてここにあることは絶対的な偶然であるだけではなく、生きるものが引き受けなければならない絶対的な必然でもある。そして自分が生きている背後には、無数の死があることもまた引き受けねばならない事実である。(5)

自らの抱える傷と毒を想起しながら、その痛みを語ったり、身体的に表現したりすること。他者の声に耳を傾けたり、沈黙のなかの眼をみたりして、痛みを感じ取ること。言葉にならない「死や暴力との出会い」の痛み、「自分が生きてあること」の不思議を、他者と分かち合いながら生きること。他者とのつながりのなかで、痛みと苦しみの経験をより深く想起することを通じてこそ、わたしたちの生への希望と祈りは生まれるのかもしれない。

## 注

(1) 共有されたヘゲモニー的な言説枠組において、言葉を持たないこれらの暴力の被害者たちを、ガヤトリ・スピヴァクの言う意味での「サバルタン」であるということもできるだろう［スピヴァク 一九九九］。

(2) 一九八四年六月三一六日に、当時のインド首相インディラ・ガーンディーは、アムリトサルにある黄金寺院に拠点を置いたシク教過激派を武力鎮圧した。この時の死傷者は数百人にものぼった。これに対する報復として、シク教徒のボディガードらによってインディラ・ガンディー首相はまもなく暗殺された。さらにそれへの報復として、インド各地でヒンドゥー教徒によるシク教徒の虐殺が起こったヴィーナ・ダス［Das 2006］がインタビューを行ったのは、この際の暴力を経験した女性たちである。

(3) ＳＦ小説の伊藤計劃『ハーモニー』においては、人間を災禍から救うための「次世代ヒト行動特性記述ワーキンググループ」が存在して、カラダが言語に置きかえられていく。これは全てをデータ化することによってあらゆる経験を統御し、予測できないトラウマを避けるための試みである。ビッグデータによる統治は現在実際に起こりつつあることであり、そのディストピア性をわたしたちはより深く認識する必要がある。

(4) 本書第19章で、石井美保は、「喪われた者の声が消えることなく響き続けるような未来」について論じている。

（5） 河瀬直美監督の映画『沙羅双樹』（二〇〇三年）のなかで、息子を亡くした父が、ある日、筆をとって「陰光」と書く。そして、言う。「お父ちゃんはねぇ、ちゃんとしますよ。いろいろね、考えたしぃ、うーん、忘れていいこととぉ、忘れたらあかんことと、ほいからあ、忘れなあかんこと。いろいろ考えたんよ、ほんでどれがどれかいろいろ考えたんよ」。墨で書かれた「陰光」は、「おかげのひかり」をあらわすのだろう。隠れてしまった人のおかげでわたしたちには生きる力が与えられる。光が与えられる。わたしたちにとって愛しい、隠れてしまった人びとのことを想い、そのひとたちのおかげで今の自分があることに思いを致すときに、光は生まれる。陰れるということはなくなってしまうということではなく、文字通り隠れてわたしたちの目にはみえなくなってしまうということだ。しかし多くのみえないもののおかげで、わたしたちの生命は成り立っている。『沙羅双樹』の父は、息子の死との関係をつなぎ直すことで、「ちゃんとする」ための力を得られた。日常秩序をいったんは無化してしまう喪失の経験と、それをとりかえしのつかない喪失と認めることの痛みと、それによって得られる潜在的可能性がここには美しく印象的に描かれている。

## 参照文献


アガンベン、ジョルジョ　二〇〇一（一九九八）『アウシュヴィッツの残りのもの——アルシーヴと証人』上村忠男・廣石正和訳、月曜社。

井筒俊彦　一九八三『意識と本質——精神的東洋を索めて』岩波書店。

伊藤計劃　二〇一〇『ハーモニー』ハヤカワ文庫ＪＡ。

ウィトゲンシュタイン、ルートヴィヒ　一九七五（一九五八）「青色本・茶色本」大森荘蔵訳『ウィトゲンシュタイン全集6』大修館書店。

デリダ、ジャック　一九九九（一九九四）『法の力』堅田研一訳、法政大学出版局。

カルース、キャシー　二〇〇五（一九九六）『トラウマ・歴史・物語——持ち主なき出来事』下河辺美知子訳、みすず書房。

ギンズブルグ、カルロ　二〇〇一（一九九九）『歴史・レトリック・立証』上村忠男訳、みすず書房。

下河辺美知子　二〇〇六『トラウマの声を聞く——共同体の記憶と歴史の未来』みすず書房。

スピヴァク、G・C　一九九九（一九八八）『サバルタンは語ることができるか』上村忠男訳、みすず書房。

遅塚忠躬　二〇一〇『史学概論』東京大学出版会。

ベンヤミン、ヴァルター　一九六九（一九二〇―一九二一）『暴力批判論』晶文社。

——　一九七二ａ（一九二一―一九二二）「ゲーテの親和力」『近代の意味』浅井健二郎編訳・久保哲司訳、三九一―八四ページ、ちくま書房。

——　一九七二ｂ（一九四〇）「歴史の概念について」『近代の意味』浅井健二郎編訳・久保哲司訳、六四五―六六五ページ、ちくま書房。

Butalia, Urvashi. 1993. Community, State and Gender: On Women's Agency during Partition. *Economic & Political Weekly*. 28(17): 12–24.

—— . 1998. *The Other Side of Silence: Voices from the Partition of India*. New Delhi: Penguin Books.

Das, Veena. 1991. Composition of the Personal Voice: Violence and Migration. *Studies in History* 7(1): 65.

—— . 1996. Language and Body: Transactions in the Construction of Pain. *Daedalus*. 125(1): 67–91.

—— . 2006. *Life and Words: Violence and the Descent into the Ordinary*. Berkeley: University of California Press.

Das, Veena and Ashish Nandy 1985. Violence, Victimhood, and the Language of Silence. *Contributions to Indian Sociology*. 19(1): 177–195.

Gilmartin, David. 1998. Partition, Pakistan, and South Asian History: In Search of a Narrative. *The Journal of Asian Studies*. 57(4): 1068–1095.

Kabir, Ananya Jahanara. 2005. Gender, Memory, Trauma: Women's Novels on the Partition of India. *Comparative Studies of South Asia, Africa and the Middle East*. 25(1): 177–190.

Mallot, J. Edward. 2006. Body Politics and the Body Politics: Memory as Human Inscription in *What the Body Remembers*. *Interventions*. 8(2): 165–177.

Menon, Ritu and Kamla Bhasin. 1993. Recovery, Rupture, Resistance: Indian State and Abduction of Women during Partition. *Economic & Political Weekly*. 28(17): WS2–WS11.

Pandey, Gyanendra. 1997. Community and Violence: Recalling Partition. *Economic & Political Weekly*. 32(32): 2037–2045.

—— . 2001. *Remembering Partition: Violence, Nationalism, and History in India*. Cambridge: Cambridge University Press.

Talbot, Ian. 2006. Partition, Memory and Trauma: Voices of Punjabi Refugee Migrants in Lahore and Amritsar. *Sikh Formations*. 2(1): 3–16.

# 第16章　大きな物語に抗する――災害の経験と記憶

金谷美和

## 1　はじめに

地震や津波といった自然災害は、多くの人々の命を奪い、生き残った人々のその後の生存にもかかわる物理的基盤を破壊してしまう。被災地とは、社会が集合的にトラウマをうけた場所であるといえる。被災地では、トラウマを生じさせた災害の経験に折り合いをつけ、被災者の傷を癒やし、社会を平常に戻すためのしくみがつくられる。そのようなしくみには、記念行事の開催や、慰霊碑や記念碑の建立などがある。それらを通して、その社会がトラウマを乗り越えて、物理的、精神的に復興するための道筋をつけるような集合的な物語がつくりだされる。被災地の人々は、行事に参加し、また記念碑を訪問することによって「大きな物語」をなぞり、自らもまた災害からの立ち直りをうながされる。「大きな物語」には、ときにトラウマ解消に導く働きがあることがわかる。しかし、その物語に包含されることを拒否する人々、あるいはそもそもの最初から物語からはじきだされる人々が存在する。そのような人々は、どのように自らの経験である「小さな物語」を発しているのだろうか、また、そのような人々にとって災害によるトラウマを解消する契機はあるのだろうか。

本章では、二〇〇一年に発生したインド西部地震の被災地を対象にして、大きな物語に対抗する災害の個人的体験の表象について論じる。ここで取り上げる二人の男性被災者モハマドとアーダムには、災害体験とその表象に共通点がある。まず、彼らは惨事トラウマの体験者であるということである（被災地のトラウマについては、本書所収の花田論文を参照）。二人は、もっとも甚大な被害をこうむった地区の住民であり、被災直後に大量の遺体を見た上、うち一人は、遺体の埋葬に携わった体験をもっている。遺体についての話題はタブーとされ、家族内であってもそれについて互いの経験を語り合うことはなかった。そのことが、彼らの体験を他者と共有しにくいものにしている。次に、彼らはインドにおける宗教的マイノリティであるムスリムであるということである。ヒンドゥー至上主義的な政党の党首が知事をつとめる州政府の先導する行事や記念碑を、自らは疎外されていると感じる社会的立場にある。このような共通点をもったふたりは、大きな物語を拒否した人々であり、また物語に拒否された人々でもあった。

私が被災地に関わるようになった経緯を記しておきたい。私は、被災地であるインド西部に位置するグジャラート州カッチ県ブジ市に、一九九八年から二〇〇〇年にかけて文化人類学の長期調査のために滞在していた。地震がこの地域をおそったのは、私が調査を終えて帰国した後の二〇〇一年一月のことであった。被災地となったブジ市の調査をはじめたのは、被災から二年後の二〇〇三年である。(1) 震災前からの知人や友人を訪ね、被災体験をきくインタビューをおこなうなかで、モハマドとアーダムの語りをきくことになった。災害という体験の性質上、辛い経験を思い出させることでトラウマを引き起こしてしまうことを恐れ、話者の自由な語りにまかせて話したいことを話してもらうことにしていた。そのなかで二人の話は、被災地での定型的な語りからは逸脱しているという点で特異であり、強い印象を私に残した。

モハマドは、遺体の埋葬とそれに用いる埋葬用の白い布について語り、刺繍職人であるアーダムは作品として被災体験を表現し、そのなかに多数の遺体を描きこんだ。二人の表象の中心にあったのは遺体であった。地震から三ヶ月後に私自身も現地を訪れる機会があったが、その時すでに遺体は埋葬されたり、荼毘に付されたりした後で、それらを目の当たりにすることはなかった。地震直後には、確かに遺体がいたるところにあったはずであった。彼らの話を聞いて、被災地のなまなましい現実にふれた気がしたと同時に、誰か特定の死者について語るのではなく、死んだ肉体としての遺体について語ったり、作品化したりすることでしか表せない彼らの体験は、他者とは共有しにくい、孤立したものであろうことは想像できた。

このような、大きな物語に包摂されないような、個人的な物語について考察する際に示唆的なのは、ジャネット・ホスキンズの「人生が記録されたモノ（biographical objects）」［Hoskins 1998］という概念である。本章では、ホスキンズにならって、災害の経験を語るときに言及される、災害の経験が刻印された特定のモノに注目する。彼女がモノに注目するようになったきっかけは、インドネシアのコディ社会においてライフヒストリーを採取しようとした際に、望むような方法でそれらを得られなかったことにある。ライフヒストリーを聞きたい個人に対して、人生で生じた出来事や経験を語ってもらおうとしたがうまくいかなかった。彼女は、特定のモノについて語る時に人々が自分の人生について語ることに気がついた。コディの人々は、モノが人生における出来事に巻き込まれていったことについて語り、出来事を経験した時の感情や気持ちをモノにのせて語ったのである。そこでホスキンズは、個人を中心とするのではなく、モノを中心にしてライフヒストリーを採取することを思いつく。モノから特定の個人の人生を記述することを試みたのである。

本章では、「人生が記録されたモノ」として次の二つをとりあげる。一つは白い布である。これはムスリムの死装束として用いられるものである。二つめは、刺繍職人による作品で『二〇〇一年一月二六日』と題されたものである。二つの事例はいずれも布である。布には身体への親密性や密着性、手による仕事の跡がたどれるという性質がある。そのような特性を持つ布が、大きな物語に回収されない個人の記憶が埋め込まれる媒体となる可能性について論じたい。

次節ではまず、阪神・淡路大震災の事例をめぐる先行研究をふまえて、被災地が災害を記念することについて論じ、三節でインド西部地震の概要を述べる。四節と五節において、モハマドとアーダムの被災体験の表象について検討する。

## 2 災害とモニュメント

二〇一五年一月一七日、私は神戸市役所前に設置された阪神・淡路大震災追悼式会場にいた。一九九五年に発生した地震から二〇年をむかえた日であった。日が暮れかかるなか、人々はろうそくが灯された会場のあちこちでこうべをたれていた。

我々は、災害のような特別な出来事が生じた場合、その時と場所を刻みつけるような行為を行ってきた。波平恵美子は著書『ケガレ』のなかで、次のように述べている。

特別な出来事が起こった時、その時間を特別なものとして認識する。人や家畜が死んだ時、また人が生まれた時、あるいは大火が起きた時など、その時間を特別なものとみなして特別な行為を行う。それは、特別な出来事に対処するための行為であると同時に、またその時を特異なものとしていることの現れでもある。（第二章で取りあげた）奄美大島阿室の例では、大正期の大火が十二月二日に起きたことから、その日を火伏せの神である秋葉神社の大祭としていた。人が死んだ日を命日として死者儀礼を行ったり、人が生まれた日を誕生日として祝いごとを行う。全国の神社の祭礼日も、過去の特異な出来事が起こった日を記念するとして定められている例は多い［波平二〇〇九：二五四］。

上記の震災の追悼式は、波平の述べる「出来事の発生した時間」を特別なものとして扱っている例であろう。「特別な場所」を刻む方法としては、メモリアルやモニュメントといった建造物が建てられることが挙げられる。

地震のような自然災害は、被災地やそれをとりまく社会の多くの人を巻き込む。家屋や仕事場を失う、家族や友人を失う、といった共通する経験をもちつつ、一人一人が直面した経験は多様で、容易に共有化することは難しい。突然に大切な人を失った経験や、救援時に人を救えなかった、あるいは遺体を見たなどの辛い経験は、容易に癒やされるものではない。自分の経験を無にしたくない、失った人を忘れたくないなどの思いが、記録として残したり、あるいは記憶としてとどめられるような媒体を探したりすることにつながる。

阪神・淡路大震災の後、膨大な数のモニュメントやメモリアルがつくられた。代表的なものに、兵庫県によってつくられ、震災から七年後の二〇〇二年にオープンした「阪神・淡路大震災記念人と防災未来センター」（以下、「人と防災未来センター」）がある。防災研究施設を備え、修学旅行や学校からの研修を含めて年間三〇万人の来館者があり、防災の教育施設として機能している。その一方でこのセンターは、様々な批判にさらされてもいる。

二〇〇一年まで震災・街のアーカイブ事務局をつとめ、現在は災害の博物館展示の研究をしている寺田匡宏によると、「人と防災未来センター」の最大の問題点は、本来多様であるはずの震災の体験や記憶が「防災」に回収されていることとである」と述べる。

このセンターは、当初「阪神大震災メモリアルセンター」という名前で建設がすすんでいた。メモリアルという名称から、過去を現在においていかに表現するのかが俎上にあげられていたはずだが、「未来」と「防災」という名称を冠することによって、過去と現在の問い直しの契機を欠き、「復興」にむけて明るく未来に立ち向かう「望ましい」被災者像が提示されていると批判する［寺田二〇〇四、二〇〇五］。

また、笠原一人は、人と防災未来センターの第一次資料の展示を批判する。そこでは、被災者の個人的な持ち物が展示され、そこに個々の災害経験のライフヒストリーを示そうと企画された部屋で、そこでは被災者の語りが再現されたコーナーもある。笠原は、被災者の顔の見えるような展示が企画されながら、その多様な経験や語りが、結局は「教訓」としてしか位置づけられていないと批判している［笠原二〇〇九］。

そのような「大きな物語への包摂」に対する批判はあるものの、震災体験を防災に生かそうとするこころみは、災害研究の分野でより活発に行われるようになっている。積極的にこれらの記念碑的な存在が過去の災害の記録媒体として活用され、防災教育にとりいれられた。災害をめぐる研究状況は、これまで工学的な観点からのみ主になされてきた防災研究に、人文学社会科学的な視点が取り入れられたという点で、阪神・淡路大震災後に大きく転換したといわれている。その一つに、「災害エスノグラフィー」の提唱がある。エスノグラフィー（民族誌）という方法論は、文化人類学に特権的であるとみなされてきた方法論であった。フィールドという現地の人々の世界に調査者がはいっていって、そこで参与観察を行うという方法を行い、それによって得たデータを民族の社会や文化を包括的に書き記したものとされてきた。防災研究に取り入れられたのは、災害現場の被災者、あるいは支援者たちに聞き取りを行い、そこからくみあげた個々の経験を、防災という知識に体系化するものであった［林ら二〇〇九］。人と防災未来センターは、こうした動向のなかで生まれた震災の経験を防災教育に収斂させたモニュメントのひとつであるといえる。

このように、震災後つくられたモニュメントが防災を目的とするものに変化したことで、本来多様であるはずの、ときには相対立するような記憶が、「防災」という目的において回収されたり、あるいは多数派の記録として少数者の経験を捨象するようなものになったりすることが分かる。防災研究の観点では、多様な経験を理解しやすいフレームにはめこむ方法論をとることは理解できる。しかし、防災のための知見を提示することと、被災を祈念するという相容れないものを一つの施設に混同させてしまったことは問題であると筆者は考える。

では、大きな物語に対抗するような個人の経験は、どのようなかたちで残され、伝えられてきたのだろうか。阪神・淡路大震災では、小さな、個人的なモニュメントが数多くつくられたことが知られている。それらは慰霊碑、石碑、地蔵、時計台などであり、名前や文言を刻むことでメッセージを明確に示したものもある。その数は二〇〇以上あるという。学校の敷地内に、あるいは街角に、その場所で家族や親しい人を失った者が、その思い出を刻むために、個人的につくられたものが多い［震災モニュメントマップ作成委員会二〇〇〇］。

また、先述した寺田と笠原は、震災のアーカイブつくりの活動を結実させたものとして、二〇〇五年に神戸で展覧会「いつかの、だれかに――阪神大震災・記憶の〈分有〉のためのミュージアム構想展」を開催した。展覧会の目的は、人と防災未来センターの展示にみられるような防災に回収されない、震災の記憶の表現の可能性を示すことであった。そこで彼らが示したのは、記憶の分有という考え方であった。個人の体験を当事者だけのものにとどめるのではなく、かといって共有されることで、記憶の所有者が望まないような大きな物語に回収されることもしないような、そうした記憶の所有のしかたをめざしたのである［寺田二〇〇五：一五-一九］(2)。

このように、阪神・淡路大震災後のモニュメント建造についての経緯をみてきたのだが、その一方で、二〇〇一年に発生したインド西部地震後の動きをみると、阪神・淡路大震災のときと同様に、個人の体験を大きな物語に包摂しようとするモニュメント建造や儀礼化がすすめられていることがわかる。

インド西部地震の被災地であるグジャラート州は、宗教的マイノリティに排他的なヒンドゥー・ナショナリズムが優勢な地域である。村落の再建の際に、カッチ地方の外からやってきたヒンドゥー・ナショナリストの政治団体が、特定の思潮を押しつけるかたちで援助を提供することが観察された。再建された村々では、儀礼や村落構造をとおして、ヒンドゥーの神話的な秩序に基づいて災害体験の「パブリックな記憶化」がおしすすめられてきた［Simpson and Corbridge 2006］。

こうした支援において、ヒンドゥー教のカースト社会階層の中心に位置する高カーストは、矛盾なくその物語に参画できるが、低カーストやムスリムは、物語の周縁に位置付けられるか、あるいは物語に登場することさえない。モハマドとアーダムはムスリムであり、このようなパブリックな記憶化には、距離を置くしかない。しかし、インド西部地震被災地においては、阪神淡路大震災における石碑や地蔵のような、個人的な思い出をとどめるようなものを作ることにも積極的ではなかった。そのことを次節でみていきたい。

## 3　インド西部地震の概要とモニュメント建造計画

二〇〇一年一月二六日午前八時四六分、グジャラート州カッチ県を震源地（北緯二三度四四分、東経七〇度三一分）としてマグニチュード七・七の地震が発生した。この日は、インド共和国記念日であった。インドが英国の植民地支配を脱して共和国として独立したことを祝う祝日であり、首都ニューデリーでは、例年インドの国力を全国民に示すべく華やかで大規模なパレードが行われる。各地でもパレードが行われ、学童たちは教師に引率されて国旗をもって参加したり、見学したりする。地震が襲ったのはこのような祝日の朝だったため、その後に起こる悲劇との対比がより際だって人々の記憶に残った。

グジャラート州政府の発表によると、インド西部地震全体で、死者数は二万〇〇八六六人、うちカッチ県は一万八四九八人、負傷者は一六万六八一二人であった。(3) カッチ県の中心的都市であるブジ市の死者は二三七〇人であった。ブジ市の震災当時の人口は約二〇万人、(4) 世帯数は三万五〇〇〇であった。死者のほとんどは、城壁内部の旧市街の居住者であり、建造物の倒壊が死因とみられている。本章で論じるモハマドとアーダムは、被害の甚大であった旧市街に居住していた。ブジ市では実に約八割の建造物が全壊、もしくは半壊した。ブジの旧市街は、一六世紀に建造されたヒンドゥー王朝による城下町で、直径約六キロメートルの狭い空間に約二万五〇〇〇世帯が居住する人口過密地域であった。旧市街には、王政時代に建造されたレンガ積みの壁に瓦屋根の古い家屋と、比較的新しいコンクリートの建造物が混在していた。いずれも耐震基準を満たしていなかったことが倒壊の原因とみられる。

カッチ県は地震の多発地帯であるが、(5) 耐震性のある建築物は少なく、建築物が凶器に転じた例が多かった。病院や官公庁、学校も例外でなかった。本来人命を保護するべき公立病院が倒壊し、多数の入院患者、来院者が命を落とし、その後、被災者の救援、治療にあたることも不可能となった。公的建造物はその多くが倒壊、損壊したため、被災者の避難場所にならず、また被害の情報を集約し、避難物資を配布するための拠点にならなかった。ヒンドゥー寺院は境内を開放して被災者を受け入れたが、それだけでは足りず、被災者の多くは、ビニールシートを張っただけの簡易テント、のちに援助物資として届けられたテントで避難生活を送った。雨の少ない季節であったのは幸いしたが、夜には一〇℃

前後まで気温が下がり、たき火で暖をとった者もあった。

救援が一段落すると、州政府は復興にむけて主導権をとった。国内外からよせられた多額の援助金を各プロジェクトに分配し、防災都市にむけた都市計画、それにともなう郊外への住民の移転、インフラの整備、産業の誘致などをすすめた。当初はその強引な方針に住民からの反発が強かったものの、郊外に拡大した近代的な都市が完成するにつれて、行政主導の「復興」を評価する声がでるようになった。復興がすすむと、行政による祈念・記念化が具体化するようになった。しかし、そのような動きに対して、市民は終始、距離をおいた冷淡な態度をとっていたようだ。それをまず見ていきたい。

震災三年目にあたる二〇〇四年一月二六日にグジャラート州知事ナレンドラ・モディ（現インド首相）がブジ市で行われた追悼式に出席した。二〇〇四年一月二八日付けのローカル新聞『カッチ・ミットラ』の記事は、「家族を亡くした人は、家で静かに死者を悼んだ。ブジの市民はセレモニーを分かち合わなかった。」と、このときのブジ市民の冷ややかな反応を記している。

行政によるモニュメント的なものの建設は、本論執筆時の二〇一六年までに二箇所観察された。一つは、アンジャール市で亡くなった児童一八六人を追悼するもの、もう一つはブジ市で亡くなった二三七〇人を追悼するものである。この二つに対しても、市民の反応は距離をおいたものであった。

前者は、アンジャール市旧市街で、共和国記念日のパレードを見学していた児童一八六人と、引率の教師二一人が、倒壊した建造物の下敷きになって亡くなった場所をメモリアルにするという計画であった。そのための土地が準備されたものの、二〇一〇年の段階でもモニュメントはいまだ建設されず、周辺住民の関心も低かった。二〇〇七年一一月一九日に筆者がメモリアルの建設予定地を訪れた。予定地には、周囲に柵がもうけられたまま工事がすすんでいるように見えなかったので、周辺に住む人にその理由を尋ねてみると、「どうせ、政治家が建設費用を「食べた」のでしょう」という。二〇一〇年二月に、この件の取材をしていた地元日刊紙『カッチ・ミットラ』の記者に尋ねると、地元住民からの基金が集まらず、計画は止まったままであるという。

後者は、ブジ市の震災死者二三七〇人を追悼するためのメモリアル公園であり、二〇一二年にグジャラート州政府によって建設計画がはじまった。きっかけは、当時の州知事が二〇〇九年に発生した中国四川省の地震被災地に建設された震災博物館を見学し、同様のものをインド西部地震の被災地にもつくりたいと考えたことであった。計画地は、ブジ市郊外に位置する丘陵である。丘は王政時代には王の狩り場として使用され、はりめぐらされた城壁や城門が残り、丘の頂上には現在も信仰をあつめる寺院がある。

行政担当者の説明によると、全体のコンセプトは「環境に配慮した森」であり死者をいたむための場所のほか、樹木のための貯水池、博物館、ライブラリー、公共の活動に利用するセンターなどが含まれる大規模なもので、観光地としても位置づけられている。この施設がもつ追悼の場所としての特徴は、震災による死者数と同じ数である二三七〇本の木を植えること、その一本一本が特定の死者に結びつけられていること、そしてその木は遺族がおとずれて死者を悼む場所とみなされていること、遺族が水やりなどの世話を行うとしていることである。二〇一二年に予算がつき、二〇一四年の段階で第一期工事は着工していた。

しかし、市民の関心は低く、工事中の場所が震災記念碑として建設されているという認識はほとんど共有されていない。市民の関心の低さとして考えられる理由は、それらが州政府によるトップダウン式の計画だったことである。(6) 人々は、祈念式やモニュメント建設を、自分たちの被災の経験に接続するようなものとして認識することができなかった。

このように、行政主導の「大きな物語」は、人々を巻き込みトラウマを解消させることにつながっていないことがわかる。

## 4 死装束・埋葬用の白い布――モハマドの震災体験の表象

本節ではまず、モハマド(7)の震災体験の表象について論じる。彼は、ブジ市中心地に住んでいたムスリムの男性で、震災当時の年齢は四〇代後半だった。彼は自宅で長男、次男、長女とくつろいでいる時に地震にあった。地面が揺れ始めて急いで子どもたちに声をかけて家の外にでたものの、バスルームで水浴びをしていた長男がなかなか出てこなくて、家の戸口が崩れかけてもうだめかと思ったときに間一髪で息子が飛び出してきた。次女は塾の帰りで自転車をこいでいたときに地震にあい、転倒したところを近所の人に助けられて自宅に戻ることができた。彼の妻は、親戚の結婚式に出席するために地震時にカッチの外にいたが、ニュースで地震を知り、家族の安否を確かめるために、なんとか乗り物を乗り継いで戻って来た。モハマドは、いったんは命の危険を感じたものの、家族がみな軽い怪我のみで無事であったことに感謝した。しかし、揺れのせいで舞い上がった砂埃がおちつくと見えてきたのは、多くの住宅が倒壊し、人々がその下敷きになっている様子だった。彼は近隣の人々と互いに助け合って瓦礫の下に埋まっていた人々を助け出したそうとしたが、多くの人が亡くなった。

彼は遺体の埋葬にたずさわった。ムスリムの埋葬は土葬であり、彼らの墓地はブジ市の北西に位置している。通常であれば、一体ずつ穴を掘って遺体を埋葬するが、死者数が多かったため、一つの穴に複数の遺体を埋葬した。遺体の埋葬は通常では親族の男性成員が行うが、この非常時に埋葬に従事したのはムスリム男性のボランティアの人々である。

モハマドの居住していた地区は人口密度が高く、住宅が密集していたため、死者の数も多かった。石やコンクリートの建造物の倒壊による遺体の損傷ははげしく、遺体をみた人々はつらい思いをしたそうだ。モハマドは、自分の妻や娘たちにむごい遺体の様子を見せたくなかったために、自分と長男だけを残して妻と子どもたちをブジ市から離れさせ、震災被害の少なかった村に住む親戚の家に避難させた。したがって、妻や娘たち、まだ幼かった次男は、被災地の中心部にいながら、亡くなった人の遺体を全く見ていないという。ブジ市から避難した家族は、避難先で互いに震災時の経験を語りあったため、ブジ市に戻って来たときに家族で地震について話をするということはなかったという。家族であっても、震災の体験は異なっており、必ずしも同じ記憶を共有していたわけではなかったことが分かる。

震災時の遺体の話は、被災地でほとんど聞くことはなかった。モハマドに話を聞いたのは、震災から二年半後の二〇〇三年一〇月のことである。私が震災の体験を話してくださいと頼むと、モハマドはせきを切ったように、遺体とその埋葬の話をはじめた。それは、死という抽象的なものではなく、もっと直接的な遺体についての具体的な話であった。たとえば、次のような語りだ。

アリモハマドの家を知っているだろう。細いくねくねした路地があったところ、あそこはめちゃめちゃに壊れてしまった。その近所に住んでいたカトリーが亡くなった。電気工事の仕事をしていた人だ。妻はいたけれど、子供はいなかった。崩れた家屋のがれきが首にあたって切断された頭が足の上に落ちた。がれきは妻も押しつぶして、切断された頭は手のところに落ちた。そんなふうになったのだ。アダバの家のそばに住んでいた、結婚して一五年くらいたった夫婦も死んだ。アダバの近所にあるお店の兄弟。石版が落ちてきて、体を切断した。三日たってようやく遺体をだせた。

ムスリムの埋葬は、従来から親族やコミュニティ自身が行ってきた。震災時の埋葬も、行政などに頼ることなく、動ける男性たちが自主的に集まって行ったようだ。

この近くでは、ある女性の夫が死んだ。兄弟も死んだ。子供も死んだ。二五人、五〇人と死んだのだ。医者もいなかった。一家に三、四人が死んだ。夜になって、私たちは埋葬するために墓に行った。ムスリムの埋葬は、私たちがしたのだ。ひとりひとりが、誰か分からなかった。三～四〇〇〇人は埋めただろうか。三カ所、四カ所に一緒に埋めたのだ。埋めるために、私たちは墓に行った。亡くなった人を埋めるために。考えると頭がおかしくなりそうで、頭をからっぽにしてその仕事をした。

あまりにも突然たくさんの死者が近隣にでたために、モハマドが相当のショックをうけていたことが、「三～四〇〇〇人は埋めただろうか」という言葉の数字に表れている。実際にはブジ市の死者は二三七〇人だったので、三～四〇〇〇人も埋葬したということはあり得ないのだが、それくらいに感じるほどだったということだろう。実際、震災直後は、州政府も中央政府も被害の全容をつかめず、テレビでは、「二〇万人が亡くなった」とか「カッチは全滅した」などと報道されていた。被災地では通信が途絶してカッチの外の様子が分からないので、「インド全体が全滅した」と言い出す人もあらわれていたという。モハマドの「頭をからっぽにしてその仕事をした」という言葉には、まだ実際に起こったことを理解することができず、呆然とただなすべきことをするために身体を動かしていたということがわかる。

最初、モハマドが「ひとりひとりが誰か分からなかった」「三箇所、四箇所に一緒に埋めたのだ」と言ったので、たくさんの遺体を、誰のものともわからずにひたすら集めて急いで埋めたのかと思っていた。しかし、実際にはそうではなくて、出来るだけ、一体、一体を丁寧に埋葬しようとしたことも、モハマドのその後の話からわかった。

彼は、「うちに白い布があるだろう。カファンと言うの、ミワは知ってるか。」と突然私にたずねた。何の話をしているか分からなくて聞き直すと、「遺体を包む布だ。それをうちから持って行って使ったんだ。」とこたえた。

『イスラーム事典』（五八一頁、四三九頁）によると、イスラームの葬儀では、遺体は同性の近親者によって湯かんされ、二〜三枚の白い綿布（死装束、カファン）によって包まれる。死後、遅くとも翌日までには埋葬される。遺体は葬儀用担架か棺台にのせられ、男性親族や友人などがそれを肩にのせて担ぎ、ふつう大勢の人々が葬列をなして墓地へと送り届ける。埋葬様式は必ず土葬とされ、遺体は仰向けかまたは右脇腹を下にし、顔がマッカの方向をむくようにして安置される。火葬は忌避される。

ムスリムの埋葬に白い布は欠かせないが、被災地ではそれが足りなくなったという。私の友人は、幼い甥を亡くしたものの、埋葬するための白い布が得られなかったと述べていた。

姉の子供は、七、八才だったのだけど、布団を被って寝ていたところに、戸棚が倒れてきて亡くなったの。どこもけがをしていないのに。埋葬するときに白い布がなくて、服を着せて、くつをはかせて、帽子もかぶせて埋葬したの。(8)

被災地では不足した白い布がなぜ、モハマドのところにはたくさんあったのだろうか。それは、彼の仕事が染色業だったからである。彼は絞り染めという伝統工芸によってインドの民族衣装であるサリーやスカーフを生産する工房を経営する親方であり、工房には染めをするための材料である白い布のストックがあったのだ。彼はたたきあげの人物で、親方として妻の助けを得ながらこの仕事で家族を養ってきた。白い布は彼の商売道具であった。

本来ならば、商売用の白い布は他人に譲渡しないものである。彼の生産する絞り染めのサリーやスカーフは婚礼衣装として発展したもので、クジャクやマンゴーといった吉祥文様をつけられ、赤色、オレンジ色など吉祥の色に染色される。それ以外のサリーやスカーフも、明るく華やかな色に染められて、パーティ衣装などの晴れ着として使われる。生の局面を象徴する服飾に染められるべき白い布を、その対局である死の場面に使用することは、その状況の異常さを際立たせる。その異常さが、被災地において大量のむごい遺体を見て、埋葬するという経験を象徴している。

モハマドは、その時の遺体のイメージから逃れられないようにみえた。彼の口からは、繰り返し遺体についての語りが語られた。震災から三年たった二〇〇四年二月一九日のこと、モハマドの家で、ローカル新聞の記事を一緒に読んでいた時、そのなかに行方不明の子どもの遺体を捜し続けている両親についての新聞記事が掲載されていた。それをみて彼は再び、自分が見たり聞いたりしたいくつもの遺体の話を感情が激したようすで語った。そして言った。

ガンチー・ファリアでは、三〇もの遺体が並んでいた。それは頭がなかったり、腕がなかったり、血がでていたりしていて、娘たちに見せられるものじゃなかった。だから娘たちを田舎の親戚の家に避難させたのだ。自分は長男と一緒に遺体を埋める仕事をした。気持ちが悪くなったよ。

白い布は、モハマドの「人生が記録されたモノ」である。白い布は、モハマドの震災体験の個別性を示している。彼の体験は、家族とも共有することが難しかったような、ましては行政や宗教的マジョリティが包括しようとする「大きな物語」にまとめられないような個人的経験であった。彼の地震の体験は、大量の遺体に接したという点で壮絶であった。白い布は、そのような震災時の大量死という異常性を示すとともに、異常な死を正統な死に変換しようとするモハマドの抵抗を印したものでもあった。最初の語りで、モハマドは、「ひとりひとりが誰かわからなかった」と述べた。つまり誰の遺体かわからずに埋葬したと示唆していたが、その後で、遺体一人一人を識別して埋葬していたことを語っている。

ある人の妻がいた。父親がいたり、兄弟がいたり。でもある者は、家族がけがをして病院にいた〔ので、遺体に付き添えなかった〕。遺体をいくつも、男女を別々埋めた。墓地は、夜すごく寒かった。トラックで遺体を運んだんだ。

白い布で包んで埋葬することは、死者を彼らのアイデンティティであるムスリムとして葬ることであり、個別性をとりもどすことであった。モハマドが葬った遺体は、無名化され総体化された「震災犠牲者」ではなく、誰かの父、母、子どもであったような個人であることが、白い布によって示されているのである。

## 5　刺繍作品『二〇〇一年一月二六日』——アーダムの震災体験の表象

次に、モハマドの近隣に住んでいた男性の震災体験の表象について論じる。彼の場合も、その表象の中心は遺体であった。アーダム・サンガルは、四〇代後半のムスリム男性である。ブジ市旧市街に居住して、家族でアリ刺繍(9)というムガル王朝の刺繍技術を継承した伝統工芸の制作をおこなっていた。自宅で息子二人、娘一人、妻という五人家族全員がこの仕事に従事していた。

私は、アーダムとは刺繍の調査を通じて震災前に一、二度会ったことのある程度の知己であったが、すぐれた職人である彼に敬意をはらっていた。カッチ地方でアリ刺繍を制作しているのは彼とその家族だけだったため、手工芸関係者のあいだで彼はよく知られていた。震災後、彼の行方がわからず心配していた私に、避難先を教えてくれたのは、ある研究者だった。その人の情報によると、アーダムはブジ市を離れて避難先におり、刺繍作品を売りたがっているということだった。そこで私は、震災から三年半後の二〇〇四年八月、彼に会いに行った。アーダムが売りたがっていたなかにあった一枚が、『二〇〇一年一月二六日』と題された作品であった(図1、2)。

この作品は、これまで私がみてきた彼の作品とは大きく異なっていた。標題どおり、この作品は、インド西部地震の情景を表現したものであった。アリ刺繍は、衣装や装身具につける装飾として制作されてきたものであり、花やクジャク模様など華やかで縁起のよい図柄がつくられた。注文によって制作されるものであり、けっして制作者の思想や経験を表現するための媒体ではなかった[三尾ら二〇〇八]。私が目新しく感じた刺繍作品は、震災援助の一環としてつくられたものであった。まず、『二〇〇一年一月二六日』という作品がうまれた背景を明らかにしたい。

この作品には、先行して同種の作品が作られていた。それを依頼したのは、オーストラリア人のキュレーターである。彼女は、被災した染織の職人を支援する目的で、本国で寄付を集め、作品制作を職人たちに依頼した。依頼作品には、震災からの復活という共通テーマが設定されていた。キュレーターはカッチ地方を数回訪問し、職人と直接話をして、彼らの震災体験とそこからの復活の物語を記録した。このようにして制作された二一作品は、ローガン染色、アリ刺繍、絣織り、絞り染め、ウール織物、木版捺染、フェルト、刺繍、アプリケなど九種類の染織技法にわたり、個人の作品もあれば、グループでの共同作品もあり、すばらしいコレクションになった。このような、経験をもとにして物語をつくる様式の作品は、「ナラティブ・テキスタイル」、つまり語りの染織品と呼ばれるようになった。この地方の職人たちが、

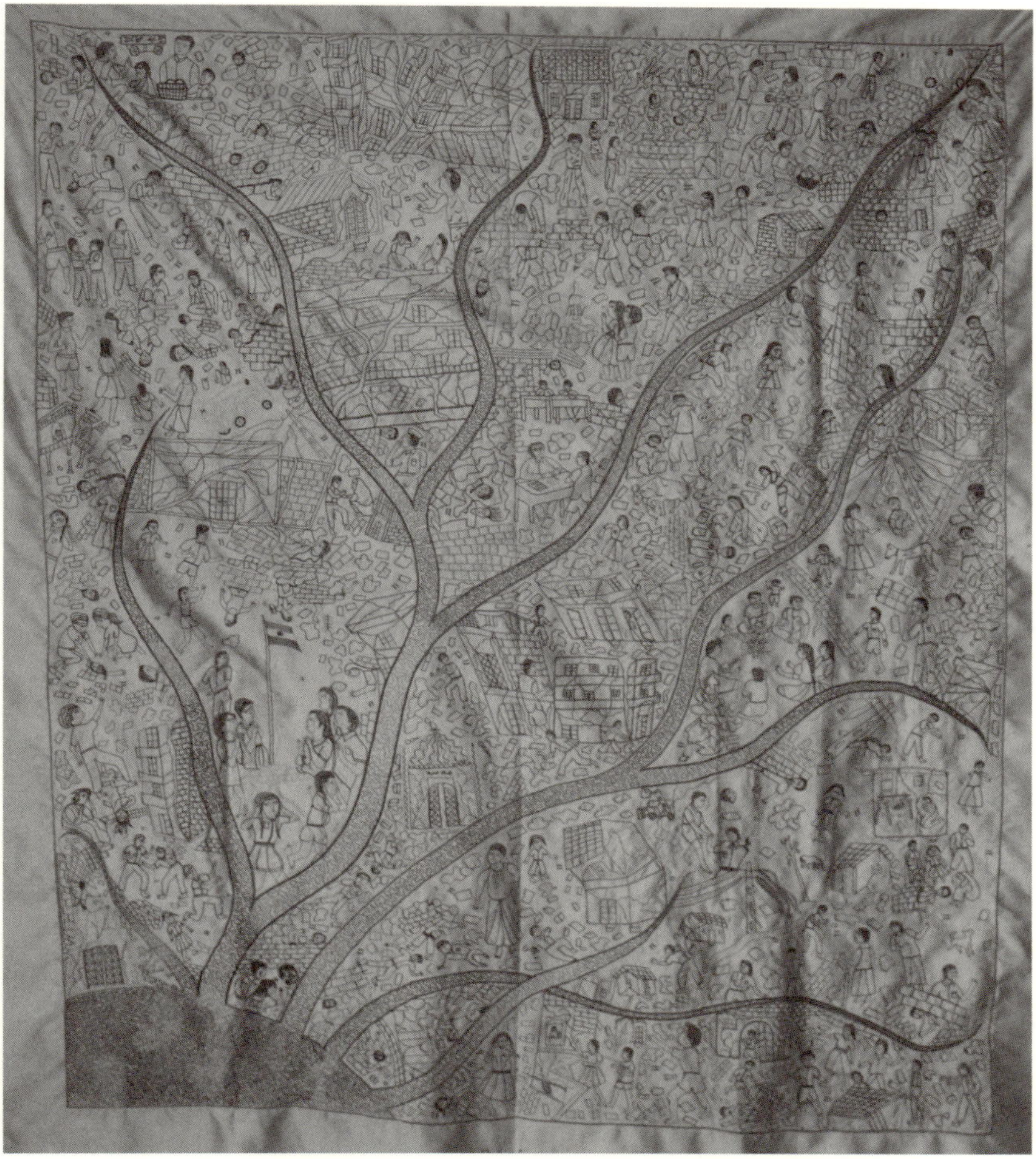

図1　アーダム・サンガル作『二〇〇一年一月二十六日』

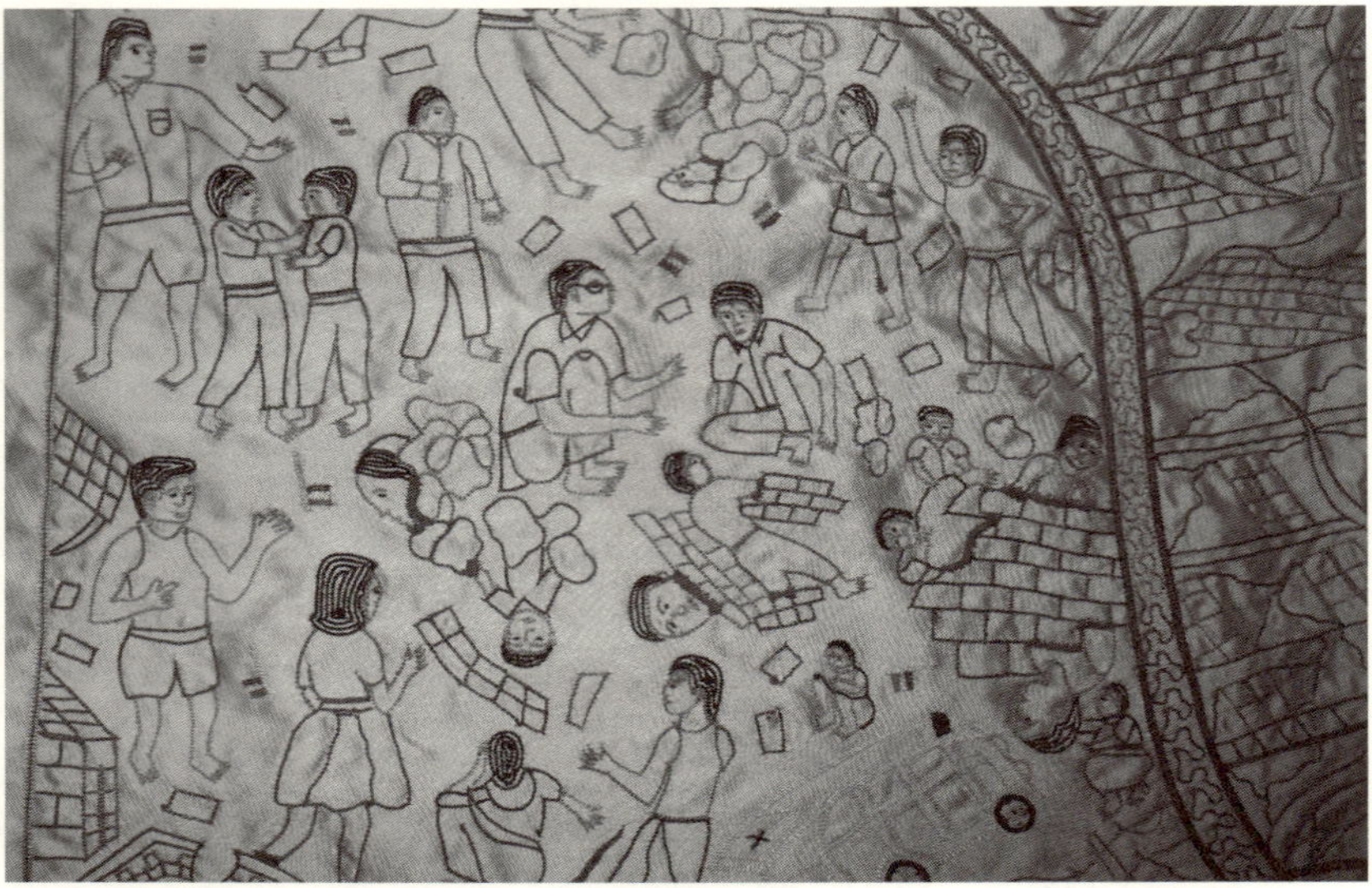

図２　アーダム・サンガル作『二〇〇一年一月二十六日』部分

経験を表現したり、メッセージを伝達したりする媒体として作品をつくるのは、初めての経験であった。

できあがった作品は、『復活―地震、生き延びること、アートの物語、インド・カッチ地方の語りの染織品展』(Resurgence: Stories of an Earthquake, Survival and art, an Exhibition of Narrative Textiles from Kutch, India) というタイトルのもと、二〇〇三年四月オーストラリアのアート・ギャラリーにて展示され、多くの人々の共感を呼んだ(10)。

アーダムは、このプロジェクトに支援されて作品を制作した一人であった。彼は『バラの痛み」という一二二×一〇三センチメートルサイズの作品を出品した。私はこの作品は実見していないが、展覧会カタログに掲載された作品写真と彼自身による解説を見ることができた。作品では、バラの花がかたどられたなかに、地震によって倒壊した家屋や、その下敷きになった人々が描かれている。彼自身の言葉が次のように紹介されている。

私の地域は、地震の前はバラのようだった。まるで天国のようだった。それから、地面の内側で何かが起こって圧力が根と茎を伝ってあがってきて、美しい花びらにまで達した。それがバラを傷つけた。私たちが一月二六日を祝っているまさにそのとき、地震は起こった。私たちはとても恐ろしかった。恐れが広がった。音が最も恐ろしかった。私はその音を決して忘れないだろう。すべてのものが損なわれた。モスク、寺院、そして家屋。たくさんの命が失われた。救うことの出来ない命、そして破壊に人々は泣いた［GSDMA 2003: 3］。

アーダムは、地震当日に経験した恐ろしさ、美しかった町が破壊された様子を描いたのである。迫力ある作品であるのにかかわらず残念なことに、彼の作品は、オーストラリアの職人支援プロジェクトで企図された展覧会のテーマからは逸脱してしまっていることが分かる。展覧会カタログには、展覧会のテーマが明記されている。

展覧会の作品の物語的な内容は、職人自身によって生まれたものである。職人達は、自分たちが地震を生き延びたこと、希望、将来の外の世界に行く夢などを語りたがった。全く新しい方法で作品をつくったが、同時に何世代も引き継いできた伝統的な技術を見失うことはなかった。「復活」展は、伝統的な技術と新しい考えとの喚起的な組み合わせによって生まれた［GSDMA 2003: 1］。

つまり、ここでのテーマは「復活」であり、そこには伝統的な染織技術の復活と震災からの復活が重ね合わされている。震災を乗り越え、力強く将来にむかっていく職人が、作品の物語世界として望まれていることも読みとれる。

このような復活のテーマをくみ上げて具現化した作品がある。それは、「組合の結合」というタイトルがつけられた、一九〇×三九七センチメートルという大きなサイズの作品である。この作品の作者は、六つの異なる民族集団に属する三五人の女性の職人たちである。彼女たちは、カッチ女性開発組合（ＫＭＶＳ）[11]という現地ＮＧＯのメンバーであり、作品はＮＧＯスタッフとの協働のもとに共同制作された。作品は、復興された新しい村を表現している。作品解説によると、女性たちは、違う村の人や異なる民族の人との共同制作ははじめてであり、制作の過程で何度も話し合いをおこなったという。地震の経験を互いに語り合うなかで、自分たちの求める未来を表現するデザインが決まった。このような制作プロセスをふくめて、作品にあらわれているのは、女性が表現する力を獲得することである。それは、展覧会のテーマである「復活」にふさわしいものであり、被災をのり越えて未来にむかっていく、支援者にとって「望ましい」被災者像が示されていると理解できる。

この女性グループの作品に比べると、アーダムの作品は、支援者を幾分とまどわせるような作品であったことは想像に難くない。震災当日に彼が見た恐ろしい光景を表現したものであり、彼自身が失ったものや地震によってうけた傷にいつまでもとらわれて、過去に立ち止まっている姿を示している。この作品は、復興に向かう被災者像という定型的な物語から逸脱するものであった。また、この作品には、遺体が描かれていた点がほかの作品とは異質であったものの、町をバラの花にたとえたデザインや明確な色づかいによって、装飾的な印象も残している。『二〇〇一年一月二六日』という作品は、『バラの痛み』にも増して、刺繍の技法や色使いなどによって遺体の表現が強調された作品となった。

アーダムは、『バラの痛み』を制作した翌年に、ある国内ＮＧＯから、震災にかかわるナラティブ・テキスタイルの制作注文をうけた。そうしてできあがったのが作品『二〇〇一年一月二六日』だった。地震の二年後もしくは三年後に制作され、八〇×九四センチメートルのサイズのもので、タイトルどおり、地震の発生した日にアーダムが町でみたものを描いている。この作品では、『バラの痛み』にも増して、地震当日の凄惨な光景が具体的に表現されている。この作品をみてまず目につくのは、赤糸で表現された血痕と多数の遺体である。遺体は、原型をとどめたものばかりでなく、手だけ、足だけ、頭部だけ、といった断片のものもある。

作品の左下から右上にむかって貫くように何本もの線で区切られている。これは、アーダムによると、地震のときに地中から吹き出してきたさまざまな物質である。

上部には、ブジ市の町中の様子が描かれている。コンクリートやレンガの建物が倒壊し、人がその下にいたり、切断された身体の部位がちらばっている。その様子は、特定の場所を描いたものである。「右の絵の真ん中に描いているのが、マリック通りです。建物がどのように壊れたか、その真実を表現したのです」とアーダムは私に解説してくれた。ガレキのあちこちに散らばるのはインド国旗である。この日は「共和国記念日で、人々は国旗をもっている」のである。

彼は震災当時、ブジ市の旧市街の一角にあるガンチー・ファリアに居住していた。この地域は最も死者の多かった地域の一つであった。彼は、自分が実際に見たものを表現したことを強調した。

地震とはこのようなものなのです。他の作品とは比べものにならないでしょう。水をくんでいる人、亡くなった人、病院、救急車、そして自然。ここにウソはありません。すべて本当のことを描いています。地面が割れて、水が出てきたのです。黒い水、灰色の水、赤い水、圧力で水がわき出てきました。テントで寝泊まりしました。ブジ市で私が見たものを表しているのです。私が、サルパット門と広場で見たものです。学校、足をうち、手をうった人々、最も真実なものを表しています。建物が壊れています。寺院、モスクもあります。全て描いてます。違う色の土があります。自然の働きで別々になったのです。〔中略〕イスラームの神とヒンドゥーの神と目を二つおいて、作りました。頭に浮かんだ情景を、手間と時間をかけて作ったのです。〔中略〕ゴラール通りでみた男性。子どもが足をけがしたので、連れていくときに見た光景です。厚い布を頭に当てていました。こんな男性を見ました。ホスピタルロードでも見ました。ブジの三、四カ所で見たものを合わせています。本や写真で見たものを描いたのではありません。真似は意味がないのです（アーダム、二〇〇四・

八・八)。

作品のなかで最も目に留まるのは血痕の表現である。その部分は、ほかの刺繍の針目よりも太く、立体的に盛り上がっている。また作品全体は地が灰色、ほかの部分も地味な色彩で整えられているために、血痕を示す赤色がより浮き上がって見える。さらに、彼が赤糸の部分だけ、刺繍の技法をあえて変えているために生じている効果であることが分かる。他の部分は、伝統的なアリ刺繍、つまりチェーンステッチなのだが、赤糸の部分は、ボタンホールステッチによる表現がなされている。アーダムは、血痕を際立たせるために、意図的に異なる技法を使い分けていることが分かる。

また、この作品には、遺体が数多く描かれていることも特徴である。この作品に描かれた人物は二一八人で、そのうち遺体は六一人、けが人は四五人である。執拗に描かれた遺体、倒壊した建造物、血痕は、彼の居住していた地区における被害の甚大さを示している。そして、彼が地震の経験を作品にして欲しいという依頼を受けたとき、未来に向かう希望を描くよりも、記憶に残る凄惨な光景を表現したいと考えたのである。

彼の生業とするアリ刺繍は、王宮由来の豪奢な装束を装飾するために使われていた技法である。クジャクや花など吉祥文様を華やかで色とりどりの絹糸で縫い取ることが多い。アーダムの作品が描いた光景は、これら伝統的な刺繍製品と対照的で、アリ刺繍についてよく知る人を戸惑わせるものでもある。

作品を依頼したNGOがどのような注文の仕方をしたのかは不明である。しかし、できあがった作品の買い取りをNGOは拒否した。それだけではない。私に彼の安否を教えてくれた研究者も購入を依頼されて断ったという。そのことに彼は不満を訴えていた。地震の真実を表現したものなのに、評価されないと。作品は彼の手元に残り、私が買い取ることになった(12)。

彼の作品は、被災地で求められる「復活」という大きな物語から逸脱するものであった。被災者に求められるのは、未来志向、希望、前進であって、三年たっても地震当日のつらい記憶にとどまっていることではない。それは、阪神・淡路大震災の時に、個人の記憶が防災という大きなストーリーに吸収され、そこからはみ出してしまうような個々の経験や記憶が捨象されてしまったことと重なる。

## 6　おわりに

大きな災害が生じた後、死者を悼むため、あるいは災害の経験を後世に残すためにモニュメントやメモリアルを建設することが行われてきた。二〇〇一年に起こったインド西部地震後、人々はモニュメントやメモリアルを作ることに消極的であったのは、それらによってつくられるような「大きな物語」を自分の物語だとおもえない人々が数多く存在したからである。州行政主導の「記憶化」に対する不信があった。被災者のそれぞれの被災経験や、一人一人の死者たちの追悼をすくいあげて全体として大きな物語が構築されるのではなく、被災地と離れたところで定型的な物語が作られ、それをカッチという被災地にまるで落下傘を落とすかのように下ろしただけの祈念式典やモニュメント建設に対して、人々は批判的であった。モハマドとアーダムはマイノリティであることにより、より行政主導の事業に対して距離を持っていた[13]（追悼-記念の限界については本書第19章の石井論文も参照）。

本章で考えたかったのは、「大きな物語」に自らの小さな物語を重ね合わせて、トラウマを解消するような道筋をたどれない人々は、どのように自らの経験を他者に伝えられるようなかたちにしようとしたのだろうかということであった。また、その媒体としてのモノのもつ働き、なかでも布という媒体のもつ可能性についても論じた。

その事例として、「人生を記録するモノ」から導き出される震災の記憶の事例を二つ紹介した。二人とも、震災直後に見たり経験したりしたむごい光景が記憶に残っている。それらは、遺体を見たり埋葬したりした経験であるために、伝えることに難しさを感じるような経験であった。彼らは三年経っても長くその記憶が残っており、それを人に語りたい、伝えたいという衝動をもっていた。そして、二人とも布に託して経験を表現した。

布というモノが持つリアリティは、それを身にまとったり、使ったり、あるいは制作する人の強い思いをのせることにある。モハマドが言及した白い布は、震災時の同胞の大量死と、それを急いで埋葬しなければならなかった無念、死や遺体への恐怖を示しており、それでもなお死者を、無名の遺体ではなく、誰かの家族や友人として、ムスリムとしてのアイデンティティを大事にして葬ろうという思いがあったことを示している。白い布を供出したことが、彼自身の壮絶な体験を緩和することにつながり、また、白い布に託して表現することによって経験を他者と共有する契機をつくることになった。

『二〇〇一年一月二六日』というアーダムの作品は、遺体が散在するという被災地に現出した光景であるにも関わらず、人が目を背けてきたような現実を布に描き、つきつけた作品であった。それは、刺繍という技法の持つ祝祭的な華やかさや美しさを期待する人々にとっては、違和感を生じさせるような作品でもあった。アーダム自身は決して意図していたわけではないと思うが、彼は刺繍のもつそれら通念を逆手にとったからこそ、より強い力をもって見る人にせまる作品に結実させることに成功し、それが彼の災害の記憶を伝達する媒体になったのである。彼の作品は、当初は受け入れられることはなかったし、その後彼は避難していた場所から戻ることなく、亡くなってしまった。しかし、作品が私の手元にもたらされたことで今後公開の機会がおとずれ、作品を媒体として彼の経験が他者にひらかれていく機会が

あるだろう。(14)

注

(1) 本章のもとになった調査は、以下の研究助成によって可能になった。記してここに感謝したい。トヨタ財団研究助成D03-A-438、科研費特別研究員奨励費、科学研究費補助金（課題番号20251011、16251012、26360035）。

(2) 寺田は、兵庫県出身であるにも関わらず、震災当時自分は県外にいて、災害を経験していないという事実に罪悪感を覚え、震災の記録を残す活動を行ってきた。しかし、経験していない自分は、それを共有することはできないのではないかと悩み、その模索から分有というありかたに至った。笠原は、個人が何かを占有することではなく、また共通の制度や意識に支えられた共同体が何かを共有することでもない、分有に至った。分有とは所有不可能なものを分かち持つようなあり方のことだと述べている。

(3) http://www.gujaratindia.com/distriorwise.html（二〇〇一年五月二一日閲覧）。ただし、出典によって死者数は約一万六〇〇〇人、約二万人などばらつきがある。

(4) BHADA担当者への聞き取り調査による。ちなみに、一九九一年の国勢調査ではブジ市の人口は一二万一〇〇〇人であった。

(5) 一八一九年にマグニチュード八・〇、一九五六年にマグニチュード七・〇の地震が起こっている。

(6) カッチ県は、州行政中心地から地理的に隔絶された場所にある。復興にかかわる行政を、自らが被災しておらず、被災地の現状をよく知らない担当者がになうことになったことが、被災者の反発を引き起こした。モニュメント担当者も、カッチ県外出身者で、地震を経験していない官僚であった。カッチ県は、カッチ藩王国に起源し、英国からの独立後にグジャラート州に編入された経緯がある。グジャラート語とは異なる独自の言語や文化をもっていることに誇りをもつカッチ人は多い。

(7) 仮名である。

(8) クルソン、二〇〇四年二月二五日のインタビューから。

(9) ムガル朝宮廷の刺繍技術を継承。王族や豊かな商人達が専門職人のパトロンとなって振興していた刺繍工芸。王宮の女性達の衣装などを、アリという特殊な針を用いて絹地に絹糸によるチェーンステッチで制作する。遅くとも一九世紀には専門職人が存在し、モチ刺繍とも呼ばれた。

(10) オーストラリアでの展覧会のオープニングにはカッチから五人の職人が招待された。その後展覧会は、カッチとムンバイに巡回展示された。作品はムンバイの国立博物館によって保管されている。

(11) 一九八九年に設立されたNGO。女性のエンパワーメント実現をめざして組合を組織し、女性の手仕事を商品化する活動などをおこなっている。

(12)買い取りを拒んだ理由として、アーダムは値段の折り合いがつかなかったからだという。しかし、それはNGO側の断る方便で、おそらく、この作品が示す内容があまりにも不吉で、震災復興をめざす職人像からかけ離れていたことが理由だったのではないだろうか。

(13)グジャラート州では、宗教的マイノリティに対する抑圧があり、過去には暴力をともなう排除があった。震災後の宗教コミュナリズムの浸透と、宗教的マイノリティの「生きづらさ」については、[金谷 出版予定]を参照。

(14)本章執筆後、この作品は公開の機会を得た。二〇一七年に開催された『記憶風景を縫う ―― チリのアルピジェラと災禍の表現』にて、チリのピノチェト政権下の人権侵害の記憶を表現した刺繍作品とともに展示された。

## 参照文献


岡真理 二〇〇〇『記憶／物語』岩波書店。

笠原一人 二〇〇九「序 記憶のアクチュアリティへ」笠原一人・寺田匡宏編『記憶表現論』七‐二四ページ、昭和堂。

金谷美和 二〇〇七『布がつくる社会関係 ―― インド絞り染め布とムスリム職人の民族誌』思文閣出版。

―― 二〇〇八「フィールドが被災地になる時」李仁子・金谷美和・佐藤知久編『はじまりとしてのフィールドワーク ―― 自分がひらく、世界がかわる』二六五‐二八〇ページ、昭和堂。

―― 出版予定「災害復興と宗教的マイノリティ二〇〇一年インド西部地震の事例より」田中雅一・山本達也編『インド・剥き出しの世界』春風社。

震災モニュメントマップ作成委員会 二〇〇〇『忘れない1・17 ―― 震災モニュメントめぐり』葉文館出版。

蘇理剛志 二〇〇五「慶ちゃんのこと」『いつかの、だれかに 阪神大震災・記憶の〈分有〉のためのミュージアム構想』展、四六‐四七ページ、「記憶・歴史・表現」フォーラム。

寺田匡宏 二〇〇四「記憶の比較史 ―― 震災後／テロ後、加速する「歴史」の時間論」『国立歴史民俗学博物館研究報告』第一〇九集：二七三‐二九二。

―― 二〇〇五「ミュージアムの可能性のために」『いつかの、だれかに 阪神大震災・記憶の〈分有〉のためのミュージアム構想』展、一二‐二〇ページ、「記憶・歴史・表現」フォーラム。

波平恵美子 二〇〇九『ケガレ』講談社学術文庫。

林春男・重川希志依・田中聡・NHK「阪神・淡路大震災秘められた決断」取材班 二〇〇九『防災の決め手「災害エスノグラフィー」阪神・淡路大震災秘められた証言』NHK出版。

三尾稔・金谷美和・中谷純江編 二〇〇八『インド刺繍布のきらめき ―― バシン・コレクションに見る手仕事の世界』昭和堂。

宮地尚子 二〇一三『トラウマ』岩波書店。

GSDMA. 2003. *Kutch: Resergence after the Earthquake.*

Hoskins, Janet. 1998. *Biographical Objects: How Things Tell the Stories of People's Lives*, Routledge: New York and London.

Kanetani, Miwa. 2006. Communities Fragmented in Reconstruction After the Gujarat Earthquake of 2001. *Journal of the Japanese Association for South Asian Studies*, 18: 51–75.

Kutch, Mitra. 2002. *Vishoshni prakashan 2002* Kutch Mitra.

Miller, Daniel and Fiona, Parrott. 2009. Loss and material culture in South London, *Journal of the Royal Anthropological Institute (N. S.)* 15: 502–519

Simpson, Edward and Stuart, Corbridge. 2006. The Geography of Things that May become Memories: The 2001 earthquake in Kachchh-Gujarat and the politics of Rehabilitation in the Prememorial Era, in *Annals of the Association of American Geographers*, 96(3): 566–585.

## インターネット資料

Douglas, Carole. 2003. *Resurgence: Stories of an Earthquake, survival and Art, an Exhibition of Narrative Textiles from Kutch, India.*（ウェブサイトにて二〇一三年に公開 https://issuu.com/desert-traditions/docs/resurg-catalogue）

# 第17章　トラウマから架橋へ
## ――玉砕戦生還者の記憶がひらく新たな回路

西村　明

## 1　はじめに

アジア太平洋戦争下に過酷な戦闘から生還した日本兵たちが、戦後、遺骨収集や慰霊のためにふたたび戦地を訪れるということが数多く行われてきた。にもかかわらず、そうした事実をフォローする研究は二〇〇〇年代になってようやく登場したところであり、そこでのトラウマ的経験と記憶、慰霊、モニュメント建立といった一連の経緯を踏まえた詳細な議論はいまだじゅうぶんに展開されているとはいいがたい(1)。

本章では、元兵士の戦中戦後の生活史を踏まえ、戦争経験や戦地慰霊のドキュメント化（文章化・映像化）の営みがもつトラウマ的経験と記憶の組織化の働きと、他者とのあいだに新たな回路を開く働きの両面について論じてみたい。

なお、ここで取り上げる事例については、とくに戦中における戦闘の経験から遺骨収集にいたる展開について、すでに西村［二〇〇八 a］において論じているので、その部分の詳細はそちらに譲る。[2] ここではトラウマ的経験と記憶の組織化との関わりで重要な部分を再度整理し、その後の追跡調査で明らかになったことも加えるかたちで議論を展開することとしたい。また、モニュメント化についても若干言及はするものの、西村［二〇〇六、二〇一三］において主題的に論じているので、そちらを参照されたい。[3]

## 2 ある元兵士のトラウマ経験 —— 隔たりへの感受性

本章で取り上げるのは、北マリアナ諸島、サイパン島の南に位置するテニアン島において玉砕的戦闘を経験し、その後も投降することなく島の洞くつで一年半生き延びて復員した金谷安夫さんの戦後史である。金谷さんは一九二〇年鹿児島市に生まれ、一九四〇年の徴兵検査で「第二乙種合格、第二補充兵」として召集を受けなかったため、三菱長崎造船所に技師として勤務した。ところが、一九四三年五月末になって召集されることになり、佐世保の海兵団に入団後、鹿児島県の出水海軍航空隊の整備兵として配属された。まもなく、鹿屋航空隊に編成中であった第一航空艦隊の「第七六一海軍航空隊（龍部隊）」に配属された。

一九四四年二月、南洋委任統治領マリアナ諸島テニアンに派遣されるが、六月に入ると敵機の空爆が始まり、七月九日には隣のサイパンが占領された。同じ頃テニアンでも爆撃が激化し、同年兵にも戦死者が現れる事態となった。

二〇〇六年以降、遺骨収集や旧戦地での慰霊（戦地慰霊・戦跡巡拝・慰霊巡拝等）に関心をもって文献に当たっていた私は、金谷さんが一九九六年に私家版として出版した『戦塵の日々 —— 原爆の基地テニアン島の戦闘と遺骨収集』（以下、『戦塵』を自費出版図書館で見つけ、コピーを入手した。それは、戦時中の壮絶な戦闘経験の記述や洞くつでのサバイバル生活に加え、誤って実家に送られていた死亡通知書や、母親が上官に宛てた手紙の文面など、一兵士の戦争体験をめぐる詳細なバイオグラフィーであった。それだけであれば類例は数多いが、同書の特徴は、さらに、戦後二〇年以上をへて戦地慰霊や遺骨収集に参加しはじめる経緯や、実際の活動の様子が詳細に記述されている点にある。後年の視点からまとめられたものとはいえ、玉砕戦から生還した一兵士が、戦中にどのようにトラウマ的経験に遭遇し、その後再度の戦地訪問などをとおして、その記憶とどのように向き合ってきたのかを探るうえで貴重な記録であるといえる。そこで前述の西村［二〇〇八 a］において、金谷さんの体験を「隔たりへの感受性」という視点から取り上げ、分析したのである。

同論文を脱稿した二〇〇七年に、[4]インターネット上に金谷さんに関する情報がないかと検索をかけたところ、「慟哭の島 —— その真実」という金谷さん本人のウェブサイトにたどりついた。一九二〇年生まれで当時八七歳になっているはずの金谷さんが個人のサイトを立ち上げているということに半信半疑になりながら、連絡フォームからインタビュー依頼のメールを出したところ、すぐさま本人から返信があり、直接話を聞くことができたのである。この年齢にしてメールのやり取りをする情報リテラシーの高さについては、のちほどあらためて触れることにしたい。

以下では、まず『戦塵』に見られる彼のトラウマ的経験とその記憶について、要点のみ再度整理しておきたい。

### （1）生死の分水嶺 —— 分身としての死者

先述のように、一九四四年七月になるとテニアンでの米軍の爆撃が激化し、山口万次や藤田輝夫という金谷さんの同年兵たちもあいついで戦死した。とくに藤田の戦死は金谷さんのすぐそばで起こった出来事であった。二人の戦友の死に直面し、戦闘というより一方的に攻撃される無力さと、自らの生の偶有性を自覚している。それは、次のような表現である。

山口と藤田が戦死したが、敵と戦ったのではなく、ただ弾に当たって死んでいった。敵は我々が居ようが居まいが弾を打ち込んできた。そして運が悪ければ誰かに当たり死んでいった［金谷一九九六：六二］。

金谷さんはここで、仲間の戦死と自らの生存を分ける境界線がほとんどなく、どちらが亡くなっていてもおかしくないという意味で戦死者を自分の分身としてとらえるような立場におかれているのだといえる。この立ち位置は、金谷さんの戦後史の起点となっており、後に見るように、そこからの「隔たり」の度合いがその後の感情と行動の参照点となっている。

## （2）生還＝復員――死者との隔たりの発生

金谷さんはその後敗残兵として、テニアンの洞くつで一年余りを過ごし、一九四五年九月に投降した。テニアンの捕虜収容所に収監された後、一週間してサイパンの収容所に移される。その際、洞くつ周辺に散乱していた戦友たちの遺骨が想起されており、「俺も連れて帰ってくれ」といっているような感覚に襲われている。それらの遺骨が気がかりで離れられないという気持ちを抱きつつ、「きっと迎えにくるぞと心に誓いながら」島影を見送っている［金谷一九九六：

一三六―一三七］。そうした思いは金谷さんがサイパンの収容所から解放され日本に復員する際にも生じており、サイパン、テニアン両島の遺骨にたいして、「後髪を引かれる思いである。何時か必ず迎えにくるぞと堅く心に誓い唇を噛み締めた。悪夢の島を去ることで晴々とした気持ちになるどころか、残していく英霊への思いが募るばかりであった」と述べている［金谷一九九六：一五五―一五六］。

戦時の戦場において戦死者との分身状態におかれ、生死や自他の境界が明確ではなかった生存者は、その後、戦地を離れ復員する過程で、戦地に骨として眠っている戦死した戦友の時間的・空間的位置から物理的に離れていく。そのことによって、生と死のあいだの越えられない「隔たり」が自覚され、むしろ戦地と戦友への未練へとつながっていった様子が金谷さんの事例からうかがえる。

### （3）日常生活への復帰とフラッシュバック

金谷さんは郷里の鹿児島に復員後、家族との生活にようやく慣れてきたころに、悪夢に襲われるようになった。敵に追われる夢を見たり、「貴様はなぜ［日本に］帰ったのか早くテニアンに帰れ［戻れ］」という声に、うなされしきりに飛び起きるという具合であった。

これはある種のトラウマ的記憶に侵襲され、フラッシュバックが起こっているともとれるが、注意しておきたいのは自身の衝撃的体験を反復的に想起しているというよりも、死んだ戦友たちの声や彼らがおかれた状況にまつわるような類の夢であったということである。例えば『戦塵』では、以下のように記述している。

遂に戦車は私の頭の上を通過していく、キャタピラーの軋む音がする、その時私は振り向いて戦車の通過するのを見た。何だか私は地下から眺めている様だった。ガラス張の地面の下から何台かの戦車を見送った、そして汗びっしょりで跳ね起きていた。

不思議なことに毎回同じ様なパターンの夢を繰り返し繰り返し見ていた。終いには次は戦車が頭の上を通過するのだと、夢のその先を想像しながら、同じ悪夢を見続けては、うなされて起きる日が続いた。

今考えるとその夢は、亡き戦友が言葉を変えて語り掛けていたのかもしれない。戦車に轢かれる夢は、地下の亡き友と同じ情景を見ていたのかもしれない［金谷一九九六：一七七–一七八］。

金谷さんは、二〇〇七年に行ったインタビューの際も次のように語っていた。

おんなじ夢。で、夢見とってね、「あそこに敵がきた。戦車がこっちくる、頭の上通りすぎた」と思ったら、ブルっと震えて起き上がって。あ、結婚してからもそうやったもんなぁ。

毎晩夢見た。おんなじ夢や。［それは］もう、きつかった。

復員後の昼間の覚醒した意識状態では戦地からの空間的・時間的隔たりと平時の日常へと戻ったという生活環境の違い（隔たり）によって戦地での体験や戦友たちのことは意識の背景にしりぞいているが、夜や昼寝の際に見る夢では、反対にその隔たりが保たれず、戦死者の分身として自らが戦車に轢かれてしまいそうになるといった状況に再び戻されたのである。

## （4）悪夢からの解放

先ほどのインタビューは次のように続いている。

で、一〇年たったら、仕事は忙しくなるやら、金は要るやら、なんやらかんやらで、段々薄れてきて。ほな定年前になってから、また思い出してきたねぇ。

『戦塵』の記述によれば、戦前同様三菱長崎造船所のエンジン技師の仕事に一九五四年に復帰し、会社の仕事や子育てなどに追われるうち復員後一〇年ほど経つと悪夢をほとんど見なくなっている。そして、「いつしかテニアンの事は脳裏から離れていった」という［金谷一九九六：一七八］。

復員後の生活が金谷さんの意識の大部分を占め、戦時のテニアンでの過酷な生活やかつては分身状態であった戦死者との連続性は保たれなくなって、悪夢の重圧から解放されている。

## （5）積極的な想起

しかし、戦後二〇年が経ち金谷さんが四五歳になった一九六五年になると、これまでとは異なる姿勢が登場している。

英霊に引かれるのか、今までの記録を忘れない内に少しずつ広告の裏を利用して書き始めた。書き始めるとあれもこれも書きたくなった。書き進めるうちにテニアンの思いが深まり、色々な事が思い出される。いつしかその思い出が脳裏から離れることのない大きな強いものになっていった。［金谷一九九六：一七九］

自らの戦争体験を「記録」する作業を始めたことによって、金谷さんに変化がもたらされた。いったんは完全に切り離されたかに見えたテニアンの記憶に意識的に向き合い、もう一度「隔たり」への感受性にとらえられたといえるだろう。しかし、今回はトラウマの侵襲ではなく、記憶への能動的関与の姿勢になっているところが以前の段階とは異なる点である。いったん「脳裏から離れていった」記憶は、完全に忘却されたのではなく、意識の背景にしりぞいていただけでそこにずっと留まっていたのだということもできる。それはあたかも、焦点をずらすことによってそれまでとらえられなかった像が浮かび上がって見える３Ｄパズルのようである。

## 3　記憶への能動的関与の三つの支流

こうして再度、自らのテニアン戦の体験と戦友の死に向き合うようになった金谷さんは、実際にサイパン・テニアンを訪問し、遺骨収集に従事する方向に進んでいったが［本節（1）］、その際その努力は付随する二つの方向にも展開している。すなわち、映像メディア・自費出版・ホームページによるドキュメント化［本節（2）］と、被爆寺院の復興に際した仏像建立への関与と慰霊・情報発信の協働［本節（3）］である。以下、それぞれについて見ていきたい。

## （1）戦地訪問、遺骨収集への着手

一九六〇年代の半ばに自らの体験を記録するようになってしばらくすると、金谷さんはそれまで関わりをもたなかった戦友会の活動に関与するようになる。一九六九年、熊本県の玉名温泉で開かれたサイパン・テニアンの戦友会（彩友会）に初参加した。

復員後、平穏な生活と過酷な戦場での体験との隔たりに戸惑い、日常生活への不適応状態を経験する元兵士たちがいた。そのような状態を指して「戦争ぼけ」と表されることもある［西村二〇一二］。PTSDの症状でいわれる過覚醒症状であるのかもしれない。そうした状況で、元兵士たちは家族であっても自らの体験を理解してくれないだろうと考え、周囲には積極的に明かさないということも起こる。それにたいし、戦友会は同様の体験やそのコンテクストを共有する者同士が集い、多くを語らずともおたがいに理解を共有できる場として機能した(5)。

戦友会への初参加からさらに四年経った一九七三年、ようやく旧戦地を訪問できる機会に出会う。金谷さんは長崎のユースクラブ主催のグアム・サイパンツアーの企画を知り、ツアーの旅程にはテニアンは入っていなかったものの、せめてサイパンだけでも訪問したいと申し込んだ。しかし実際には、サイパンへの渡航後に添乗員のはからいによって急きょテニアンにも訪問できるようになった。金谷さんへのインタビューでは、この時の感想を「あん時はねぇ、感激やったなぁ。〔中略〕帰るとき［復員時］にどうしたかっていったら、『必ずお前たちを迎えに来るから待っとってくれよ』ってね。手を振って別れてきたの。船に乗ってね」と語っている。『戦塵』においても、テニアン行きが決まった時と、島に渡った後、サイパンに再び戻る時の様子を次のように描写している。

必ず迎えにくるぞと心に誓いながら別れてから二九年目であり私も五四才になっていた。亡き戦友との約束をやっと果たすことができる。私はテニアン島に行けるのだ。（中略）私どもは今回は何もすることは出来ないが、次回からは遺骨の収集をするぞと心に決めてテニアン島と別れた。ボートの中からカロリナスの洞窟を望み二九年前と同じ様に島に残された英霊に対してあつい思いを抱きながら何時までも何時までも島影を見送った。

かくしてテニアン島の初めての訪問は大きな思い出を残して終わった。［金谷一九九六：八七］

その後金谷さんは、一九七五年の岐阜県マリアナ会の現地慰霊並びに収骨旅行に参加したのを始め、団体ツアーや個人旅行などで、二〇〇七年までに二五回のサイパンとテニアンへの渡航を果たした。同行者はその回ごとに異なるものの、戦友会のメンバーをはじめ、妻や子供などの家族、後に述べる長崎の福済寺の住職などであった。

こうしたひんぱんな渡航のうちの一〇回は、厚生省の遺骨収集事業への参加であった。すでに一九七五年の岐阜県マリアナ会の慰霊旅行の際に、金谷さんは会の有力者に遺骨収集への参加の意思を伝えていた。それから一〇年近くの時を経て、一九八四年にようやく参加が実現したのである。遺骨収集では、慰霊のためだけの訪問とは異なり、戦友たちの遺骨を掘り出し、その骨を通じて死者と対話するという独特の向き合い方が認められる。

一九八四年の「マリアナ・パラオ諸島戦没者遺骨収集政府派遣団」参加の際には、遺骨の発見に際して「仏が歩かせたのか、彼が呼んだのか」ととらえており、戦死者とのあいだに相互的コミュニケーションの回路が前提とされている。翌年の「マリアナ諸島戦没者遺骨収集政府派遣団」に際しては、焼骨や遺骨を抱いて帰国した際に、骨を通して戦死者と対話している。

四〇年ぶりに現れた英雄たちは我々の作業を見守って呉れている。準備作業を完了し焼骨式を待つ。暫くの間、彼等［戦死者（の遺骨）］と語り合い名残を惜しむ一時である。我ら生還者は何かをしなければならない、それは彼等を一日も早く祖国に帰還させて懐かしい祖国の土を踏ませる事である。［金谷一九九六：二一六］

点火当時は生木のはぜる音、樹液が滲み出す音が戦友の語り掛けのように思われる。時折、火の竜巻が舞い上がり、霊が昇天するように思える。（略）隊員は交替で英霊のお守りと火の番を行う。やがて、大きかった生木もほとんどが燃え尽き、おき火となってお骨が焼ける、やがて夜の帳［とばり］が降り空に星が瞬く頃になると、赤い炎は青白い燐光に変わり、静かに精霊と語り合う時となる。［金谷一九九六：二二〇］

此の時間［成田空港から遺骨を抱いて厚生省での遺骨伝達式へとバスで向かう道中］は、私にとってお骨と対話出来る時間である。激しかった戦闘の思い出、その後のジャングル内のお骨の状態、慰霊団でお骨に初めて出会った時のこと、今回の遺骨収集のことなどが次々と思い出されてくる。［金谷一九九六：二三〇］

ここに見られるように、骨（あるいは、それを通した死者）との対話は、戦時中の過酷な体験から遺骨収集作業にいたる時間をひとつに結びつけるような想起をもたらしている。そして、インタビューでは「ほんとに僕は遺骨収集で救われたなぁと思った。ということは結局、遺骨を拾ってあげてよかったたっちゅうのとね、それからこういう仕事ができてよかったってのが［自分の側への意味としては］ある」と述べている。死者との「隔たり」によってそれまで果たせなかった収骨の責務を遂行できたことで、重圧からの解放がもたらされたのだといえる。

## (2) 映像メディア・自費出版・ウェブサイトによるドキュメント化

金谷さんは、一九七五年の岐阜県マリアナ会の慰霊・収骨旅行に参加した際、前年に購入した八ミリカメラで自作映画『テニアン島の遺骨収集』を制作したのを皮切りに、その後の渡航にも映像機器を持参して、記録に収めている。翌七六年八月には二人の子供と、三泊四日のサイパン島のツアーに参加してテニアン島にも渡り、やはり八ミリ映画の現地ロケを敢行している。先の『テニアン島の遺骨収集』を映像制作に詳しい友人に見せたところ酷評されたが、今度はその人物の指導のもとで『姿なき墓標』を完成した。

その後も遺骨収集参加に際して『草むす屍』(一九八四年)、『荼毘』(一九八六年)、ビデオ作品『慟哭』(一九八九年)、『遺骨』(一九九二年)を作成している。ここでは、金谷さんから提供いただいた二作目以降の映像のうち、初期作品の『姿なき墓標』(写真1)の内容について見ておくこととしたい。

まず、冒頭に金谷さんのイニシャルを用いた「KY MOVIE PRODUCTION」のクレジットが映し出される。これはこれ以降の作品にも共通している。

場面によっては「同期の桜」などの軍歌が突然流れ、テレビの戦史ドキュメンタリーの画面をカメラで映して戦局に関する解説的な部分なども挿入されている。しかし、全体のトーンとしては、静かなクラシック曲を[6]BGMとして、一人称の回顧的ナレーションにより進行している。自己の戦争体験や戦死した戦友に対する金谷さんの向き合い方(想起のモード)をとらえる上で有効であると思われるので、少し長くなるが、特徴的な表現をいくつか抜粋しておきたい。

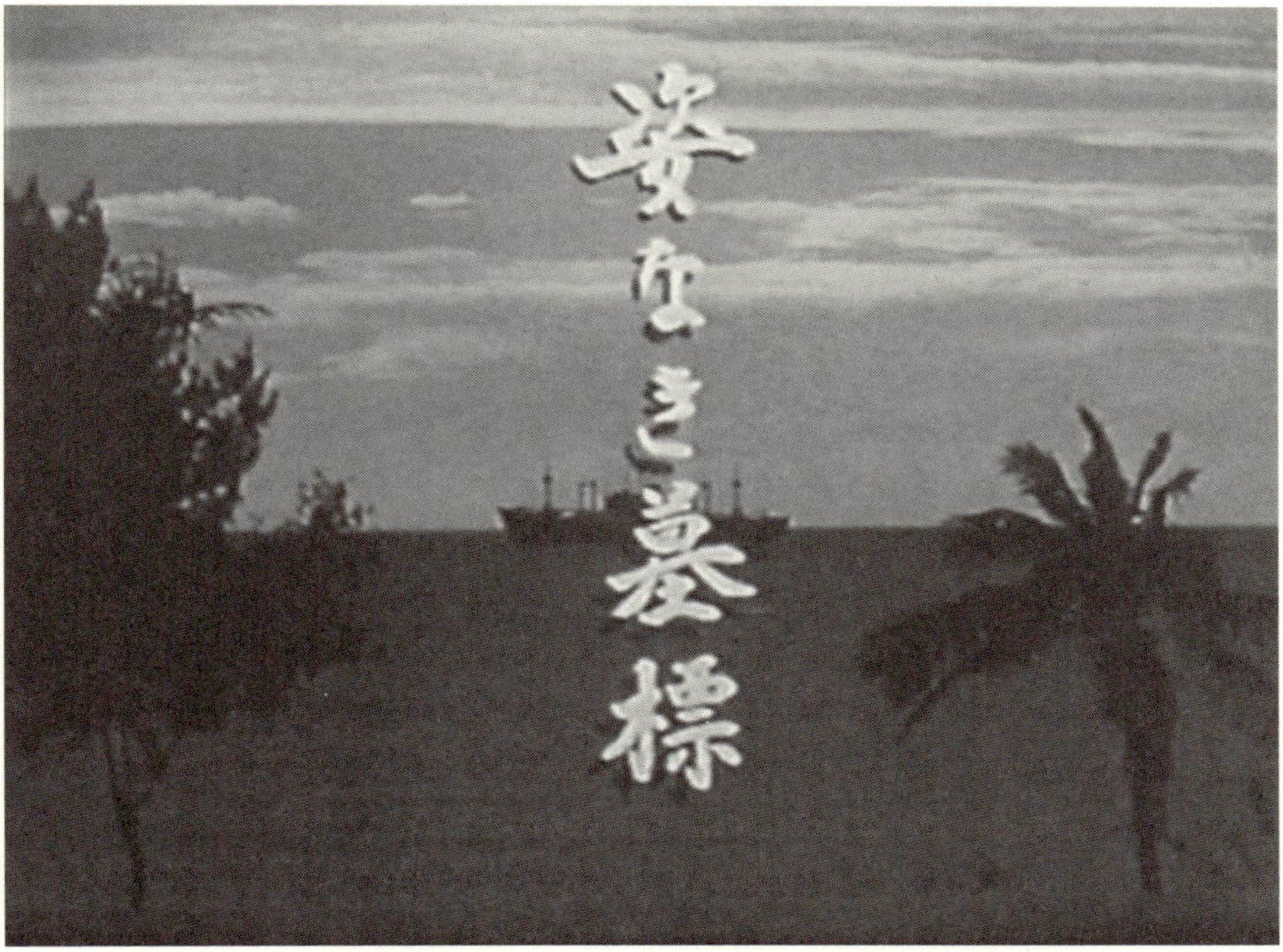


写真1　『姿なき墓標』のタイトルバック（静止画は、金谷さん提供のデジタルリメイク版からキャプチャリングした）

私の追憶は三十年後の今もまだ島のジャングルのなかをさまよっている。そこには数多くの戦友たちの亡骸が残されたままになっている。もはや齢五十を越えたというのに骨を見るたびに胸が痛む。

毎年夏が訪れると、ひとしお強くテニアンの思い出が郷愁にも似て胸を締め付ける。昭和五一年夏、矢も楯もたまらなくなった私は、昨年に続いて今年もまたテニアンを訪れることにした。

町はずれの森蔭にひっそりと建つ慰霊碑、この島に倒れた一万三千名の人びとが、物いわぬひともと「一本」の石と化して今私を迎える。親しかった戦友たちの顔が姿が浮かんでは消え、消えてはまた浮かぶ。

三十年前のことがまるで昨日のことのようにも思えるし、また遥か彼方の夢の中の出来事であったようにも感じられる。

この島の攻防戦では一万三千名が倒れた。みな麗らかで元気のいいやつばかりであった。懐かしさがこみ上げてくる。内地での激しかった訓練、テニアンにわたってからの緊張した日々の中での友情。思い出はそれからそれへと尽きることはない。戦友に会いたい、会って今一度昔話をしてみたい。故郷や遺族のことなども教えてやりたい。遺骨を求めて山地を彷徨いながらも、いつしか足は一年を過ごした洞窟の方向へと向いていた。しかし、三十年のベールに覆われた記憶ではそれがどこであったか明確にすることができない。私はジャングルを歩いた。スコールが襲い、太陽も西に傾いて、もはやこれまでと諦めかけた時、奇跡が起こった。発見できたのである。まさしく、あの洞窟である。

あの岩もこの木も、みな戦友たちの悲しい墓標である。私は後ろ髪をひかれながら、胸中に別離の言葉をつぶやきながら山を下りた。私の三〇年の間の願いは果たされた。しかし、この虚ろな思いはいったい何であろうか。テニアンに私の若き日の思い出を、この島の土と化していくあまたのわが友が消え、私はいつまでも御身らのことを忘れることはできないであろう。

おそらく金谷さんの子供がカメラマンとなり、海を眺め物思いに耽るシーンを横から撮ったり、ジャングルから降りてくるシーンを迎えるように撮っていることから、たんに活動をスナップ的に記録したものではなく、あらかじめ金谷さんがカメラを回す子供に指示を出してそれぞれの場面を撮影したことがうかがえる。したがって、ここで注目しておきたいことは、金谷さんの想起のモードは、即自的・直情的なものではなく、映像制作を通して再帰的にとらえ返されたものとなっているということである。いいかえれば、映像に映る自分と、それを撮り編集する自分とに分化すること

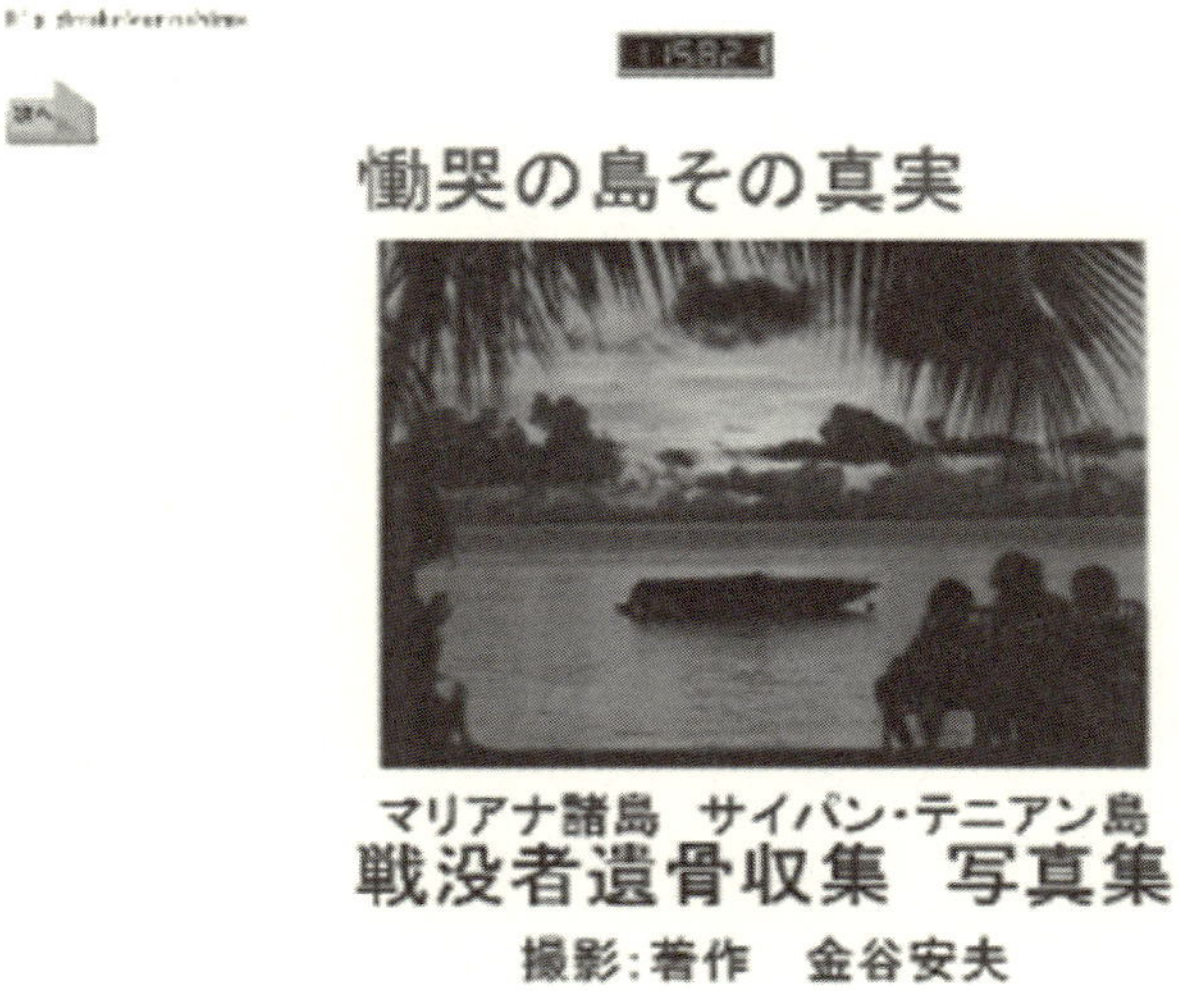


写真2　ウェブサイト「慟哭の島その真実」トップページ

によって、自らのトラウマ的記憶に対して一定の距離をおいて付き合っている様を示しているといえるだろう。

このように金谷さんは、一九六五年に広告の裏紙に自らの戦争体験の記録を始め、一九七〇年代後半からのテニアンとサイパンへの渡航や遺骨収集への参加をきっかけに八ミリやビデオによる映像記録に乗り出した。その延長上に一九九六年に『戦塵』の自費出版があったのである。しかし、金谷さんの証しの表現はそれにとどまらず、二〇〇二年に『慟哭の島その真実――マリアナ諸島サイパン・テニアン戦没者遺骨収集写真集』を自費出版し、二〇〇三年には同タイトルのウェブサイト（写真2）、翌二〇〇四年にはＣＤスライドショー版を作成している。金谷さんは平成に入ってパソコン操作を習いはじめ、指導者のサポートを受けながらではあれ、すべて自前でデジタル作品まで作るようになっているのである。

したがって、金谷さんは四〇年あまりのうちに、ＰＣ・インターネットによる情報発信へと社会の変化に歩調を合わせたためざましい技術革新を行ったわけである。

これについて本人は、「好きだったから」とインタビューに答えているが、金谷さん自身のキャリア形成と無関係ではないだろう。出征前、そして一九五〇年代半ばから再び三菱長崎造船所に勤め、戦時中も最初は整備兵として配属されていた。特に戦後はエンジン設計技師となり、定年退職後も長崎大学工学部に招聘されて技官を務めていたという経歴をもつ。そういう意味では、一般よりも技術的なことに明るかったことも、彼のドキュメンタリーの制作を容易にした一因だったといえよう。

CDスライドショーやウェブサイトなど、自費出版の本の内容をデジタル化した理由については「一冊が八千円かかってたくさんできんもんだから、どうしようかと思ったあげく、じゃあこれをスライドにしてしまえっちゅう話になって」とコストパフォーマンスの問題を挙げている。そこには、ただ記録するばかりではなく、情報の共有を図りたいという意思が表れているといえる。

金谷さんのウェブサイトの訪問者からは、時々メールが寄せられるという。[7] 特にサイト開設当初は毎日メールが入っている。訪問者の年齢層は三四、五歳の女性がもっとも多かったという。そうした人々はサイパンやテニアンに旅行に行った後、さらに情報を得たいと考えて金谷さんのサイトにたどり着き、こうした過去の歴史的事実に驚いたという感想を寄せる人が多かったそうである。

### (3) 被爆復興寺院の仏像建立への関わりと慰霊・情報発信の協働

JR長崎駅を出て、目の前の小高い丘の上に、亀の甲羅に乗った銀色の観音像が立っている。これは一九七九年に再建された福済寺の本堂の上に建てられた長崎観音である。近年では駅前のビルの高層化により、駅から直接見つけることが難しくなったが、著者が小学生であった三〇年ほど前には丘の上にそびえているという印象があった。福済寺は、崇福寺、興福寺とともに長崎の三福寺とも称され、近世期に福建省の漳州や泉州の華僑の信仰を集めた黄檗宗寺院であった。一九四五年八月九日の長崎への原爆投下によって、爆心から約一・二キロ離れた同寺でも、国宝であった本堂(大雄宝殿)などの建物が爆風で崩壊した。

長崎観音は高さ一八メートルのアルミ合金製の観音像で、台座部の海亀の体内に本堂を擁するという構造となっている。本堂正面の本尊仏の左右のスペースに、戦死者と原爆犠牲者を慰霊するスペースが設けられている。一方には戦死者慰霊のための巨大なヘルメットのモニュメントが吊るされているが、これはちょうど本堂再建中に引き上げられた戦艦陸奥の廃材を鋳直して作られたものである。また各戦地からもち帰られた遺品類と長崎市内の百貨店玉屋で行われた各戦跡の霊石展の石を譲り受けて敷き詰めてある。(8) もう一方のスペースには原爆犠牲者慰霊のために、核兵器によってひび割れた地球をかたどったモニュメントが設置されている。

金谷さんはこの本堂再建および長崎観音建立の直前の時期に、福済寺住職の三浦義光氏と知り合い、一九七七年と七八年の二回のテニアン・サイパン慰霊行に三浦住職を同伴した。そしてテニアンの洞くつやサイパンの各戦跡に立つ慰霊碑前で、三浦氏に読経法要を依頼している。とくにテニアンでは、金谷さんが一年半身を潜めた洞くつの隣で、発狂して亡くなった大卒のインテリの戦友に対して、「供養ができたなぁっていうような感じやったなぁ」「あれは嬉しかったわ」とインタビューで回顧している。

三浦住職もフィリピン戦の生き残りであり、原爆犠牲者の慰霊施設が多いなか、戦死者のための目立ったモニュメントが少ないことから、本堂の再建にあたって県内の遺族会にも寄付を呼びかけて戦死者慰霊のスペースを設けたのだという。金谷さんのアルバムの一つに長崎観音の建立過程を撮した写真群と当時の新聞のスクラップがあり、金谷さんの

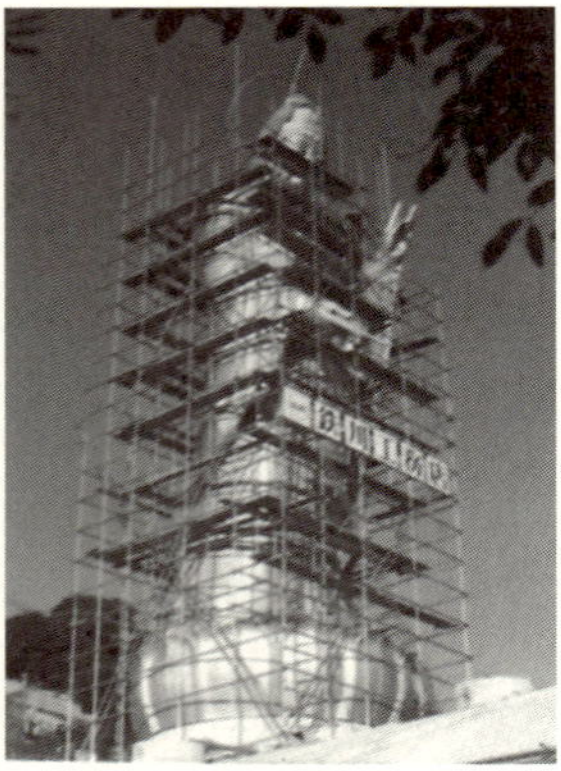

写真3　建設中の長崎観音のようす（金谷さんのアルバムより）

関心と積極的なかかわりをうかがわせる（写真3）。

第二の原爆が投下されたことを記念するモニュメントと、被爆死した人びとのためのメモリアルが多くを占め、原爆以外の戦争の語りについては疎外されていると感じていた金谷さんにとって、(9) この長崎観音は戦地に眠る戦友たちとの隔たりを埋めるモニュメントであったことは想像に難くない。もちろん三浦住職が出征していたフィリピンなどほかの戦地との所縁もある施設であるが、原爆犠牲者を併せて祀っている点で、金谷さんにとって身近な場所でテニアンを象徴する場所ともなったといえる。金谷さんは、原爆とテニアンの関係について、自費出版の手記のサブタイトルにも掲げている通り、テニアン島が広島・長崎の原爆搭載地であったことを意識しており、八月九日には「私は原爆投下の責任を感じるわけではないが冥福を祈るため欠かさずお参りしている」と述べている。

金谷さんは、三浦義光氏が住職として熱心に戦死者慰霊に関わっていた建立当初の一〇年ほどは春秋の彼岸に行われていた慰霊法要に毎年参列し、テニアンやサイパンで撮影した八ミリ映像を、本堂の壁面に投影して上映していたという。このように、金谷さんにとって長崎観音は自らの戦争体験と戦死した戦友を記念するモニュメントとしての性格をもったばかりではなく、インターネットを通じたやり取りの以前から、八ミリ上映という形で、自らの体験を他の人びとと共有化する場ともなっていたことがうかがえる。とりわけ、原爆以外の戦争体験の語りの場が少ないなかでの体験の共有化の意味は大きく、八ミリやビデオ作品作成の時期が、長崎観音とのかかわりをもった時期と重なっている点に注目しておく必要がある。さらに住職の代替わりによって寺院から足が遠のいた以降に、手記の出版とデジタル作品・

インターネットへと表現・共有化の場を移していったことからも、長崎観音とのかかわりが金谷さんにとって一つの転機であったことがうかがえる。

## 4 ドキュメント化とトラウマ的経験の組織化

ここまで、金谷さんが戦死した戦友との分身状態と隔たりへの感受性に基づいて、自らのトラウマ的経験とも段階的に向き合っていった延長上で、戦地訪問・遺骨収集と、その体験も含めたドキュメント化、そして長崎観音建立への関与と慰霊法要の場でのドキュメントの共有化という三方向に活動を展開したことを見てきた。それらを通して、金谷さんのトラウマ的経験との向き合い方のモードが明らかな変容を見せていることに気づかされる。以下では、前節の記述をトラウマ的経験の組織化という観点からとらえ返すために図式的に整理しておきたい。

### (1) 環状島モデルの適用

金谷さんのトラウマ的経験とその後の活動を図式的に理解するにあたって、宮地尚子が提示した「環状島」のモデルから出発することとしたい。本論集に関心をもって読んでいる読者にはあるいは自明なモデルかもしれないので、ここでは最小限の説明にとどめておく。

宮地の環状島モデルとは、トラウマについて語る者の立ち位置を、その出来事によって亡くなった犠牲者や、支援者・

傍観者などの非当事者との複雑な関係性のなかで空間的・立体的にとらえるために、中心部分が深い〈内海〉となり、その周りを円環状の陸地が包み込み、さらにその外縁を〈外海〉が取り囲むかっこうとなったものである（図1）。これは、広島・長崎の原爆被害の爆心地を中心とする被害の同心円から着想を得たものであるという［宮地二〇〇七：七］。〈内海〉の中心が〈ゼロ地点〉となり、そことの隔たりの度合いがトラウマ的できごとからの距離をあらわしている。〈内海〉は死者（犠牲者）の沈む領域であり、死者の外側、〈内海〉と接する〈波打ち際〉は、かろうじて生き延びたが正気や言葉を失った者たちが位置する場所である。そこから〈尾根〉までの〈内斜面〉が、さまざまな度合いの当事者たちの位置する場所となる。それに対し、非当事者は〈尾根〉より外側の〈外斜面〉に位置する［宮地二〇〇七：九―一七］。

宮地のモデルでは、環状島に働く重力（トラウマの持続的影響力）や風（当事者と周囲との対人関係の混乱や葛藤など）、水位の高低（当事者に寄り添う理解者の増減）など多様なメタファーを用いて、セクシャル・ハラスメントをはじめさまざまなタイプのトラウマ的事象における社会関係と当事者への影響を詳細に論じているが［宮地二〇〇七：二七―三八］、ここでは紙数の都合もあり図式を簡略化して示すために、〈内海〉、〈波打ち際〉、〈内斜面〉、〈尾根〉、〈外斜面〉、〈外海〉といった場所性と、死者、生還者といったトラウマ的できごとの当事者と、その周囲の非当事者といったアクターに話を絞りたい。

金谷さんの戦地での戦闘体験は、戦死した戦友たちと限りなく隔たりのない〈内海〉における分身的状況であったといえる。そこからテニアンを離れ日本に生還を果たすとともに、フラッシュバックに襲われる〈波打ち際〉から〈内斜面〉と尾根に向かって上陸を続けた。一〇年ほどすぎると家族との生活や仕事に追われてフラッシュバックに襲われることもなくなり、その後一〇年ほどはいったん〈内海〉が見えない尾根の〈外斜面〉まで出たかに見える時期を迎えた。しかし戦後二〇年が過ぎた頃から、再び〈内海〉のことを意識するようになる。広告紙の裏を利用したノート的な記録の作

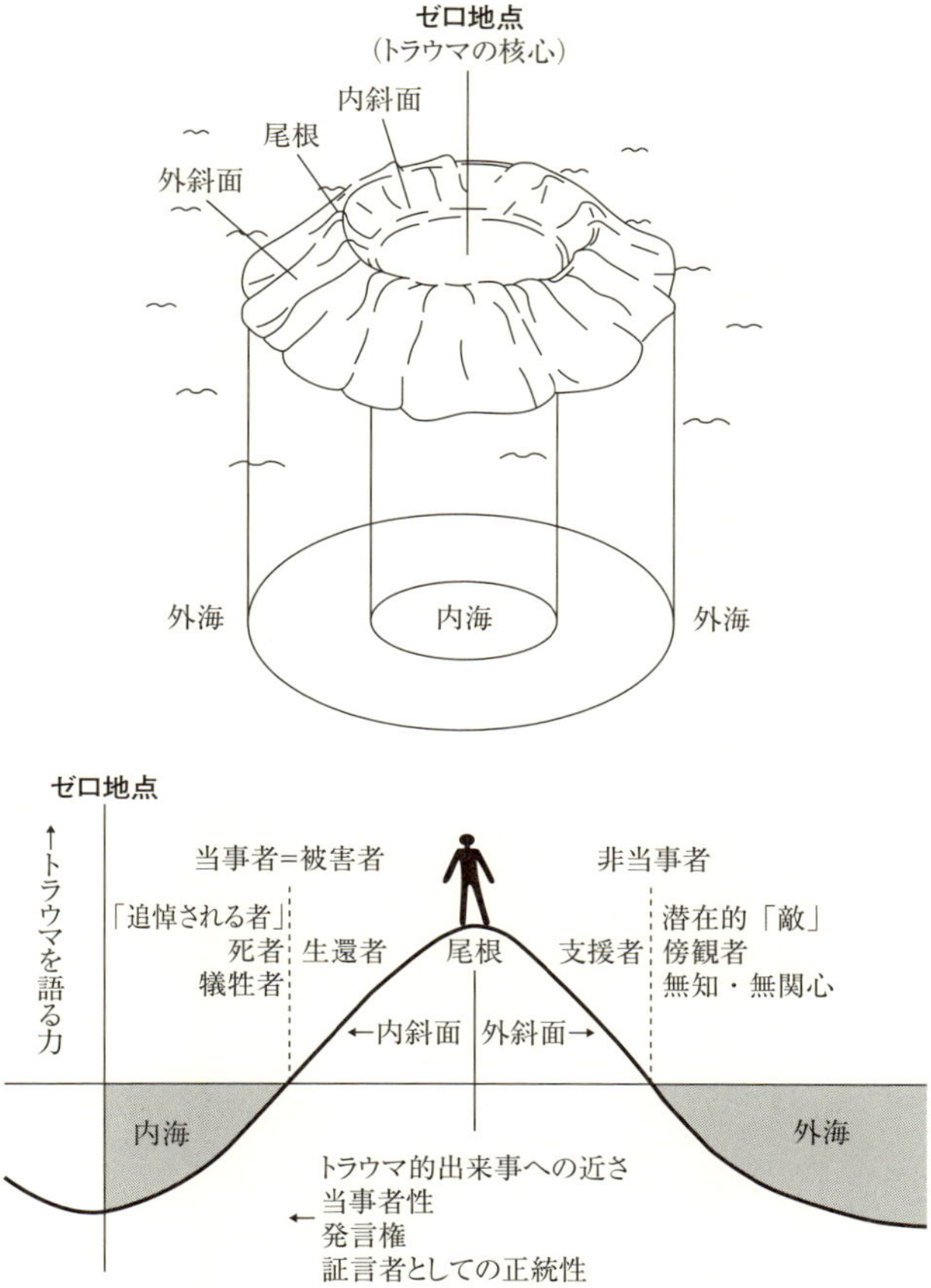


図1　宮地の環状島モデルの構造（上）と断面図（下）［宮地 2013：44］

業に始まり、戦友会への参加を経て、テニアンの訪問や遺骨収集へと〈内海〉との隔たりを縮める作業に着手する。しかし、その際八ミリやビデオ映像の撮影と作品化、長崎観音の建立へのコミットメントと映像作品の上映、手記の出版とデジタル化とインターネットの活用などは、単純に隔たりを縮める作業とはいいがたい側面をもっている。すなわち、〈内海〉への一定の距離を保った接近と、非当事者（第三者）に向けた記録の発信・共有化とを並行的に行っているのである。したがって、金谷さんの活動は、内へ（死者の位置へ、自らの過去の記憶へ）と向かうと同時に、外へ（非当事者の方へ、面識もなく、戦争を体験していない若い世代へ）と向かう複雑なベクトルをもつ動きを内包するものであった。

## (2) 〈架橋〉としてのドキュメント化

こうした金谷さんの記憶と関係構築のダイナミックな動きを、宮地のモデルに落とし込むとすれば、どのようになるだろうか。

まず、金谷さんはおよそ三〇年を経て、戦時中に戦友とともに過酷な戦闘を経験したテニアンに向かった。そこで、記憶を頼りにかつての所縁の場所を訪れた。二度目の訪問からは八ミリカメラなどの記録装置をたずさえ、また現地での慰霊や遺骨収集事業にも関わりはじめた。それらの作業は、長年自らのトラウマ的経験や戦死した戦友たちとのあいだに生じていた隔たりをうめる働きを一方でもっていたといえる。しかし他方では、ドキュメンタリーの撮影と編集は、完全に〈内海〉に没入せずに自己の半生を対自的・再帰的な視点で見つめ直す契機となり、また慰霊や遺骨の送還作業は、〈内海〉としての戦地から戦友たちを宗教的・儀礼的にも、物理的にもサルベージ（救出、救済）する行為でもあった[10]。したがって、金谷さんの戦地訪問・遺骨収集とドキュメント化は、〈内海〉に対して適切と考えられる一定の距離

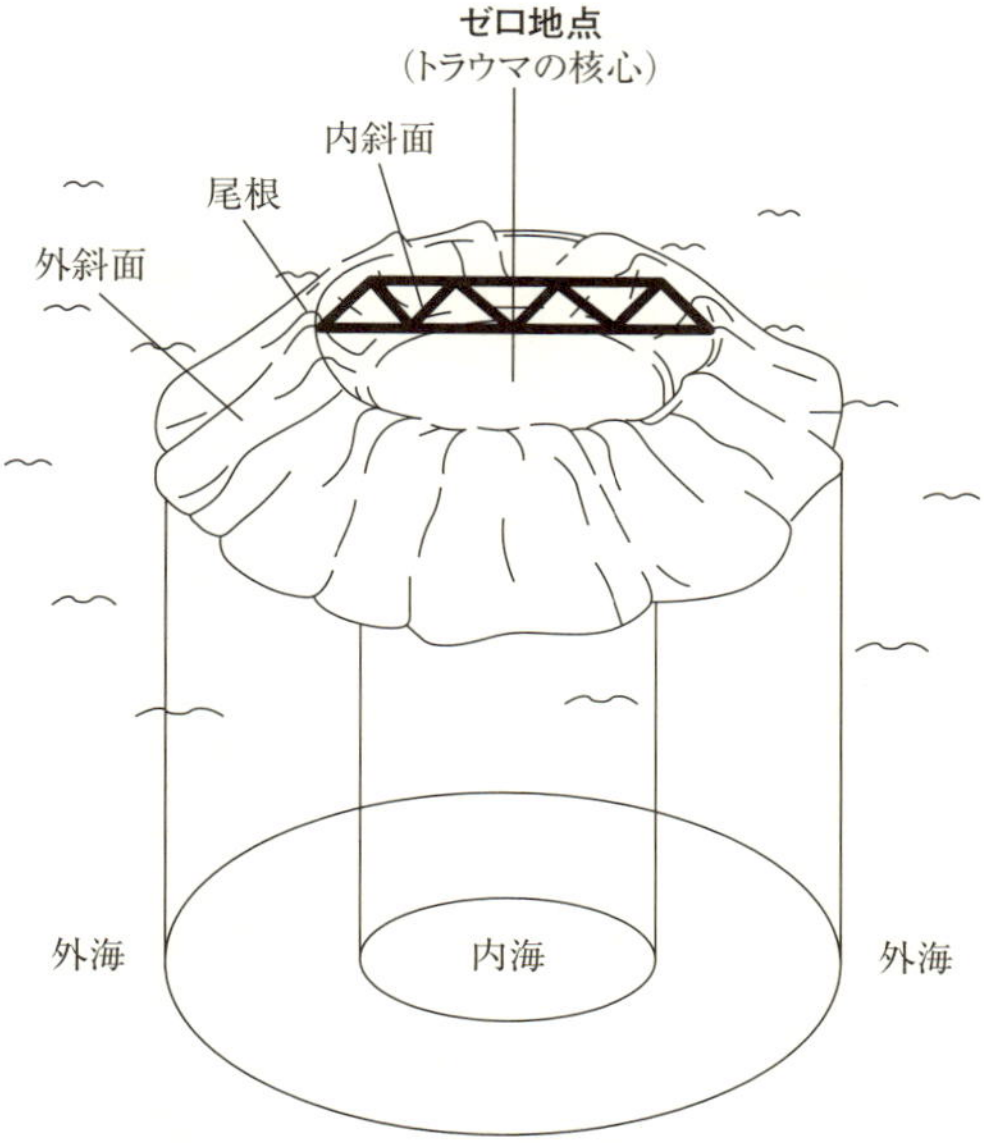


図２　環状島モデル上の〈架橋〉のイメージ図
（宮地の図に追記）

感やもはや埋められない隔たりを保った形での接近であったといえるだろう。[11]

こうした、ズレをはらんだ接近を環状島モデルに落とし込むために、対岸の尾根のあいだに吊り橋を架けるイメージを〈架橋（ブリッジング）〉として導入してみたい（図２）。世界自然遺産に指定された森林などに見られる吊り橋状の回廊をトレッキングする「キャノピーウォーク」のイメージに近いかもしれない。ただし、実際のキャノピーウォークの吊り橋が、多くのツーリストが原生の自然に足を踏み入れることで植物や小動物に影響を与えてしまうことを避けるために設けられた緩衝装置だとすれば、環状島の〈内海〉に架けられた吊り橋の方は、むしろ生還者が再び〈内海〉に沈むことがないようにするための緩衝装置であるといえるだろう。

## 5　おわりに

〈架橋〉という橋を架けるメタファーは、たんに〈内海〉との関係においてのみ有効であるわけではなく、ドキュメント化やモニュメント化によって〈外斜面〉に位置する非当事者へとトラウマ的経験が開かれる側面をとらえるうえでも好都合なモデルである。このモデルによって、金谷さんの子供たちや三浦義光住職をテニアンに連れていく〈ともに橋を渡る〉行為が視野に入れられるばかりではなく、八ミリ映像や手記、さらにはデジタル化による架橋により、そのオーディエンス・読者・サイトの訪問者を、対岸の尾根から招き入れる効果をとらえることが可能となるだろう。(12)

そして、そうした非当事者との関係性は、〈内海〉との距離感を保つブリッジングの結果というばかりではなく、むしろ必要な構成要素ではないかとも考えられるが、金谷さんの事例からはうまくとらえることができない。その点は今後の課題としたい。

注

（1）　遺骨収集や戦地での慰霊について取り上げた主なものとして、木村［二〇〇〇］、中野［二〇〇四］、西村［二〇〇八 a、b、c、二〇一三；Nishimura 2011, 2013］、中山［二〇〇八、二〇〇九、二〇一一 a、b］、北村［二〇〇九、二〇一〇］、粟津［二〇一〇］、浜井［二〇一四］などがある。

（2）　本章の内容は、部分的に二〇一三年二月一四日にハワイ大学マノア校人類学科と歴史学科共催で行われたAnthropology Colloquiumにおける報告“Postwar Recovery in Their Own Ways: About the Battlefield Tours for Survivors”と同年六月一七日の京都大学人文科学研究所共同研究班「トラウマ経験と記憶の組織化をめぐる領域横断的研究」の研究会における報告「トラウマ、ドキュメント、モニュメント ―― 戦地慰霊に向かう元兵士の事例から」をベースに議論を発展させたものである。

（3）モニュメントについては、本書第16章の金谷（美和）論文も併せて参照のこと。

（4）二〇〇七年四月三〇日受理、二〇〇八年一〇月三日審査終了であった。

（5）戦後の日本社会における戦友会とトラウマとの関係については、本書所収の樫村論文も参照。

（6）E・ヴォルフ＝フェラーリ「マドンナの宝石」第二間奏曲や、ピエトロ・マスカーニ「カヴァレリア・ルスティカーナ」間奏曲など。

（7）金谷さんのサイトは二〇〇七年五月のインタビュー時点で一〇万カウントを超えており、二〇一三年六月一四日に確認した時点では一一六〇六六カウントであった。二〇一五年二月二八日のホストサービスの中止により、現在は閲覧不能となっている。なお、サイパンの旅行代理店パウパウツアーズのサイトに、同スライドショーや『戦塵』の全文が本人の許可により転載されている。http://paupautours.jimdo.com/（二〇一五年一〇月一二日閲覧）

（8）これは玉屋の当時の社長が遺骨収集のかたわら、各地から拾い集めたものであるという（三浦義光夫人へのインタビューによる）。

（9）金谷さんへのインタビューによる。

（10）メディアやスペクタクルが、トラウマに接近しつつ距離を遠ざけ飼い慣らす作用も持っている点については、本書第2章の上尾論文も参照。

（11）元兵士や遺族にとって、旧戦地へと向かう行為は戦死者との隔たりを埋めようという思いを抱いての行為であったが、実際に戦地での慰霊を果たした際には、戦死者と自らのあいだの隔たりをあらためて認識することが起こっている。筆者はかつて、そうした事態を「にもかかわらず、しかしだからこそなおさら」という破格の接続関係で表現した［西村二〇〇八a、b］。

（12）さらには、金谷さんの事例では触れられない要素であるが、橋を架けるというメタファーは、それ以外の第三者との出会いと交流、そして未来に向けた関係改善といった側面にも視野を開くものである。筆者はすでに、死者の記憶、死者との対話や慰霊・供養という過去の存在との二者関係から、現地の第三者（非当事者）との出会いをもたらす戦地慰霊のパフォーマティヴィティをとらえるために、愛息の供養や民衆救済事業として橋を架ける事例を比較論的に検討した［西村二〇一三］。また、モニュメント建立が記憶の結晶化・固定化へ向かう契機をはらんでいるのに対して、他者との交流や未来志向の関係へと開くような記憶の様態について、「洋上モデル」として検討もしている［西村二〇一五］。架橋と洋上モデルとの関係についても今後の課題としたい。

## 参照文献

粟津賢太　二〇一〇「媒介される行為としての記憶――沖縄における遺骨収集の現代的展開」『宗教と社会』一六：三―三一。
金谷安夫　一九九六『戦塵の日々――原爆の基地テニアン島の戦闘と遺骨集収』私家版。

北村毅　二〇〇九『死者たちの戦後誌――沖縄戦跡をめぐる人びとの記憶』御茶の水書房。

――　二〇一〇「遺骨は誰に遺されているのか――沖縄戦の死の現場から」『世界』八〇八：二二二―二二九。

木村茂　二〇〇〇「アジア太平洋戦争海外戦没者の遺骨収集事業――その経緯と問題点」『追手門学院大学文学部紀要』三六：一―一八。

中野聡　二〇〇四「追悼の政治――戦没者慰霊問題をめぐる日本・フィリピン関係」池端雪浦、リディア・N・ユー・ホセ編『近現代日本・フィリピン関係史』三六七―四〇八ページ、岩波書店。

中山郁　二〇〇八「戦没者慰霊巡拝覚書き――千葉県・栃木県護国神社主催、「戦没者慰霊巡拝」の事例から」『國學院大學研究開発推進センター研究紀要』二：一七一―二一五。

――　二〇〇九「生還将兵の戦地体験と慰霊――小田敦巳『一兵士の戦争体験――ビルマ戦線 生死の境』の事例から」『國學院大學研究開発推進センター研究紀要』三：八五―一一二。

――　二〇一一a「戦場の慰霊――東部ニューギニア地域の遺骨収集・慰霊巡拝から」『季刊考古学』一一六：八〇―八四。

――　二〇一一b「東部ニューギニア地域における遺骨収集と慰霊巡拝の展開」『軍事史学』四七（三）：七五―九六。

西村明　二〇〇六『戦後日本と戦争死者慰霊――シズメとフルイのダイナミズム』有志舎。

――　二〇〇八a「遺骨への想い、戦地への想い――戦死者と生存者たちの戦後」『国立歴史民俗博物館研究報告』一四七：七七―九一。

――　二〇〇八b「遺骨収集・戦地訪問と戦死者遺族――死者と生者の時――空間的隔たりに注目して」『昭和のくらし研究』六：三九―五二。

――　二〇〇八c「遺骨収集・戦没地慰霊と仏教者たち――昭和二七、二八年の『中外日報』から」京都仏教会監修、洗建・田中滋編『国家と宗教――宗教から見る近現代日本』三二一―五七ページ、法藏館。

――　二〇一二「永井隆における原爆災禍――従軍体験と職業被曝に注目して」『宗教研究』八六（二）：三六九―三九一。

――　二〇一三「物と場所に込められた魂――パフォーマティヴな記憶としての戦地慰霊」『東京大学宗教学年報』三一：一―一六。

――　二〇一五「船と戦争――記憶の洋上モデルのために」『思想』一〇九六：五一―六六。

浜井和史　二〇一四『海外戦没者の戦後史――遺骨帰還と慰霊』吉川弘文館。

宮地尚子　二〇〇七『環状島＝トラウマの地政学』みすず書房。

――　二〇一三『トラウマ』岩波書店。

Nishimura, Akira. 2011. Battlefield Pilgrimage and Performative Memory: Contained Souls of Soldiers in Sites, Ashes, and Buddha Statues. *Memory Connection Journal.* 1(1): 303–311.
―― 2013. The Engagment of Religious Groups in Postwar Battlefield Pilgrimages. *Bulletin of Nanzan Institute for Religion & Culture.* 37: 42–51.

# 第18章　痛みを抱えた者が死ぬための場所
## ――訪問看護ステーションひなたの看取りの経験

西　真如

## *1*　はじめに ―― 死に直面した者の痛みを受け止める

ひとは、生きるための居場所を必要とするのと同じように、死ぬための場所を必要とする。ひとの居場所／死に場所とは、そのひとを囲むひと・もの・できごととの関係のなかで、そのひとの人格的な存在が承認されている場所であると考えることにしよう。(1) ひとは、不確かな生を生きのびるために他者の承認を必要とするだけでなく、価値ある生を生きぬいた者として死ぬためにもまた、他者の承認を必要としているのである。(2)

大阪市西成区の訪問看護ステーションひなたは、種々の生活困難を抱えながら在宅で終末期を過ごそうとする単身高齢者を積極的に受け入れている。ひなたの患者には、末期がんなど耐えがたい苦痛を伴う疾患に加えて、社会的な孤立や経済的な困窮を抱えた者が多い。安定した社会関係を築くことが困難な者も多く、他者への不信感や自らの死に対する不安を抱え込みがちである。ひなたのスタッフは患者のことばに傾聴し、地域の医療者や介護者、支援者と緊密に連携することで患者を支えてきたが、患者が亡くなったあと、あの看取りで良かったのだろうかという答えのない問いにとらわれることもある。

終末期看護の文脈においては、良い看取りとは何かという問題が強く意識されており、患者が穏やかな死に際を迎えられること、患者が残りの生を自分らしく有意義に過ごせること、家族の納得が得られることなどが良い看取りの条件であるとされる［吉田一九九九］。そして緩和医療の現場では、患者の苦痛や不安を緩和するための膨大な知識や技術が蓄積されており、医師や看護師はエビデンスにもとづいて、良い看取りに向けた適切な行動を選択することができる［森田・白土二〇一五］。このことを踏まえた上で、本章では次のふたつのことに目を向けたい。第一に、看取りに関する日本国内の調査は、病棟か在宅かを問わず家族の関与が前提とされており、ひとりで死に向き合おうとする高齢者の看取りに関わった医療者の経験が扱われることは少ない(3)。しかし家族と疎遠になり孤独な人生を生きぬいてきた者だからこそ、看取る者に対して、適切な死に場所とは何かという問いを投げかけるのだと考えても良いはずだ。第二に、死は誰にとっても一回きりのできごとであり、患者が死をどのように経験するかは、そのひとがたどってきた人生の経験に左右される。看取る者は、過去の知識や技術の蓄積に依拠すると同時に、目の前にいる患者の経験に立ち会うことが求められる。

だが私たちは、死を前にした者の苦悩の経験に、どのようにして立ち会うことができるのだろうか。逆境を生きのびた者は往々にして、自らの生の経験について多くを語らない。その人生の苦悩をどう理解することができ、どのような死に方を望むことができるのか、死に直面した当人にも、それを看取る者にも明かではない(4)。逆境を生きのびてきたひとだからこそ、せめてその死は平穏であってほしいと、ひなたのスタッフは願う。にも関わらず、平穏な死に導くことが患者の痛みを受け止めることと同じであるとは限らない。平穏な死を拒絶することをとおしてしか、自らの苦悩を表現できない者もいる。良い看取りができてもできなくても、看取る者はそれを受け止めることを迫られる。ひなたのスタッフが患者とどのように出会い、その心身の痛みと不安を緩和し、逆境を生きのびた人生の経験に耳を傾けたのかを知ることは、他者の痛みを受け止めるとはどのような経験であるかという問いに私たちが接近するための道しるべとなるだろう。本章は、訪問看護の文脈に位置づけられたエスノグラフィックな記述をとおして、痛みを抱えた者に死に場所を提供する経験に接近する試みである。

## 2 ひなたのスタッフとの対話

訪問看護とは、病気や障害を抱えて生活する患者の自宅を看護師が訪問して、病状の観察や看護、助言をおこなうことである。また患者の主治医と連携して投薬などの処置をしたり、患者の自宅に置かれた医療機器の管理もおこなう。末期がんなど回復が困難な病を抱えて自宅で死を迎えようとする患者のために、苦痛や不安の緩和を目的とした終末期看護をおこなうことは、訪問看護師の重要な役割のひとつである。

ひなたには二〇一六年八月現在、八名の訪問看護師と一名の事務スタッフが所属している。ひなたが二〇一二年一二月の開設から二〇一六年八月までに関わった患者は一二七名で、そのうち五二人を看取っている。ひなたの際だった特徴のひとつは、患者の多くが単身で生活する高齢者だという点である。終末期の医療・看護について書かれた医療者向けの教科書や論文の多くが、家族の介在を前提としているのに対して、ひなたのスタッフは家族の関わりが小さい、あ

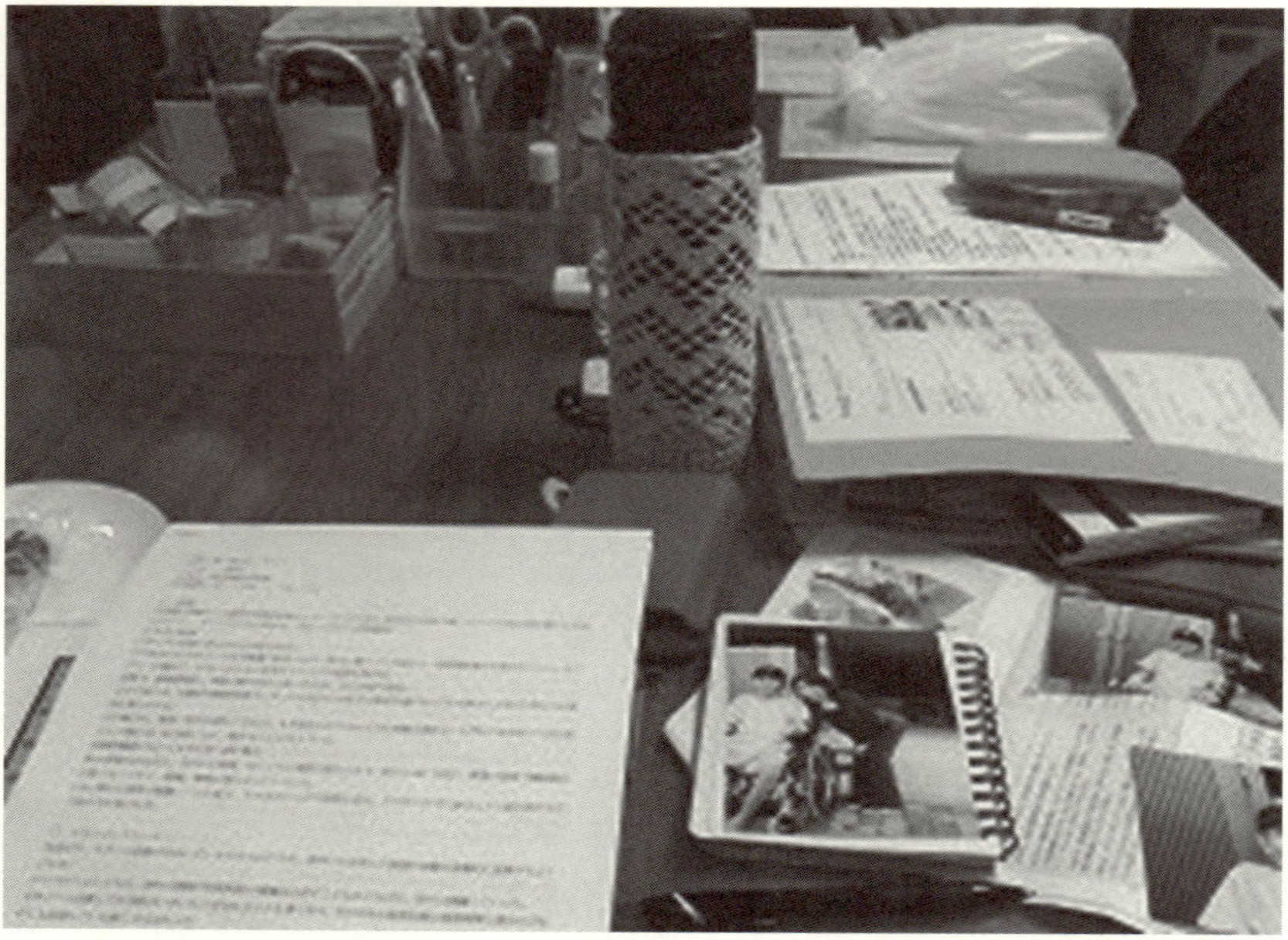

写真1　ひなたの事務所にて。スタッフと患者さんとの関わりの記憶は、訪問記録ファイルやケースメモ、スマートフォンで撮影した記念写真といった様々なかたちで、断片的に固定されている。(筆者撮影、個人情報保護のため低解像度で掲載)

るいは全くない看取りを多く経験している。ひなたのもうひとつの特徴は、訪問看護の制度外にある取り組みである。たとえば地域で開催される無料の健康相談会で匿名の参加者からの相談に応じることは、後述のとおりひなたのスタッフが患者と出会うために欠かせない活動のひとつである(5)。

筆者は二〇一三年七月から現在まで、ひなたのスタッフに対して看取りの経験を中心としたインタビューを実施しており、本章の執筆時点では二〇名の患者さんとの関わりについて話をお聞きした。各回の訪問でどのスタッフからどの患者の看取りの経験について話してもらうかは、ひなたの看護師のアドバイスにもとづいて決定した。聞き取りはひなたの事務所でおこない、スタッフは訪問記録ファイルと自らの記憶とを参照しつつ質問に回答した(写真1)。その場に居合わせた他のスタッフたちが質問に答えたり、互いに記憶を確認することも常であった。このインタビューは結果的に、看取られた患者についての記憶の切片を、ひなたのスタッフと患者との一連の人格的関わりの記憶として再構成し、共有するための対話的作業となった。看護師のひとりは私たちの作業を、亡くなった患者さんを「思い出す」ということばで適切に表現した。たとえば事務所でのインタビュー中に、外出していたスタッフが戻ってきたとき、「いまね、カイさんのことを思い出していたの」という簡潔なことばで、私たちがおこなっていたことを説明したのである。

ひなたのスタッフからの聞き取りの内容は、スタッフが患者と出会った経緯、患者の療養生活を安定させるための（医療行為に限定されない）サポート、訪問看護師として患者の心身の苦痛や不安を緩和するための（主に医療行為としての）取り組み、および患者とのあいだに交わされた会話に大別される。以下では、インタビューから得られた情報を、ひなたスタッフの経験の軸に沿うかたちで、「出会う」「生活の場を築く」「痛みと不安を何とかする」「苦悩に立ち会う」の四つの節に再構成して提示する。(6)

## 3　出会う

ひなたのスタッフは、医療機関や介護事業所、支援団体などから紹介された患者を受け入れるだけでなく、地域の健康相談会を訪れるひとたちとの出会いをたいせつにしている。健康相談会でひなたの看護師に出会ったヒデさんは、「死に場所を探しに」きたのだと言った。ヒデさんは健康相談会に何度も足を運び、手紙や電子メールのやりとりもしたあと、ようやく「不器用ですが頼り甘えたいと思います」と伝えることで、自らの終末期をひなたに託す道筋をつけた。

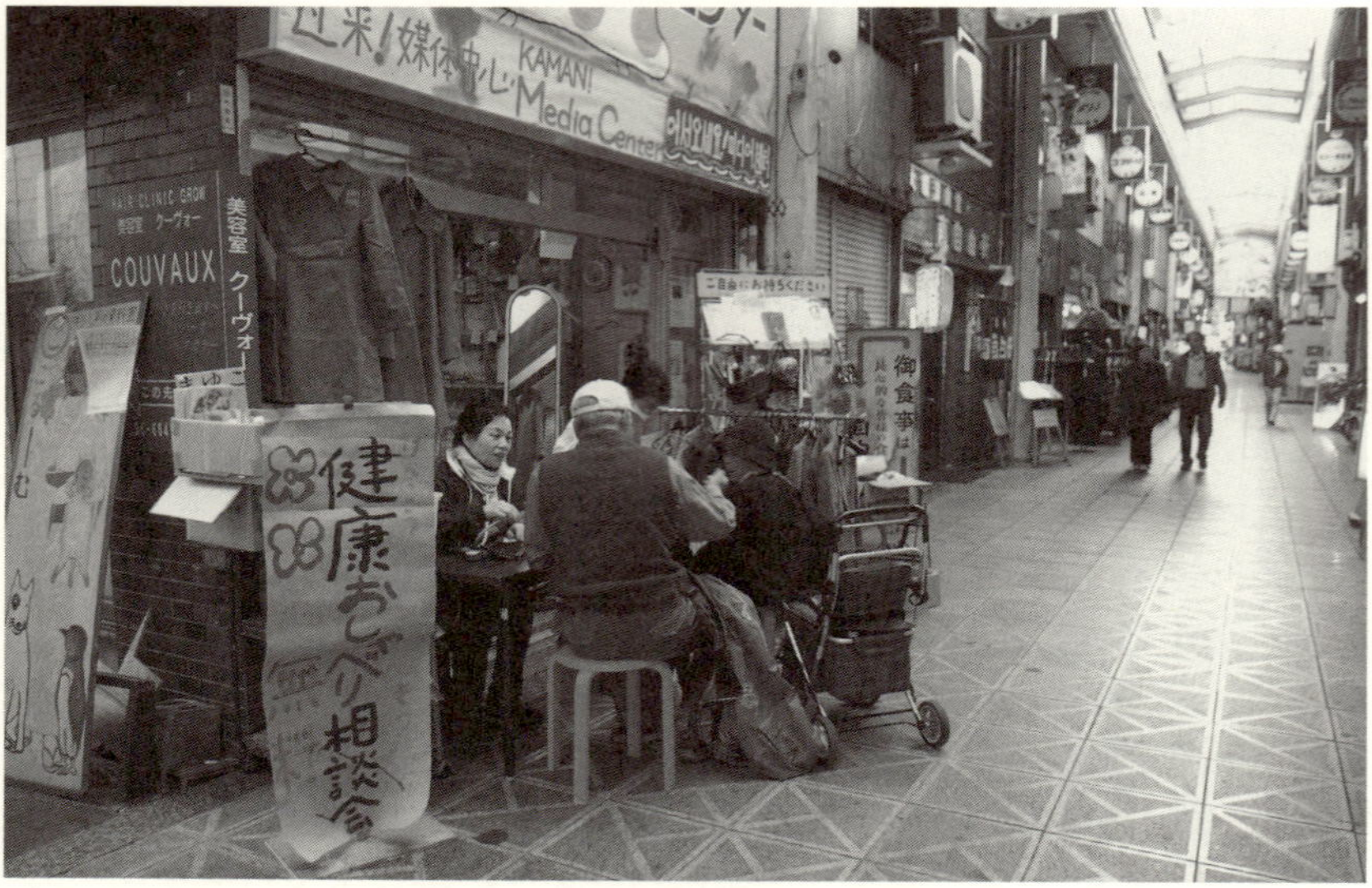


写真２　ひなたのスタッフによる路上の健康相談会。大阪市西成区の商店街にて。
（写真提供　ココルーム）

その後、ひなたの看護師が病院に同行して主治医から訪問看護指示書を受け取った。最初の出会いから、実に二年近い時間が経っていた。

ヒデさんに同性のパートナーがいることをひなたの看護師が告げられたのは、訪問看護がはじまったあとのことである。病気で余命の少ないことを知ったヒデさんは、十数年にわたって生活を共にした彼との別居を決意した。そして地域の健康相談会を訪ね歩き、自らの終末期に備えて信頼できる医療者を見いだそうとしていた。そのことをヒデさんは、「死に場所を探す」ということばで表現したのである。

別居を決意した理由について、ヒデさんは当の彼にも、ひなたの看護師にも語ることがなかった。「不器用な」ヒデさんにとっては、親密なパートナーだからこそ介護されることを考えにくかったのかも知れない。家族と疎遠になり、決して平坦でない人生を歩んできたヒデさんにとって、パートナーがどれほど大切な人であったたか、ヒデさんが自ら語ることはなかったが、居宅を訪問した看護師には何げないことばやふるまいの端々から伝わってきた。

終末期看護の現場では、患者さんとの別れは早い。ひなたの訪問看護がはじまってからわずか四ヶ月で、スタッフはヒデさんを看取った。同性を愛することを嘲笑したり、何か異常なことのように見なすことが当然とされるような世間を生きてきたヒデさんは、自らの終末期に介入してもらわねばならない医療者や介護者との関係にも、大きな不安を抱いていたであろう。それはヒデさんが、ことさらに時間をかけて「死に場所」を探さねばならなかった理由のひとつであったと考えられる。

ひなたのスタッフからみて、公共施設や商店街の一角で開催される健康相談会は、さまざまなニーズを抱えたひとと対話し、訪問看護の開始に先立って関係を築くことができる場である(写真2)。さまざまな事情から医療者との関係に不安を(ときには不信を)抱いている患者を、ひなたでは積極的に受け入れている。ただしひなたの看護師は、健康相談会で出会った者を無理につなぎとめようとはしないという。中には氏名や住所を言い渋る人もいるが、その場合は匿名で構わない。医療者との関係に不安を抱いている者を無理につなぎ止めようとすると、信頼よりは不信が深まってしまう場合があることを、ひなたの看護師は経験上知っている。健康相談会での出会いは、ひなたが患者を見いだすというよりも、患者がひなたを見いだすのである。

## 4　生活の場を築く

若い頃から建設現場の日雇い労働で生計を立ててきたカイさんは、身体が思うように動かなくなってからは生活保護を受け、アパートでひとり暮らしをしていた。[7] 次第に呼吸がしづらくなり病院で検査を受けたところ、悪性の中皮腫と診断された。中皮腫は胸膜にできる腫瘍である。カイさんがこの病気を患ったのは、過去に従事した解体作業の現場でアスベストに晒されたことと関係しているかも知れない。ひなたの訪問看護がはじまった当時のカイさんの暮らしぶりについて、看護師のメモには「四畳ほどの部屋でトイレ・風呂は共同という簡易宿所を転用した住居におられた。はじめて訪問した時、物を置く小さなテーブルひとつに、布団、少ない着替えの入ったバッグひとつが部屋にあるだけで生活臭が感じられず……」と記されている（写真3）。

患者との出会いの次に待っているのは、生活の場を築くことである。そこには在宅療養に必要なひと（患者さんを囲む医療者、介護者、支援者）やもの（医療機器や生活用品）を適切に配置することが含まれる。ひなたのスタッフは、担当のケアマネさん（ケアマネージャー）と連絡を取りながらカイさんの転居を促した。転居先にはトイレと風呂付きのワンルームマンションが選ばれ、日常生活に必要な家具や家電製品も揃えることになった。ケアマネさんをはじめ、介護事業所のスタッフが親身になって転居をサポートしてくれた。看護師のメモには、転居後のカイさんが「ご飯を炊いたり、お茶碗を下げたり、慣れない手つきで洗濯機をまわしてみたり（中略）生活を楽しんでいるような表情、言動がみられた」と記されている。訪問看護がはじまって五ヵ月ほどたった頃、カイさんは二十年ぶりに妹さんとの再会を果たした。彼女はそれからカイさんを看取るまでのあいだ、頻繁に部屋を訪れて家族の時間を持った。

高齢者の在宅医療・介護の文脈で、生活障害ということばがよく使われる。これは医療的な文脈ではふつう、日常生活に必要な身体機能の低下を意味する。カイさんは、過去に従事した労働が危険で過酷なものであったことから、身体をひどく痛めていた。だがカイさんの「生活障害」はそれだけではなかった。身体機能の低下とは別の次元で、カイさんは日常生活の文脈を失っていたのである。私たちは自らが置かれた生活環境の中で、一般に日常生活と呼ばれるもの

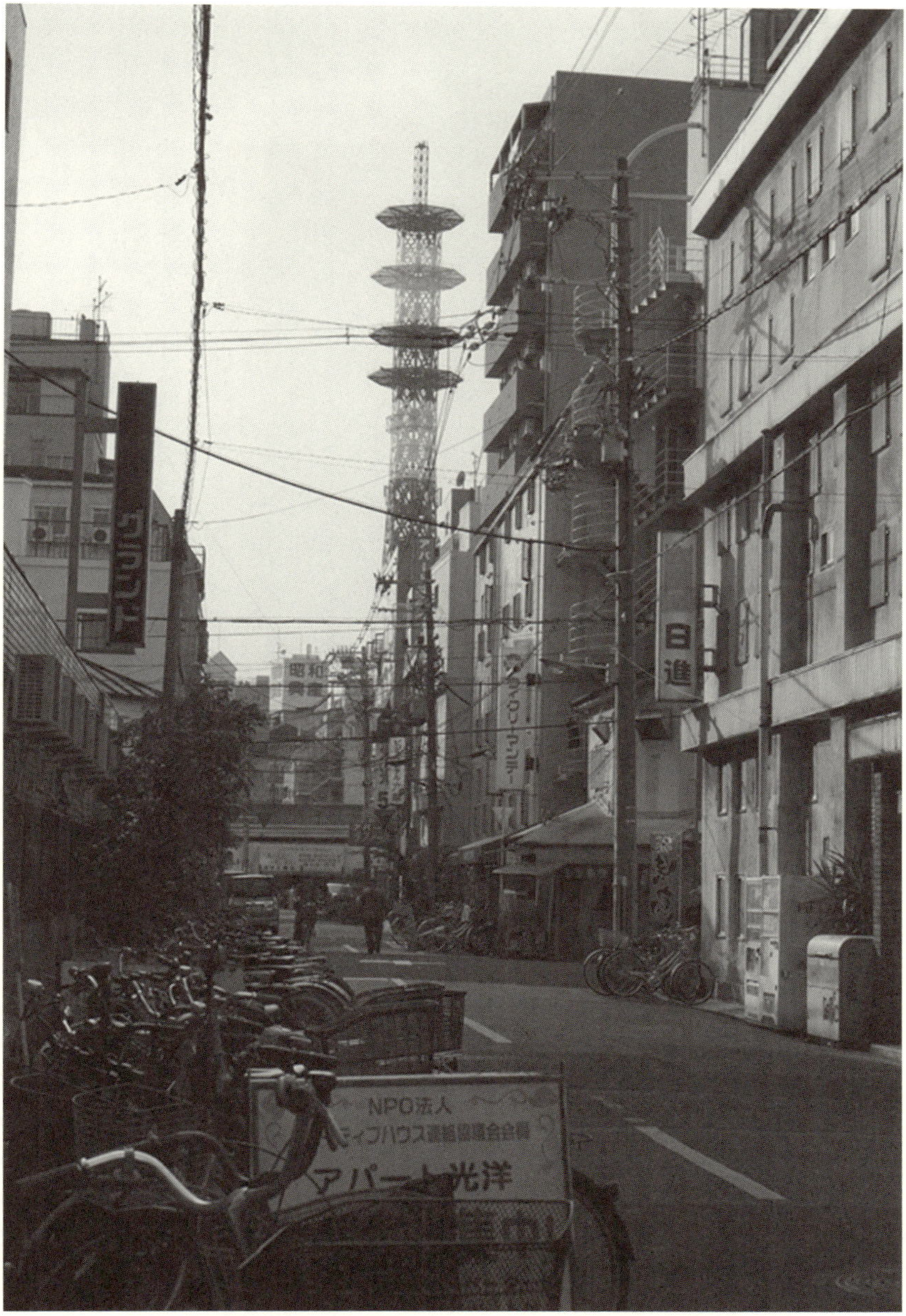


写真 3　生活保護を受給する単身高齢者向けのアパートがたちならぶ西成区内の一角（筆者撮影）

を構成するさまざまな要素、例えばどういったものを身の回りにおき、どのようなひとと親しくなり、どのようなできごとをくりかえしながら日々の時間を過ごすかといったことを身につける。十代で家を出たカイさんは、飯場や簡易宿所を転々としながら暮らしてきた。飯場や作業現場の人間関係は、その場限りの短期的なものであることが多い。日雇い労働から引退したカイさんは孤独になった。カイさんはアパートで暮らしはじめてからも、日雇い労働者として所有していた最小限の品物を身の回りにおくことしか考えなかった。新たな人間関係を築くことも難しかったのであろう。使うあてのなくなった時間は、ギャンブルで埋め合わせていたようだ。生活保護を受給することで経済的な支えは得られても、日常生活を構成するひとやものやできごとと断絶したままであることが、カイさんの生活障害であった。あらたな療養生活のために、ひとやものとの関係を修復することが、カイさんの生活の場を築くことであった。

## 5　痛みと不安を何とかする

ひなたのスタッフは、カイさんが新しい生活の場に落ち着いたことに安心しつつも、カイさんの苦痛と不安を緩和するという難しい問題に向き合わねばならなかった。課題のひとつは、中皮腫に伴う疼痛のコントロールであった。末期がんの持続的な強い疼痛は、患者の体力を消耗させ気持ちを混乱させる。この痛みを何とかするためには、オキノームのような医療用麻薬の投与が必要になる。終末期医療の現場でオキノームは頼りになる薬だが、処方の管理が難しいといわれる。疼痛の増悪期には処方量を思い切って増やさないと、期待した効果が得られない。他方で疼痛が治まってきたら速やかに量を減らさないと、薬剤の特性から意識障害や呼吸抑制をひきおこすリスクが高まる。つまり患者の痛み

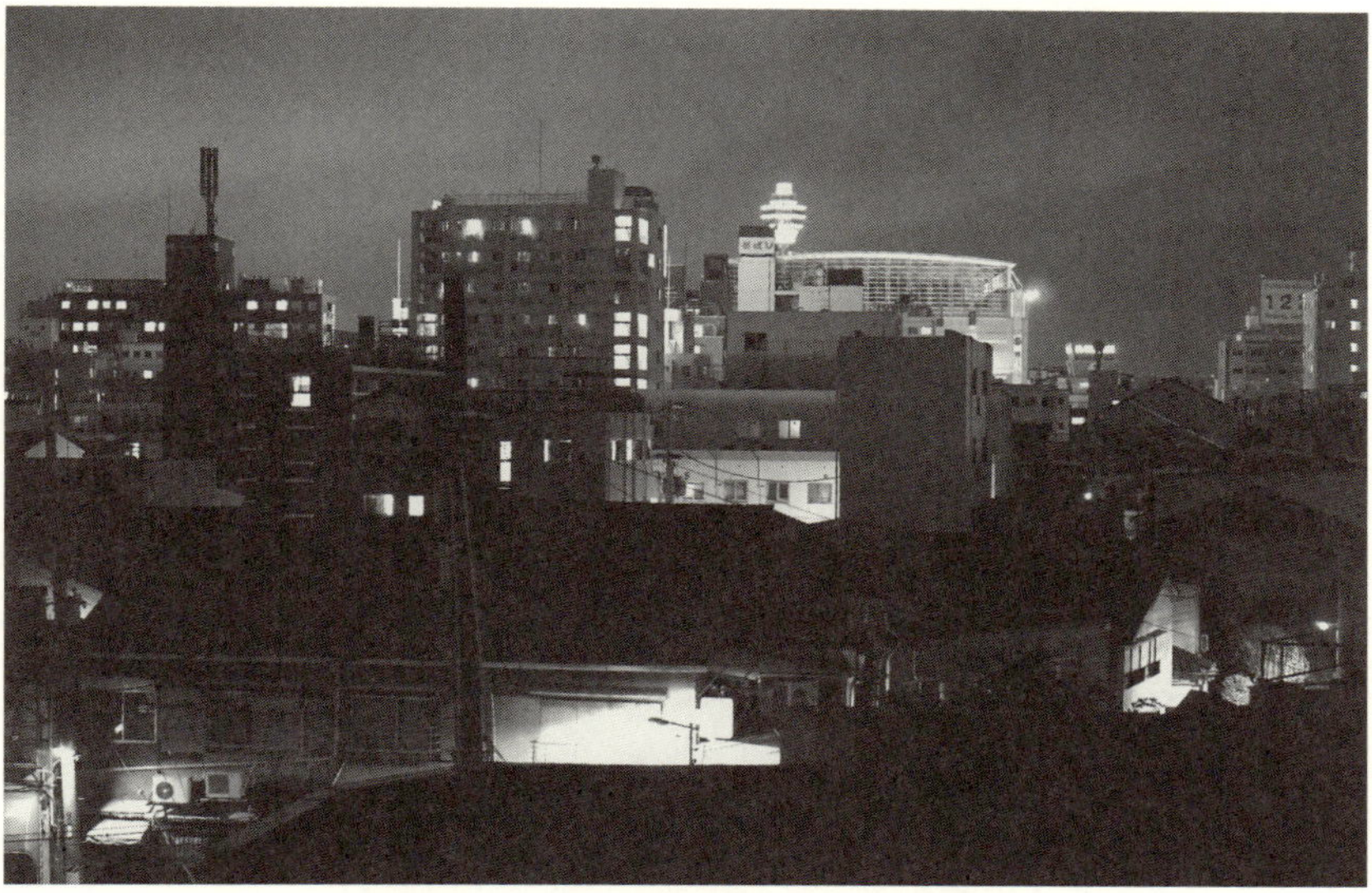

写真4　西成の夜。在宅での療養を選んだ単身の終末期患者にとって、夜は痛みや息苦しさ、死の不安にひとりで向き合わねばならない孤独な時間である。（筆者撮影）

の変化に合わせて、投与量をきめ細やかに調節せねばならないのである。ひなたの看護師は「視覚的評価スケール」という手法でカイさんの痛みの程度を把握しようとした。これは長さ一〇センチメートルの直線を見せて、その左端を「痛みがない」、右端を「想像できる最高の痛み」としたときに、現在の痛みがのどの位置にあるかを本人に示してもらう手法である。しかしカイさんが示す痛みの評価は曖昧であった。ひなたの看護師は、主治医に対してカイさんの心身の状態を細かく伝えることで、適切な処方を引き出すよう務めた。

さらに中皮腫のような肺疾患では、呼吸困難の進行が患者に大きな恐怖を与える。このまま死ぬかもしれないと思われるほどの息苦しさを感じながら、ひとりの部屋で夜を過ごす不安はどのようなものだろうか。カイさんは訪問者に対して陽気に振る舞うことが多かったが、会話やしぐさの端々から、看護師やヘルパーさんの訪問のない夜間や週末をひとりで過ごすときの辛い心情が気づかわれた（写真4）。看護師のひとりは当時をふりかえって「独居の人が自宅で最期を迎えることを選ぶということは、さまざまな身体的苦痛や精神的苦痛をひとりで受け止めなければいけない時間も多いということも意味する」と記している。ひなたのスタッフは、カイさんの苦痛を緩和するためには入院に切り替えたほうが良いのではないかという懸念を常に抱いていた。

単身の高齢者にとって、在宅療養は過酷なものでありうる。患者を在宅で看取ることを訪問看護の目的にしてはならないというのが、ひなたの考え方である。しかしひとによっては、それでも在宅療養を望む理由がある。ひなたの患者の中には、人間関係がうまく築けないために病院や療養施設に入所してもすぐにスタッフとケンカして出てきてしまうひとがいた。同じ病室の患者に訪問者があると、見舞ってくれる家族も友人もいない自らの孤独さを突きつけられてしまうひともあった。同室の患者が亡くなったことに強いショックを受けて、もう病院には居られないと語ったひともあった。患者が在宅での看取りを希望する限り、できるだけその意向を尊重することもまた、ひなたのやり方である。

カイさんは息苦しさが強まっても、入院治療を希望することはなかった。カイさんの体力がさらに衰えると、医療用麻薬の効果もあって傾眠する（意識が低下してまどろむ）時間が次第に長くなった。これはカイさんが、疼痛や息苦しさや不安から少しずつ解放されていくことを意味した。カイさんがいよいよ息を引き取るという日には、妹さんが到着するまでの時間、ヘルパーさんと訪問看護師が交代でカイさんの手を握った。逆境を生きのびてきたひとだからこそ、せめてその死は平穏であってほしいというスタッフの願いに応えるような死に際であった。

## 6　苦悩に立ち会う

死に直面した者の苦悩に傾聴することは、終末期看護の中心的な営みのひとつであるとされる。だが逆境を生きのびてきた者が自らの人生と和解しようとする語りは、ときに受け止めがたいほどの痛みに満ちている。

末期がんで余命の少ないことを知ったアキさんは、彼の居室を訪れた看護師のまえで、激しい暴力とネグレクトに晒された少年時代をふりかえった。しかし空腹に耐えかねて駄菓子屋で万引きをしたときに、店のおばさんが見て見ぬ振りをしてくれたことを思い出し、だからじぶんは決して孤独ではなかったのだと語った。暴力を逃れて家族を去ったアキ少年は、その後の人生でもたび重なる離別と断絶を経験した。長い孤独な人生を生きのびたのちに、アキさんはココルームの仲間と出会った。（詩人の上田假奈代さんが主催するココルームは、西成区を活動の拠点とし、詩作や演劇をはじめさまざまな表現をとおしてひとをつなぐ場所やできごとをつくりだしてきた。）アキさんはようやく、多くの仲間に囲まれて生きる場所を取りもどした。その矢先に彼は、わずか数ヶ月の余命しかないことを知ったのである。アキさんは看護師に、昔よくでかけた競輪場でのできごとを語った。アキさんの目の前で、ひとりの競輪選手が転倒した。賭け金を失った観客の罵声を浴びながら、選手は立ち上がり自転車を担いで、ゆっくりゴールに向かって歩き始めた。罵声は止み、場内は静まりかえった。このときの光景を回想しながらアキさんは、「あのときの競輪選手のように生きたかったことを、いま思い出したよ」と言った。

ひなたが看取った患者の中には、平穏な死を拒絶することでしか自らの苦悩を表現できなかったひともいる。アパートでひとり暮らしをしていたショウさんは、呼吸不全を伴う肺疾患を患っていた。息苦しさのせいもあって、常にイライラしていた。呼吸ができなくなることへの強い不安から、夜間にたびたび救急車を呼んだ。ところが入院すると医師や看護師に暴言を吐いてすぐに退院することを繰り返した。居宅でも、傍から見れば些細と思える理由からヘルパーさんの訪問を拒絶することを繰り返し、しばしば生活に支障を来した。また転居が困難な病状にもかかわらず、たびたび転居を試みて周囲が対応に追われた。ひなたの看護師は、ある医療機関での投薬をめぐる誤解がショウさんに苦痛を与えていたことを知り、ショウさんとの信頼関係を築くきっかけを得た。ショウさんは看護師に対して、じぶんは生まれてきてはならなかった人間なのだと話した。彼は、じぶんが生まれたせいで母が死んだと信じていたのである。彼は家族の中で漠然とした疎外感を感じながら育ち、成人してからも親密な人間関係を築くことが難しかった。ショウさんはさいごまで頻繁に入退院を繰り返し、病院に搬送される救急車の中で息を引き取った。

ひなたの看護師によれば、それでもショウさんは、亡くなる直前には居宅を訪問する看護師やヘルパーさんに感謝の言葉を口にするようになったという。ひなたの看護師は、生涯にわたって居場所をつくれなかったショウさんに対して、死ぬ場所だけは提供できたのではないかと感じている。ショウさんを看取った看護師たちの語りは、家族および社会のなかで根源的な疎外感を抱いて生きてきた者が、その終末期において他者とどのような関係を結ぶことができるのかという問いを私たちに投げかける。

## 7 おわりに——痛みを抱えた者が死ぬための場所

ひなたのスタッフにとって患者と出会うこと、患者の生活の場を築くこと、患者の痛みと不安を何とかすること、患者の苦悩に立ち会うことは、死に直面した者の痛みに気づかうという一貫した行為のなかに位置づけられる。相澤出が指摘するように、看取りは死んでゆく者の人生を再解釈し、周囲にいる者との関係を再編する創造的な過程である［相澤二〇一五］。ひとが死ぬための場所を提供することは、そのひとを囲むひと・もの・できごととの関係のなかで、そのひとの人格的な存在が承認されている場所をつくりだすことである。そこにはヒデさんのように、それまでの人生で医療者に不安と不信を抱いてきたひとと出会うことや、カイさんのように、それまでの人生で生活の場を奪われてきたひとのために、看取りに向けた生活の場を築くということが含まれる。

家族による看取りが当然のこととされる日本では、ひとりで死のうとする高齢者が死に場所を確保することはとても難しい。ジュディス・バトラーがいうように、私たちの社会において誰の生が価値ある生と見なされており、何が追悼に値する死と見なされるのかは、結局のところ私たちとは誰なのかという問いとして、私たちのもとにかえってくる［バトラー二〇〇四：二〇－二三］。看取る家族を持たない者の死、逆境を生きのびた者の死を、私たちはどのように気づかうことができるのか。この問いは、決してひなたのスタッフだけのものではなく、私たちが生きる（そして死ぬ）世界とはどのような場所なのかという問いとして、私たちのもとにかえってくる。

痛みを抱えた者の死に寄り添うことは、必ずしも私たちが考える「良い看取り」に患者を導くことと同じではない。ひなたが看取った患者の中にはカイさんのように、息苦しさと死の恐怖にひとりで向き合わねばならない過酷とも言える状況の中で、穏やかな死を迎えられた場合もある。しかし他方でアキさんのように、死と折り合いをつけようとすることの痛みが余りに強く残酷に感じられる場合もあり、またショウさんのように、「良い看取り」の実現に全力で抵抗するかのような患者さんもあった。痛みを伴う死に寄り添うということは、死にゆく者を私たちにとって見慣れた安全な場所に導くことであるとは限らない(8)。

パトリシア・ベナーとジュディス・ルーベルによれば、看護する者は患者のもとに居合わせること（presencing）によって、はじめて患者に気づかうこと（caring）ができる。居合わせることとは、看護者が物理的に患者の目の前にいるというだけではなく、患者の経験を承認する、あるいはその経験に参与するという仕方で、患者のもとにいることを意味する［ベナー&ルーベル一九九九］。だがひなたのスタッフが看取ってきたのは、幾多の逆境を生きのびた者である。(9) 看護する者は、その経験の痛みにどのようにして立ち会うことができるのだろうか。私たちは、じぶんがそれなりに秩序ある世界に生きており、たいていの危険は避けて生きていけると考えがちである。だがそれは違うと、アーサー・クラインマンはいう。私たちの世界は、時には受け入れがたいほどに、危険な場所である。私たちの人生は不確かなものであり、私たちが大切にしているものは、いとも簡単に奪われてしまう［クラインマン二〇一一］。看護する者は、不確かで危険な世界のすがたを共有することをとおして、はじめて逆境を生きのびた者と出会うことができるのであり、またそのような世界が人々に刻み込む苦悩を知ることをとおして、痛みを抱えた者の死に立ち会うことができるのである。

注

（1）教育学者の萩原建次郎［一九九七］は、人間によって体験される空間とその庇護性についてのオットー・ボルノウの議論［ボルノウ一九七八］を念頭に置きつつ、居場所とは「「私」とひと・もの・こととの相互規定的な意味と価値と方向の生成によってもたらされる「私」という位置である」と定義している。なお居場所という概念についての検討は、おもに若者の社会化に関する問題意識から、教育学や心理学の関連分野で蓄積されてきた背景がある［北山一九九二：住田二〇〇四：杉本・庄司二〇〇六］。近年では、高齢者を包摂するまちづくりの文脈でも居場所という語が用いられる（一例として窪野・寺川［二〇一三］）。

（2）筆者はかつて、エチオピアの首都アジスアベバにおける葬儀講（葬儀に必要な資金と労働力とを提供する互助組織）の活動について検討し、葬儀講活動は、孤独な死を避けるための一種の保険の仕組みとして機能していると同時に、他者を葬ることをとおしてその人格的価値を承認する活動でもあることを指摘したことがある［西二〇一〇、二〇一四］。なおエチオピア社会では、死に至る看取りの過程よりも死のあとでその死を悼む過程が重視される傾向がある。葬儀講活動の文脈において「孤独な死」とは、死んだ者を適切に葬りその死を悼む者がいない状況のことを指しているのがふつうであり、その点では（死に至る過程を重視する）日本の看取りの文脈とは異なる。

（3）訪問看護師による独居高齢者の終末期ケアについては、七例の聞き取りにもとづく仁科聖子らの質的研究［仁科・湯浅・小川二〇〇八］のほか、山森みどりと稲恒子［二〇〇三］、栄木教子［二〇〇五］による事例報告がある。仁科らによれば、独居高齢者の終末期ケアの詳細は医療者にも知られておらず、独居高齢者の在宅死は不可能であると考える関係者も少なくないのだという。

（4）トラウマの了解不可能性について本書一五章の田辺論文を参照。

（5）ひなたは訪問看護の枠外にある活動をおこなうために、NPO事業部門を設立している。

（6）仁科らは、独居高齢者に対する訪問看護師の援助内容を【高齢者の意思を尊重して関わる】【在宅死への高齢者の意思を確認し最善の方法にむけて考える】【高齢者の不安・苦痛に対処する】【在宅での看取りの実現に向けて準備する】【家族の思いを受け止め在宅での看取りに向けて心理的な準備を図る】【在宅での看取りの実現に向けてチームの要として関わる】の六つのカテゴリーに整理している［仁科・湯浅・小川二〇〇八］。仁科らが記録した援助内容の詳細は、実際にはひなたのスタッフの経験と重なり合うところも少なくないが、本章では地域の健康相談会での「出会い」であるとか、「生活の場を築く」ことへの積極的な関わりなど、ひなたの活動を特徴づける内容に焦点をあてるため、【高齢者の不安・苦痛に対処する】を除いては、仁科らのカテゴリー化とは異なる文脈化をおこなった。なお仁科らが提示したカテゴリーの中には、【在宅での看取りの実現に向けて（医師、ケアマネージャー、ヘルパー、生活保護の担当者など患者を囲む）チームの要として関わる】のように、ひなたの活動においてもたいへん重要なのだが、本章では十分に焦点化できなかった内容もある。

（7）大阪市西成区のあいりん地区（釜ヶ崎）に多くの日雇労働者が生活するようになった社会経済的背景、および日雇労働者の暮らしについては、原口剛らの論集［二〇一一］を参照。また現在の同地区が抱える貧困と高齢化の問題については白波瀬達也［二〇一七］を参照。

（8）次章の石井論文では、学校のプール事故で亡くなった女の子を追悼することに寄せて、痛みを伴う死に寄り添うことを可能にするような共同性のあり方について考察している。

（9）幾多の逆境という表現は、ウガンダでHIV治療を受けながら生きる人々が人生を再建する過程について書かれたスーザン・ホワイトの編著*Second Chances*［Whyte 2014］に収録された章のひとつで、ひとりの男性の困難な人生を説明するために用いられた表現“a multitude of adversities”［Twebaze and Whyte 2014: 259］を日本語に置きかえたものである。

参照文献

相澤出　二〇一五「自宅での看取りとそのサファリングの諸相――サファリングの創造性と絆の継承の視点から」浮ヶ谷幸代編『苦悩とケアの人類学――サファリングは創造性の源泉になりうるか』世界思想社、一九四-二二五。
栄木教子　二〇〇五「どうしたら本人の望む生活を支えきれるか――独居の認知症高齢者の終末期支援から学ぶこと」『訪問看護と介護』一〇（六）：四七一-四七六。
北山修　一九九二「移行期としての思春期――自分をかたちづくる年頃」『こころの科学』四四：三八-四三。
窪野琢也・寺川政司　二〇一三「大阪市西成区あいりん地域における居場所形成プログラムの特徴と評価」『日本建築学会大会学術講演梗概集』七三九-四〇。
クラインマン、アーサー　二〇一一『八つの人生の物語――不確かで危険に満ちた時代を道徳的に生きるということ』皆藤章・高橋洋訳、誠信書房
白波瀬達也　二〇一七『貧困と地域――あいりん地区から見る高齢化と孤立死』中公新書。
住田正樹　二〇〇四「子どもの居場所と臨床教育社会学」『教育社会学研究』七四：九三-一〇九。
杉本希映・庄司一子　二〇〇六「「居場所」の心理的機能の構造とその発達的変化」『教育心理学研究』五四（三）：二八九-九九。
西真如　二〇一〇「明日の私を葬る――エチオピアの葬儀講活動がつくりだす応答的な関係性」『文化人類学』七五（一）：二七-四七。
――　二〇一四「無力な死者と厄介な生者――エチオピアの葬儀講活動にみる保険・信頼・関与」東賢太朗・市野澤潤平・木村周平・飯田卓編『リスクの人類学――不確実な世界を生きる』世界思想社、二八五-三〇五。
仁科聖子・湯浅美千代・小川妙子　二〇〇八「独居高齢者が在宅で最期を迎えるための訪問看護師の援助」『医療看護研究』四（一）五〇-五六。
萩原建次郎　一九九七「若者にとっての「居場所」の意味」『日本社会教育学会紀要』三三：三七-四四。
バトラー、ジュディス　二〇〇七『生のあやうさ――哀悼と暴力の政治学』本橋哲也訳、以文社
原口剛・稲田七海・白波瀬達也・平川隆啓編　二〇一一『釜ヶ崎のススメ』洛北出版。
ベナー、パトリシア&ジュディス・ルーベル　一九九九『現象学的人間論と看護』難波卓志訳、医学書院
ボルノウ、オットー　一九七八『人間と空間』大塚恵一訳、せりか書房
森田達也・白土明美　二〇一五『死亡直前と看取りのエビデンス』医学書院。
山森みどり・稲恒子　二〇〇三「ターミナル期患者の在宅療養に向けた支援の実際――在宅療養を選択した3事例を通して」『地域看護』三四：九-一一。
吉田みつ子　一九九九「ホスピスにおける看護婦の「死」観に関する研究――良い看とりをめぐって」『日本看護科学会誌』一九（一）：四九-五九。

Twebaze, Jenipher, and Susan Reynolds Whyte. 2014. Case XI. Dominic: A Multitude of Adversities. In Susan Reynolds Whyte ed. *Second Chances: Surviving AIDS in Uganda*, 259–267. Durham: Duke University Press.

Whyte, Susan Reynolds, ed. 2014. *Second Chances: Surviving AIDS in Uganda*. Durham: Duke University Press.

# 第19章　喪われた声を聴きなおす
## ──追悼-記念の限界と死者との共在

石井美保

### 1　死者を追悼すること、死者とともに立ちすくむこと

私たちにとって、「死者を弔う」とは何を意味するのだろうか。

それは一般に、生と死の境界を区切り、日常的な秩序を取り戻すために必要な手立てである。それは、死せる者を日常の外部である黄泉の国へ、あるいは過去の領域へと移し入れることで、死が日常に横溢することを防ぐための手段でもある。

死者の追悼-記念《メモリアル》は、したがって逆説的に、忘却を肯定し、準備し、促すものでもある。弔いや追悼という儀礼的行為を通して、その対象となった者は現在から未来へと続いていく日常の世界と分かたれた過去の領域に属する「正しい死者」へと変換される。それは、私たちが慣習的に許された方法で、ただ時折死者を思い出すことを可能にすると同時

に、それ以外の時空間においては死者の存在を安心して忘却していることで、日常の秩序を保つための手段であるといえる。

こうした追悼‐記念のあり方は、ときに政治性を帯びる。戦場における兵士の死。あるいは事故による大勢の人びとの死。「大往生」という言葉で表現されるような、長生きした老人の穏やかな死の対極にあるこうした死のあり方は、だからこそ大規模な追悼の儀礼を必要とする。それは、そうした不慮の死に直面した生者たちが、自らの平穏な日常を守るための手立てであるというだけではない。大規模な追悼は、不遇の死を遂げた者たちを「正しい死者」へと変換し、異様な死によって引き起こされた日常の混乱と断裂を修復することで、その死を引き起こしたものは何だったのかという根本的な問いを封印したまま、日常の秩序と構造を持続させる効果をもつ。

国家による戦死者の追悼は、その顕著な例である。国家による追悼の行為を通して、兵士の死はポジティヴに意味づけられ、公的な大義を与えられる。国家による追悼の作業は、国民によって未来永劫記憶されるべき「選ばれたトラウマ」の存在を際立たせる一方で、それ以外の悲惨な出来事や苦悩の経験を軽視し、ときに隠蔽することで、人びとがそれらを「安心して忘却する」ことを促す。この作業を通して、それぞれの戦死者の死は、国家によってある意義を担わされた「パブリックな死」へと変換される一方で、その死に対して直接的・間接的に責任を負うべき国家の秩序は温存されたまま、平らかな日常の回復が目指されていく(1)。私たちの日常は、死の追悼と記念碑化を通して推進される生と死の境界の維持と回復によって、私たち自身の忘却の力によって、常に過去を乗り越えて未来へと向かうことを肯定し、仕向けるものすべてによって、「守られている」。

しかしそこにおいて、置き去りにされたものは何か。ある者の死を忘却することを拒み、その象徴化に抗い、日常への復帰を拒否して断裂の中に留まり続け、死の意味を問い続けるものについて、思いを馳せなくてはならない。それはときに、忘却の力と復興の勢いによってうやむやにされる死の責任や、それを負うべき構造的秩序のあり方それ自体を糾弾する政治的な声ともなる。

だが、その根底にあるのはいつも、近しい者の不遇の死によって戻るべき日常そのものを失った遺族の経験であると思われる。遺族にとって、死者はいまだ生きているかのように彼らの生の領域に浸透し、生者は死の領域にさまよい出て喪った者を連れ戻そうとする。このとき、生と死の境界が混濁したまま回復されないこと、死が起きた時点で「時間が止まってしまっている」こと、死者がまだ生きているように感じられること――それらは残された者にとって剝き出しの痛みであると同時に、死者とまだつながっているという、決して手放しがたい絆の感覚でもある。

本章では、死者を追悼‐記念することと、死者とともに立ちすくむことという、死と弔いをめぐる二つの態度の緊張関係について、共同性という側面から考察していく。死の追悼と記念碑化を通して生み出され、再生産される共同性は、たとえばナショナルなものについて多く語られているように、公的であり規範的な性格をもつ。一方、身近な者の死によって還るべき日常を失い、生死のあいだに留まるほかない者の剝き出しの痛みを、他者が共有することは容易ではない。

だがこのとき、死者とともに立ちすくみ、剝き出しの痛みのなかに留まり続けている者を日常の領域に連れ戻そうとするのではなく、逆に、死せる者が「まだここにいる」という引き延ばされた喪の時空間に他者が滑り込み、死をめぐる「なぜ」という問いを共有することで、剝き出しの痛みが何らかの共同性へとひらかれていく回路が見いだせるのではないか。

本章では、学校事故によるひとりの少女の死をめぐって、上記の事柄を考えていく。

## 2 水泳事故の経緯と遺族のふたつの問い

二〇一二年七月三〇日。京都市にある市立A小学校で行われていた夏休みの水泳学習中に、当時一年生だったひとりの少女が溺れ、その翌日、搬送先の病院で亡くなった。本章の議論を進める前に、この事故と私自身の関係を説明しておきたい。

私の長女は、この事故で亡くなった少女——浅田羽菜さん——と同じ小学校に通っており、溺水事故が起こった日に水泳学習に参加していた。事故の後、羽菜さんの両親である浅田隆さんと遼子さん(2)は、事故原因の究明に向けた手掛かりを探すために、独自の聴き取り調査を開始した。事故から約ひと月後、長女の話を聴き取るために遼子さんが我家を訪れ、そのとき初めて私は遼子さんと直接言葉を交わした。それ以来、私は友人の一人として、喪われた娘の最後の声を聴きとどけようとする夫妻の苦闘を間近に見守ってきた。本章の内容は、そうした私の個人的な立場や関係性と切り離すことはできない。

本章ですべてを詳述することはできないが、事故の発生から、本章で主に取り上げる二〇一三年夏までの大まかな経緯は次のようなものである。

七月三一日に羽菜さんが亡くなった後、浅田さん夫妻が学校側から事故状況の詳しい説明を受けたのは八月一七日のことであった。そこで夫妻は、当日のプール学習の内容や、事故が起こった自由遊泳時間の状況、プール内でうつぶせに浮かんでいる羽菜さんが発見されてからの教員たちの行動などについて説明を受けた。また、事故当日のプールにおける危険要因として、その日のプールの水深が通常よりも約二〇センチ深く、最深部で一一〇センチもあったこと。大小さまざまのビート板が投入されていたこと。参加児童が低学年であり、なおかつ六九名と多数であったにもかかわらず、三人の教員による監視が不十分であったことなどを知らされた。ただし、自由遊泳の開始から、教員の一人が羽菜さんを発見するまでの約七分間に、羽菜さんがどのような行動経路をとり、どのような原因で溺水に至ったのか、明確なことはわからないとされた。

両親への説明から三日後の八月二〇日、全校児童の保護者に向けた説明会がA小学校の体育館で開かれた。この説明会では、教育委員会と学校による独自の調査結果について学校長が説明した後、教育委員会事務局の職員と学校長が保護者の質問に回答するという形式が取られた。その上で、教育委員会と学校側は不明な事実をさらに究明していくと明言したが、実際にはその後、追加調査や報告などは行われなかった。

一一月初旬、警察による捜査は早々に打ち切られ、教育委員会による調査も一向に進捗をみない状況の中、浅田さん夫妻は、京都市と京都府を相手取って民事裁判を起こすことを決意する。夫妻はこの提訴について、事故に関する情報の共有と発信を目的としたウェブサイトに、つぎのように綴っている(3)。

私たち両親にとっては、やはりあの子がいないということを埋めるものはないのに、それでも裁判はやらねばとも思います。それはどうしてなのか。

一つには、羽菜しか知らないこと、なぜこんなことが起きたのかという、羽菜の最後の声を、せめてしっかり聴いてやりたいということです。学校で起こったことなのに、未だに事故の詳しい状況はわからないままで、私たち両親が個人的に訊き回っても、有力な情報は得られませんでした。〔中略〕確かに、学校側だけの調査ではわからない部分も多いのかもしれません。でも、反省を述べただけで納められ、結局は何事もなかったかのように事故が忘れられていくというのでは、私た

ちはとても済ませられない、わけのわからないままにあの子を失ったというのでは、気持ちの持って行き場がありません。〔中略〕

もう一つは、教育機関にすれば、事故で子どもが一人死んでしまったという外側の事実でしかないのでしょうが、私たちは「子ども」ではなく、たった一人の「羽菜」を亡くしたのだということをわかってもらいたいということです。

事故は終わっても、私たちのつらさに終わりはありません。もうあの子をぎゅっと抱きしめたり、髪の毛を撫でたり、手をつないで歩いたりすることはできないし……今も、いつまでも、あの子がいないということの痛みに耐えていかねばなりません。そして、羽菜自身の時間ももうこれから先にはない。笑ったり歌ったり、あんなに生き生きとしていた子が、もうどこにもいないのです。もう二度と会えないということの生々しい痛みを、自分なりの人生を一生懸命に生きていた子どもが、もう「いない」ということの重大さを、わかってほしいと思います。

地方裁判所での口頭弁論が始まって間もない二〇一三年一月、浅田さん夫妻は教育委員会から、京都市の小学校における水泳学習のための新しい安全管理マニュアルが完成したとの連絡を受ける。(4) これによって夫妻は、A小学校での説明会の後、教育委員会は口頭で約束していたように更なる事実究明を進めるのではなく、新たなマニュアル作りに注力していたことを知った。

同年四月、教育機関での事故や事件によって子どもを亡くした遺族らが組織する「全国学校事故・事件を語る会」(5) の会合に初めて出席した浅田さん夫妻は、学校事故の原因究明の手段として、外部の有識者からなる第三者委員会に調査を依頼するという可能性を知る。その後、夫妻は友人たちとともに第三者委員会の設置に向けた署名活動を開始し、六月初旬には第三者委員会による調査の実施を求める要望書を教育委員会に提出した。これに対して教育委員会は前向きな姿勢をみせ、夫妻とともに調査委員の選定を開始した(6)。

七月二七日、夫妻は京都市と教育委員会に対して、当該の事故に関する厳正かつ公正な調査を求める七三八九筆の要望署名を提出。同日、弁護士、医師、大学教員など七名の委員からなる第三者委員会の初会合が開かれた。そして八月一九日には、事故当日と同じく六九名の児童の参加・協力を得て、A小学校のプールを用いての再現検証が実施された。

その後の経緯について、ごく簡単に触れておきたい。二〇一四年三月一一日、八回の口頭弁論を経て、民事裁判が結審した。判決は、事故当日に指導を担当していた教員らの過失を認め、京都市に対して遺族への賠償金の支払いを命じるものであった。だが、浅田さん夫妻の当初の期待とは異なり、裁判の過程で事故の原因究明につながる新たな資料や事実は見いだされなかった。

七月二〇日、第三者委員会は調査報告書を教育委員会に提出し、同月二六日に解散した。報告書は、プールにおける再現検証の結果を分析した上で、教員らによる救護措置や学校による事後対応の問題点を指摘するとともに、水泳学習に関する今後の改善点を提言する内容であった。しかし、羽菜さんの行動経路や溺水の直接的な原因については、やはり新たな事実は示されなかった。そのため、浅田さん夫妻はその後も文部科学省における有識者会議(7)などへの訴えを続けるとともに、A小学校プールでの再度の再現検証を含めた独自の調査を友人たちとともに続けている。

以上の経緯は、一見すると、学校で起きた死亡事故をめぐって遺族と学校・教育委員会が明白な対立関係に陥ることなく、協力して事故の原因究明に取り組み、第三者委員会の設置と再現検証を実現したという稀有な「成功事例」であるかのようにみえる。だが、より注意深くみていくと、この経緯の随所に学校・教育委員会・第三者委員会という公的機関の姿勢と、浅田さん夫妻の思いや身構えとの乖離が看取される。

学校・教育委員会と第三者委員会にとって、事故に関する調査と報告の主な目的は、①事故にかかわる大まかな状況とその問題点（水深・教員の監視体制の不備・救護の不手際など）を明らかにした上で、②事故について謝罪と反省を行い（あるいはそれを促し）、③今後に向けた新たな指針を提示することであった。このことは、教育委員会が調査の続行よりも新たなマニュアル作りを優先させたことや、第三者委員会の報告書が児童への聴き取りや再現検証実験の精密な分析よりも、監視と救護についての提言に重点をおくものであったことに示されている。さらに、こうした「未来志向」ともいうべき公的機関の姿勢を如実に示すものとして、事故の約ひと月後にA小学校で開かれた保護者説明会での教頭の発言は注目に値する。浅田さん夫妻も出席していた説明会の場において、教頭は今後、全校をあげて安全性の向上に努めていくことを約束した後、つぎのように締めくくった。

「これからがスタートです」

一方、事故の原因究明を求める浅田さん夫妻の姿勢は、事故への反省を今後の改善につなげていくという未来志向的な公的機関の姿勢とは明白に異なっている。先に紹介したウェブサイトの文章にあるように、夫妻が一貫して希求しているのは、「羽菜の最後の声を聴く」ことである。この言葉は、夫妻の求めるものがただ、事故当日のプールの状況や教員の行動、そこに見出される問題点といった概況的な「事実関係」を知ることに尽きるものではないことを表している。この言葉に凝縮された夫妻の願いは、再現検証や聴き取りを手掛かりに、プールにおける羽菜さんの行動をできるかぎり詳しく明らかにすることで、どのようにして羽菜さんが溺水に至ったのか、その具体的な状況に迫ることである。そしてさらに、そのとき自分たちの娘は何を見聞きし、何を考え、どのような思いでプールの中を動いていったのか。なぜ、他でもなく我が子が溺れなくてはならなかったのかという、より根源的な問いへの答えへとにじり寄ることである(8)。

学校や教育委員会をはじめとする公的機関は、「なぜ事故が起こったのか」という保護者たちからの問いかけに対して、「水位の高さ」や「監視体制の不備」といった限定された回答を与え、これらの問題を早急に解決することを約束することで、それ以上「なぜ」と問い続けること自体を無効にしようとした。だが、浅田さん夫妻の問いは、今後に向けた安易な解決策を求めて放たれたのでは決してない。彼らの問いかけは、あの夏の日、事故に至るまでの数分間、大勢の子どもたちのはしゃぎまわるプールの中を、どのようにしてか動きまわっていたはずの我が子の存在へと収斂し、その見えない時空間の周囲をめぐり続けている。その問いに、この日常の延長としての「未来」は含まれていないのである。

羽菜さんの母、遼子さんは、そのように問い続けることの二重性と、みずから検証を続けていくことの理由について、ウェブサイトにつぎのように綴っている。

私たちが問い続ける問いは二つあります。「なぜ、私たちはあの子を失わなければならなかったのか、なぜあの子はいないのか」というｗｈｙの問いと、「どのようにして事故は起きたのか、あの子はどうやって死んでしまったのか」というｈｏｗの問いです。

ｗｈｙの問いに答えはありません。私たちは一生悔い続けるでしょう。私たちがあの子を守ってやれなかった、生きさせてやれなかった。

しかし、ｈｏｗの問いには答えがあります。事故が「どのようにして」起きたのかということはせめて知りたい、それによって羽菜の人生を最後まで守ってやりたいと願っています。

「なぜ」という答えのない問いを抱えながら、「どのようにして」という問いへの答えを探し続ける夫妻の思いはしかし、事故の経験を教訓としてより安全な未来へ進んで行こうとする学校や教育委員会には共有されず、十分に理解されることもない。未来を目指すために事故を過去の領域に仕舞い込むような後者の姿勢は、安全管理マニュアルの作成や今後に向けた改善策の提示といった表立った対応だけではなく、学校における儀礼のあり方とも密やかに共鳴している。
以下では、羽菜さんの一周忌に行われたふたつの儀礼をみていきたい。

## 3　学校における追悼‐記念

羽菜さんの死から一年が経った二〇一三年七月三一日。A小学校の校庭で、「浅田羽菜さんを偲ぶ会」が開かれた。この会には、学校長をはじめ黒いスーツに身を包んだ教員たちと教育委員会の職員数名の他、多くの児童や保護者が参列した。

この日に先立って、校庭の北東隅には羽菜さんを記念するハナカイドウの若木が植樹されており、「偲ぶ会」はこの「羽菜ちゃんの木」の傍らで行われた。木の前には、子どもたちの書いた羽菜さんへのメッセージを貼り付け、児童や保護者が折り紙で作った色とりどりの花で飾られたメッセージボードが立てられた。また、その横に設えられた献花台の上には、会の参列者たちが次々に手向ける花束がたちまち小さな山をなした。

会の進行は次のようなものであった。まず、「羽菜ちゃんの木」の前で、学校長とPTA会長が羽菜さんの思い出などを語った後、羽菜さんの担任だった教員が羽菜さんへの手紙を、時折涙で声を詰まらせながら読み上げた。その後、子どもたちは保護者とともに和紙で小さな灯籠を作り、その表面に思い思いのメッセージや絵を描いて「羽菜ちゃんの木」の根元に並べた。最後に、子どもたちは用意されていたシャボン玉液を手に取り、ときに笑い戯れながらたくさんのシャボン玉を空に向かって吹き飛ばした。

以上のような「偲ぶ会」の内容は、学校で行われるこの種の式典としては、一見きわめて自然なものであるように思われる。この会に列席した教員たちや、児童や保護者たちの多くにとって、この会が痛ましい事故による羽菜さんの死をともに悼み、悲しみを共有するための貴重な追悼‐記念の場となっていたことは確かだろう。

故人の思い出を語りあい、故人を象徴する木の前に花を供え、空に昇っていくシャボン玉を仰ぎ見る参列者たちにとって、この儀礼の過程は限定された喪の時空間を提供するものであった。亡くなった少女の面影は可憐な樹木の姿に重ね合わされ、「てんごくでもげんきでね」といった子どもたちのメッセージや、輝きながら昇天していくシャボン玉に満たされた光景を通して、「天国にいる羽菜ちゃん」のイメージが創りだされていく。少女の死とそれに伴う悲しみは、こうした儀礼の過程を通して、どこか美しく穏やかなイメージの中に包み込まれる。そして、儀礼が創りだす喪の過程を経た参列者たちは、そうした穏やかなイメージを胸に、再び日常の世界へと戻ることを促される。

A小学校で行われた「偲ぶ会」は、したがって、日常の外側の世界へと死者を移し入れるとともに、日常の秩序を脅かさないような仕方で死者を記念する機会を担保しつつ、人びとが死そのものについて「安心して忘却する」ことを促すという、喪の儀礼の機能を十全に兼ね備えたものであったといえる。(9)

だが、ここで知らぬ間に取り残されてしまったものは何か。こうした追悼‐記念の儀礼を通して指し示される忘却と再生の道筋から外れ、むしろそれによって疎外されていくものに目を凝らさなくてはならないだろう。穏やかなイメージで死を包み込み、過去の領域に移し入れる追悼‐記念の儀礼は、日常の秩序をそのままに維持する効果をもつと同時に、参列者に癒しや慰めを与えることで、以前と変わらない日常への復帰を促す。このとき、それによって疎外されてしまうものとは、近しい者の死によって自らが還るべき日常を失い、死を引き起こした日常の秩序をもはや受け容れることができず、死が起こったその時とその場所に、凍りついたように留まり続けるほかない人びとの存在ではないだろうか。

浅田さん夫妻がそうであったように、遺族にとってこうした追悼―記念の儀礼は、学校や教育委員会といった公的機関との事務的なやりとりよりも複雑な意味合いをもち、ときに対応が困難なものである。なぜなら、こうした儀礼は死を悼む人びとの紛れもない誠意と善意、遺族への同情に基づくものであり、したがって遺族はそれらを穏やかな感謝をもって受けとめ、儀礼によってともに慰められることが期待されているからである。

しかし同時に、死者を追悼し、なまなましい死を美しい象徴に変換する効果をもつこの儀礼を通して、これ以上、死によって日常の秩序が脅かされることはないこと。だからこれ以上、死について問い続ける必要はなく、再び心安らかに、未来に向けて生きていくべきであること――これらのことが密やかに表明され、要請されている。それは、儀礼を行う者の意図にかかわらず、公的な追悼―記念の構造それ自体に含まれる前提であり、方向性であり、要請なのである。そして、そうした言外の前提や要請は、身近な者の死をめぐって絶えず湧き上がり、片時も消えることのない「なぜ」という問いへの答えはおろか、「どのようにして」という問いへの答えも手にしていない遺族にとっては、受け容れがたいものである。

さらに、学校という場における追悼―記念の儀礼は、まずもって「子どもたちのため」を主眼として行われるということが、事態をよりいっそう複雑なものにしている。先にみたように、A小学校で行われた「偲ぶ会」は、学校での事故による不慮の死を、子どもたちにとって受け容れられやすい自然な昇天のイメージに変換する効果をもつものであった。それによってこの儀礼は、「羽菜ちゃんとの楽しかった思い出を忘れない」ことを子どもたちに奨励する一方で、事故や死そのものについては速やかに忘れて、安心して学校生活を続けるよう促している。このように、日常の秩序を脅かさないような仕方で死者を「思い出す」ことを促す追悼-記念の儀礼は、その裏返しとして、日常の秩序を揺るがせるような仕方で死者を想起し、なまなましく感じとることを暗黙の裡に禁じている。

しかし、浅田さん夫妻が探し求めている、事故に至るまでの具体的な状況や羽菜さんの行動をめぐる問いへの答えは、子どもたちに対して事故当日の出来事を詳しく聴き取り、あるいはプールにおいて当時の状況を再現するといった方法——追悼の作業によって封印されたはずの、なまなましい感受と想起を喚起する可能性をもつ——を抜きにして得られるものではない。そうした意味でも、学校における追悼-記念の儀礼の方向性と、夫妻の願いとは乖離し、互いに一致しえないものであった。

つぎに、この「偲ぶ会」と同日に行われた、遺族による儀礼についてみていきたい。

## 4 遺族たちの儀礼——「まだここにいる」子どもを気遣う

前節で述べた「偲ぶ会」がA小学校で開かれた七月三一日の午前中、浅田さんの自宅では、羽菜さんのためにささやかな儀礼が行われていた。参列者は浅田さん夫妻と親しい友人数名のみであり、儀礼を執り行う僧侶は、羽菜さんの父である隆さんの従兄に当たる男性であった。そのため、儀礼は終始親密で心やすい雰囲気の中で進められた。

この儀礼の主な目的は、それまで二つの骨壺に分けて納められていた遺骨を、一つの大きな骨壺に移すことであった。まず、羽菜さんの遺影を掲げた小さな祭壇に向かって、僧侶が経文を唱える。その後、両親と友人たちが順に、一つの骨壺からもう一つのものへと、箸を用いて遺骨の一部を移し入れた。それが済むと、僧侶と両親は別室に移り、残りの遺骨をすべて一つの骨壺に移し入れた。やがて僧侶は祭壇のある居間に戻ってくると、喉仏の骨を参列者に示した。そこでは羽菜さんの遺骨について、両親と友人たちの間で次のような会話が交わされた。

「綺麗な骨……」
「こんなに綺麗なままなのは珍しいんだって」
「ずっと家《うち》にあったから……」
「〔僧侶の〇〇さんが言うには、骨の〕中身が詰まっているって」
「やっぱり詰まってたんだ」
「羽菜、重かったもんなあ」

その後、家庭での供養の仕方について、僧侶は穏やかな口調で両親に伝授した。

「肉や魚をお供えしてはいけないということはないんです。ふだんの食事をお供えしてあげてください」
「〔御骨をひとつにまとめたのは〕身体《からだ》がばらばらになってしまっていると、可哀想ですから……」

以上のような儀礼の中には、学校における半ば公的な追悼-記念の儀礼とは対照をなす側面があることに気がつく。先にみたように、学校における「偲ぶ会」は、参列者に対して限定された喪の時空間を提供するものであった。そこでは、亡くなった少女の存在が象徴へと変換され、過去の領域に移し入れられることで、喪の経験を経た人びとが未来へと続く日常の中に安心して復帰することが促されていた。

一方、羽菜さんの遺骨や、お供えされる食事をめぐる会話にみられるように、家族を中心とした儀礼の場において羽菜さんは、いまだ世話をされるべき身体的存在として感じとられている。少女の骨は、その存在を「象徴」するものではなく、ずっしりとした重みをもつ少女の身体の一部である。そして少女は、両親とともにあって常に気遣われ、愛情を注がれ続けるべき存在として、「まだここにいる」子どもとして遇されている。

このように、遺族を中心としたこのささやかな儀礼では、両親が我が子の存在を手元に引き留め、「まだここにいる」存在として感受し続けることが言外に了解され、許容されている。そして遺族は、悲しみを乗り越えて日常生活に戻ることを促されるのではなく、茫漠とした生死の境に留まり、我が子とともにありつづけることを肯定されている。

このもうひとつの喪の儀礼は、したがって、日常への復帰を導く限定された喪の時空間を遺族に提供しようとするものではない。それはむしろ、遺族が留まり続ける永遠に引き延ばされた喪の時空間の中に、宗教者が訪問者のごとく静かに参入し、供養の実施や伝授という仕方で死者との交流を手助けすることで、出口のない喪を生きる遺族の生を支え、肯定するものであったといえる。

だが、浅田さん夫妻がそうであるように、終わりのない永遠の喪を生きる遺族は、喪った者の存在をなまなましく感受し続けながらも、現実には愛する者がもうこの世にいないということを「知っている」。夢に現れる我が子の感触や、絶えず想起される面影や声を通して、「まだここにいる」子どもの存在を感じ続けること。そして、それにもかかわらず、「もういない」という現実を繰り返し突きつけられ、打ちのめされ続けること。その耐えがたい痛みについて、遼子さんは親しい友人に向けたフェイスブックに、次のように綴っている。

夢を見ました。

羽菜が走ってきて飛びついて、よじ登ってくる夢。手をつないで、私の膝に足をついて、「うんしょ！　うんしょ！」と口をとんがらかしてがんばって……途中で「できない〜」と甘えベソ。

「できるできる！　だいじょうぶー」と答えて抱きしめながら、「なにかを失ったと思っていたけど……なんのことだったんだろう。なにも失ってない、なにも変わってないのにな」と思っていました。

目が覚めたら羽菜がいなかった。

やっぱり……と泣きました。

でも、会えて嬉しかったよ、羽菜。


（二〇一四年三月一八日）


一番したくないことは、あの頃の自分の気持ちを思い出すことです。

あの子の姿や表情は、どんなにつらくても痛くてもずっと思っているし、思っていたい。でもあの子といたときの自分、愛おしさや誇らしさ、喜びや楽しさ、心強さにあふれていた幸せな自分を思い出すことは、つらくて苦しくて、どうにも恐ろしい、たまらないことです。

まったく世界が変わってしまって、過去とはつながれない。あの子がいないままの未来も意味はない。過去も未来もなくて、バラバラの目の前の現実をただなんとかやり過ごしているだけ、まさに、時間は止まっているという気がしています。

その意味で、「地獄の日々」ということもとてもわかる。過去も未来もなく、ただ繰り返し苦痛を与えられ、蘇っては殺され続けるという地獄って、こういうものなのかなと思うからです。

私たちはとても恵まれていると思います。周りにとてもあたたかい人たちがいて、支援があって、導いてくれる人たちもいる。

それでも、どうしようもなく、そんな気持ちを抱えています。

（二〇一四年三月四日）

先にみたように、学校における「偲ぶ会」は、故人への哀悼や遺族への同情を共有する場を提供することで、参列者たちの間に束の間の共同性を創りだすものであった。公的な喪の儀礼の多くがそうであるように、この会もまた、象徴を中心とする儀礼を通して参列者のさまざまな思いを「共同体」としての追悼の感情へと昇華させるとともに、儀礼の完遂によって共同体が喪失を乗り越えることを促すものであったといえる。このように、公的な喪の儀礼がそれに参与する人びとの共同性を前提とし、あるいは創出するのに対して、出口のない永遠の喪の中に留まり続け、なまなましい痛みに耐え続ける遺族の経験は孤独であり、同様の経験をもたない他者がそれを共有することは容易ではない。

遺族を慰め、悲しみを乗り越えるよう励ますことで日常や共同体への復帰を促すのではなく、あるいは供養をはじめとする宗教的な手立てに依るのでもなく、宗教者ではない「ふつうの人」である他者がそうした遺族の生のリアリティを共有し、それに参与することは可能なのだろうか。そして、もし可能だとすれば、それは遺族の生にとってどのような意味をもつのだろうか。

続く5節と6節では、「羽菜の声を聴きとどける」という浅田さん夫妻の願いが、学校や第三者委員会といった公的機関には十分に理解されないまま、しかし七歳の少女のまなざしを通して思いがけないかたちで汲み取られ、共有された、その経緯をみていきたい。

## 5　第三者委員会による再現検証

二〇一三年八月一九日。A小学校のプールを用いて、第三者委員会による再現検証が行われた。これに先立ち、浅田さん夫妻は事故後の経緯や検証の趣旨に関する説明会を開き、小学校保護者をはじめとする地域住民の理解を求めるとともに、検証実験に参加してくれる児童を集めるために友人たちとともに奔走した。その甲斐あって、検証には事故当日と同じく一年生から三年生の低学年児童計六九名[10]が参加することになった。また、事故当日に水泳指導を担当していた三人の教員をはじめ、救護や連絡にかかわった教員らも検証に協力した。

この検証実験の目的は、学校と教育委員会によるこれまでの調査で明らかになった事故当日の水泳学習の様子とプール内の状況、救護の過程をできるかぎり再現し、児童や教員の動きを観察・測定するとともに、ビデオカメラで撮影することであった。この目的のために、小学二年生の女子児童が羽菜さんの役を務めることになったが、彼女は後述するように、羽菜さんと同じ保育園を卒園した幼なじみであった。

再現検証は、事故当日の時系列に沿って、水泳学習の開始時点から順を追って進められたが、ここでは事故が起こった自由遊泳の時間帯に焦点を当ててみていきたい。学校と教育委員会による調査から、既につぎのような事実が明らかになっていた。自由遊泳は、五分間の休憩を挟んで午後一時四五分頃から開始された。まず、三人の教員がプールサイドにある倉庫から、大小さまざまのビート板をプールに投げ入れた。その後、児童たちは一年生から順に、プールサイドから入水した。子どもたちの多くは競い合うようにビート板に群がり、ビート板に乗ったり押したりしながら思い思いに遊びはじめた。

この自由遊泳時間中の羽菜さんの行動については、指導を担当していた教員の証言などから、つぎのことがわかっている。休憩時間中、羽菜さんは他の一年生児童とともに、プールサイドの南西側に座っていた。自由遊泳が始まると、羽菜さんは隣に座っていた二年生の女の子と、プール南西端の水深の浅い場所で追いかけっこをして遊んでいた。(11) 担当教員の一人であった佐藤教諭は、プールサイドの北側から南側にある日除けテントの下あたりまで歩いてきたところで、プールの中にいた羽菜さんから、「あそぼ」と声をかけられた。そこで教諭はプールの中に入り、羽菜さんを抱き上げたり水につけたりするという遊びをしばらく繰り返した。二〇一二年八月一七日にA小学校で行われた両親への説明の中で、佐藤教諭はそのときの状況を次のように語っている。

羽菜ちゃんが、私の記憶ではですけど、羽菜ちゃんがぷかぷか浮きながら、ちょうど、私がベンチの前に歩いて行ったときに、くるくるって浮いてはって。〔中略〕羽菜ちゃんが水好きやっていうのを〔担任の先生が〕すごい言ってはったのを覚えていたので〔中略〕ちょっと高いとこからぽちゃんと〔水に〕つけてあげたり。羽菜ちゃんは、ずっと〔身体を〕持ったまま、こうやって持ち上げてぽちゃんとつけてあげたりしたら、すごい喜んではって(12)……

佐藤教諭は、それ以降の出来事について次のように証言している。羽菜ちゃんを持ち上げては水につける遊びを繰り返していると、他の児童が「私にもやって！」と次々に近寄ってきたので、教諭は数人の児童に対して同様の遊びを繰り返した。その後、当時自分が担任していた三年生の児童が、「鬼ごっこしよう」と誘いに来たため、佐藤教諭はそれまでの遊びをやめて、数人の子どもたちと鬼ごっこを始めた。教諭は、自分がオニになって児童を追いかけたり、逆に追いかけられたりしながら、プールの南側から北側へと、プール内を縫うようにジグザグに移動していった。そして、プールの北端近くまで進んだとき、教諭は水中にうつぶせに浮かんでいる羽菜さんを発見した。

事故当日の羽菜さんの行動については、プールの南端で佐藤教諭が羽菜さんと関わった後、北端付近で発見されるまでの数分間についての情報が皆無であった。したがって、浅田さん夫妻がもっとも知りたかった事柄とは、羽菜さんがなぜ、どのような経路でプールの南側から北側へと移動したのか。またなぜ、そこで溺れてしまったのかという、溺水に至るまでの具体的な行動経路と溺水を招いた要因であった。この再現検証を通して、溺水の直接的な原因を明らかにすることまでは難しいにせよ、移動経路の範囲や溺水要因の可能性を絞り込むことが期待されていた。

自由遊泳時間中の羽菜さんの行動に関する検証実験では、参加児童全員がプールに入った状況の中、羽菜さん役を務めた小学二年生の真実さんが佐藤教諭との遊びの様子を再現した。また、真実さんは第三者委員会が設定した複数の行動経路に沿ってプール内を移動し、その様子が数台のビデオカメラで撮影されるとともに、移動速度の測定が行われた。第三者委員会による再現検証では、このようにいくつかの条件下で複数回にわたる実験が行われ、その分析を通して、溺水に至るまでの羽菜さんの行動に迫ることが期待されていた。

しかし、約一年間の調査期間を経て、翌年の夏に第三者委員会の出した結論は、浅田さん夫妻の期待に十分に応えうるものではなかった。二〇一四年七月二〇日に教育委員会に提出された調査報告書において、第三者委員会は羽菜さんが溺水した状況を、つぎのように推定している。

以上のように、羽菜ちゃんはプールサイド南側テント側から、その対岸であるプールサイド北側センターライン付近に向けて単独で移動を開始し、その間、大型フロートなど浮遊物や他の児童との接触など外的な要因の影響を受けることなく、速やかに移動し、北側プールサイド付近まで移動した。そして、羽菜ちゃんは同所で溺水して意識を喪失した状態で発見、救助されたものである(A小学校プール事故調査報告書　八九頁)[13]。

溺水に至った経緯に関しては、A教諭と三年生児童らが、羽菜ちゃんの目の前で始めた「鬼ごっこ」〔中略〕が、羽菜ちゃんの興味関心を惹きつけ、羽菜ちゃんの行動を触発したと考えることができる。〔中略〕行動を開始した羽菜ちゃんは、速やかに対岸に一人で向かったものと推認することができる。このようにして対岸に向かったところ、プールサイド北側やや東側付近において体のバランスを崩す、顔に水がかかる、せき込む、あるいは頭部が水没するなど突発的、偶発的な事態に遭遇した際、不意に少量の水を飲みこんだことで一時的な窒息状態に陥り、数秒以内の短時間で意識を喪失したものと考えられる(A小学校プール事故調査報告書　一〇二頁)。

先にも述べたように、「羽菜の最後の声を聴いてやりたい」という言葉に凝縮された浅田さん夫妻の願いは、再現検証や聴き取りの結果を手掛かりに、プールにおける羽菜さんの行動をできるだけ詳しく明らかにすることで、どのようにして羽菜さんが溺水に至ったのか、その具体的な状況に迫ることであった。そしてさらに、そのとき我が子が何を見聞きし、どのような思いでプールの中を動いていったのか。なぜ、他でもなく我が子が溺れなくてはならなかったのかという、より根源的な問いの答えへとにじり寄ることであった。

こうした夫妻の問いかけに対して、第三者委員会の提示した回答は、羽菜さんが何らかの理由で、たった一人でプールの中を速やかに移動し、外部からの影響を受けることなく自分自身の行動によって溺水したというものであった。報告書は、羽菜さんが移動を始めた契機として「鬼ごっこに触発された」という可能性を指摘しているものの、その後の彼女の行動は終始、他の誰ともかかわりのない自己完結したものとして想定されている[14]。

夏の日盛りのプールで、水しぶきを上げてはしゃぎまわる子どもたち。その間を縫うように動きまわる教員たち。波に乗って動くビート板、水面に反射する陽の光と歓声――そのとき我が子が体験し、見聞きしていただろう光景と、そこにあった全てのものとの関係性の中に娘の行動を位置づけなおし、その見えない軌跡に目を凝らそうとする両親の願いは、まるで透明なカプセルに包まれていたかのように誰と接触することもなくプール内を移動し、たった一人で溺れた羽菜さんのイメージを提示する報告書の結論によって遮断された。

それは、「どのようにして」という問いへの答えを羽菜さん一人の行動に帰すことで、他者とのかかわりや出来事のつながりの中にこそ答えを見出されるべき「なぜ」という問いを、それ以上投げかけることを無効にするものであったといえる。[15] ちょうど、学校が水位の高さや監視体制の不備といった問題点を列挙し、それらの早期解決を約束することで、保護者たちがそれ以上「なぜ」と問い続けることを遮断したように。

しかし、こうした公的な結論とは別に、第三者委員会の実施した再現検証は、両親の問いに対して思いがけないかたちでひとつの答えをもたらすことになった。それは、羽菜さんの行動をめぐる「どのようにして」という問いに対して、科学的にみて蓋然性の高い答えを提示したという意味で重要性をもつものではない。だがそれは、プールにおける羽菜さんの行動を他者との関係性の中に位置づけなおし、その声を聴き取ろうとする両親の、「なぜ」という問いかけへの応答となりえているという意味で、重要性をもつものであった。このことについて、次節でみていきたい。

## 6 少女のまなざしになりかわる

先にもふれたように、第三者委員会の実施した再現検証では、羽菜さんの幼なじみである真実さんが羽菜さんの役を務めた。真実さんの母である加代子さんによれば、当時の羽菜さんと同じくらいの背格好で、泳ぐことができないという条件にあてはまる女児として真実さんが選ばれたとき、真実さんは、「よかった、真実泳げなくて。泳げてたら〔羽菜さんの役が〕できなかったもんな……」と言って喜んでいたという。

真実さんは羽菜さんと同じ保育園を卒園していたが、羽菜さんとは別の小学校に通っており、事故当日のプールの状況や再現検証の内容などについては、それまで何も知らされていなかった。また、検証実験に参加したA小学校の教員らとも面識はなく、検証の当日が初対面であった。加代子さんによれば、真実さんは普段から人見知りをする性格で、不安なことがあるとすぐに母親に泣きついて助けを求めることも多かったにもかかわらず、検証の当日は不安や弱音を一切口にすることなく、自分から母親の手を放して委員の指示に従っていたという。

検証の翌日、加代子さんはいずれ近いうちに第三者委員会による正式な聴き取りがあるものと思い、検証実験の印象などを娘に詳しく訊ねることは差し控えていた。ただ、プールにおける水深や教諭とのかかわりについてなど、幾つかの事柄についてはわずかに話し合っていた。そのときの会話は、つぎのようなものであった(16)。

加代子：水は深かった？　怖くなかった？

真実：学校のプールよりは深いけど、別に大丈夫やった。でも、せんたくき〔参加者全員でプールの内周に沿ってぐるぐる回る運動〕のとき、深いところがあって一回沈んだけど、すぐ先生が助けてくれたよ。
加代子：先生に三回くらい高く上げて〔身体を持ち上げて〕もらって、どう思った？
真実：恥ずかしかったし、嫌やったわ。
加代子：なんで恥ずかしいの？
真実：だって、全然知らん人に急にあんなんされたら嫌やわ。恥ずかしいわ。
加代子：じゃあ知ってる先生だったら？　たとえば○○先生〔真実さんの小学校の先生〕とか……。
真実：それやったら嬉しい。
加代子：羽菜はどう思ったやろ。
真実：羽菜も嬉しいんちゃう。
加代子：もし、○○先生があっち行ったらどうする？
真実：追いかけるー。
加代子：羽菜やったら、どうするやろ。
真実：追いかけたんちゃう？
加代子：なんで？
真実：先生にもう一回遊んでもらいたくて、追いかけたと思うで。羽菜は、ああいうときに一人でいるのが嫌やねん。誰かと一緒にいたいと思うねん。

さらに、真実さんは検証実験の際、第三者委員の指示の下でプールの南端から北端に向かってプールをまっすぐに横断したときのことについて、加代子さんに次のように話した。

あとな、まっすぐ行くとき、行きにくくて嫌やった。ビート板は当たるし、人もいっぱいいるし、もう行きにくい[17]

以上のような真実さんの言葉には、先にみた第三者委員会の報告書からは抜け落ちていた側面がみられることに気がつく。それは、プールの中にいた羽菜さんの視点であり、その感覚や感情という側面である。真実さんは、プールの中で羽菜さんになりかわり、その行動をなぞるという経験を通して、当時の羽菜さんのまなざしや思いをごく自然に感受し、そのことを通して羽菜さんの行動の可能性と、その理由を示唆している。しかも真実さんの言葉は、自分自身の感覚だけに基づくものではなく、自分とは異なる性格や感じ方をもった存在としての羽菜さんの思いを伝えようとするものであった。それはおそらく、物心つかない頃から保育園で羽菜さんと生活をともにし、さらに自分の意志で「羽菜の役」に臨んだ真実さんだからこそ感じとれた事柄であったかもしれない。

羽菜さんの行動に関する真実さんの言葉は、再現という経験に基づいているという意味で、事故現場にいた者の「証言」とは異なっている。だが、プールにいた羽菜さんの視点になりかわることは、そのとき現場にいた誰にも不可能である。その意味で、羽菜さんの行動と経験を自分の身をもって辿りなおした真実さんの言葉は、証言とは位相を異にする、ある種の啓示的な力をもちえている。

真実さんの言葉によって示唆された羽菜さんの行動の可能性は、もちろん他の多くの可能性の中の一つに過ぎず、それが事実であったことを証明することは困難である。その意味で真実さんの言葉は、羽菜さんの行動をめぐる「どのようにして」という問いに対して、科学的に蓋然性の高い答えを与えたという意味で重要性をもつものではない。そうではなく、真実さんの言葉は、我が子の行動や経験を他者との関係性の中に位置づけなおし、その視点になりかわり、その声を聴き取ろうとする両親の、「なぜ」という問いかけへの応答となりえているという点で、重要な意味をもっている。

先にみたように、第三者委員会の提出した報告書において、佐藤教諭と別れてから溺水に至るまでの羽菜さんの行動は、外部との接点をもたない自己完結的なものとして描かれていた。しかし、真実さんの言葉を通して、羽菜さんの行動はそれまで自分と遊んでくれていた先生や、周囲の子どもたちとの関係性と切り離しえないものとして立ち現われている。「どのようにして」という問いへの答えを羽菜さん一人の行動に帰すことで、「なぜ」という問いをそれ以上投げかけることを遮断するような報告書の文章とは対照的に、真実さんの言葉は、羽菜さんの思いと行動の意味を他者との関係性において了解しようとすることで、「なぜ」という遺族の問いかけを受けとめるとともに、それをさらなる問いへつなげていく契機を与えている。

再現検証から約二ヶ月後の一〇月一三日、第三者委員会はこの検証について、真実さんとその両親に聴き取りを行った。以下は、そのときの様子を浅田さん夫妻に伝えた加代子さんのメールからの抜粋である。

……それから夫が、再現検証の後に、先生との関わりの後のことだけ、真実に訊いたと発言し、真実がもし同じ状況ならどうするかと問いかけると、真実は追いかけると答えたと言いました。私も、先生を追いかけたと思うと言いました。

先生を信じていた羽菜。大人を信じていた羽菜。たった三回ほど持ち上げただけで何も言わず深い方に行ってしまった先生、羽菜は関わりが終わったと感じてなかったのではないかと思うこと。その理由として、保育園での先生との関わりを話しました。子供と本気で関わり、向き合い、とことん遊ぶ大人と羽菜は関わって生きてきたからと伝えました。

羽菜を抱き上げ、羽菜の顔を見て、羽菜の水着も見て、なんでその場を離れたのかと思うともいいました。

その先生との関わりの後の話については、委員からの発言はなかったです。監視能力のなさについても話しましたが、監視やビート板の使用方法などについては、A小学校だけが、当日の先生だけが悪かったわけではなく、全市的にできていなかったとか、かなり長く説明され、あまり理解できませんでした。

（二〇一三年一〇月一四日、加代子さんから浅田さんへの私信）

なぜ、羽菜さんは水の中を移動しようと思ったのか。なぜ、誰もそれに気づけなかったのか。なぜ、先生は遊びをやめて何も言わずに去ってしまったのか。なぜ……。

真実さんによって示唆された羽菜さんの行動とその意味をめぐって、加代子さんはつながりあったさまざまな「なぜ」という問いを投げかけながら、問題の深部に分け入ろうとしている。その問いは、事故当日のプールにおける水深やビート板の使用といった具体的な状況を問題化するだけではなく、そうした状況をつくりだし、容認していた学校と教育委員会の体質や、子どもとかかわる大人の姿勢そのものへの根本的な問い直しを迫るものである。

死をめぐる「なぜ」という問いに応答することは、一見してわかりやすい回答を与えることで問いの深化を遮断し、死をもたらした日常の秩序それ自体を不問に帰すこととは、まったく逆の方向性をもつ。それは、この「死」という出来事にかかわりをもつもの全てを問いの中に巻き込み、つながりあった別の問いを次々に引きだし、それらを響かせ合うことで、死を引き起こした日常の秩序自体を揺るがせることである。

加代子さんと真実さんがそうであったように、「なぜ」という遺族の問いかけに寄り添い、それに応えようとする者は、遺族がそこに留まっている生死のあいだ、「まだここにいる」死者とつながった喪の時空間を我知らず共有している。加代子さんは、真実さんの存在を通して羽菜さんの思いを感受することで、他者でありながら遺族とともに羽菜さんの声に耳を澄ませている。そして、真実さんはプールの中の羽菜さんになりかかわり、そのまなざしと思いを自分の言葉で伝えることで、「羽菜の声を聴きとどける」という遺族の願いに、他者でありながら応えている。

このように、他者が遺族の問いに応答し、ともに問いかけ続けることを通して、終わりのない喪の時空間に留まり続ける遺族の、答えもなく未来もない「なぜ」という問いは、それにもかかわらずある共同性、ある未来の可能性へと開かれていくと思われる。このことについて、最後に考察したい。

## 7 つながりあう問い――別の未来へ

学校における不慮の事故や事件で我が子を亡くした遺族は、喪失の経験を乗り越えて日常に復帰し、より良い未来に向かっていくという未来志向的なシナリオを拒否し、答えのない「なぜ」という問いを抱えながら、永遠の喪の時空間に留まり続けている。同時にそれでもなお、浅田さん夫妻をはじめとする多くの遺族が、同様の事故や事件の「真の再発防止」を訴える声を上げつづけている[18]。

遺族にとって、我が子の「最後の声を聴きとどける」という願いと、「真の再発防止」という訴えはどのように結びついているのだろうか。また、遺族の希求する「真の」再発防止とは、公的機関による報告書や提言が含意するそれとはどのように異なっているのだろうか。

羽菜さんの父である隆さんは、遺族が声を上げ続けることの意味について、フェイスブックに次のように綴っている。

> 安全なはずの学校に行っただけなのに命を奪われ、その後の学校や教育委員会の不誠実な対応に更に苦しめられる、そんなことが多々あります。もちろんすべての学校が悪いわけではなく、素晴らしい学校もあると思います。でも、こういう酷い現実がたくさんあることも事実です。

そんな苦しさの中でなぜ遺族が声をあげるかと言えば、自分の子どもに何が起きたのかを知りたいという想いと、そしてそれが明らかになることが、本当の意味で今後の事故防止に繋がるという想いがあるからです。

もう二度と学校で同じような事故・事件が起きてほしくない、自分たちのように辛く苦しい思いをする家族が出てほしくない。そんな想いから、自分たちに起きた残酷な出来事を伝え、そして裁判や第三者委員会に臨んでいます。〔中略〕声をあげることで批判をされることもありますし、いつまでも苦しい話を続けることで離れていく人もいるかもしれませんが……羽菜の最後の声を聞いてやるため、今後の事故防止のために動き続けようと思います。

今後、学校で子供の命が奪われることがなくなることを願いつつ……。

（二〇一五年二月八日）

これまでにみてきたように、教育委員会や第三者委員会をはじめとする公的機関による報告書は、水位の高さや監視・救護体制の不備をはじめ、事故に関わる概況的な問題点を指摘し、その具体的な改善策を提示するものであった。だがそこにおいて、事故の背景をなすとともに事故に至る出来事の道筋をつくりだした、より微細で個別的な関係性のあり方が問い直されることはなかった。なかでも第三者委員会の提出した報告書は、溺水に至るまでの羽菜さんの行動を自己完結的なものとして描くことで、他者との関係性を度外視し、詳しい検討の外におくことを自らに許していた。その結果、第三者委員会の一年にわたる調査にもかかわらず、事故を招いた組織の秩序や日常的な関係性のあり方自体が根本的に問い直されることはないまま、それまでと変わらない秩序や仕組みの下で、安全管理マニュアルの整備や、監視体制の強化が目指されてきたといえる。(19)

このように公的機関が主導した死の「乗り越え」と、より安全な未来に向けた日常の回復は、学校における半ば公的な儀礼のあり方と共鳴し、それによって部分的に支えられていた。3節でみたように、学校で行われた「偲ぶ会」は、故人の存在をポジティヴなかたちで追悼‐記念しつつ、日常の外へと移し入れることで、共同体が喪失の経験を乗り越えて元通りの秩序を回復し、滞りなく未来に進んでいくことを促すものであった。

これに対して、「羽菜の声を聴く」ことを「真の再発防止」につなげていこうとする浅田さん夫妻の願いと試みは、羽菜さんの行動を他者との関係の網の目の中に位置づけなおし、その中で理解することを通して、我が子の死を招いた日常的な関係性と秩序のあり方そのものを問い直そうとするものである。それは、「なぜ」という問いを封印することで以前と変わらない日常を取り戻し、同じ秩序によって律された未来を目指そうとするものではけっしてない。死の意味を問いかけ続け、徹底的な調査や抜本的な変革の必要性を訴え続けることで遺族が目指しているのは、死をめぐる「なぜ」という重層的な問いが互いに反響し合い、亡き者の声が日常の秩序を揺るがせ、従来の秩序や共同性のあり方そのものを変えていく力となることである。

公的機関と遺族との、子どもの死をめぐるこうした根本的な構えの違いを如実に示す出来事について、最後に触れておきたい。二〇一四年一一月、第三者委員会の報告書の基となった再現検証の映像資料や測定データ、児童や教員への聴き取りの記録をはじめ、すべての一次資料が第三者委員会の解散直後に、委員長の指示によって廃棄されていたことが明らかになった[20]。このことは、報告書がその論拠としている数量的データの分析方法に疑問を抱いた浅田さん夫妻と友人らが、報告書の内容をより詳細に検討するために、一次資料の開示を教育委員会に要求したことによって明らかになった。

一次資料の全廃棄という事実を知った夫妻は、そのことに衝撃を受けながらも、失われたデータを再度収集するための検証実験を含む独自の調査を実施することを決意し、そのことについて教育委員会と協議を開始した。その過程で浅田さん夫妻は、第三者委員会と遺族との連絡役を担ってきた教育委員会事務局の職員の一人が、遺族による調査の継続に消極的な姿勢を見せつつ、次のような言葉を漏らしていたことを耳にする。

「浅田さんにはもう、前を向いて生きていってほしい」

遺族への気遣いともとれるこの職員の言葉には、公的機関の未来志向的な姿勢とその規範的な作用が見え隠れしている。すなわち、報告書の提出をもって全ての調査は終了し、事故に関する問題は一応の結論をみたのであるから、その内容がどうあれ遺族はそれに納得し、今後は前を向いて生きていくべきであるという、乗り越えの規範化と立ち直りの要請である。

この出来事があってしばらく後、隆さんは、支援者の一人から受け取った葉書の内容を紹介しつつ、フェイスブックに次のように綴っている。

先週末、心強い葉書をいただきました。
最近も、娘のことで取材を受けたり、組織との文書のやりとりをしたりしていますが、あまりにも想いとかけ離れていく現実があり……心身ともに疲れきっていました。やり切れなくて、虚しさでいっぱいでした。そんなときに、この葉書をいただきました。

「前を向く」とは　羽菜ちゃんを向いて歩くこと
永遠に羽菜ちゃんを想い続けること
忘れないということ
そう思っています。

羽菜の方を向くことは、やはり苦しくて、いつまでも辛い姿をみせてしまうところがあると思います。でも、それが決して後ろ向きな訳ではないという想いにさせてもらいました。
後ろ向きと言われても、苦しくても、羽菜のためなら頑張ればいいと思っていたところもあるのですが……羽菜のために何かをすること自体が前を向いていることなんだという想いにもさせてもらいました。いつまでも苦しくて情けない姿になってしまうことや、ここまで頑張ってきたすべてのことを肯定してもらえたようにも感じました。〔中略〕
何をしても羽菜は戻ってきませんが、「羽菜の人生」を守ってやるために、羽菜の方を向いて諦めずに頑張り続けたいと思います。お子さんを必死に守ろうとされる皆さんと同じように……。改めてそう強く思いました。〔中略〕
「前を向く」とは羽菜を向いて歩くこと。
この言葉を大事に過ごしていこうと思います。

（二〇一五年二月三日）

この葉書を書いたのは、事故に関わりをもった学校関係者でありながら、夫妻の思いに心を寄せ、支援を続けてきた元教員の一人であった。加代子さんがそうであったように、この元教員もまた、遺族がそこに留まり続ける終わりのない喪の時空間を共有し、遺族とともに「なぜ」という問いを投げかけ続けている。のみならず、この葉書に記された元教員の言葉は、出口のない喪の時空間をさまよい続けているかのような遺族の生のあり方をそのままに肯定し、それでもなお「問いかけ続ける」という彼らの行為そのものが、喪われた我が子の放つ光を頼りに闇の中を進むように、それまでとは異なる未来を開いていく力をもつことを示唆している。[21]
遺族の「なぜ」という問いに、このように他者たちが応答し、ともに問いかけはじめることを通して、我が子の最後の声を聴きとどけるという遺族の願いは、従来とは異なる共同性、別の未来の可能性へと開かれていく。それは、公的な追悼–記念の作業を通して逆説的に達成される死の変換と忘却に基づく、これまでと変わらぬ日常とその延長としての未来ではない。

そうではなく、それは、喪われてもなお「まだここにいる」故人の存在を通してつながりあった者たちが、それぞれの仕方で「なぜ」と問いかけ、日常の秩序を揺るがせる力を育み続けることで創りだされるような、新たな共同性である。そしてまた、そうした共同性によって開かれていく未来とは、忘却の力に抗って問いかけ続ける人びとの声を導き、それらと重なり合いながら、喪われた者の声が消えることなく響き続けるような未来であると思われる。

注

（1） 国家による死者の追悼–記念と、それによって排除されるものについてはジュディス・バトラー［二〇〇七］、川村邦光［二〇一三］参照。
（2） 本章に登場する人物の名前は、浅田羽菜さんを除きすべて仮名である。
（3） このウェブサイトは、浅田さん夫妻を支援している友人有志が作成・運営している。「京都市立養徳小学校プール事故　浅田羽菜さんの家族とともに歩む会」http://hanabana.jimdo.com/ 参照。なお、以下に引用したウェブサイトやフェイスブックの文章はすべて二〇一五年一〇月一四日に閲覧したものである。
（4） このマニュアルについては京都市教育委員会［二〇一三 a、b］参照。
（5） 「全国学校事故・事件を語る会」については次のウェブサイトを参照のこと。http://katarukai.jimdo.com/
（6） この第三者委員会は京都市教育委員会の附属機関として設置され、教育委員会総務課の職員が事務局を務めた。
（7） 正式名称は「『学校事故対応に関する調査研究』有識者会議」。次のウェブサイトを参照のこと。http://www.mext.go.jp/b_menu/shingi/chousa/sports/026/index.htm
（8） こうした夫妻の問いは、不慮の事故や事件で我が子を喪った遺族の多くに共通するものであると思われる。八木［二〇一三］は、JR西日本福知山線事故を事例として、最愛の人の最期に関わる事柄のすべてを当人の側から見つめ直し、その状況に同化したいという遺族の強い願いについて述べるとともに、そうした願いをもつ遺族自身が事故や事件の検証において果たす役割の重要性を指摘している。

（9）喪の儀礼は通常、人々を日常の世界から一旦離脱させ、過渡的な状況においた後、再び日常の秩序に統合するという通過儀礼としての構造をもつ［ファン・ヘネップ 一九九五：ターナー 一九九六参照］。これに対して、後述するように遺族がそこに留まり続ける「引き延ばされた喪の時空間」とは、境界状況の外部としての「戻るべき日常」がもはや存在しない状態として考えることができる。死をめぐる儀礼については、メトカーフ&ハンティントン［一九九六］も参照。

（10）これらの参加児童の中には、A小学校の生徒ではなく他校に通う児童も多く含まれていた。

（11）A小学校のプールは東西に二五メートル、南北に一二メートルの幅があり、西側から東側に向かって深くなっている構造である。

（12）この語りの内容は、浅田さん夫妻が録音した音声データの文字起こし資料に基づいている。

（13）この報告書は二〇一四年七月に提出されて以降、京都市教育委員会のウェブサイトに五ヶ月の期間を区切って掲載され、期間終了後は掲載が取り下げられていた。しかし、二〇一五年七月から同委員会のウェブサイトに再掲されている。京都市立養徳小学校プール事故第三者調査委員会［二〇一四］参照。

（14）第三者委員会が提出した報告書は、この結論の根拠とされている再現検証データの測定方法や分析方法が明示されていないことをはじめ、少なからぬ問題点を孕むものであった。再現検証における測定方法や、報告書における数量的データの処理にみられる問題点について、浅田さん夫妻は専門家の助けを借りて詳細に検討している。その内容について詳しくは、報告書再検討チーム（数量的・科学的側面検討部会）［二〇一四］参照。

（15）因果連関を問う「なぜ」という問いが、了解可能な出来事のつながりとしての物語を導くという点については、野家啓一［二〇〇五］、石井［二〇一一］参照。

（16）以下は、筆者が加代子さんからいただいた手紙の内容に基づいている。二〇一四年七月に第三者委員会の報告書が提出された後、筆者自身が検証実験の印象などについて真実さんにインタビューを試みたが、詳しい話を聞くことはできなかった。そこで、加代子さんが検証翌日の真実さんとの会話を思い出し、手紙にしたためて送って下さったものである。

（17）加代子さんによれば、再現検証から約半年が経った二〇一四年の冬頃、真実さんは羽菜さんの行動の可能性について、再び次のように語ったという。「先生についていったんちゃう。羽菜はああいうとき、一人は絶対嫌やねん。それか、誰か友達いたんかなぁ」。

（18）学校で起きた事故や事件によって子どもを亡くした遺族らは、しばしば手記という形で自らの経験を語るとともに、「真の再発防止」の必要性を訴えている。その例として宮脇勝哉・宮脇啓子［二〇〇四］、大貫隆志・住友剛・武田さち子編［二〇一三］、田原圭子編［二〇一五］参照。

（19）事故の翌年からA小学校ではビート板の使用が禁止され、プールサイドに監視台が設置されるとともに、水泳学習での水位は従来に比べてかなり低く設定されるようになった。さらに二〇一五年以降、万一事故が起こった場合の状況の記録を主な目的として、プールサイドの隅にビデオカメラが設置された。京都市教育委員会［二〇一五］参照。

（20）この第三者委員会による資料の廃棄を問題化した記事として、加藤順子［二〇一五］参照。また池上正樹・加藤順子［二〇一四］は、東日本大震災の津波で七四名もの児童が死亡・行方不明となった宮城県石巻市立大川小学校の事故検証委員会を題材に、第三者委員会による検証に孕まれる多くの問題を指摘している。

(21) 本節の記述は、羽菜さんの事故と同時期の二〇一二年七月二〇日、幼稚園の「お泊り保育」中に当時五歳だった長男を亡くした吉川優子さんの活動からも大きな示唆を得ている。吉川さんのウェブサイトのタイトルには、次の言葉が記されている。「子どもの命を守り育てていくことを考える/照らされたひかりを見失うことなく」。http://eclairer.org/ 参照。

## 参照文献


池上正樹・加藤順子 二〇一四『石巻市立大川小学校「事故検証委員会」を検証する』ポプラ社。

石井美保 二〇一一「未来のポイエーシス――卜占における物語行為と時間」西井凉子編『時間の人類学――情動・自然・社会空間』世界思想社、三三四-三五七ページ。

大貫隆志・住友剛・武田さち子編 二〇一三『指導死』高文研。

川村邦光 二〇一三『弔い論』青弓社。

ターナー、ヴィクター・W 一九九六(1969)『儀礼の過程』(冨倉光雄訳)、新思索社。

田原圭子編 二〇一五『問わずにはいられない――学校事故・事件の現場から』あうん社。

野家啓一 二〇〇五『物語の哲学』岩波現代文庫。

バトラー、ジュディス 二〇〇七(2004)『生のあやうさ――哀悼と暴力の政治学』(本橋哲也訳)、以文社。

ファン・ヘネップ、アルノルト 一九九五(1909)『通過儀礼』(綾部恒雄・綾部裕子訳)、弘文堂。

宮脇勝哉・宮脇啓子 二〇〇四『先生はぼくらを守らない――川西市立中学校熱中症死亡事件』エピック。

メトカーフ、ピーター&リチャード・ハンティントン 一九九六(1991)『[第二版]死の儀礼――葬送習俗の人類学的研究』(池上良正・池上冨美子訳)、未來社。

## インターネット資料


Éclaire: Les gens de faire la Lumière
〈http://eclairer.org/〉（二〇一五年一〇月一四日閲覧）。
加藤順子　二〇一五「死亡事故調査の資料を京都市教委と第三者委が全廃棄　見識が問われる事態に」
〈http://bylines.news.yahoo.co.jp/katoyoriko/20150220-00043205/〉（二〇一五年一〇月一四日閲覧）。
京都市教育委員会　二〇一三a『小学校における水泳指導の手引 ── 安全管理を徹底するために』
〈http://www.city.kyoto.lg.jp/kyoiku/cmsfiles/contents/0000185/185493/tebiki.pdf〉（二〇一五年一〇月一四日閲覧）。
──　二〇一三b『小学校の水泳指導における安全管理指針 ── 夏季休業期間中の取組を中心に』
〈http://www.city.kyoto.lg.jp/kyoiku/cmsfiles/contents/0000185/185493/shishin.pdf〉（二〇一五年一〇月一四日閲覧）。
──　二〇一五『「京都市立養徳小学校プール事故調査報告書」を踏まえた安全管理の一層の徹底について』
〈http://www.city.kyoto.lg.jp/kyoiku/cmsfiles/contents/0000185/185493/anzentaisaku.pdf〉（二〇一五年一〇月一四日閲覧）。
京都市立養徳小学校プール事故　浅田羽菜さんの家族とともに歩む会
〈http://hanabana.jimdo.com/〉（二〇一五年一〇月一四日閲覧）。
京都市立養徳小学校プール事故第三者調査委員会　二〇一四『京都市立養徳小学校プール事故調査報告書』
〈http://www.city.kyoto.lg.jp/kyoiku/page/0000185493.html〉（二〇一五年一〇月一四日閲覧）。
全国学校事故・事件を語る会
〈http://katarukai.jimdo.com/〉（二〇一五年一〇月一四日閲覧）。
報告書再検討チーム（数量的・科学的側面検討部会）　二〇一四『自由遊泳開始から通報までの約7分間の行動について・中間報告』
〈http://hanabana.jimdo.com/〉（二〇一五年一〇月一四日閲覧）。
文部科学省「学校事故対応に関する調査研究」有識者会議（平成二六年度）
〈http://www.mext.go.jp/b_menu/shingi/chousa/sports/026/index.htm〉（二〇一五年一〇月一四日閲覧）。
八木絵香　二〇一三「『第三者による検証』という言葉をとらえ直す ── 事故や災害の検証を行うべきは『誰』なのか」*SYNODOS: Academic Journalism.*
〈http://synodos.jp/society/5900〉（二〇一五年一〇月一四日閲覧）。

110, 119, 121–124, 134, 310
ラプランシュ，ジャン（Jean Laplanche）
91–93, 102, 115
リヴァーズ，ウィリアム・H・R（William H. R. Rivers） 7, 461
リフトン，ロバート・J（Robert Jay Lifton）
104, 105
ルービン，ゲイル（Gayle Rubin） 402, 403
レヴィナス，エマニュエル（Emmanuel Lévinas） 16, 173–176, 180, 181, 195, 200, 203, 204

**【わ行】**

和合亮一 392, 393, 408
ワツラウィック，ポール（Paul Watzlawick）
141, 142

27, 74, 88, 462
カーマイヤー，ローレンス・J（Laurence J. Kirmayer） 448
ガタリ，ピエール＝フェリックス（Pierre-Félix Guattari） 167
カルース，キャシー（Cathy Caruth） 6, 9, 15, 88, 90, 93, 96–113, 115, 500, 501
木村朗子 391, 392, 394, 408
キャノン，ウォルター・B（Walter B. Cannon） 462, 463
クライル，ジョージ・W（George W. Crile） 462, 463
グレーザーズフェルド，エルンスト・フォン（Ernst von Glasersfeld） 141
コルブ，ローレンス・C（Lawrence C. Kolb） 462
コンドン，リチャード・G（Richard G. Condon） 182

【さ行】

ジャネ，ピエール（Pierre Janet） 22, 28, 37–39, 48, 73, 83, 101, 457, 458, 459, 464–470, 472–475, 477–484, 487, 490–492
シャルコー，ジャン＝マルタン（Jean-Martin Charco） 36–38, 42, 48, 73, 450, 483, 492
スクワイア，ラリー・R（Larry R. Squire） 460
スペンサー，ハーバート（Herbert Spencer） 463
セジウィック，イヴ（Eve Sedgwick） 397

【た行】

ダス，ヴィーナ（Veena Das） 502, 508, 511, 518
寺田匡宏 525–527, 547
デリダ，ジャック（Jacques Derrida） 513

【な行】

中井久夫 2, 68, 79, 456, 492
波平恵美子 524, 525

【は行】

ハーマン，ジュディス・L（Judith L. Herman） 7, 90, 114, 115, 214, 233, 234, 411, 412, 453, 459, 464, 465, 470–472, 492
パヴロフ，イワン（Ivan Pavlov） 462
バトラー，ジュディス（Judith Butler） 20, 405, 408, 591, 629
ピション，エドゥアール（Édouard Pichon） 480
フェレンツィ・シャーンドル（Ferenczi Shandor） 35, 49–51, 54
フォークナー，ウィリアム・C（William Cuthbert Faulkner） 477
ブリッグス，ジーン・L（Jean L. Briggs） 176, 189, 190
ブロイアー，ヨーゼフ（Joseph Breuer） 38, 39, 40, 50, 89, 90, 464
フロイト，ジークムント（Sigmund Freud） 7, 9, 10, 13, 14, 28, 33, 36–61, 65, 73, 83, 88, 89–98, 100, 101, 105, 107, 110, 111, 115, 116, 120, 121, 123, 133, 194, 233, 451, 464, 492
ベイトソン，グレゴリー（Gregory Bateson） 146–148
ベネドゥーチェ，ロベルト（Roberto Beneduce） 445
ベンヤミン，ヴァルター（Walter Benjamin） 74, 512, 516
ボアズ，フランツ（Franz Boas） 197
ホスキンズ，ジャネット（Janet Hoskins） 525

【ま行】

マクタガート，ジョン（John McTaggart） 479
マッソン，ジェフリー・M（Jeffrey M. Masson） 45, 48, 90
メーヌ・ド・ビラン（Maine de Biran） 458
森 茂起 486
森井 良 19, 27, 389, 391, 394

【や行】

ヤング，アラン（Allan Young） 71, 78, 83, 115, 129, 446, 449–452, 455, 460, 492

【ら行】

ラヴィーン，ピーター・A〈Levine, Peter A.〉 476, 477
ラカン，ジャック（Jacques-Lacan1） 43, 80,

## 人名

【な行】

【た行】

**【か行】**

# 索　引

## 事項

【A－Z】

AC（Adult Children）　→アダルト・チルドレン
AIDS（Acquired ImmunoDeficency Syndrome：後天性免疫不全症候群）　→HIV，エイズ
DSM（Diagnostic and Statistical Manual of Mental Disorders：『精神障害・疾患の診断と統計マニュアル』）　60, 309, 321, 322, 448, 449　→症状
――Ⅲ　7, 65, 88, 89, 114, 448–450, 467, 492
――5　5, 89, 114, 133, 303, 318, 321, 450, 452
DV（Domestic Violence）　→家庭内暴力
EMDR（Eye Movement Desensitization and Reprocessing：眼球運動による脱感作と再処理法）　475　→医療，精神療法，セラピー
HIV（Human Immunodeficency Virus：ヒト免疫不全ウイルス）　8, 19, 234, 307, 329–382, 409, 593　→エイズ，血友病
MSM（Men who have Sex with Men：男性と性行為を有する男性）　332, 338, 340–342, 345, 347–350, 354, 356, 358–360, 362, 363, 365, 369–376, 379, 381　→同性愛
PTG（Post Traumatic Growth）　→トラウマ成長，ポスト・トラウマティック・グロウス
――グループ　144–147, 149, 150, 152–155, 157, 158, 160, 161, 163, 166, 168
PTSD（Post Traumatic Stress Disorder：心的外傷後ストレス障害）　3, 5–11, 13, 14, 18, 22, 27, 34, 60, 61, 65, 69–71, 77, 83, 88, 89, 95, 107, 114, 115, 133, 140, 233, 234, 236, 264, 303–305, 307, 308, 312, 315, 321, 446–456, 460–462, 464, 465, 467, 469, 492, 501, 513, 559　→遅発性 PTSD，直写性，トラウマ
STM 言説（科学・技術・商業言説）　15, 128, 133
WHO（World Health Organization：世界保健機構）　274, 275, 279, 321

【あ行】

アイデンティティ　1, 19, 83, 140, 161, 166, 203, 216, 249, 315, 320, 323, 324, 361, 373, 382, 412, 413, 505, 506, 517, 537, 546
――・ポリティクス　11
哀悼　507, 508, 516, 517, 613　→慰霊，記念碑，追悼，弔い，メモリアル，モニュメント
悪夢　454, 555,–557　→夢，症状
遊び　56, 192, 193, 196, 199, 472, 614–616, 623
アダルト・チルドレン（AC: Adult Childeren）　17, 207, 208, 224, 229　→アルコール，大人，虐待，子ども，サバイバー
『敦盛』　489　→能
アドレナリン　461　→神経伝達物質
甘やかし　16, 176, 186, 199
アルコール　207–212, 215, 229, 234, 338, 339, 341, 344, 345, 351, 354, 358, 359, 450　→アダルト・チルドレン，ドラッグ，薬物
アンドロゲン不応症（AIS: Androgen Insufficiency Syndrome）　311, 315, 324
イヴ・ティージング（Eve Teasing）　245, 246, 248　→女性への暴力
遺骨収集（収骨）　24, 551–553, 558–562, 565, 569, 572, 574, 575　→遺体
意識　→下意識，無意識
イスラーム　262, 535, 543　→宗教，ムスリム
異性愛　→クィア，ジェンダー，性，セクシュ

石井美保（いしい・みほ）
京都大学人文科学研究所准教授。人類学、南アジア、アフリカ。

クシャル・マイノリティ研究。

萩原卓也（はぎわら・たくや）

京都大学大学院人間・環境学研究科博士後期課程研究指導認定退学。国立民族学博物館外来研究院。文化人類学、スポーツ研究。

桜井良太（さくらい・りょうた）

ソブリン・ヘルス・オブ・カリフォルニア セラピスト。臨床心理学。

岩川ありさ（いわかわ・ありさ）

東京大学リベラルアーツ・プログラム教務補佐。現代日本文学、クィア批評、トラウマ研究。

河西瑛里子（かわにし・えりこ）

京都大学人文科学研究所研究員、甲南女子大学文学部非常勤講師。人類学（イギリス、スピリチュアリティ）、ペイガン・スタディーズ。

常田夕美子（ときた・ゆみこ）

国立民族学博物館外来研究員。人類学（インド）、ジェンダー研究。

松嶋　健（まつしま・たけし）

編者紹介参照

田辺明生（たなべ・あきお）

東京大学大学院総合文化研究科教授。人類学、南アジア地域研究。

西村　明（にしむら・あきら）

東京大学大学院人文社会系研究科准教授。宗教学、慰霊論。

西　真如（にし・まこと）

京都大学大学院アジア・アフリカ地域研究研究科特定准教授。医療人類学。

金谷美和（かねたに・みわ）

国立民族学博物館外来研究員。文化人類学・民俗学、地域研究。

## 著者一覧


田中雅一

編者紹介を参照

立木康介（ついき・こうすけ）

京都大学自分科学研究所准教授。精神分析。

上尾真道（うえお・まさみち）

京都大学非常勤講師。精神分析・思想史、精神医療史。

直野章子（なおの・あきこ）

広島市立大学平和研究所教授。社会学、トラウマ論、戦後補償論。

樫村愛子（かしむら・あいこ）

愛知大学文学部教授。社会学、精神分析。

花田里欧子（はなだ・りょうこ）

東京女子大学現代教養学部准教授。臨床心理学、家族療法／ブリーフセラピー。

大村敬一（おおむら・けいいち）

放送大学教授。極北人類学。

木下直子（きのした・なおこ）

日本学術振興会特別研究員 PD（大阪大学）。社会学、ジェンダー論。

澤野美智子（さわの・みちこ）

立命館大学総合心理学部准教授。文化人類学、医療人類学。

高垣雅緒（たかがき・まさお）

（公財）ルイ・パストゥール医学研究センターリサーチフェロー、医師。保健物理学、脳神経外科学、文化人類学

アンソニー・ディステファノ

カリフォルニア州立大学サンフランシスコ校エイズ予防学研究センター主任調査員、セ

## 編者紹介

田中雅一（たなか・まさかず）
京都大学人文科学研究所教授、人類学（南アジア）、ジェンダー・セクシュアリティ研究。
主要著書に、『供犠世界の変貌　南アジアの歴史人類学』法蔵館、2002年（単著）、『癒しとイヤラシエロスの文化人類学』筑摩書房、2010年（単著）、『ジェンダーで学ぶ文化人類学』2005年、『ミクロ人類学の実践』2006年、『ジェンダーで学ぶ宗教学』2007年、『南アジア社会を学ぶ人のために』2010年（以上、世界思想社、共編）、『文化人類学文献事典』弘文堂、2004年（共編）、『暴力の文化人類学』1998年、『フェティシズム研究』全3巻 2009-2017年（以上、京都大学学術出版会、編著）、『女神　聖と性の人類学』平凡社、1998年（編著）などがある。

松嶋　健（まつしま・たけし）
広島大学大学院社会科学研究科准教授、文化人類学、医療人類学。
主要著書に、『動物と出会うⅠ ── 出会いの相互行為』2015年、『世界の手触り ── フィールド哲学入門』2015年、『自然学 ── 来るべき美学のために』2014年（以上、ナカニシヤ出版、共著）、『プシコ ナウティカ ── イタリア精神医療の人類学』2014年、『身体化の人類学 ── 認知・記憶・言語・他者』2013年（以上、世界思想社、共著）、『医療環境を変える ──「制度を使った精神療法」の実践と思想』京都大学学術出版会、2008年（共著）などがある。

トラウマ研究1
トラウマを生きる　　
2018年11月10日　初版第一刷発行

編　者　田　中　雅　一
　　　　松　嶋　　　健
発行者　末　原　達　郎
発行所　京都大学学術出版会
京都市左京区吉田近衛町69番地
京都大学吉田南構内（〒606-8315）
電　話　075-761-6182
ＦＡＸ　075-761-6190
振　替　01000-8-64677
http://www.kyoto-up.or.jp/

印刷・製本　㈱クイックス

ISBN978-4-8140-0146-0　　定価はカバーに表示してあります
Printed in Japan